JN439655

2판

이석현의

소아정형외과학

Essentials of PAEDIATRIC ORTHOPAEDICS

저자 | 이 석 현 외

범문에듀케이션

저자 소개

대표저자

▶ 이석현

대한소아청소년정형외과학회 회장(1993)
대한정형외과학회이사장(1999)
국제소아정형외과학회 회장(IFPOS, 2007~2010)
Member of European Paediatric Orthopaedic Society
Editorial board, Journal of Paediatric Orthopaedics
Editorial board, Journal of Orthopedic Science

공동저자

▶ 임홍철

고려대학교 의과대학 교수(Emeritus)
대한슬관절학회 평의원
대한관절경학회 회장(2006)
대한외상학회 회장 (2011)

▶ 송해룡

고려대학교 의과대학 교수(Emeritus)
대한소아청소년정형외과학회 회장(2011)
북미소아정형외과학회(POSNA) 정회원
고대구로병원 희귀질환연구소장
Founder, Little People Korea(LPK)

▶ 서승우

고려대학교 의과대학 구로병원 교수
대한소아청소년정형외과학회 회장(2020)
고려대학교 의과대학 척추측만증 연구소 소장
대한척추변형연구학회 회장(2018)
대한 척추외과학회 정회원

▶ 오종건

고려대학교 의과대학 교수
보건복지부지정 중증외상전문의 수련센터 센터장
대한골절학회 회장(2022)
대한외상학회 회장(2024)
Chairman, AO Trauma Korea (2012)
Chairman, Education Committee, AO Trauma-Asia Pacific Region

▶ 문준규

고려대학교 의과대학 교수
방문교수, Harvard Medical School Regeneration Center(2013)
대한정형외과연구학회(KORS) 평의원
Committee Member, ISAKOS Global Elbow Network

▶ 김학준

고려대학교 의과대학 교수
대한족부족관절학회 평의원
대한관절경학회 평의원
미국족부족관절학회 정회원(AOFAS)

▶ 배지훈

고려대학교 의과대학 교수
대한슬관절학회 정회원
대한관절경학회 정회원
대한스포츠의학회 학술위원장

▶ 조재우

고려대학교 의과대학 교수
National Faculty of AO Trauma Korea
대한외상학회 세부전문의

▶ 박영환

고려대학교 의과대학 부교수
대한소아청소년정형외과학회 정회원
대한족부족관절학회 정회원

서문
Preface

정형외과학*Orthopaedics*은 희랍어로 곧게 하다*Orthos*와 소아*Paedis*의 결합어이다. 정형외과학의 기원이 소아들을 위한 의술이었음에도 불구하고 요즈음 소아들의 문제가 차지하는 비중이 낮아진 감을 지울 수 없다. 이 현상은 실제 진료의 양이나 다양성에서 드러나고, 또 종사하는 전문가의 상대적인 숫자에서도 그러하다.

정형외과 분야에서, 그리고 사회에서 소아정형외과학의 비중이 줄어든다고 해서 그 역할을 가볍게 생각함을 경계한다. 이 학문의 대상자 쪽에서 보면, 즉 문제를 가진 소아나 부모의 입장에서 보면 소아정형외과학은 유일한 희망이기 때문이다. 소아들의 문제들을 개별적으로, 전문적으로 충분하게 해결해 주기 위하여 소아정형외과학은 당연히 연속되고 발전해야 한다.

'이석현의 소아정형외과학 해설' 1판이 출간된 후 16년의 세월이 흘렀다. 그동안 개념이 바뀐 것을 반영하고, 현장에서 필요한 항목들을 새로이 보강하여 제2판을 펴낸다. 책의 내용을 살펴보면, 소아정형외과학의 본령에 속한 문제들을 재구성하였고, 세간의 관심에 호응하여 1판에서 조명하였던 항목들, 즉 척추질환, 키 크기, 스포츠손상 등을 새롭게 보강하였다.

제2판의 출간이 늦어진 만큼 더 충실한 내용을 담으려 노력하였고, 결과물로서 소아정형외과 문제들에 대한 전문지식과 정보를 구하는 전문직 종사자들에게 좋은 길잡이가 되기를 희망한다. 출간에 즈음하여 저자들을 치하하고, 범문에듀케이션의 신선희 부장에게 감사한다.

대표저자 **이석현**

2025년 12월

차례
Contents

CHAPTER 01

소아정형외과의 기초적 지식

Basic Knowledges of Children's Orthopaedics

1.1 소아의 진찰 _*Patient Examination*

소아들을 진료할 때에는 세심한 배려가 필요하다. 소아들은 진료실 분위기에 겁을 먹기 때문에 편안한 분위기를 조성하여 긴장감을 덜어주어야 한다. 평소에 익숙한 인형, 그림책, 장난감 등, 소도구들을 갖춰놓는 것도 유용한 방법이다.

소아를 진료하는 의사는 공통의 어려움을 겪는다. 소아들은 자각증상을 표현하지 못하고, 또 진료를 무서워하기 때문에 진료에 임하는 의사는 원활한 진료를 위해서 각자 나름의 유연한 접근 방법을 활용할 수 있어야 한다. 소아를 진료하는 것 외에 보호자의 협조를 얻어야 하는 부담도 있다. 보호자들의 이야기를 잘 들어 주는 것이 원활한 진료의 첫걸음이다. 소아와 보호자는 어떤 관계인가? 어머니가 대부분이지만, 가족 외에 보모나 수용시설의 직원이 데려오는 경우도 있는데, 의사는 그 상황을 인식하고 언행에 주의해야 한다(그림 1-1).

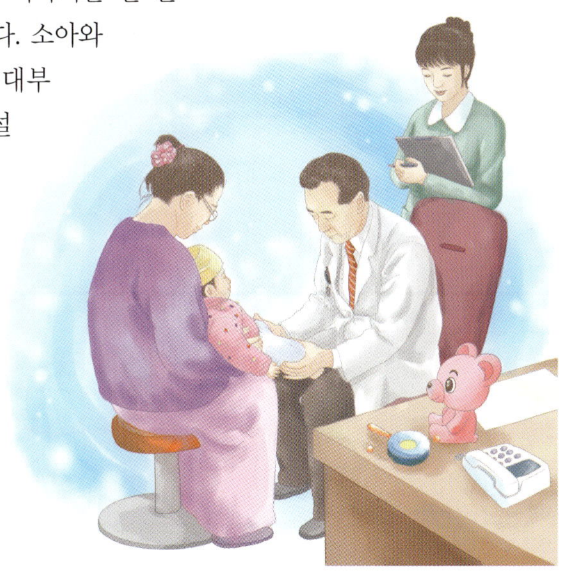

그림 1-1 ▸ 소아들을 위한 진료실은 편안한 분위기가 좋다. 너무 밝고 화려한 것도 소아들에게는 생소하다.

진찰은 병원을 찾은 원인이 무엇인가, 그 문제가 언제부터, 어떻게 시작되었는가를 묻는 것으로 시작한다. 보호자가 보기에 증상에 의한 불편함은 무엇인가 물어본다. 다음으로 아이의 출생력과 가족력을 물어서 의미 있는 정보를 얻도록 한다. 다짜고짜 환아를 진찰하기 시작하면 환아의 저항에 방향감을 잃고, 또 신뢰를 잃을 수 있다.

영아들은 보호자의 무릎 위에 올려놓고 보는 것이 편리하다. 걸을 수 있는 소아들은 세워서 앞, 뒤, 옆에서 선 자세를 보고, 걸음새를 본다. 다음에 진찰대에 눕히고 진찰한다. 영아의 피부에 닿는 손은 따뜻해야 한다. 영아들의 다리 움직임은 반사적이고, 리듬을 가진다. 이 리듬에 맞추어서 움직여 보는 것이 요령이다. 다리에 힘을 줄 때에는 져주고, 힘을 뺄 때에 움직여 본다. 머리부터 발끝까지 살펴본 다음 증상이 있는 부위에 집중한다. 팔 다리는 반대 측과 비교해 본다. 관절의 움직임뿐만 아니라 두께와 길이도 양측을 비교해 본다.

진찰 결과 문제점이 드러나면 X선촬영과 혈액검사, 소변검사 등, 검사실 검사를 시행한다. 그 밖에 초음파검사*ultrasonography*, CT, MRI, Bone scan 등을 필요에 따라서 추가한다. 진단이 내려지면 보호자에게 설명한다. 진단명은 물론, 치료방법과 예후를 알아듣기 쉽게 설명해 주는 것이 중요하다. 경우에 따라서 부모가 자책감을 느낄 수 있으므로 이에 대한 배려도 필요하다.

1.2 성장과 발달 _*Growth and Development*

소아들의 키 성장은 일반적인 경향을 보인다. 키의 성장속도는 출생부터 4세에 이르는 시기에 가장 빠르다. 이 시기를 첫 번째 급성장기*growth spurt*라고 한다. 그 이후에는 비교적 일정한 속도로 성장하다가 사춘기에 이르면 다시 가파르게 성장한다. 이 시기를 두 번째 급성장기라고 한다. 사춘기와 겹치는 두 번째 급성장기는 여자 10~12세, 남자 12~14세에 시작하여, 여자 15세, 남자 18세에 끝난다. 사춘기의 시작점이 근래 앞당겨지는 경향이 있다. 키 성장속도는 경향을 따르지만 개별적으로는 조금씩 다를 수 있다(그림 1-2).

소아는 머리와 몸통 대 팔다리의 비율이 성인에 비하여 크다. 나이가 들면서 팔다리가

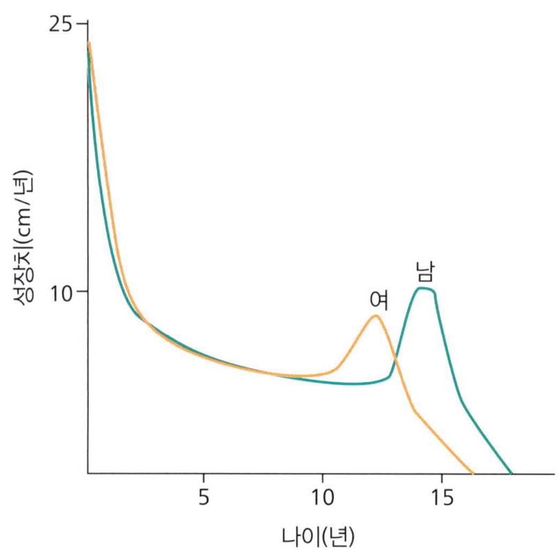

그림 1-2 ▸ 나이에 따른 성장속도. 임상적으로 문제가 많아지는 시기는 사춘기와 겹치는 제2급성장기이다.

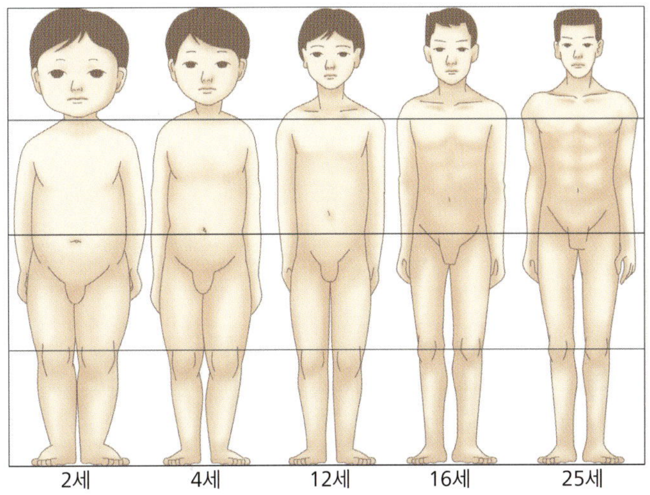

그림 1-3 ▸ 나이에 따른 머리와 몸통의 비율 변화

상대적으로 더 길어져 성인비율에 이르게 된다. 선 키에 대한 앉은키의 비율은 1세에 63%, 2세에 60%, 성년에 52%이다(그림 1-3). 자세는 출생 후 3개월에 머리를 가누면서 경추전만 *lordosis*을 보이고, 10개월에 직립을 시작하면서 요추전만을 보이기 시작한다.

1.3 행동발달과 보행 _Motor Milestone and Gait

소아들의 행동발달에는 이정표 *milestone*가 있다. 평균적으로 생후 3개월에 머리를 가누고, 6개월에 앉고, 9개월에 기고, 12개월에 일어서고, 15개월에 혼자 걷는다(그림 1-4).

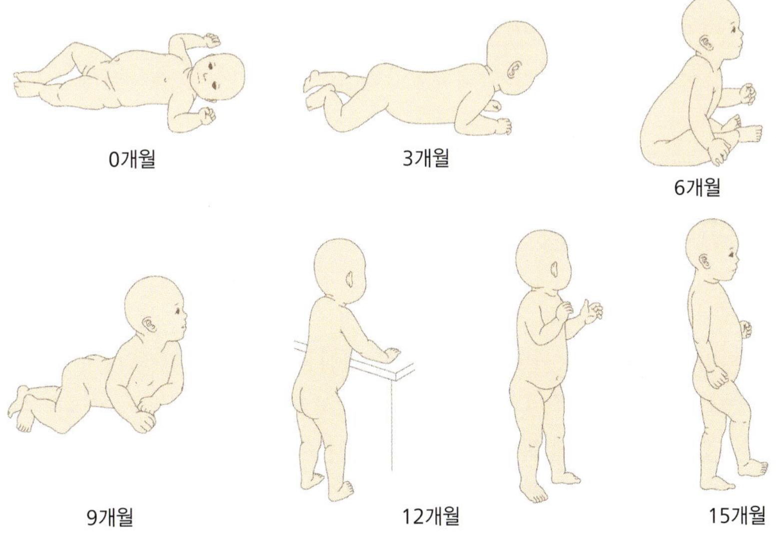

그림 1-4 ▸ **행동발달의 이정표(milestone).** 이정표는 뇌의 성숙도를 반영한다.

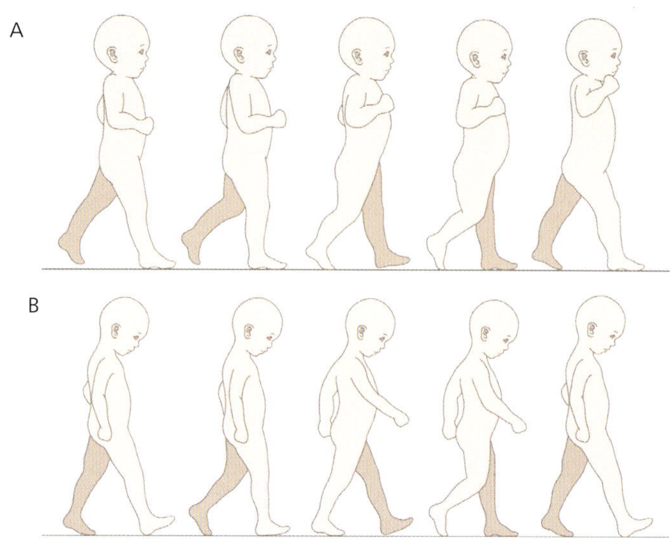

그림 1-5 ▸ 소아들의 걸음새. (A) 1.5개월. 발을 내딛을 때에 무릎을 약간 굽히고 뒤꿈치 대신 발바닥 전체를 바닥에 댄다. 상지는 팔굽을 굽힌 채 흔들지 않는다. (B) 3세. 뒤꿈치로 바닥을 딛기 시작하고, 팔을 흔든다. 입각기(stance phase)에는 굽혔던 무릎이 펴진다.

처음 시작하는 걸음새는 비슷하다. 걷기 시작할 때에는 두 발을 넓게 벌리고, 급작스럽게 나아간다. 한 발 지탱의 시간이 짧고, 보장*step length*이 짧은 것이 성인과 다르다. 발을 앞으로 내딛을 때에 성인은 발뒤꿈치가 먼저 닿지만 어린 소아는 무릎을 약간 굽힌 상태에서 발바닥이 전면적으로 닿는다. 성인은 입각기*stance phase*에 무릎을 약간 굽히지만 소아는 오히려 굽혔던 무릎을 편다. 나이가 들면서 보장이 길어지고, 분당 걸음수*cadence*가 줄어들고, 이동속도가 빨라진다. 팔을 다리와 반대방향으로 젓고, 움직임이 부드러워지는 것은 걸음새의 성숙도를 나타낸다(그림 1-5).

소아의 걸음새가 성인과 비슷해지는 시기는 3세경이다. 소아들의 걸음걸이가 평균보다 늦어지거나 유형에 차이를 보이면 신경근육성 질환과 하지의 병변을 의심해야 한다. 뇌성마비, 근육질환 등이 전자의 예이고 발육성 고관절 탈구, 선천성 첨내반족 등이 후자의 예이다.

1.4 파행, 절름거림 *_Limping Gait*

파행은 외래에서 접하는 흔하고, 또 중요한 증상이다. 파행은 스스로 표현하지 못하는 어린 소아들에서 의미가 크다. 파행을 보이는 소아를 진찰할 때에는 먼저 혼자서 걷게 해본다. 보호자의 손을 놓고 무심결에 걷는 걸음이 정확한 정보를 준다. 보호자가 거리를 두고 부르게 하면 잘 볼 수 있다. 걸을 때에 몸이 어느 쪽으로 기우는가, 보행의 주기와 리듬이 맞는가도 관찰의 대상이다. 그 다음에 진찰대에 뉘어서 진찰한다.

진찰대 위에서는 하지 길이를 재고, 각 관절의 변형이나 구축 유무를 점검한다. 하지 길이는 몸통의 종축에 맞추어 양측 하지를 배열해 놓고 잰다. 하지 길이는 장골전상극*ASIS*으로부터 발목관절의 내과 끝까지를 줄자로 잰다. 협조를 받을 수 있는 나이가 되면 세워놓고, 짧은 쪽의 발 밑에 나무판자를 고여서 양측 장골능*iliac crest*의 높이가 같아지게 한다. 이때 고인 나무판자의 두께가 곧 짧은 정도이다. 이 방법은 짧은 쪽의 신발 바닥을 높여서 걸음새를 보정하려고 할 때에 쓰는 방법이다. 뉘어서 하지 길이를 잴 때에 만일 하지가 어느 한쪽으로 편향되면 하지 길이가 다르게 보인다. 일과성 활액막염으로 환측 고관절이 벌어져 있으면 하지의 절대길이가 같음에도 불구하고 환측이 길어 보인다.

파행에는 두 가지 유형이 있다. 파행의 첫째 유형은 하지 단축성*short-limb type*이고, 두 번째 유형은 동통성*antalgic type*이다. 단축성 파행은 하지 길이가 짧기 때문에 하는 파행이다. 하지 길이는 절대적으로 짧은 경우도 있고, 기능적으로 짧은 경우도 있다. 하지가 절대적으로 짧은 경우는 외상이나 감염 등으로 일측 하지가 정상적으로 자라지 못한 경우, 고관절 탈구*DDH*, 고관절 내반증*coxa vara*과 같이 고관절부터 무릎까지의 길이가 짧아진 경우, 선천성이나 혈관이상에 의하여 반대측이 더 길어졌기 때문에 상대적으로 짧은 경우 등을 들 수 있다. 기능적으로 하지가 짧은 것은 하지의 절대길이는 같되, 체중 부담을 하는 자세에서 하지 길이가 짧게 기능하는 경우를 말한다. 고관절의 굴곡구축, 무릎관절의 굴곡구축 등이 예이다. 발목관절의 첨족변형은 오히려 하지를 길게 기능하게 한다. 하지 단축형 파행은 체중부하를 할 때에 골반이 짧은 쪽으로 기울고, 몸통은 반대쪽으로 넘어가면서 체중의 균형을 얻는다. 그리고 보행주기에서 유각기*swing phase*와 입각기*stance phase*의 시간 배분이 변하지 않는다.

동통성 파행은 고관절 이하 하지의 어느 부위에 통증을 느끼기 때문에 하는 파행으로써, 환측으로 몸 전체가 기울고 입각기가 짧아지는 특징을 가진다. 환측으로 몸통이 기우는 것은 동통 부위에 얹히는 체중 부담을 줄이기 위함이며 입각기, 즉 바닥을 딛는 시간을 줄이는 것도 같은 목적의 행동이다. 소아에서 동통성 파행을 가져오는 원인에는 외상과 고관절의 일과성 활액막염을 위시한 염증, 레그-페르테스병, 감염 등 여러 질환이 포함된다.

1.5 뼈의 성장 _*Growth of Bone*

뼈는 길이와 두께를 더함으로써 성장한다. 뼈의 길이 성장은 뼈성장판의 기능이다. 성장판은 연골세포가 증식, 성숙, 퇴화되는 층상구조로써, 마지막으로 뼈 조직의 침투를 받는다. 이 작업이 연속되면서 뼈는 길이를 더한다. 뼈의 두께는 둘러싸고 있는 골막이 새 뼈를 피골 겉면에 덧붙임으로써 두꺼워진다. 이 두 가지 성장기전을 각기 연골내골화*enchondral ossification*, 막내골화*membranous ossification*라 부른다.

1.5.1 뼈성장판 _*Growth plate, physis*

뼈성장판은 뼈의 길이 성장을 담당한다. 성장판은 1. 연골층, 2. 골간단*metaphysis*, 3. 주변을 둘러싸는 섬유조직으로 구성된다.

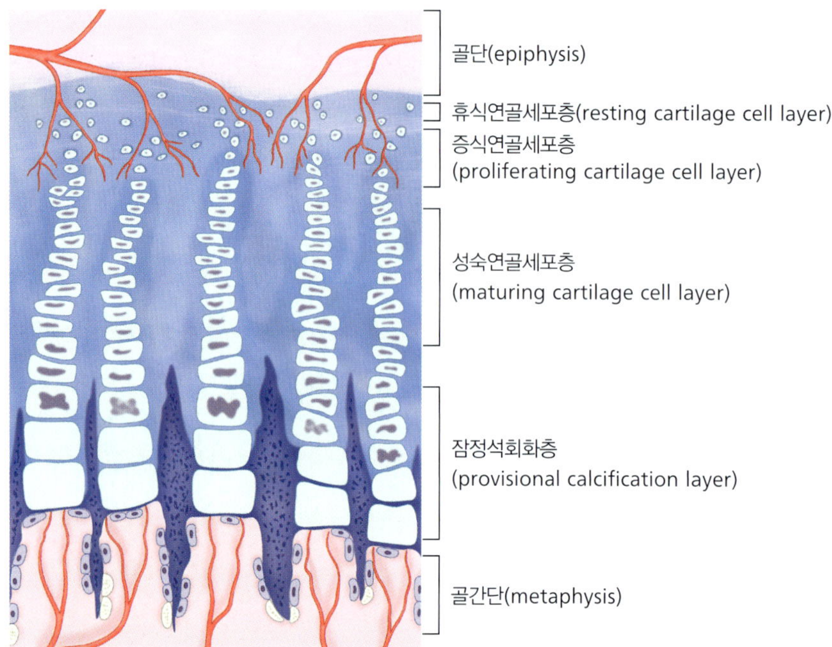

그림 1-6 ▸ **뼈성장판(growth plate)의 층상구조.** 연골세포들의 증식, 성숙, 기질의 석회침착, 괴사, 모세혈관의 침투, 뼈 침착 등의 연속작업이 계속되면서 뼈의 길이가 늘어난다. 혈관은 골판(bone plate)을 통하여 내려오며, 증식세포층에서 끝난다.

1.5.1.1 구조와 기능

성장판의 연골층은 휴식세포층, 증식세포층, 성숙세포층, 석회화층 등으로 구성되어 있다(그림 1-6).

휴식연골세포층 *resting cartilage cell layer*은 골단 *epiphysis*의 바로 아래에 위치한다. 이 층은 연골세포의 수가 적고, 기질이 풍부하다. 곧 세포분열을 일으킬 씨앗세포들이 대기하고 있는 층이다. 골단으로부터 내려온 혈관은 이 층의 연골세포에 순환하지 않고 통과만 하기 때문에 pO_2가 낮다. **증식연골세포층** *proliferating cartilage cell layer*은 휴식세포층 아래의 층이다. 이 층에서는 혈관들이 잔뿌리처럼 퍼져있어 pO_2가 높다. 높은 산소 분압 하에서 씨앗세포들이 유사분열 *mitosis*을 일으켜 연골세포의 숫자가 급격히 늘어난다. 핵은 납작하며, 뼈의 종축과 직각으로 배열된다. 이 층에 가해지는 물리적, 생리적인 손상은 뼈의 길이 성장에 심각한 영향을 끼친다. **성숙연골세포층** *maturing cartilage cell layer*은 증식연골세포층의 아래에 있다. 위층에 있던 연골세포가 이 층에 진입하면 핵이 커지고 둥그렇게 된다. 이 층의 중간 부위부터 혐기성 대사가 일어난다. 혐기성 대사는 에너지의 공급원인 기질 속의 당류를 소진한다. 에너지 공급원을 소진한 연골세포는 세포 내의 미토콘드리아에 축적되어 있던 칼시움을 더 이상 붙잡아두지 못하고 밖으로 내보낸다. 이 방출된 칼시움이 기질에 침착한다. 칼시움이 침착한 기질은 순환을 막는 벽이 되기 때문에 세포는 사멸한다. 사멸한 연골세포는 현미경 하에서 텅 비어있는 소강 *lacuna*이 된다. 성숙연골세포층의 아래 층은 **잠정석회화층** *provisional calcification layer*이다. 이 층은 텅 빈 소강과 칼시움이 침착한 연골성기질로 이루어져 있으며, 물리적으로 단단한 특성을 가지고 있다. 석회화층의 죽은 연골덩어리는 골간단 *Metaphysis* 으로부터 올라오는 모세혈관에 의하여 침투된다. 침투한 모세혈관은 내피 *endothelium* 에서 기원한 골아세포 *osteoblast* 를 주변에 배출한다. 골아세포는 칼시움이 침착한 연골층을 뼈조직으로 교체한다. 이때에 사멸한 연골층이 골아세포가 전진하는 데 필요한 비계 *scaffold* 역할을 한다.

사멸한 연골층에서 골아세포에 의하여 처음으로 만들어진 뼈는 일차적 해면골 *primary spongiosa* 이라 불리는 유치한 형태의 직골 *woven bone* 이다. 일차적 해면골은 골간단의 재형성 작업에 의하여 성숙한 판상골 *lamellar bone* 로 바뀐다. 이러한 일련의 작업이 전층에 걸쳐서 연속되면서 골성장판이 닫힐 때까지 뼈는 길이성장을 계속한다.

뼈성장판은 연골세포로 구성되어 있기 때문에 물리적 힘에 약하다. 외상력이 가해지면 물리적 성질이 다른 두 층이 접면하는 경계, 즉 성숙연골세포층과 석회화층 사이에서 분리가 일어난다. 이것이 뼈성장판 손상의 기본 형태이다.

1.5.1.2 섬유연골성 주변 구조

뼈성장판 주위에 연골세포의 횡적 증식과 구조적 안정을 위하여 조골홈 *ossification groove* 과 연골주위환 *perichondral ring of La Croix* 이 있다. 조골홈은 뼈성장판이 옆으로 넓어질 수 있도록 성장판 주위에 연골세포를 덧붙여주는 역할을 하고, 연골주위환은 골간단과 골성장판을 제자리에 붙잡아두는 고정물 역할을 한다. 두 조직은 현미경적으로는 같은 섬유조직이나 위치에 따라서 역할이 다르다.

1.5.1.3 뼈성장판의 혈액순환

뼈성장판은 두 개의 체계에 의하여 순환한다(그림 1-7). 골판 *bone plate* 을 통과하여 휴식세

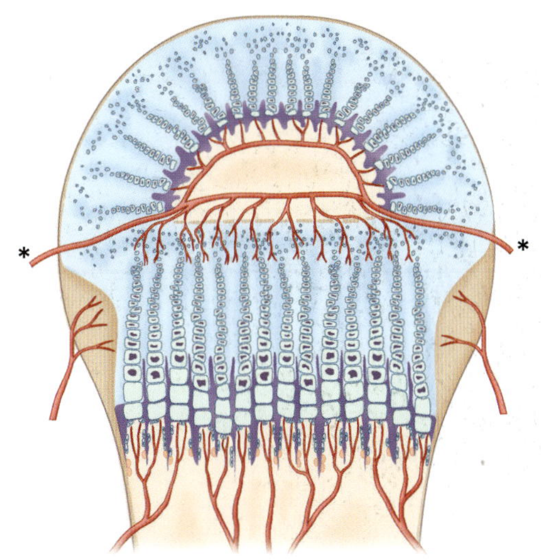

그림 1-7 ▸ **뼈성장판의 혈액순환.** 골단동맥(epiphyseal artery, *)이 골판의 작은 구멍을 통하여 증식세포층까지 내려간다. 만약 외상에 의하여 골판이 깨어지면 혈관이 막혀 성장이 정지한다(Salter-Harris type V 골단판손상).

포층과 증식세포층 사이에서 끝나는 골단혈관 *epiphyseal vessel* 체계와 골간단과 석회화층 사이에서 끝나는 골간단혈관 *metaphyseal vessel* 체계이다. 골간단혈관은 골간부의 영양동맥 *nutrient artery*이 기원이다. 골단의 바닥을 지칭하는 골판 *bone plate*에는 구멍들이 나 있으며, 이 작은 구멍을 통하여 성장판 혈관이 내려간다. 만약 골판이 물리적 충격에 의하여 파괴되면 이 구멍을 통과하는 혈관도 차단된다. 혈행이 차단된 연골층은 세포증식이 불가능해지고, 결과적으로 뼈성장판은 조기에 폐쇄된다.

참고문헌

1. 안효섭, 신희영, 홍창의 소아과학, 12판, 미래엔, 2020.
2. Lynch TS, Schoenecker JG, Ryan DD, et al. What is New in Pediatric Orthopaedic: Basic Science. J Pediatr Orthop. 2023;43(6):e478-e483.
3. Herring JA, Tachdjian's Pediatric Orthopaedics. Elsevier; 2021.
4. Pritchett JW. Growth plate activity in the upper extremity. Clin Orthop Relat Res. 1991;268:235.
5. Salter RB. Textbook of Disorders and Injuries of the Musculoskeletal System. 2nd ed. Baltimore/London: Williams & Wilkins; 1983.
6. Sutherland DH, Olshen R, Cooper L, et al. The development of mature gait. J Bone Joint Surg Am. 1980;62-A:336.
7. Weinstein SL, Flyn JM, Crawford H, Lovel and Winter's Pediatric Orthopaedics. 8th ed. Lippincott Williams & Wilkins, 2020.

CHAPTER 02

외래에서 자주 보는 문제들
Common Problems in Outpatient Clinic

소아정형외과 외래에서 다루어지는 문제는 다양하다. 이들 문제들 중 다수는 조금 이상해 보여도 치료의 대상이 되지 않거나 자라면서 스스로 해소된다. 편평족 *flatfoot*, 내족지보행 *in-toeing gait*, 내반슬 *genu varum*, 보행이상 등이 대표적인 진단들이다. 이들 문제들은 보기에는 거슬리지만 의학적으로는 정상 범위에 속하는 예들이 많다.

2.1 편평족, 평발 _Flatfoot

소아들의 발 모양 이상은 외래에서 제일 자주 보는 문제이다. 발 모양의 이상은 편평족 *flatfoot*과 전족내전 *forefoot adduction*이 대표적이다.

사람의 발은 종아치 *longitudinal arch*와 횡아치 *transverse arch*를 가진다. 종아치는 발바닥의 안쪽에 움푹 들어간 부위를 말하며, 1,2 중족골과 주상골, 종골로 연결되는 아치형 구조로써 주된 아치이다. 횡아치는 1~5 중족골의 두부로 연결되는 아치로서, 뚜렷하지 않고 역할이 미미한 부 아치이다. 발의 종아치는 힘이 덜 드는 보행을 위해서 꼭 필요한 구조이다. 발에 아치가 없으면 걸을 때에 탄력을 얻을 수 없어 쉽게 피로를 느낀다. 정도가 심하면, 특히 과체중의 경우 발에 통증을 느낄 수 있다. 영아들의 발은 지방층으로 두껍게 싸여 있기 때문에 성인에서 보는 것과 같은 종아치가 드러나지 않는다. 2~3세가 되어서 보행이 성숙되면 비로소 아치 형태를 보이게 된다. 2세 소아의 97%, 10세 소아의 4%가 편평족이다 (Morley, 1957).

증상 편평족은 발바닥에 아치를 볼 수 없는 평평한 상태의 발을 말한다. 아치가 조금 낮아진 정도를 경도, 발바닥에 아치가 보이되 체중을 실어 딛으면 아치가 없어지는 정도를 중등도, 딛는 것과 관계없이 아치가 없고 발의 안쪽이 볼록하게 나와 있는 정도를 중증으로 분류한다(그림 2-1) 발가락 끝으로 서거나 엄지발가락을 뒤로 젖히면 아치가 살아나는 유형

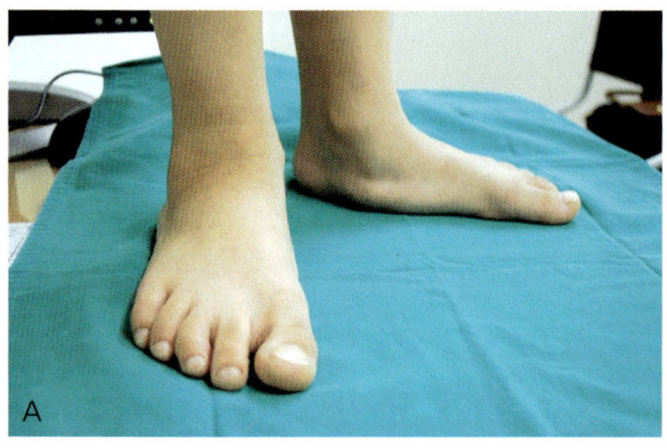

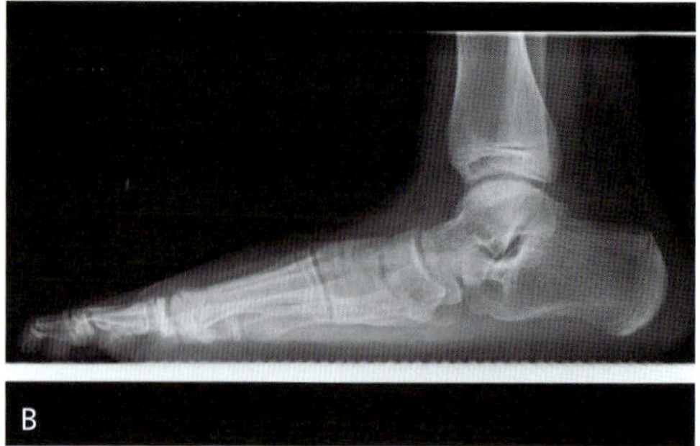

그림 2-1 ▸ **편평외반족.** 3세 이전에는 매우 흔하다. 그 이후에도 계속되면 원인을 찾아보아야 한다. 임상모습(A)과 X선 소견(B)

은 유연성 *flexible type*이고, 그렇게 해도 아치가 나타나지 않으면 경직성 *rigid type*으로 분류한다(그림 2-2).

1세 전후에 걷기 시작하면 두 발을 넓게 벌리고 뒤뚱거리면서 겨우 균형을 잡는다. 이때 체중이 발의 안쪽에 집중되어 외반족 *valgus foot*의 경향을 띠는데, 이것이 종아치를 더욱 평평하게 만든다. 관절의 움직임이 과도하거나 체중이 많은 소아들이 외반족을 보이는 경우가 많다. 뒤에서 볼 때에 뒤꿈치가 5도 이내의 외반을 보이는 것은 문제되지 않는다. 외반족에 체중이 부하되면 종골 *calcaneus*이 외회전하고, 종골의 지지를 잃은 거골 *talus*의 머리 부분이 바닥에 닿게 된다. 이렇게 되면 발바닥이 평평해지고, 발의 안쪽이 불룩하게 만져진다. 이것이 소아들에서 흔히 보는 편평외반족 *planovalgus foot*이다. 이런 소견을 보이는 발도 체중부하를 없애주면 발바닥의 아치가 되살아난다. 후자의 경우에 아치가 살아나지 않으면 주목의 대상이 된다. 또한 발목을 약간 내전시킨 자세에서 발목관절을 배굴시켰을 때에 배굴이 제한되면 아킬레스건의 단축이 있음을 뜻한다. 아킬레스건의 단축은 보행의 입각기 *stance phase* 후반에 발의 편평외반을 가져온다. 아킬레스건의 단축은 대부분 이유를 알 수 없는 특발성이다. 간혹 족골유합증 *tarsal coalition*, 뇌성마비를 포함한 신경근육성 질환 등이 원인으로 숨어 있는 경우가 있다. 편평족의 병적 기전은 아직 잘 알려져 있지 않다. 따라서 특별한 치료가 없다. 유연형 편평족은 다른 질환에 의한 것이 아님을 확인하는 것이 중요하다. 경직성이 아닌 유연형 편평족은 대부분 나이가 들면서 호전되고, 오직 일부만이 성년기로 넘어간다. 성인의 편평족은 쉽게 피로를 느끼고, 오래 걷지 못한다. 경직성 편평족을 동반하는 질환은 유년기 만성 관절염, 족골유합증 *tarsal coalition* 등이다. 발바닥이 오히려 불

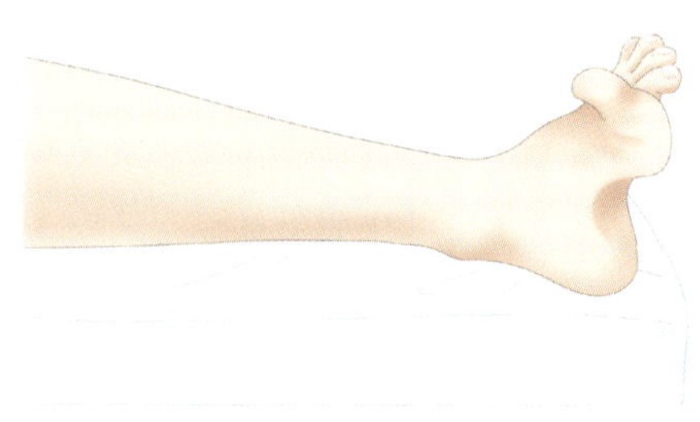

그림 2-2 ▸ **엄지발가락 젖히기 검사법(great toe extension test).** 외견상 편평족으로 보이더라도 엄지발가락을 뒤로 젖힐 때에 아치가 살아나면 양성으로 치료대상이 되지 않는다.

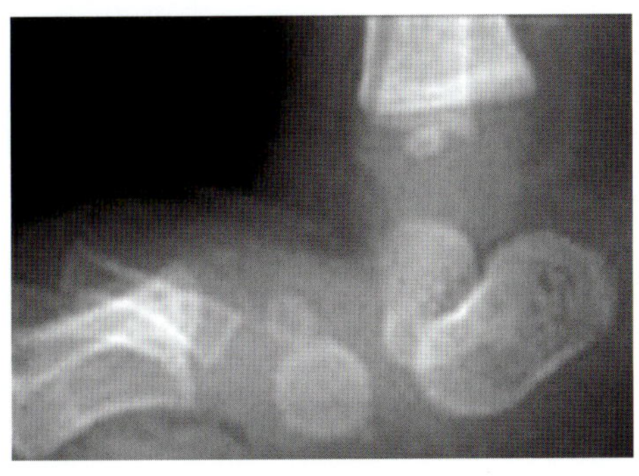

그림 2-3 ▸ **선천성 수직 거골증(congenital vertical talus).** 흔하게 보는 편평족과 달리 일상생활에 심한 제약을 받는다. 발의 아치와 유연성을 함께 살리기가 어렵기 때문에 수술의 효과도 제한적이다.

룩 솟아있는 심한 변형을 보이는 선천성수직거골증 *congenital vertical talus*은 전혀 다른 병으로, 모든 치료에 저항한다. 선천성수직거골증은 다행히 매우 드물다(그림 2-3).

치료 편평족의 치료는 대부분이 속하는 유연형에는 필요하지 않고, 효과도 없다. 발의 아치를 받쳐주는 구두(토마스굽), 아치받침(일명 깔창) 등이 흔하게 쓰이고 있으나 치료 효과의 의학적 증거는 희박하다. 편평족이 심하거나 경직형에 대해서는 원인이 되는 질환을 찾고, 만약 있다면 원인질환을 치료한다. 아킬레스건의 단축이 원인이 된 편평외반족은 건 이완을 위한 물리치료를 우선 시행하고, 이 방법이 듣지 않으면 아킬레스건 연장수술을 고려한다. 아킬레스건 연장수술은 과도하면 근력이 떨어져 더 불편할 위험성이 있음을 경계해야 한다. 족골 유합증이면 유합부분을 절제하기도 하는데, 결과는 일정하지 않다.

2.2 무릎의 변형 *_Deformities of the Knee Joint*

다리 모양 때문에 외래를 찾는 소아들이 많다. 증상은 대부분 '무릎 사이가 벌어졌다', '안짱걸음이 심하다' 등이다. 이들의 대부분은 나이 또래의 정상범위에 속한다. 소아들의 무릎은 성장과 함께 변화한다. 그 변화는 일정한 경향을 가진다. 영아기에는 O형, 즉 내반슬이 대부분이다. 2~3세에 곧게 펴지고, 4세경에 X형, 외반슬을 보이다가 7세경에 경미한 외반으로 고정된다(그림 2-4, 2-5).

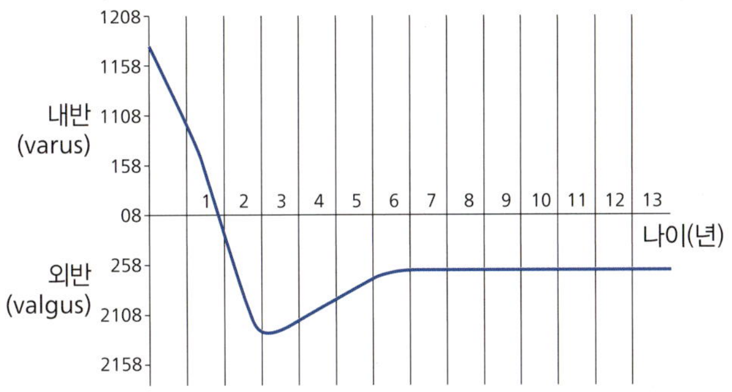

그림 2-4 ▸ **무릎의 각도변화(Salenius & Jankka, 1975).** O형으로 시작해서 X형이 되었다가 6, 7세경에 성인의 자세가 된다.

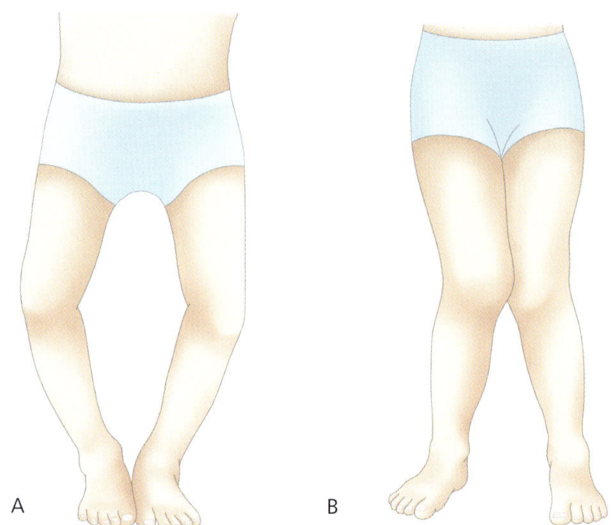

그림 2-5 ▸ 소아들에서 보는 내반슬(genu varum, A)과 외반슬(genu valgum, B). 외래를 찾는 가장 흔한 문제 중의 하나이다. 성장판 주위의 이상소견이 없으면 대부분 크면서 호전된다. 변형이 심한 경우 대사성 질환, 이형성증 등을 의심해 보아야 한다.

2.2.1 내반슬 _*Genu varum*

2세 이하의 소아들에서 내반슬 혹은 안짱다리를 흔하게 본다. 이들의 대부분은 발달성이며, 후일 저절로 해소되어 정상범위에 들게 된다. 그럼에도 불구하고 부모들의 조급한 생각으로 여러 병원을 돌거나, 불필요한 치료를 받는 예가 드물지 않다.

내반슬을 보이는 소아의 양쪽 무릎을 전면으로 향해서 놓았을 때에 무릎은 반듯하고, 그 대신 하퇴부가 안으로 꼬여있는 경우가 많다. 이는 곧 경골의 내염전 *internal torsion*을 의미한다. 경골의 내염전은 보행 시에 양쪽 발이 엇갈리거나 부딪히기 때문에 그것을 피하기 위하여 무릎을 넓게 벌리고 O형으로 걷는다. 이 걸음새는 무릎의 내반변형을 더욱 심하게 보이게 한다.

진단 내반슬의 정도는 침상에서 무릎을 전면으로 향하게 놓고 발목을 붙인 상태에서 무릎 사이의 벌어진 간격을 손가락 개수로 잰다. 그 결과를 2행지, 3행지와 같이 기록한다. 내반이 심하면 방사선 촬영을 하여 대퇴골-경골 각도를 측정한다. 대퇴골-경골 각도와 함께 경골의 골간단-골간부 각도 *metaphyseo-diaphyseal angle*를 측정하는데, 이 후자의 방법이 경골 자체의 내반 각도를 더 정확하게 반영한다. 방사선 촬영에서 변형의 정점과 심한 정도를 측정하고, 또 원인이 되는 병을 감별하기 위한 단서를 찾는다(그림 2-6).

단순한 내반슬은 방사선 촬영 상에서 경골과 대퇴골의 골간단, 성장판, 골단이 정상이고, 뼈의 휘어짐이 완만하고, 좌우 대칭적이다. 이에 반해서, 경골내반증 *tibia vara, Blount's disease*은 경골 근위부 안쪽 골간단이 특징적인 이상소견, 즉 뼈가 조각나 보이고, 새의 부리처럼 날카로운 모양을 보인다. 또 경골의 내측 피골은 휘어지고, 외측 피골은 반듯하다(그림 2-7, 2-8).

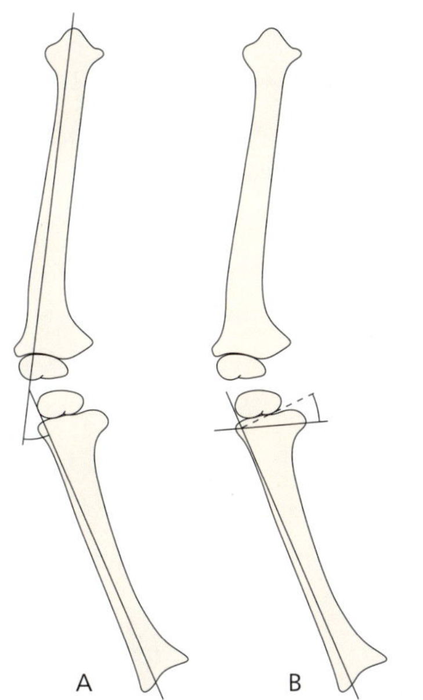

그림 2-6 ▸ 단순 X선 상에서 내반슬의 각도 α 측정방법. 대퇴-경골각(tibiofemoral angle, A) 근위 골간단-골간각(proximal metaphyseodiaphyseal angle, B)

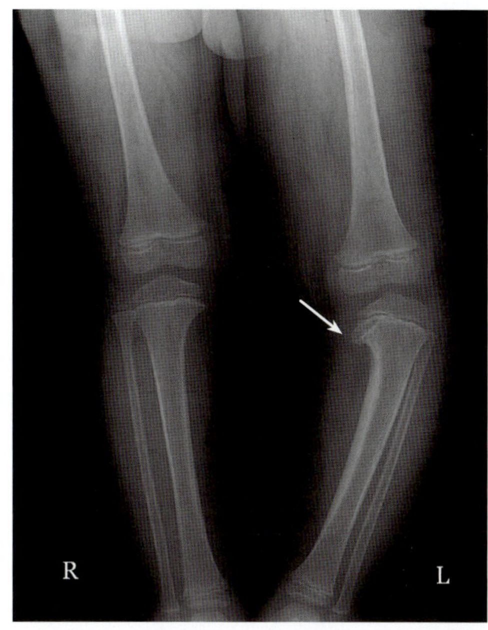

그림 2-7 ▸ 좌측 무릎관절의 경골내반증(tibia vara)의 X선 소견.

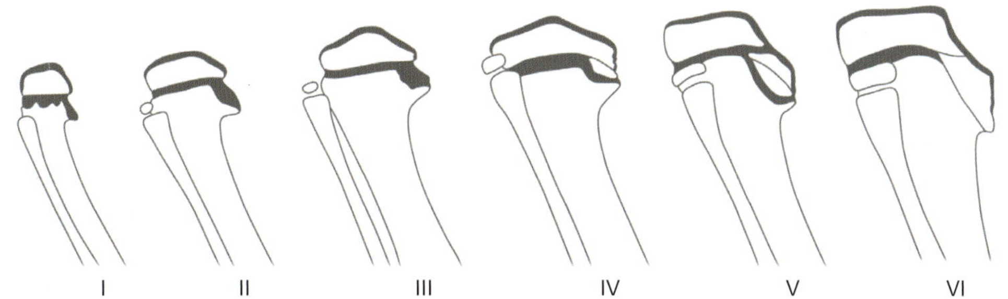

그림 2-8 ▸ 유아기 경골내반증(infantile tibia vara)의 나이에 따른 진행단계(Langenskiold A. 1952). I, II 단계는 단순절골술에 의하여 교정될 수 있으나 그 이후에는 다차원의 절골술이 필요하고, 치료 결과도 일정하지 않다.

구루병은 국소와 전신에 구루병의 특징적인 소견을 보인다(그림 2-9). 골간단 연골이형성증 *metaphyseal chondrodysplasia*은 골간단 부위에 불규칙한 음영이 보이나 골단과 골간부는 정상이다. 대사성 뼈 질환이 의심되는 경우 방사선 촬영 외에 혈중 Ca, P, Alkaline phosphatase, 신기능 검사를 포함한 생화학적 검사와 소변 검사가 필요하다.

치료 단순한 내반슬은 3~6개월 간격으로 추적 관찰하는 것으로 충분하다. 불필요한 치료를 하지 않는 것이 중요한데, 이를 위해서는 부모의 이해가 필요하다(그림 2-10). 보조기 치료는 장시간 착용이 어렵고, 치료 효과도 증명되어 있지 않기 때문에 근래에는 거의 사용하지 않는다(그림 2-11). 10세 이후에는 더 이상의 호전을 기대할 수 없다. 변형이 심한 경우 수술을 고려한다. 교정수술은 외전-외회전 절골술 *valgus external rotation osteotomy*이며,

경골의 근위부에서 한다. 경골근위부에서 하는 절골술은 구획증후군의 위험성이 있고, 또 경골 결절 *tibial tubercle*의 성장판 손상 위험성이 있기 때문에 경험과 주의를 요한다.

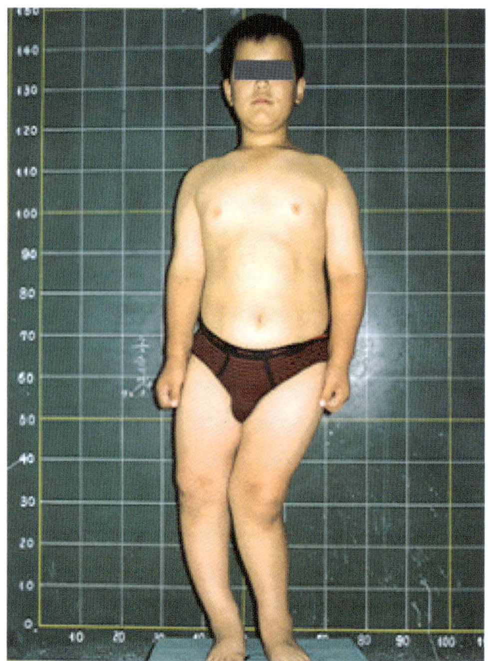

그림 2-9 ▸ 구루병(rickets)에 의한 무릎 변형. 양측 무릎이 내반변형과 외반변형을 각기 보여준다. 소위 '바람에 쓸린 듯한 변형(windswept deformity)'이다. 구루병에서 흔하게 보인다.

2.2.2 외반슬 _*Genu valgum*

외반슬도 내반슬과 같이 대부분 정상범위에 있고, 성장과 함께 해소된다. 2~6세까지의 기간에는 외반슬, X형 다리가 흔하다. 외반슬 변형이 심하면 걸을 때에 무릎 안쪽이 서로 부딪치기 때문에 걸음걸이가 어색하고, 잘 뛰지 못한다(그림 2-12).

진단 무릎의 외반변형은 같은 쪽 발을 외전시켜 신발의 안쪽을 먼저 닳게 한다. 외반슬은 내반슬과 반대로 무릎을 붙이고 발목관절의 안쪽 복숭아 뼈 사이의 간격 *intermalleolar distance*을 손가락 개수로 재어서 3행지, 4행지와 같이 그 정도를 표시한다. 정도가 심하거나, 좌우가 다르거나, 키가 작고 가족력이 있는 경우에 원인질환 유무를 확

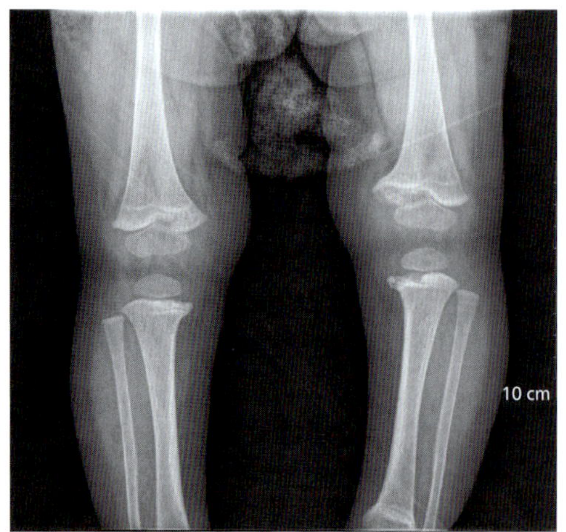

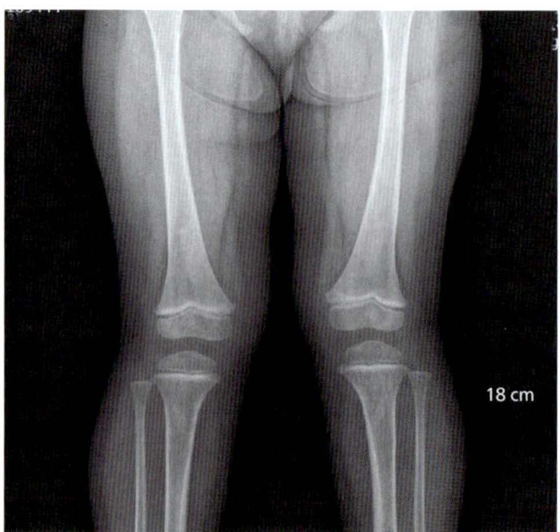

그림 2-10 ▸ 16개월 여아의 무릎 X선 사진, 심한 내반슬과 오리걸음을 보임. 처음 진단은 골간단연골이형성증(metaphyseal chondrodysplasia)이었으나 2년 후 저절로 좋아졌다.

인하기 위하여 X선 촬영과 혈액화학적 검사를 시행한다. 감별진단은 골단, 골성장판, 골간단, 골간부의 음영과 모양의 차이를 가지고 할 수 있다.

치료 외반슬의 치료는 대부분 필요하지 않다. 불필요한 치료를 하지 않는 것이 중요하지만 10세 이후에도 변형이 15도를 넘으면 수술을 고려한다. 수술에 의한 교정은 변형의 정점에서 하는 것이 효과적이다. 교정절골술은 대퇴골의 원위부, 혹은 경골의 근위부에서 주로 한다. 경골 근위부에서의 절골술은 구획증후군과 골성장판 손상의 위험성이 있기 때문에 주의해야 한다.

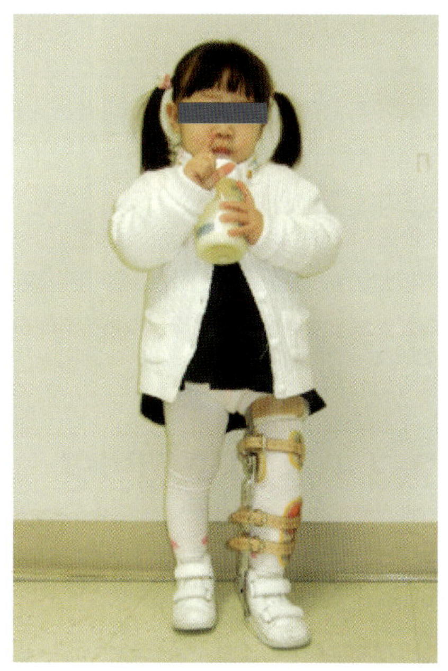

그림 2-11 ▸ **내반슬에 대한 보조기 치료.** 일측성으로써 변형이 심하면 보조기 치료의 대상이 된다.

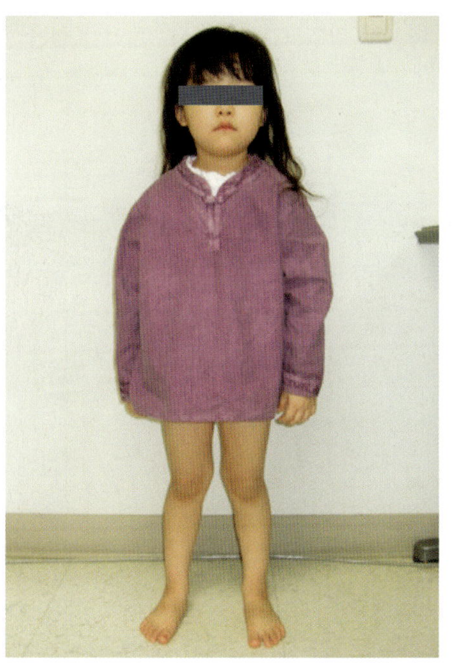

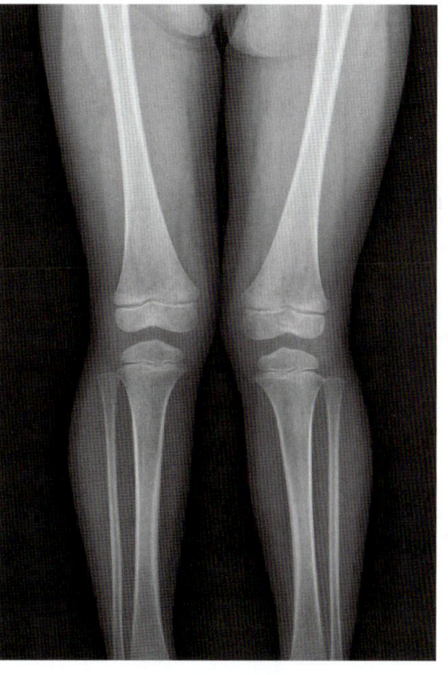

그림 2-12 ▸ **외반슬(genu varum).** 4~5세 경에는 매우 흔하다. 3~4년 더 관찰하면 대부분 정상범위에 들어온다. 외반슬의 정도는 발목 내과 사이의 거리(intermalleolar distance)로 표시하며 3횡지, 4횡지 등으로 기록한다.

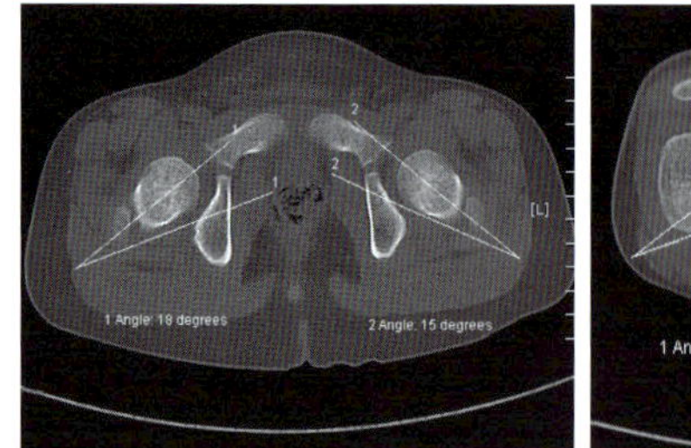

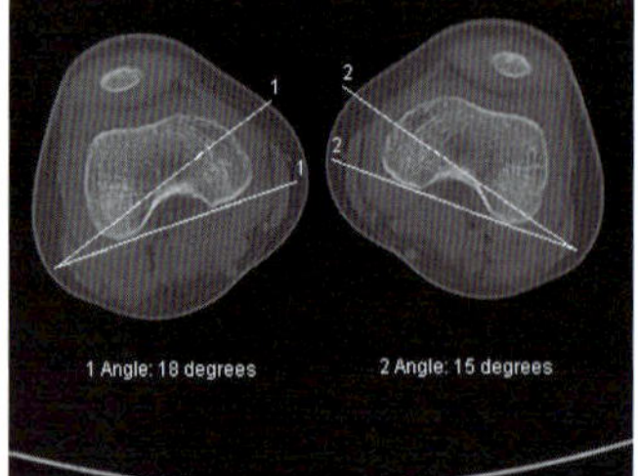

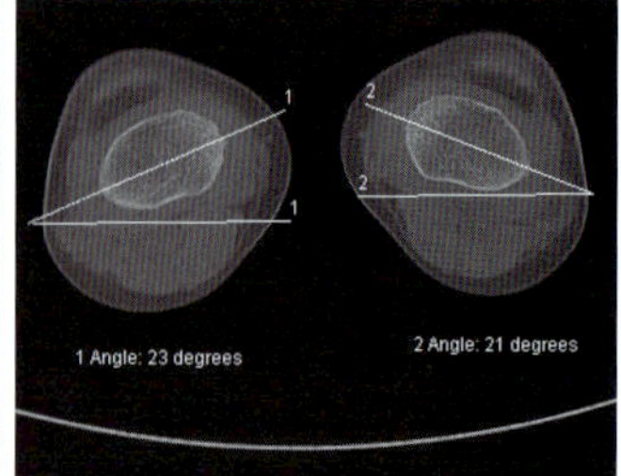

그림 2-13 ▸ **하지의 회전변형을 측정하기 위한 CT.** CT측정법은 객관적이기는 하지만 무릎과 발목의 표지점(landmark)이 모호하기 때문에 측정치가 차이를 보인다. 하지의 회전변형은 임상적으로 재는 것이 쉽고, 의미가 크다.

2.3 다리의 회전변형 _*Rotational Deformity of the Lower Limb*

발끝이 향하는 방향이 걸음새를 좌우한다. 몸이 전진하는 방향에 대하여 발끝이 10도 전후의 외향 *toe out* 을 하는 것이 정상이다. 4세 이하의 소아에서는 이 각도가 약간 안을 향하는 음각을 보이다가 성장과 함께 점차 밖을 향하게 되어 양각 10도 전후가 된다. 발끝의 향방으로 나타나는 걸음새의 이상에는 내족지보행 *toe in gait*과 외족지보행 *toe out gait* 이 있다. 내족지보행은 흔하나 외족지보행은 드물다.

회전 개요*torsional profile* 하지의 회전변형과 그에 의한 걸음새 이상은 회전개요를 측정함으로써 원인과 정도를 알 수 있다(Staheli 1985). 방사선 촬영, CT 등으로 수치적 표현을 할 수 있지만 임상적 유용성은 회전개요에 미치지 못한다(그림 2-13). 회전개요는 발 진행각 *foot progression angle, FPA*, 고관절 회전각 *hip rotation angle HRA*, 대퇴-발 각*thigh-foot angle, TFA*, 발의 외측선으로 이루어진다. 발 진행각은 몸이 앞으로 나가는 방향과 발자국의 종축이 만드는 각이다(그림 2-14). 고관절 회전각, 대퇴-발 각, 발의 외측선은 엎드려 무릎을 90도 굽힌 자세에서 내려다보면서 측정한다. 대퇴-발 각은 대퇴부의 종축과 발의 종축이 만드는 각도이며, 발끝이 외향이면 양각, 내향이면 음각으로 기록한다. 발의 외측선은 똑바른 것이 정상이다. 이들 측정치는 여러 가지 조합으로 나타날 수 있다. 이 표를 다 채우면 다리의 회전변형이 어느 부위에서 주로 일어났는지, 정도는 얼마큼인지를 비교적 정확하게 알 수 있다. 이 측정치는 치료방침을 정하는 기준이 된다.

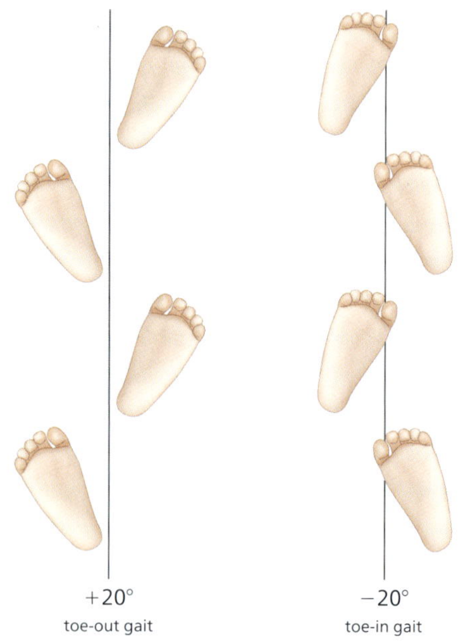

그림 2-14 ▸ **발의 진행각(foot progression angle).** 정상은 −10도 전후의 외향인 데 비하여 외족지보행(toe-out gait), 내족지보행(toe-in gait)은 다른 각도를 보인다. 외족지보행은 드문 대신 호전되는 일이 거의 없고, 내족지보행은 흔하고 대부분 호전된다.

2.3.1 내족지보행 _In-toeing gait

발끝을 안으로 향해서 걷는 걸음걸이를 내족지보행이라고 한다. 진행방향과 발의 종축이 만드는 각도가 음성이다. 내족지보행은 4세 이하의 소아에서 흔히 보는 걸음새이며 일부만이 치료를 요한다. 대부분의 경우 저절로 호전됨에도 불구하고 부모들은 염려한다. 부모들은 '걸음새가 보기 싫다', '제 발에 걸려 자주 넘어진다' 등의 증상을 말한다. 내족지보행의 원인은 중족골내전, 경골내염전, 고관절 과도전염 등의 한 가지 혹은 두 가지 이상의 조합이다(그림 2-15).

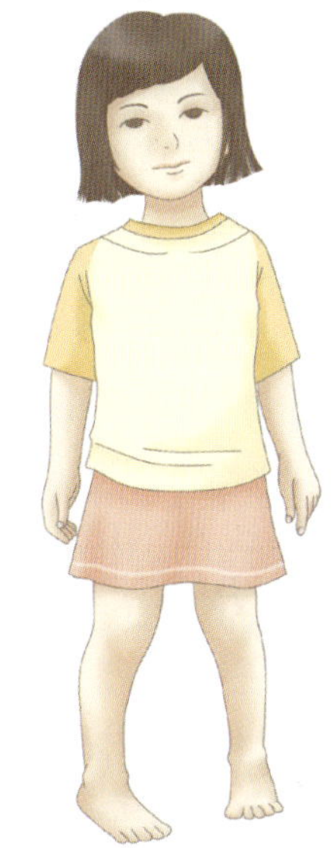

그림 2-15 ▸ **내족지 보행(toe-in gait).** 원인은 고관절, 경골, 발 등에 단독, 혹은 조합으로 있다.

2.3.1.1 중족골내전 _Metatarsus varus, adductus

발가락을 포함한 발의 전반부가 안으로 모여든 발 모양을 중족골내전이라고 한다. 위에서 내려다 볼 때에 두 발이 "八"자 모양을 한다. 엄지발가락이 제일 심하게 내전되는 경향을 가진다. 걸을 때에 발의 앞부분이 가까워져 양발이 부딪치기 쉽고, 부딪침을 피하기 위해서 양다리를 벌리고 걷는다.

중족골내전 변형은 출생 직후에는 보이지 않다가 6개월부터 1세 사이에 나타난다. 소아기 후반이나 성인에서는 자주 볼 수 없기 때문에 대다수가 자연 해소되는 것임을 알 수 있다. 130례의 자연경과를 7년 동안 추적한 바에 의하면 86%가 자연해소, 10%가 문제되지 않을 정도의 경미한 변형, 4%가 변형지속이었다(Rushforth, 1978).

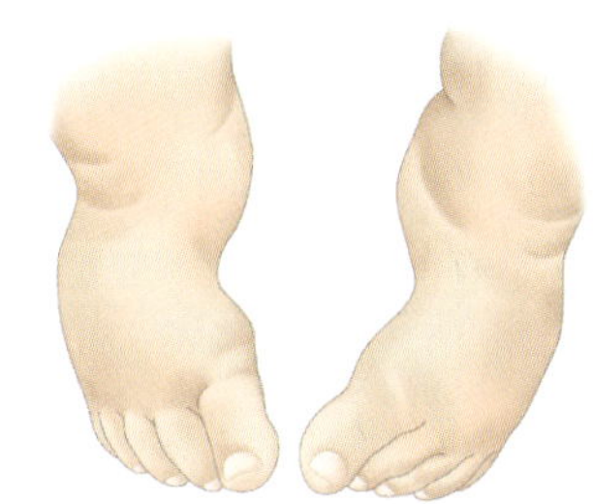

그림 2-16 ▸ **중족골 내전(metatarsus adductus).** 발의 앞부분만이 내전되어 있다. 발목관절과 족골관절은 정상이어서 선천성 내반족(congenital clubfoot)과는 다르며, 예후도 상대적으로 좋다.

진단 중족골내전의 진단은 발모양으로 가능하다. 발의 안쪽, 변형의 정점에 깊은 주름이 패어있으면 경직성으로서, 적극적인 치료가 필요하다(그림 2-16, 2-17). X선

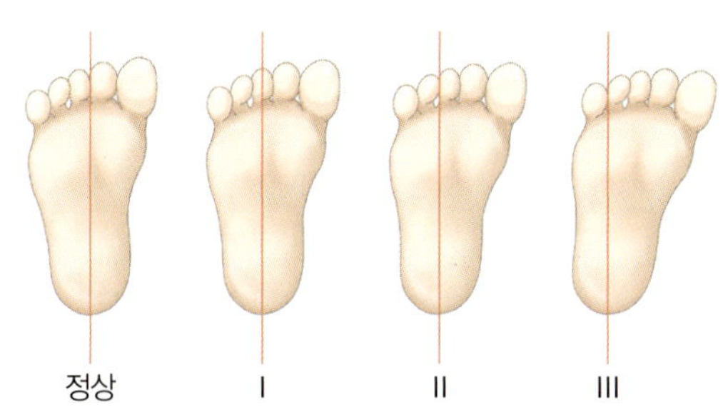

그림 2-17 ▸ 중족골내전(metatarsus adductus)의 등급 I, II, III.

은 체중을 부하해서 촬영하는데, 변형의 기원과 심한 정도를 알게 해준다. 중족골내전은 AP 상에서 족근골-중족골관절의 내전각 변형을 보인다. 진단에서 중요한 것은 선천성 만곡족 *congenital clubfoot*과의 감별이다. 선천성 만곡족이 중족골내전과 다른 것은 변형이 출생 직후에 관찰되고, 발뒤꿈치 내전과 발목관절의 첨족변형이 같이 있는 점이다. 다시 말해서 선천성 만곡족은 발의 앞부분이 안을 향하는 것과 함께 뒤꿈치가 안쪽을 향하고, 발목관절이 아래로 내려간 첨족변형 *equinus*을 함께 보인다.

치료 중족골내전의 치료는 자연경과를 고려해서 결정한다. 보고에 의하면 9례 중 1례가 치료를 요하고, 나머지는 관찰하면 된다(Ponseti and Becker 1966). 변형이 심하지 않은 경우 보호자로 하여금 발을 변형의 반대 방향으로 자주 주무르게 하는데, 그 치료효과가 증명된 적은 없다. 정규적인 치료는 캐스트붕대와 신발을 들 수 있다. 캐스트붕대 치료는 1주일마다 바꿔준다. 교정신발은 전반부를 외전시켜 놓은 모습이다. 신발은 치료효과가 어느 정도인지, 언제까지 착용해야 하는지 등이 분명하지 않다. 3세 이후까지 심한 변형이 지속되면 수술을 고려한다. 수술은 발의 안쪽 연부조직과 족근골-중족골관절 *tarsometatarsal joint*을 풀어서 변형을 역전시키는 방법인데, 같은 목적을 위한 몇 가지 술식이 시행된다(그림 2-18).

2.3.1.2 경골내염전 _Internal tibial torsion

경골내염전은 발목이 무릎에 비하여 안으로 돌아있는 변형을 말하는데, 대퇴-족부각 *thigh-foot angle, TFA*이 음각이다. 경골내염전이 있으면 발끝이 안으로 모이기 때문에 다리를 넓게 벌리고, 무릎을 약간 구부린 자세로 뒤뚱거리며 걷는다.

진단 경골의 내염전은 환아를 엎드리게 하고 위에서 내려볼 때에 대퇴부와 발의 종축이 만드는 예각으로 측정한다. 정상은 발뒤축이 서로 닿고, 엄지발가락 사이가 벌어지는 데 비하여 경골내염전은 엄지발가락이 서로 닿고, 발뒤축이 벌어진다. 이때 만드는 각도를 각각 양각과 음각으로 표시한다. 정상 TFA는 +10도 전후이다. 경골의 내염전에 의한 내족지보행은 TFA가 -20~-30도일 경우가 많다(그림 2-19).

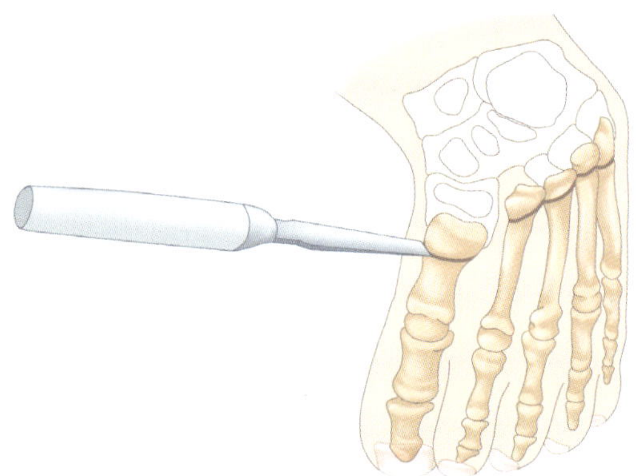

그림 2-18 ▸ **중족골내전에 대한 중족골 외전절골술(metatarsal osteotomy).** 변형이 심한 경우에 해줄 수 있는 방법 중의 하나이다. 제1중족골의 성장판이 근위부에 위치하는 것을 의식해야 한다.

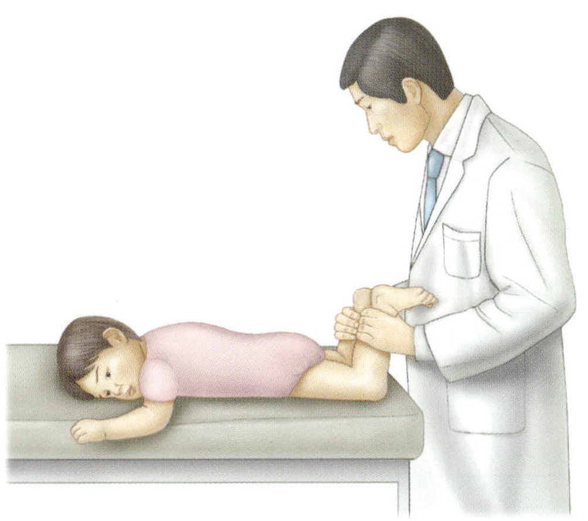
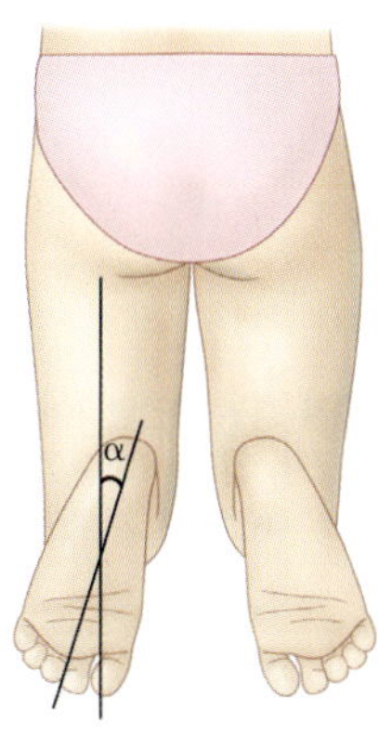

그림 2-19 ▸ **내족지보행(toe in gait)의 흔한 원인이 되는 경골의 내염전을 측정하는 방법.** 발의 종축과 대퇴부의 종축이 만드는 예각을 값으로 한다. 정상은 양각 10~20도, 내족지보행은 음각 20~30도를 보인다.

경골내염전은 대부분 생후 18~24개월에 자연 해소된다. 만약 소아의 키가 작고, 양측이 비대칭이고, 가족력이 있는 경우에는 원인질환을 찾아본다. 드물게 구루병, 경골내반증 *tibia vara, Blount's disease*, 골간단 연골이형성증 *metaphyseal chondrodysplasia* 등이 감별 대상이다.

치료 경골내염전은 호전을 기대하면서 2~3년간 관찰한다. 보조기, 신발 등은 착용이 어렵고, 효과도 없다. 변형이 심하고, 3세 이후에도 지속되면 수술을 고려한다. 수술은 경골 외전-외회전 절골술 *valgus-external osteotomy*이며, 이 중에서 외회전 요소가 중요하다. 수술부위는 경골 근위부가 적소이되 구획증후군의 위험성이 있음을 항상 의식해야 한다. 경골의 아래쪽 골간단에서 행하는 과상부절골술 *supramalleolar osteotomy*이 대안이 된다(그림 2-20).

2.3.1.3 대퇴골경부 과도전염
_Excessive anteversion of femoral neck

대퇴골 경부의 전염각은 대퇴골 경부의 종축이 대퇴골 하단의 대퇴골과면 *transcondylar plane*과 만드는 각도이다(그림 2-21). 대퇴골 과도전염은 다리 전체를 안으로 돌려서 걷는 내족지보행의 원인 중 하나이다. 슬개골이 안쪽을 향하여 서로 마주보는 듯한 자세를 취하고, 바닥에 앉을 때에는 거꾸로 된 'W'자를 취한다. 그러나 보행자세가 눈에 띄는 것 외의 증상은 없고, 운동 등에도 부족함이 없다(그림 2-22).

고관절의 대퇴경부는 하지를 정면을 향하게 놓았을 때에 성인에서는 +10도 전후

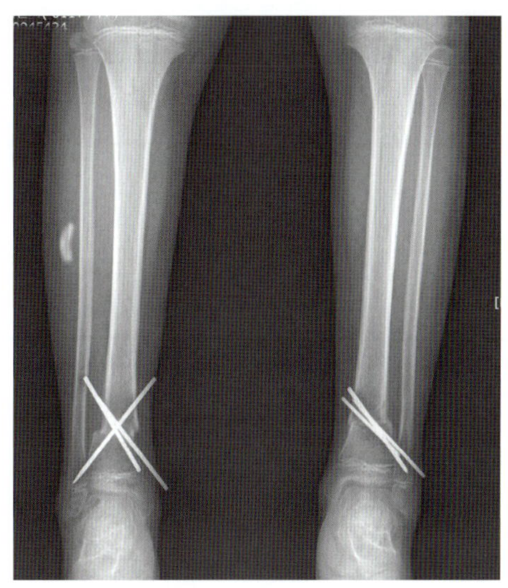

그림 2-20 ▸ 경골의 심한 내염전이 내족지보행의 원인이 되는 경우 경골 하단에서 외회전절골술(supramalleolar osteotomy)을 하여 교정한다.

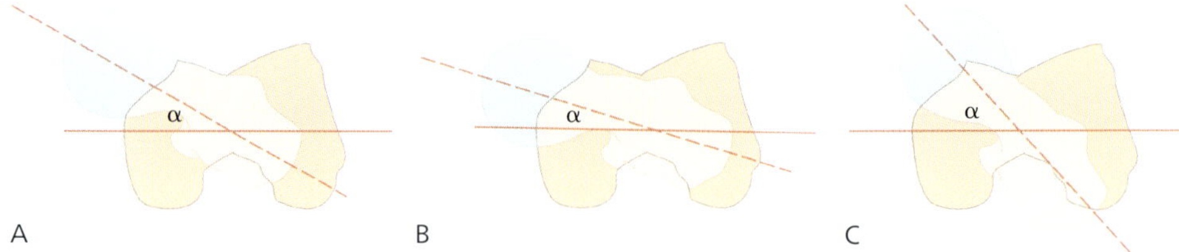

그림 2-21 ▸ **대퇴골 경부의 전염각(measurement of anteversion).** 정상(A), 전염각이 너무 작은 경우 retroversion (B), 외족지보행, 일명 八자걸음(toe-out gate)의 원인이 된다. 전염각이 너무 큰 경우 excessive anteversion (C), 내족지보행(toe-in gait)의 원인이 된다. 내족지 보행이 훨씬 많다.

의 전염각을 가진다. 이 각도는 태중에서는 40~50도였으며, 고관절을 펴고 일어서서 걷게 되면 차차 줄어들어 성인의 각도가 된다. 그러나 일부의 소아들에서 자연경과가 멈추어 과도전염이 지속된다고 알려져 있다. 대퇴경부의 과도전염은 고관절의 안팎 회전의 범위를 이동시킨다. 고관절의 회전운동 범위는 관절을 편 상태에서 내회전과 외회전의 각도가 비슷한데, 과도전염의 경우에는 과도한 만큼 내회전이 늘어나고 외회전이 줄어든다. 심한 경우 고관절의 90도 내회전이 가능하다. 고관절의 회전 범위는 엎드린 자세에서 무릎을 90도 굽히고 안팎으로 회전시켜 보면 정확히 측정할 수 있다(그림 2-23).

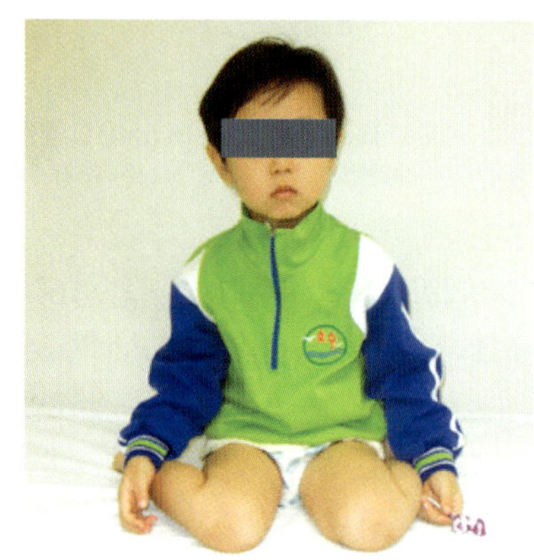

그림 2-22 ▸ 거꾸로 된 W자 모양으로 앉는 자세(tailor position)는 대퇴경부의 과도전염(excessive anteversion)이 원인이다.

치료 대퇴골 과도전염은 5세까지, 늦어도 8세까지는 대부분 해소된다. 그러나 20% 전후는 그 이후에도 지속되며, 이 중 특히 심한 경우가 치료의 대상이 된다. W자로 앉는 대신 책상다리, 혹은 양반다리로 앉도록 한다. 보조기구를 사용하는 치료방법은 효과가 없고, 발목이나 무릎에 무리를 가해 오히려 해가 될 수 있다. 안으로 돌려 걷는 걸음새가 심하여 받

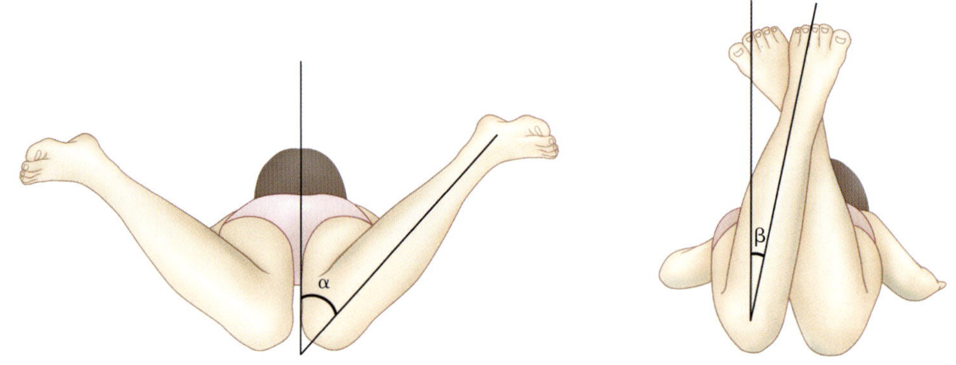

그림 2-23 ▸ **대퇴경부의 전염각을 임상적으로 측정하는 방법.** 고관절의 내회전 60도 전후(α), 외회전 50도 전후(β)가 정상이다. 내족지보행의 원인이 되는 대퇴경부의 과도전염은 내회전 80~90도, 외회전 20~30도를 보이는 경우가 많다.

아들일 수 없는 경우 수술치료가 고려된다. 수술은 대퇴골 전자부에서 시행하는 외회전 절골술 *trochanteric external rotation osteotomy*이 표준이 된다.

2.4 발과 발목의 문제들 _*Minor Problems in Foot and Ankle Joint*

2.4.1 부골, 부주상골 _*Accessory bones, accessory navicular bones*

발의 골격은 7개의 족골, 5개의 중족골, 14개의 지골 등으로 구성되어 있다. 이들 뼈의 골화중심 *ossification center*은 나타나는 시기가 각기 다르다. 1세 이하의 영아기에는 종골, 거골, 입방골, 중족골 및 족지골 간부의 골화중심이 방사선 촬영상에서 보인다(그림 2-24).

발에는 건 *tendon*이 부착하는 부위에 부골 *accessory bones*을 갖는 곳이 많다. 부골은 방사선 촬영상에서 작고 둥그런 뼛조각으로 보인다. 좌우 양측에 대칭적으로 있는 예가 대부분이다. 만약 일 측에만 있고, 경계가 불규칙하고, 압통이 있으면 부골보다는 앞서 발생한 골절의 뼛조각일 가능성이 높다. 제5중족골 기저부에 발생하는 베살리우스 부골 *os Versalianum*이 골절편과 가장 혼동하기 쉽다(그림 2-25). 부골은 단무지굴곡건 *flexor pollicis brevis T.*의 골 부착부에 있는 두 개의 종자골 *sesamoid*처럼 항상 존재하면서 역학적으로 이로움을 주는 것이 있는가 하면 부주상골처럼 간혹 존재하지만 발의 역학에 해로운 것도 있다.

부주상골 부주상골은 후경골건 *tibialis posterior T.*이 부착하는 주상골 돌기의 연장이다. 돌출되어 있기 때문에 신발 속에서 마찰에 의한 염증과 함께 통증을 느끼게 된다. 편평족을 자주 동반하기 때문에 발에 쉽게 피로감을 느끼는 것도 흔한 증상이다(그림 2-26). 부주상골의 치료는 일차적으로 보존적인 방법을 사용한다. 심한 운동을 제한하고 내측 종아치 *lon-*

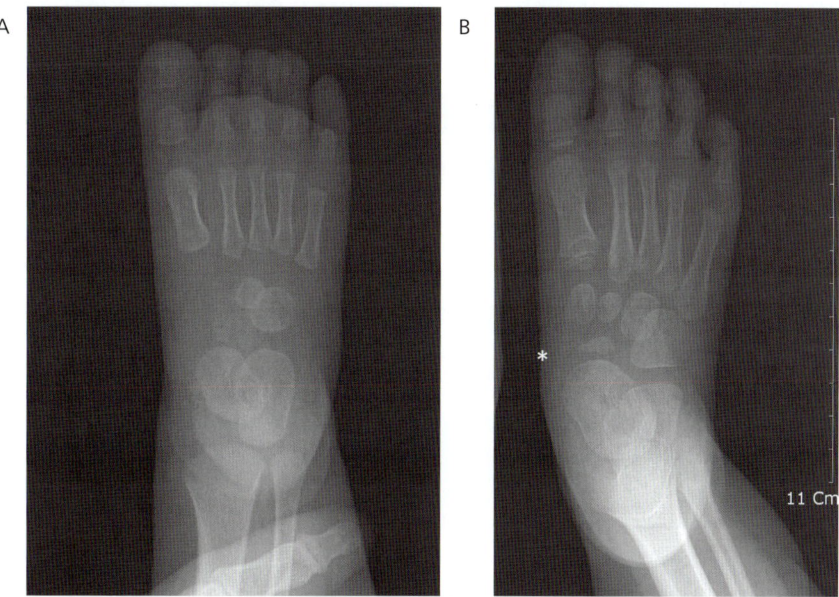

그림 2-24 ▸ 발 X선 사진(A). 1세에는 족골중에서 거골, 종골, 입방 골만 보인다. 3~4세에 주상골(*)이 처음으로 나타난다(B).

gitudinal arch를 받쳐주는 신발 깔창이나 토마스굽 Thomas heel을 대주는 것 등이다. 보존적인 치료에도 불구하고 증상이 심한 경우에는 청소년기 이후에 주상골 부골을 제거하고 후경골건의 부착점을 족저부 쪽으로 옮겨주는 술식 kidner operation 등을 시행할 수 있다.

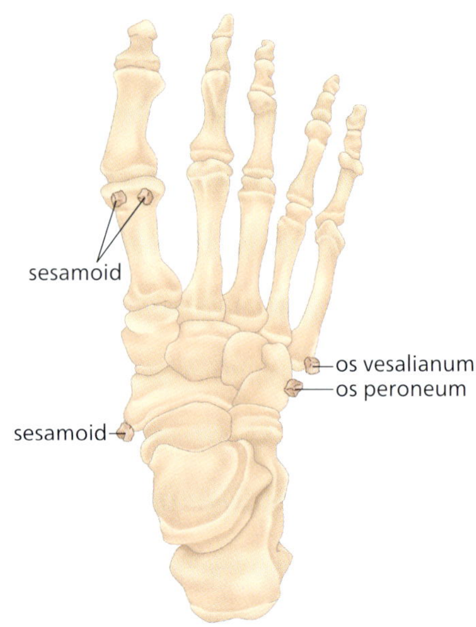

그림 2-25 ▸ 족부의 부골. 족부에는 여러 개의 부골이 존재한다. 정상적으로 존재하는 종자골(sesamoid) 이외에 입방골 외측의 os peroneum, 제5 중족골 기저부의 os vesalianum, 주상골 내측의 os tibiale externum (accessorynavicular bone, 또는 pre-hallux), 거골 후외방에 위치하는 os trigonum 등이 대표적인 부골이다.

2.4.2 단중족골증 _Brachymetatarsia

중족골의 길이가 짧아서 발가락이 짧고, 끝을 위로 향하는 변형을 단중족골증이라고 한다. 기능상 지장은 없으나 발을 노출하는 경우가 많은 여성의 경우 콤플렉스의 원인이 될 수 있다. 선천성 단중족중은 제4중족골이 흔하며, 다음으로는 제1중족골이다. 선천성은 양측성이 흔하고, 증후군의 일부일 수 있다. 후천성은 외상력이 있고, 일측성이다.

치료 단축이 심하지 않은 경우에는 수용을 권하고, 심한 경우에는 발가락을 늘려주는 연장수술을 할 수 있다. 연장수술은 고식적인 일단계 연장술과 외고정장치를 이용한 신연골연장술 callus distraction이 시행된다. 일단계 연장술은 한 번에 늘릴 수 있는 길이의 제한이 있으므로 길이 차이가 많을 때에는 효과가 미흡하다. 신연골 연장술은 술자의 경험을 요하고, 또 외고정장치를 4~5개월 장착하고 있어야

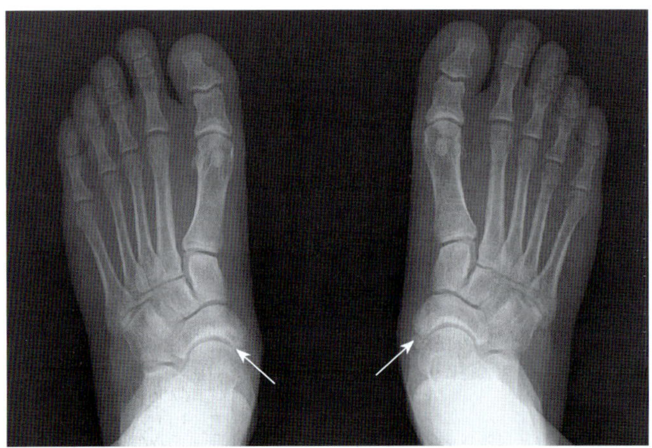

그림 2-26 ▸ 부주상골(accessory navicular bone)의 X선 사진. 편평족이 항상 동반된다. 주상골 결절에 해당하는 부골부위가 돌출하여 통증의 원인이 된다. 사춘기 이전에 제거하고 후경골건(tibialis post tendon)의 주행을 바꿔주면 증상이 호전된다.

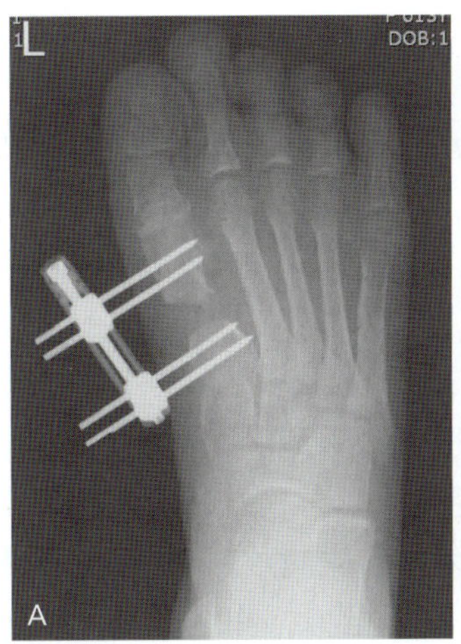

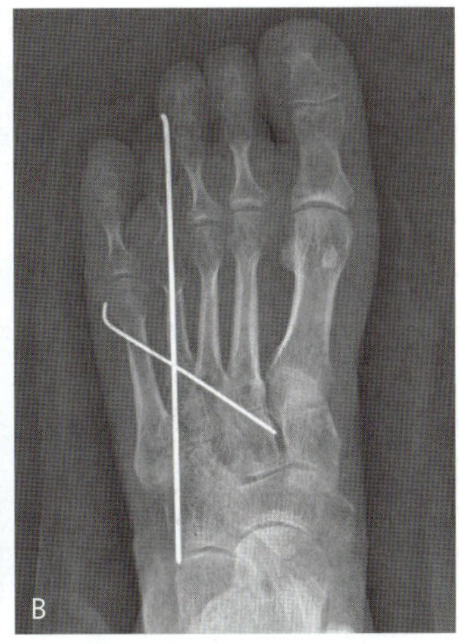

그림 2-27 ▸ 중족골 단축증. 발가락이 노출되는 신발을 꺼리게 된다. 제1중족골 단축증(A). 중족골 신연골 연장술(gradual lengthening)을 시행하여 중족골을 늘렸다. 4족지의 단축증(B). 일단계, 혹은 급성 연장술. 4중족골 기저부에 절골술을 가하고, 그 사이에 이식골을 넣었다. 두 가지 수술방법은 각기 장단점이 있다.

하기 때문에 부작용이 많은 단점이 있다(그림 2-27).

2.4.3 측만지, 중첩지 _*Curly toe, overriding toe*

발가락이 옆으로 구부러진 변형을 측만지, 인접한 발가락 위로 올라타는 변형을 중첩지라고 한다. 네 번째 발가락에 제일 많다. 발가락으로 가는 굴곡건과 신전건의 불균형이 원인으로 생각된다. 이들 변형은 3세 이전에 25~50% 가량 자연적으로 교정된다. 3세 이후에 발견된 경우에도 대개의 경우 모양 이외에는 증상이 없기 때문에 수용을 권한다. 간혹 미용적인 측면을 고려하여 수술치료를 시행하기도 한다(그림 2-28).

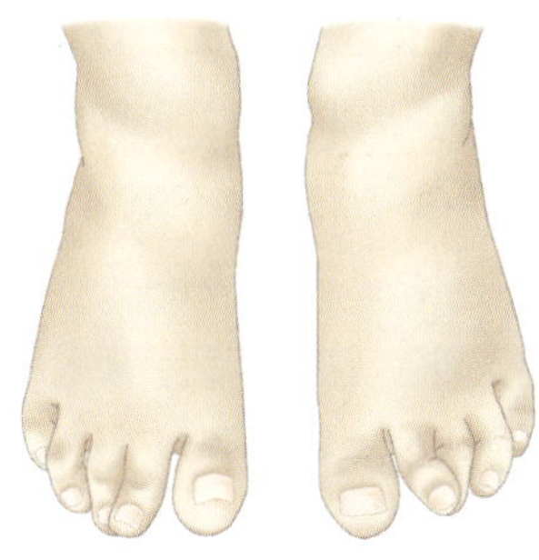

그림 2-28 ▸ 소아들에서 흔하게 보는 측만지(curly toe), 중첩지(overriding toe). 대부분 치료할 필요가 없다.

2.4.4 갈퀴족지 _*Claw toe*

갈퀴족지는 중족골-지관절 *metatarsophalangeal joint*의 과신전 구축 및 근위 족지 관절의 굴곡 구축이 같이 있는 변형을 말한다. 대부분 특별한 원인을 찾을 수 없다. 간혹 요족 변형 *cavus foot*, 샤코-마리-투스 병 *Charcot-Marie-Tooth disease*, 구획 증후군 *compartment syndrome* 등에 의한 것일 수 있으므로 이들과의 연관성을 따져 보아야 한다.

갈퀴족은 발가락 끝과 족지 관절의 등 쪽에 피부 못 *cone*이 발생하여 통증과 상처를 가져올 수 있다. 치료용 구두를 이용한 보존적인 치료를 시행할 수 있으며, 그럼에도 불구하고 증상이 지속되면 수술치료를 시행한다. 수술은 젖혀지고 굽어진 관절을 펴주는 술식이다.

2.4.5 망치족지(추지) _Mallet toe

망치족지는 발가락의 끝마디, 원위지관절이 굽혀진 변형을 말하며, 대부분의 예에서 장족지 굴곡건이 짧은 것을 볼 수 있다. 반복적으로 펴주는 등의 보존적 치료를 시행할 수 있으며, 변형에 의한 국소증상이 지속되면 수술적으로 장족지 굴곡건의 연장술을 시행한다.

2.4.6 청소년 무지외반증 _Juvenile hallux valgus

무지외반증은 제1중족골이 몸의 중심 쪽으로 향하고, 제1족지가 외측으로 과도하게 향하는 변형을 말한다. 소아에서는 성인과 달리 제1중족골 골두의 관절면이 정상보다 외측으로 형성되어 있는 것이 원인일 때가 많다. 체중을 주어서 찍은 방사선 상에서 제1~2중족골간 각도가 15도 이상이면 중족골내전 *metatarsus adductus*이다. 정도가 심한 무지외반증은 편평족과 동반되어 나타난다. 청소년기에는 대부분의 경우 변형이 있을 뿐, 다른 증상은 경미하다. 그러나 나이 들고 체중이 불어나면 중족골 두부에 통증을 느끼게 된다(그림 2-29).

치료 청소년 무지외반증이 통증을 수반하는 경우 제1, 2족지 사이에 실리콘 패드나 거즈를 삽입하는 등 보존적인 치료를 우선 시행한다. 제1, 2중족골간 각도가 20도를 넘는 심한 변형은 절골수술의 대상이 된다. 수술 후에도 변형이 남는 경우가 있기 때문에 사전 설명이 필요하다.

2.4.7 요족 _Cavus foot

요족은 발의 종아치 *longitudinal arch*가 높아져 있는 상태를 말한다. 발등이 높고 발바닥이 움푹 파여 있다. 발이 전체적으로 안쪽을 보는 요내반족 *cavovarus foot*의 형태가 가장 많으며, 일반적으로 갈퀴족을 동반한다. 요족의 약 80%가 원인을 알 수 없는 특발성이다. 일부에서 인정되는 원인으로는 뇌성마비, 소아마비 후유증, 척수 종양, 소뇌 질환, 관절 구축증, 선천성 내반족, 외상 등이 있다. 신경 근육성 질환과 특발성이 원인인 경우, 요족의 발생은 내재

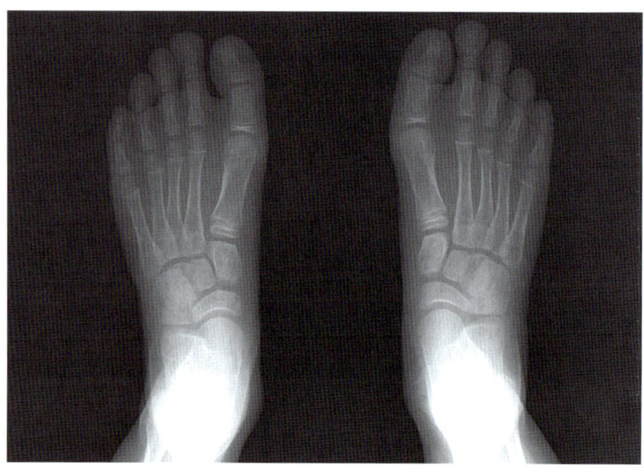

그림 2-29 ▸ **청년기에 보는 무지외반증(hallux valgus).** 제1중족골간 각도가 20도를 넘는다. 변형이 심하고 증상이 있으면 수술로 교정한다. 수술은 제1중족골의 방향을 바꿔주는 절골술이 기본이다.

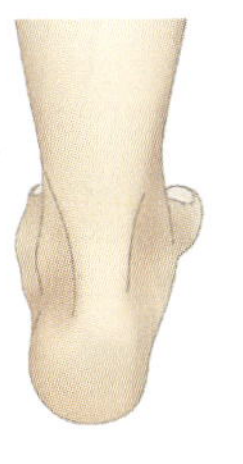
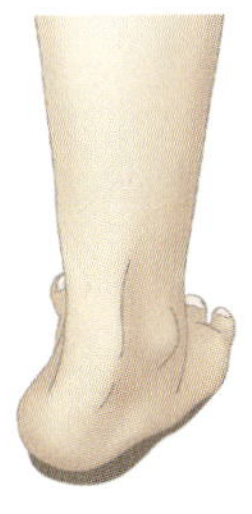
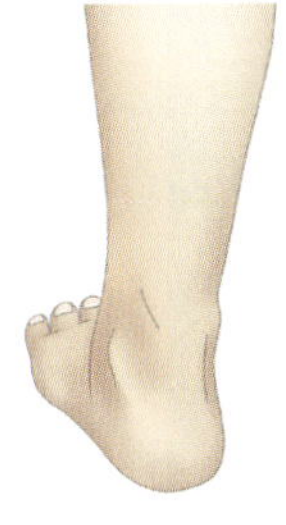
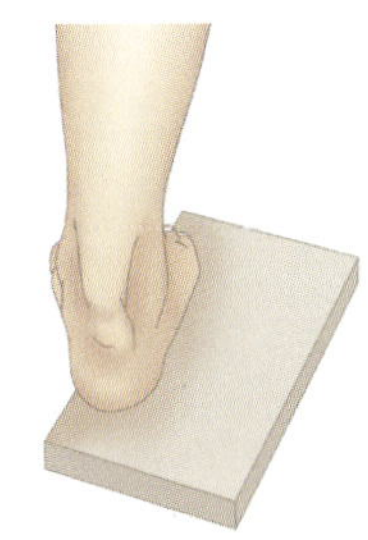

그림 2-30 ▸ **요내반족(cavovarus foot) 검사.** 뒤축의 내반이 나무판에 올라섰을 때 중립이 되면 유연성이고, 중립이 되지 않으면 경직성이다(Coleman block test).

근 *intrinsic M*과 외재근 *extrinsic M*의 불균형에 의한 것이다.

진단 요족은 임상적으로 유연성 *flexible type*과 경직성 *rigid type*으로 나눈다. 중족골 골두를 올려 주거나 체중 부하를 시켰을 때에 변형이 없어지면 유연성이고, 그럼에도 불구하고 변형이 없어지지 않으면 경직성이다. 내반족이 동반되어 있는 요내반족은 나무판 위에 올라서서 검사하는 콜만 블록 검사 *Coleman block test*를 시행한다. 이 검사에서 후족부 내반이 소실되면 유연성이고, 후족부 내반이 지속되면 경직성이다(그림 2-30).

방사선 촬영은 변형의 정도와 치료에 대한 반응을 보기 위하여 필요하다. 체중 부하 전후면 방사선 사진에서 거골-주상골각 *talo-navicular angle*을 측정하여 중족부의 내전 정도를 파악한다. 주상골의 골화 중심이 보이지 않는 3세 이전에는 거골-주상골각 대신에 거골-제1중족골간각 *talo-1st metatarsal angle*을 측정한다. 후족부의 내반은 거골-종골각 *Talocalcaneal angle*으로 측정한다. 체중 부하 측면 방사선 사진에서는 종골 피치각과 전족부의 첨족 변형을 측정한다(그림 2-31, 2-32).

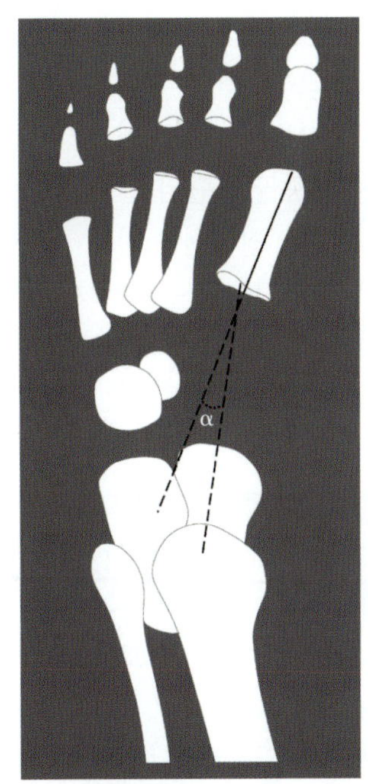

그림 2-31 ▸ **발 전후방 X선 사진에서 측정하는 거골-주상골각(talonavicular angle).** 주상골이 3세 이전에는 나타나지 않기 때문에 거골-주상골 대신 거골-1중족골각(talo-1st metatarsal angle, α)을 잰다.

치료 요족의 치료는 변형이 얼마나 심한가, 그리고 발이 유연한가, 강직되어 있는가 등을 고려하여 결정한다. 초기 및 경도의 요족과 유연성 요족은 변형의 교정보다는 증상의 해소를 목적으로 한다. 족저 근막과 아킬레스건의 신연 운동과 중족골 패드, 신발의 외측쐐기 *lateral wedge* 등이 주로 사용된다. 요족이 심하거나 강직성의 경우에는 수술 치료가 필요하다. 피치각이 30도 이상의 종족변형이 있는지, 전족부의 첨족변형이 있는지 등을 관찰하여 수술방법을 선택한다. 즉, 제1중족골만의 첨족변형이 있으면 제1중족골만 교정하면 되지만, 나머지 중족골을 포함한 중족

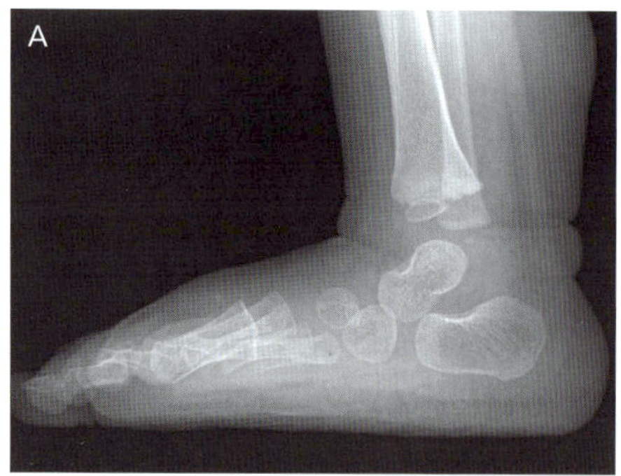

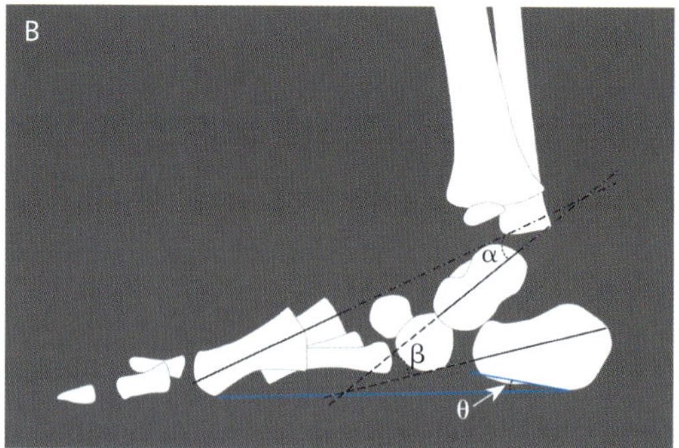

그림 2-32 ▸ 발의 측방 X선 사진(A). 종아치가 낮아져 있다. 정상소견은 발의 전후방 사진에서 거골-종골각(talocalcaneal angle)은 15~40°, 거골-1중족골각(talo-1st metatarsal angle)은 0~15°이다. 측방사진에서는 거골-종골각 β은 25~45°, 거골-1중족골각(talo-1st metatarsal angle)은 0°, 종골 피치각(calcaneal pitch angle, θ)은 15~20°이다. 증례사진(B)에서는 모두 정상 범위를 벗어나 있다.

부 첨족변형이 있으면 이들을 모두 교정해야 한다. 수술은 족저 근막 유리술, 건 이전술, 죤스 수술 *Jones operation*, 근위 중족골 절골술, 족근골-중족골 사다리꼴 쐐기 유합술, 중족부 절골술, 종골 절골술, 심중관절 유합술 *triple arthrodesis* 등이 단독, 혹은 조합으로 시행된다. 수술 후에 발의 성장이 멈추거나 더 경직되는 가능성이 있으므로 주의하고, 예고해야 한다.

2.4.8 쎄버 병 _*Sever's disease, calcaneal apophysitis*

쎄버 병은 종골의 후방에 위치한 견인골단 *traction apophysis*에 발생하는 골연골증 *osteochondrosis*으로 6~10세의 남아에서 많이 발생한다. 운동을 즐기는 남아들이 뒤꿈치가 아프다고 하면 이 병일 가능성이 크다. 종골의 아킬레스건 부착 부위에 통증과 압통이 있다. 방사선 검사상 종골 골단의 골화 중심이 하얗게 음영증가를 보이고, 때로는 조각난 것처럼 분절되어 보인다. 방사선 소견은 증상이 없는 발에서도 자주 보이기 때문에 특이성은 없다. 치료는 신발의 뒤꿈치를 올려 주거나 환부에 얼음찜질을 대주는 등의 대증적 요법이 시행된다. 증상이 심하지 않고 치료에 관계 없이 수개월 내에 증상이 해소되므로 과도한 치료를 하지 않는 것이 중요하다(그림 2-33).

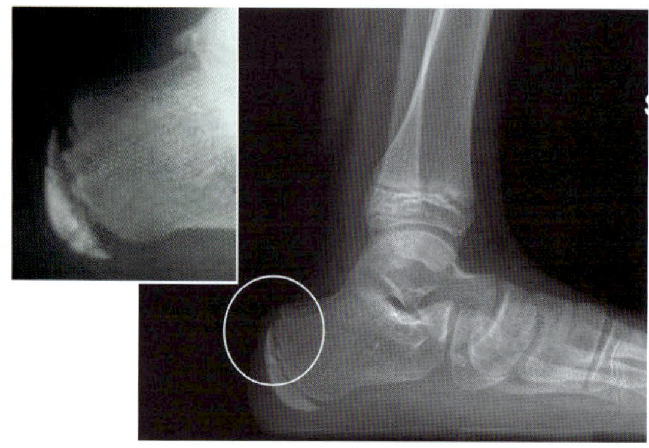

그림 2-33 ▸ **종골 골단(calcaneal appophysis)의 골연골증(Sever's disease)의 X선 소견.** 6~10세 남아들의 뒤축이 아픈 원인이 된다. X선상에서 골단이 하얗게 보인다. 소견과 임상 증상이 항상 일치하지는 않는다.

2.4.9 소아의 신발과 보조기 _Foot wear and brace

치료를 위한 정형외과 구두 *orthopedic shoe*와 보조기는 발과 발목관절의 병적 상태를 치료하는 데 유용한 수단 중의 하나이다. 구두와 보조기를 처방할 때에는 환아의 질환 및 변형, 생역학적 측면과 착용의 용이성 등을 고려하여야 한다.

구두의 구조는 신발창 *sole*과 갑피 *upper*로 나누어진다. 갑피는 족지 상자 *toe box*, 등가죽 *vamp*, 뒤가죽 *quarter*, 뒤축월형 *counter*으로 구성된다. 신발창은 발바닥과 닿는 부분을 안창 *insole*이라 하고, 바닥에 닿는 부분을 바닥창 *outsole*이라고 한다. 이 두 창 사이에 충격 흡수 재질을 필요에 따라서 삽입하는 경우에 중창 *midsole*이라고 한다. 신발의 중간 부분을 신발 허리 *shank*라 하고, 전족부의 폭이 넓은 부분을 볼 *ball*이라고 한다. 구두는 화형 *last*에 따라서 분류한다. 표준화형 *standard last*은 같은 발 길이에 평균적인 한두 가지 폭으로만 제조하는 대량 기성화를 일컬으며, 변형이 있는 발에는 적합하지 않다. 조합화형 *combination last* 신발은 두 가지 이상의 화형을 조합하여 신발을 만들며, 일반적으로 맞춤 구두를 일컫는다. 심층 화형 *In-depth last* 신발은 구두 안에 삽입 보조 용구 *insert*를 사용할 경우 발이 들어갈 공간을 확보할 목적으로 깊고 넓은 모양으로 만들어진 구두를 말한다. 정형외과 구두는 족부가 가진 특별한 문제를 수용하게끔 변형된다. 호상 신발창 *rocker sole*은 흔들의자와 같은 원리로 족부나 족관절의 운동이 제한되었을 때에 보행을 도와주는 역할을 한다. 또한 신발 외부의 변형을 교정할 목적으로 지지대 *counter*를 사용하거나 신발창 넓힘 *flare*을 이용하기도 한다. 뒤꿈치의 자세를 교정하기 위하여 뒤축에 쐐기 *wedge*를 대준다. 뒤꿈치쿠션 구두 *solid ankle cushion heel, SACH*는 유각기 말에 뒤꿈치가 바닥에 닿을 때에 뒷굽의 쿠션이 눌려지면서 보행주기를 자연스럽게 해 준다. 소아의 편평족에 흔히 쓰이는 토마스굽 *Thomas heel*은 발의 아치를 떠받쳐 주기 위한 용도에 쓰인다(그림 2-34, 2-35).

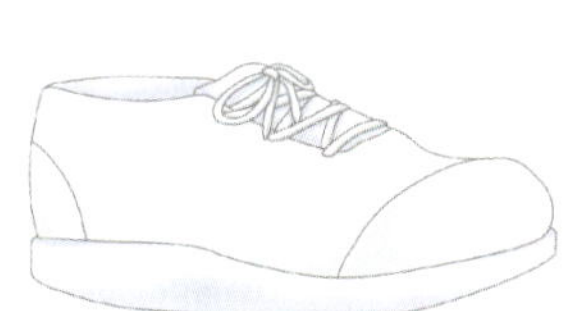

그림 2-34 ▸ **발목 운동 제한이 있는 경우에 처방되는 호상신발(rocker sole shoe).** 입각기에 체중이동을 쉽게 해준다.

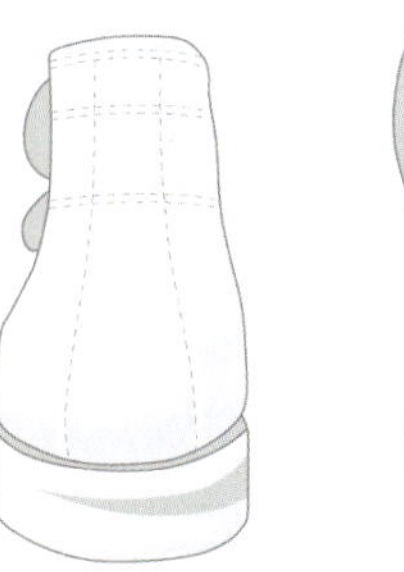

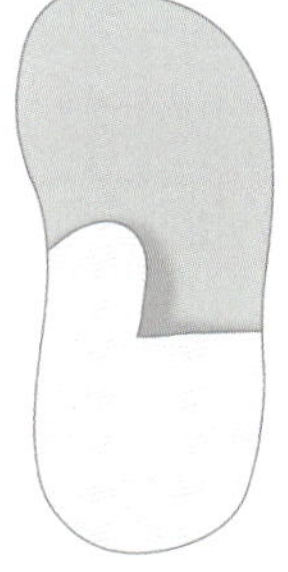

그림 2-35 ▸ **내측 쐐기를 삽입하고 토마스굽을 사용한 신발.** 편평족에 주로 쓰인다. 토마스굽 대신에 아치를 지지하는 깔창(arch support)을 깔아주기도 한다. 2~3세경에 약간의 도움을 줄 뿐, 치료효과는 분명하지 않다.

2.5 무릎과 무릎 주변의 통증을 가져오는 질환들

_Painful Conditions Around the Knee Joint

무릎관절은 우리 몸에서 제일 큰 관절로서, 가장 긴뼈인 넓적다리의 대퇴골, 정강이의 경골과 무릎 앞쪽의 슬개골로 구성되어 있다. 서로 뼈가 맞닿아서 움직이는 끝부분은 약간 딱딱하고 매끈매끈한 연골로 덮여있고, 이들을 질기고 두꺼운 섬유조직인 관절막이 둘러싸고 있다. 관절막의 안쪽이 활막*synovial membrane*으로 덮여있는 활막관절이다. 활막은 활액, 즉 관절액을 만들어내어 관절의 윤활작용을 부여하고, 관절연골에 영양을 공급한다(그림 2-36).

관절막 바깥에는 내측 및 외측측부인대가 자리를 잡아 관절의 측방향 안정을 제공하고, 일정한 방향으로 움직일 수 있도록 한다. 인대가 위, 아래의 뼈를 잡아주는 수동적인 역할을 하는 반면, 인대의 바깥쪽에 자리잡은 근육들은 능동적으로 뼈의 이음부분인 관절을 움직이는 역할을 한다. 근육의 양 끝은 힘줄*tendon*로 되어 뼈에 붙어서 관절을 움직이는 힘을 제공한다. 힘줄도 활막으로 덮여있는 데 이를 힘줄집*tendon sheath* 또는 건초라고 한다.

무릎관절의 관절 내부 중심부에는 앞뒤로 교차하는 두 개의 십자인대가 자리를 잡고 있어 전후방의 관절안정성을 제공한다. 그리고 대퇴골과 경골의 사이에는 각각 내측과 외측에 초승달 모양의 반월연골판이 자리잡고 있어 뼈가 맞닿음으로써 생기는 충격을 완화시켜주며, 관절의 기능과 안정성에 도움을 준다.

소아에서 무릎관절의 특징은 대퇴골과 경골의 끝이 골단*epiphysis*으로 되어 있고, 키를

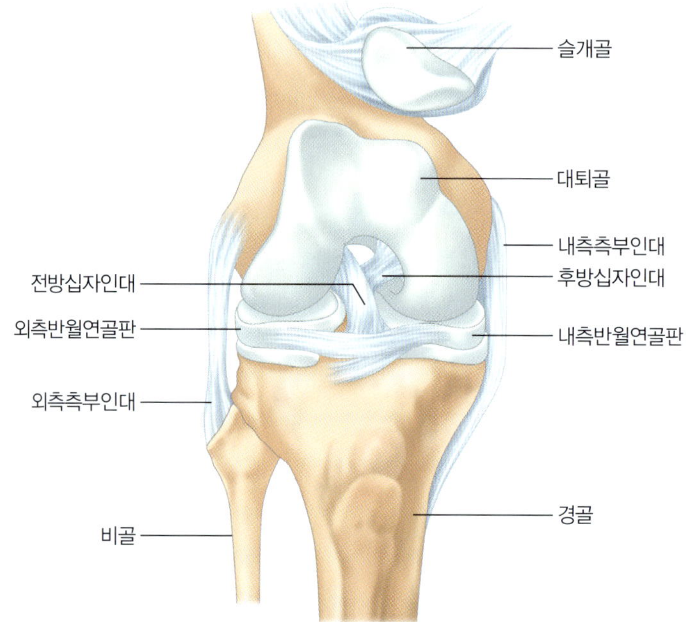

그림 2-36 ▸ **무릎의 내면.** 측부인대, 십자인대, 반월연골판 등이 관절의 안정과 움직임에 중요한 구조물들이다.

키우는 성장판이 열려 있는 점이다. 이들 두 성장판이 다리 길이성장의 60~70%를 담당한다. 슬개골은 우리 몸에서 가장 큰 종자골이며, 대퇴골과 함께 슬개-대퇴 관절을 구성한다. 슬개골은 무릎관절을 물리적으로 보호하고, 무릎관절을 신전시키는 지렛대 기전의 효율성을 높인다. 단순방사선 상에서 슬개골의 출현은 3~5세에 시작된다. 슬개골에 이상이 있어도 X선 상에서 모습을 드러내기 전에는 진단을 하기가 쉽지 않다.

2.5.1 오스굿-슐라터병 _*Osgood-Schlatter's disease*

경골의 근위 골단은 독특한 구조로 되어 있다. 대부분 장관골의 골단과는 달리 골단판이 전방에서는 아래쪽으로 꺾이면서 경골 결절 *tibial tuberosity*까지 포함한다. 경골 결절은 슬개건 *patella tendon*의 부착부위로서, 역학적으로 견열골단 *traction apophysis*에 해당한다. 따라서 근위 경골 골단은 일반적인 골단 부분과 견열골단 부분으로 이루어져 있다. 활동적인 청소년기에 이 견열골단의 일부 골화중심과 골화중심을 싸고 있는 연골편이 분리되는 현상이 흔히 관찰되는데, 이 소견과 함께 통증이 있으면 오스굿-슐라터병으로 진단한다(그림 2-37). 이와 반대로 슬개골 하극에 같은 현상이 발생하기도 하는데, 이는 신딩-라센-요한슨병 *Sinding-Larsen-Johansson disease*이라고 한다.

오스굿-슐라터병은 사춘기와 겹치는 급성장기에 주로 발생한다. 신체 활동은 뼈와 근육에 추가적인 스트레스를 주기 때문에 운동 경기, 특히 달리기와 점프 스포츠에 참여하는 청소년에서 더욱 빈번하게 발생한다. 여아에서 남아에 비하여 약 2년 정도 일찍 발생한다.

증상 활동적인 청소년에서 경골 결절이 돌출되어 있고 바로 그 부분에 통증과 압통을 호소하며, 운동을 하면 증상이 심해지고 쉬면 호전되는 전형적인 증상으로 쉽게 진단할 수 있다. 단순방사선 검사와 이학적 검사를 통해서 다른 질환을 배제한다. 통증 등 증상이 없이 X선상 경골 결절의 골화 중심이 분절되어 있는 소견만 있는 경우에는 오스굿-슐라터병으로 진단하지 않는다.

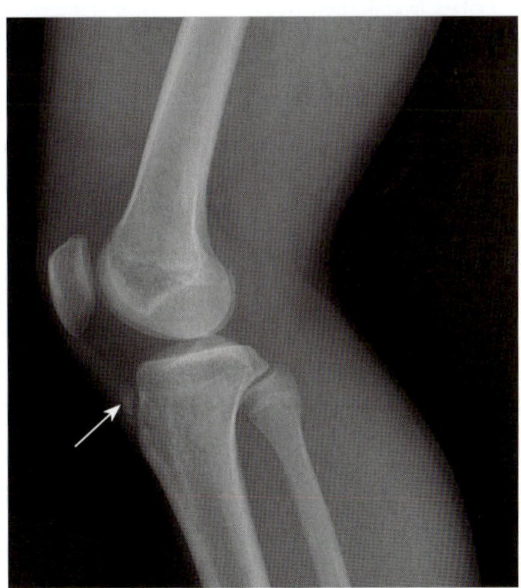

그림 2-37 ▸ 오스굿-슐라터병(Osgood-Schlatter's disease)의 X선 소견. 경골 결절(tibial tubercle) 부위가 불룩 튀어나오고 아프다. X선상에서 결절이 여러 조각으로 나뉘고, 때로는 떨어진 듯 보인다. X선 소견과 통증이 반드시 일치하지는 않는다.

치료 오스굿-슐라터병의 치료는 대증적인 방법이 우선이다. 무릎 꿇는 자세를 피하고, 운동량을 줄이거나 운동 방법을 변화시키면 대부분에서 증상의 호전을 볼 수 있다. 따라서 환자와 보호자를 안심시키고 질병을 이해시키는 것이 중요하다. 증상이 심한 경우 냉찜질과 소염진통제 *NSAIDs*가 도움이 된다. 캐스트붕대 고정은 거의 필요하지 않다. 골 성숙에 도달하면 대부분 증상이 없어진다. 골편이 슬개건 부착부 결절 아랫부분에 잔존하여 돌출과 함께 국소증상이 지속되는 경우 골편을 제거하는 수술치료를 시행하기도 한다. 골편 제거 후에도 돌출은 그대로 남을 수 있다.

2.5.2 원반형 반월연골판 _*Discoid meniscus*

무릎관절의 반월연골판은 무릎관절을 구성하는 대퇴골과 경골 사이의 내측과 외측에 끼어 있는 'C'자형의 섬유성연골이다. C자형이 아닌 둥근 접시 모양의 원반형 반월연골판은 발생 원인이 불명확하며, 선천성으로 추정하고 있다. 원반형 반월연골판은 대부분 외측에 발생한다.

분류 원반형 반월연골판은 완전형, 불완전형, 리스버그 인대형 *Wrisberg ligament type* 의 3가지로 분류한다. 완전형은 앞, 뒤의 경골부착부는 정상이나 외측 반월연골판이 둥근 접시 모양으로 두꺼워져 있으며 경골 관절면을 완전히 덮고 있는 가장 흔한 형태이다. 불완전형은 완전형과 유사하나 연골이 경골 관절면의 50~75% 정도를 덮고 있는 형태이다. 리스버그 인대형은 반월연골판의 모양은 정상이나 반월연골판 후각부가 경골에 부착되지 않고 리스버그 인대에 의해 대퇴골 내측과의 외측연에 부착되어 있는 형태이다. 리스버그 인대형이 선천성으로 발생하는가에 대해서는 논란이 있으며, 후천적으로 후각부가 파열이 되면서 발생한 형태로 보는 주장도 있다. 리스버그 형은 반월연골판이 불안정하므로 무릎관절의 신전 시에 반월연골판이 관절 앞쪽으로 움직이는 정상적인 이동을 하지 못하고, 대퇴과간절흔 *femoral trochlea notch* 쪽으로 당겨지게 된다. 굴곡 시에는 반대로 정상적인 위치로 되돌아오면서 '딱, 딱' 하는 탄발음 *snapping sound* 을 크게 낸다.

증상 원반형 반월연골판의 대부분은 증상 없이 정상적인 활동을 한다. 반월연골판이 파열되면 탄발음과 함께 통증이 수반되어 병원을 찾게 된다. 탄발음은 무릎을 쭉 펼 때에 외측 관절연을 따라서 연골판이 돌출되었다가 굽힐 때에 제자리로 들어가면서 나는 잡음이다. 무릎관절이 다 펴지지 않거나 잘 구부러지지도 않는 소위 잠김현상 *locking* 도 올 수 있다. 이 밖에도 파열의 위치 및 형태에 따라서 다양한 증상이 나타날 수 있다. 증상이 오래되면 대퇴사두근 위축이 관찰된다.

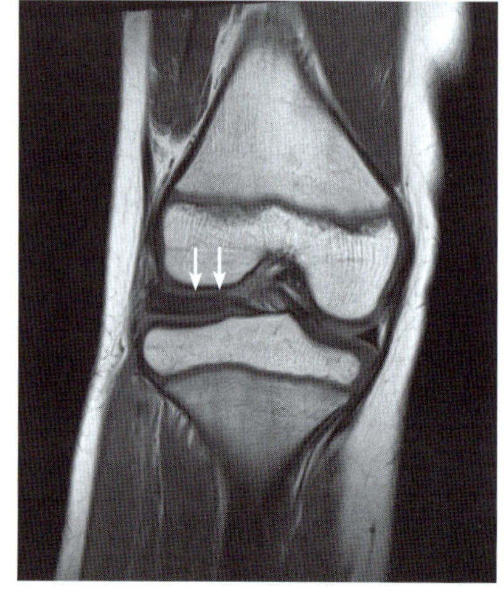

그림 2-38 ▸ **원반형 반월연골판의 MRI 소견.** coronal 상에서 연골의 두께가 두껍고, sagittal 상에서 세 컷트 이상 연속적으로 나비넥타이(bow tie)로 보인다. 아프지 않으면 관망한다.

진단 소아에서 무릎 통증, 탄발음, 잠김현상 등의 증상이 있다면 원반형 반월연골판을 의심해야 한다. X선 검사는 외측 관절 간격이 넓어지고, 대퇴골 외측과의 편평한 모양과 경골외측과의 오목한 형태가 전형적이다. MRI로 정확한 진단이 가능하다. MRI 정중앙 관상면에서 반월연골판이 15 mm 이상으로 길어져 있거나, 3개 이상의 연속된 시상면에서 전각과 후각이 연결되어 있는 나비넥타이 *bow tie* 소견이 관찰되면 원반형 반월연골판으로 진단할 수 있다(그림 2-38).

치료 원반형 반월연골판은 증상이 없으면 치료할 필요가 없다. 통증, 탄발음, 잠김현상, 신전제한 등의 증상이 있는 경우 수술치료의 대상이 된다. 수술은 관절경 하에서 파열된 원반형 반월연골판의 성형술 *reshaping*, 봉합술 등을 시행한다. 봉합술이 불가한 경우에는 부분절제술 *partial meniscectomy* 이나 전절제술까지 시행할 수 있다.

2.5.3 슬개-대퇴 통증증후군 _Patello-femoral pain syndrome

슬개-대퇴 통증증후군은 관절의 특별한 이상이 드러남이 없이 무릎의 전방부에 통증을 느끼는 증상을 통칭한다. 전방무릎통증 *anterior knee pain* 을 대표하는 진단으로 슬개골연골연화증 *chondromalacia patellae* 이 있으나 이 명칭이 병리적 소견을 지칭하는 것이기 때문에 진단명으로는 적합하지 않다. 슬개-대퇴 통증증후군의 원인은 다양하다. 원인을 알기 위해서는 하지의 전반적인 이학적 검사와 영상 분석이 필요하다.

관절연골에는 신경이 분포되어 있지 않다. 그러므로 슬개-대퇴 통증은 관절면에 가해지는 과도한 압력이 관절 연골하골 *subchondral bone* 과 연부조직의 신경을 자극하거나 골내 압력을 증가시켜 오는 것으로 설명한다. 슬개골의 부정정렬과 격렬한 운동, 훈련으로 인한 과사용 *overuse* 은 중요한 발병요인이다.

증상 슬개-대퇴 통증증후군은 활동적인 청소년에서 흔히 발생한다. 계단 오르기, 쪼그리고 앉기, 무릎 꿇기, 무릎 관절의 장기간 굴곡과 같이 슬개-대퇴 관절에 부담을 주는 활동 중, 혹은 후에 무릎 전방부와 슬개골 주위에 통증을 느낀다. 통증 외에도 가성잠김 *pseudolocking*, 탄발음, 무릎이 틀어지거나 빠지는 듯 하는 슬개골의 불안정감을 느끼기도 한다.

진단 슬개-대퇴 통증증후군은 해부학적 구조에 이상이 발견되는 경우가 드물어 진단을 내리기가 어렵다. 슬개-대퇴 관절에 과도한 압력이 가해질 수 있는 요인들이 있는가, 골반을 포함한 하지의 변형유무와 대퇴부의 근력검사, 사두근각 *quadriceps angle, Q각* 측정, 슬개골의 운동궤도에 대한 분석, 슬개골을 포함하여 주위의

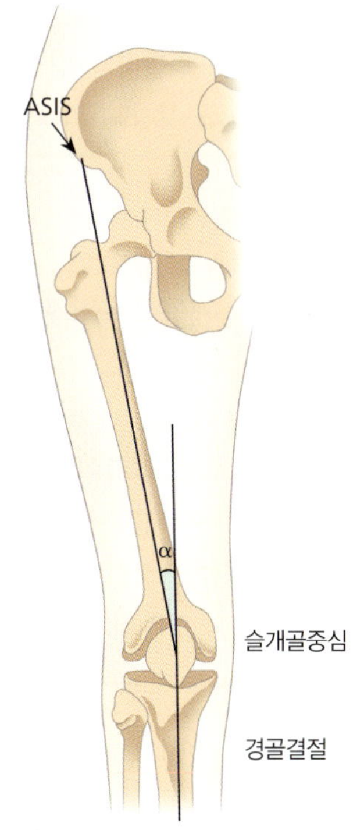

그림 2-39 ▸ 사두고근 각도(quadriceps angle) 측정방법. ASIS와 슬개골 중심과 경골 결절을 이은 선이 만드는 각으로 정상은 10~15도. 각도가 크면 슬개골을 바깥쪽으로 끌어내는 힘이 강하게 작용하여 슬개골의 관절면을 압박하고, 심한 경우 슬개골의 습관성 외측 탈구의 원인이 되기도 한다.

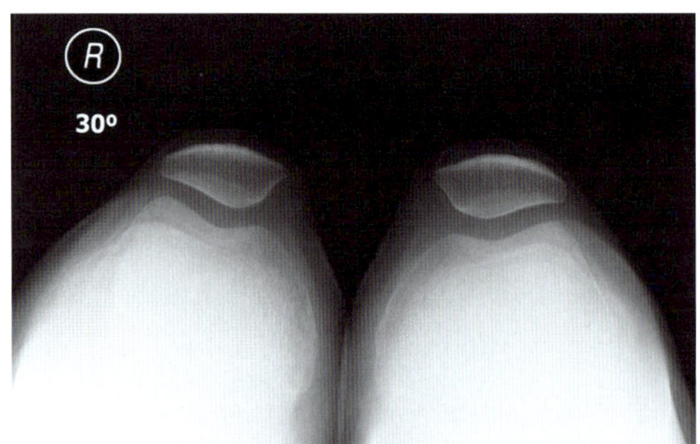

그림 2-40 ▸ **대퇴활차 위에서 움직이는 슬개골의 궤도(patellofemoral tracking)를 보이는 X선 사진.** 무릎을 굽혔다 폈다 할 때에 슬개골은 대퇴활차 간의 V자형 오목한 부위의 중앙에 위치해야 정상이다. 슬개골이 바깥쪽으로 밀려나면 슬개골연골연화증 등을 일으킨다. 무릎전면 통증의 흔한 원인이 된다.

연부조직에 대한 촉진, 보행 분석 등이 필요하다(그림 2-39, 2-40). X선 검사로 슬관절의 전후면 사진을 포함하여 하지 전체의 중심축과 변형의 정도를 관찰하고 슬개골의 위치, 발육 상태의 이상 유무도 본다. 다른 질환들을 감별하기 위해 CT, MRI 등을 시행해 볼 수 있다.

치료 대부분 비수술적인 방법으로 치료한다. 슬개-대퇴 관절을 압박하는 활동을 자제하고, 운동요법으로 무릎 주위 근육을 강화시킨다. 증상이 심한 경우 소염진통제 NSAIDs가 도움이 된다.

2.5.4 슬개고위증 _*Patella alta*

슬개고위증은 슬개골이 대퇴활차 *femoral trochlea* 보다 위쪽에 위치하는 상태를 말한다. 무릎을 쭉 펴는 힘이 약하고, 계단을 오르내릴 때에 무릎 앞쪽이 시큰거린다. 슬개고위증은 전방무릎통증 *anterior knee pain* 의 원인이 된다. 청소년기에 자주 보는 무릎관절의 대표적인 이상이다(그림 2-41).

진단 슬개고위증은 무릎관절의 X선 측면사진에서 슬개골의 위치를 측정하여 진단한다. 몇 가지 방법 중에서 가장 간단하고 보편적인 측정방법은 인살 방법 *Insall and Salvati method*이다. 슬관절의 30도 굴곡위 측면사진에서 슬개건 길이와 슬개골

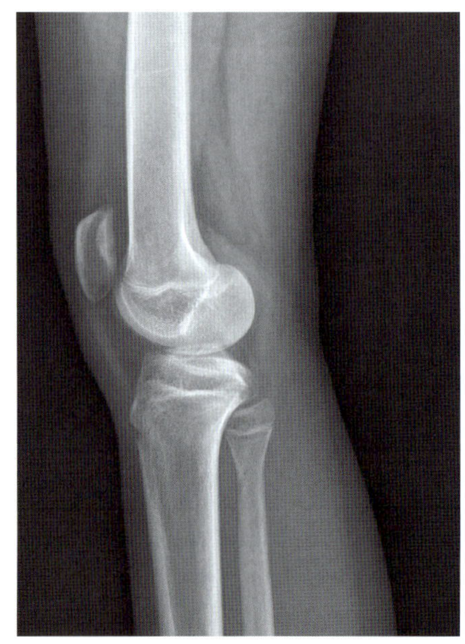

그림 2-41 ▸ **슬개골 이상고위(patella alta)의 X선 소견.**

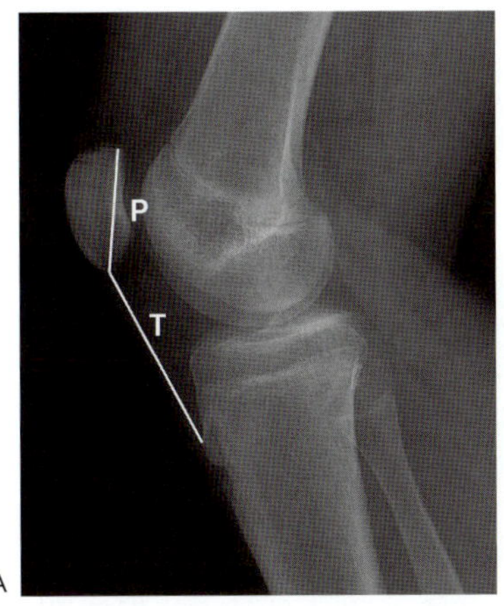

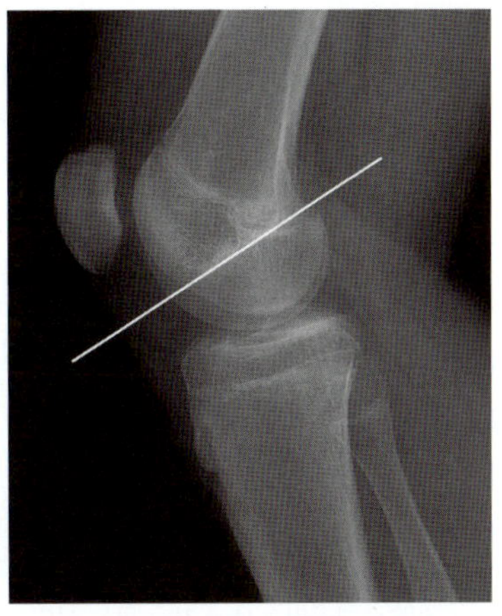

그림 2-42 ▸ **무릎관절에서 슬개골의 위치를 측정하는 방법.** Insall and Salvati method (A), Blumensaat's method (B)는 Blumensaat 선보다 위에 위치하는 경우 슬개고위이다.

길이의 비율을 측정한다. 측정값이 0.80 이하이면 슬개저위*patella baja* 이고, 1.20 이상이면 슬개고위*patella alta*이다. 이외에도 슬개골의 위치를 측정하는 방법으로 Blumensaat 방법이 있다(그림 2-42).

치료 대부분 비수술적 대증요법으로 치료한다. 무릎주위 근육, 특히 대퇴사두근을 강화하는 근육운동이 중요하다. 통증이 심할 때에는 NSAIDs가 도움이 된다. 예후는 일반적으로 좋다.

2.5.5 이분슬개골 _*Bipartite patella*

슬개골은 인체에서 제일 큰 종자골로서, 두 개 이상의 골화중심으로부터 발생하여 슬개골의 중심체와 융합된다. 골화중심과 융합되지 못하고 섬유연골조직을 사이에 둔 분리 상태로 남으면 이분슬개골이 된다. 작은 골편은 대부분 슬개골 상외측부에 위치하고, 양측이 많다.

진단 이분슬개골은 대부분 증상이 없기 때문에 X선 검사에서 우연히 발견되는 경우가 많다. 과도한 운동 후에 슬개골 상외측에 통증을 호소하여 발견되기도 한다. X선 상에서 슬개골 상외측부에 분리되어 있는 부골편이 관찰되는데, 급성 슬개골 골절과 혼동되기 쉽다. 증상과 양측성 여부 등이 감별점이다(그림 2-43). 골주사 검사*bone scan* 는 급성 골절과의 감별진단에 도움이 된다.

치료 대부분 비수술적 방법으로 치료한다. 통증을 가져오는 과격한 운동을 피하고, 증상이 심한 경우에는 NSAIDs를 단기간 처방한다. 통증이 줄어들면 대퇴사두근을 강화하는 운동을 시행한다. 이러한 방법으로 증상이 완화되지 않는 경우 드물게 수술적 치료를 선택할 수 있는데, 부골편의 제거, 외측 지대*retinaculum* 박리술, 외측 광배근의 박리술, 골유합술식 등 여러 방법이 있다.

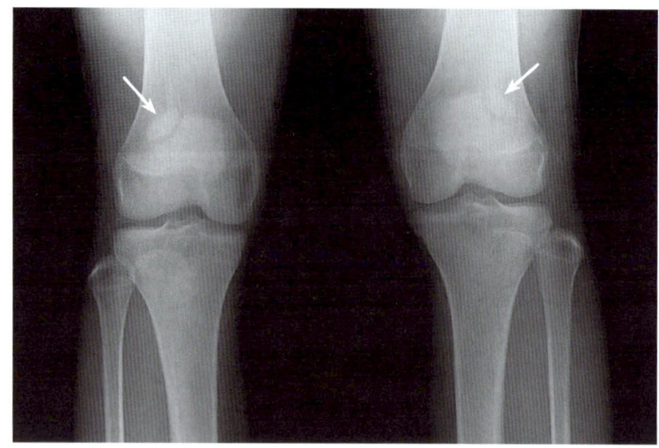

그림 2-43 ▸ **이분슬개골의 X선 소견.** 항상 상외측에 있고, 양측성이 많다. 외상에 의한 골절과 감별이 필요하다.

2.5.6 슬개골 탈구 _*Patella dislocation*

소아에서 슬개골 탈구는 외상에 의한 급성 탈구 외에 선천성 탈구, 습관성 탈구, 재발성 탈구 등 3가지 유형이 있다. 선천성 탈구는 무릎을 포함한 근골격계에 기형을 동반하며, 슬개골이 외측으로 항상 탈구되어 있는 유형이다. 습관성 탈구는 무릎을 굽힐 때마다 슬개골이 외측으로 탈구되고, 펼 때에는 정복되는 유형으로, 활차이형성증 *trochlea dysplasia*, 슬개고위증, 하지 각변형, Q각 증가, 외측지대 구축, 내측지대 이완, 슬개골 발육부전 등을 흔하게 동반한다. 재발성 탈구는 외상성 탈구가 선행되고, 이후 내측지대가 점점 이완되어 탈구가 재발하는 유형이다. 경미한 해부학적 이상으로 간헐적으로 슬개골이 외측으로 탈구되는 유형도 재발성에 속한다.

증상 선천성 탈구는 무릎 모양이 이상하고, 무릎 외측에 덩어리가 만져지거나 걸음걸이가 이상하다. 습관성 탈구나 재발성 탈구는 무릎을 굽히고 펼 때에 슬개골이 들락날락 하는 불안정을 느낀다. 첫 탈구 시에는 통증이 심하지만 반복하면 통증이 감소한다. 항상 무릎이 빠지는 듯한 불안정감 때문에 일상생활에 제한을 받으며, 스포츠 활동을 기피하게 된다.

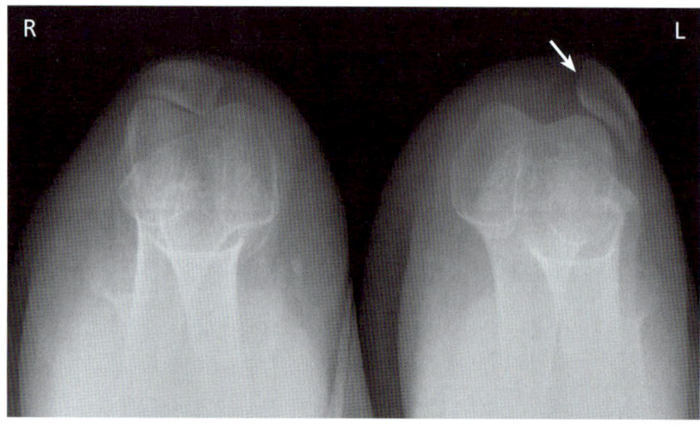

그림 2-44 ▸ **슬개골 재발성 탈구의 X선 소견.** 좌측 슬개골이 대퇴활차 외측으로 벗어나 있다(Hughston view).

재발성 탈구가 거듭되면 슬개-대퇴관절면의 연골이 손상되어 퇴행성 변화의 증상이 더해진다(그림 2-44).

진단 무릎을 굽힐 때에 슬개골이 외측으로 탈구되고, 펼 때에 정복되는 상태를 확인하여 진단한다. 뚜렷한 탈구가 촉지되지 않는 경우에도 무릎 30도 굴곡위에서 검사자가 슬개골을 외측으로 밀 때에 환아가 불안과 통증을 느끼면 슬개골 불안정성이 있는 것으로 진단할 수 있다(apprehension test 양성). X선 검사, CT 검사를 통하여 슬개골의 위치와 해부학적 이상을 평가한다.

치료 슬개골 탈구의 유형, 해부학적 이상 유무 등을 고려하여 결정한다. 선천성 탈구, 습관성 탈구는 해부학적 이상을 교정하여 슬개골의 정상적인 궤도를 회복시켜주는 수술 치료가 필요하다. 재발성 탈구의 원인이 되는 첫 번째 탈구는 비수술적 방법으로 치료한다. 탈구 초기에 부목이나 보조기로 무릎을 편 상태에 고정하고, 통증과 부기가 줄어들면 관절운동과 대퇴사두근을 강화시키는 운동치료를 시행한다. 내측광근 *vastus medialis M.* 의 강화운동이 특히 중요하다. 슬개골 탈구가 반복되면 수술 치료를 시행한다. 수술방법이 여러 가지로 시행되고 있지만 공통적인 요소는 내측지대를 보강하고 외측지대를 이완시켜 근위 신전기전을 재정렬해주는 것이다. 소아는 성장판의 손상위험이 있으므로 뼈의 구조를 교정하는 수술은 피해야 한다.

2.5.7 탄발성 무릎 _Snapping knee

무릎관절을 움직일 때에 일정한 잡음이 자주 발생하는 증상을 탄발성 무릎이라고 한다. 들리는 소리는 파열음부터 둔탁한 탄발음까지 다양하다. 장경인대, 슬와근, 거위발근 등 관절 주위의 조직끼리 부딪히는 생리적인 소리이지만, 오래 지속되는 경우 염증을 일으키고 통증을 느끼게도 한다. 비후된 추벽 *plica*, 원반형 반월연골판 파열 *discoid meniscus tear*, 골연골종 *osteochondroma* 주위의 건, 근위 경-비골 관절의 불안정성 등과 같은 해부학적인 이상으로 발생되는 경우도 있다.

치료 임상적 증상으로 진단한다. 통증이 지속되는 경우 X선촬영과 필요하면 MRI를 시행하여 병적인 이상 유무를 확인한다. 치료는 대부분 필요 없고, 경과 관찰이면 족하다. 비후된 추벽이나 원반형 반월연골판 파열이 확인되고, 탄발음과 함께 통증이 지속되는 경우 수술치료를 시행할 수 있다.

2.5.8 슬와낭종 _Popliteal cyst

무릎 뒤쪽에 우연히 발견된 불룩한 덩어리를 가지고 외래를 찾는 소아들이 간혹 있다. 이들의 대부분이 슬와낭종이다. 이는 무릎 뒤쪽의 반막양근과 내측 비복근 사이에 점액낭 *bursa*이 커진 것이다. 남아에서 호발하며, 편측에 발생한다. 관절내의 병적 상태와 관련되는 성인의 경우와 달리 소아의 슬와낭종은 독자적인 점액낭에서 발생하는 것으로 알려져 있다(그림 2-45).

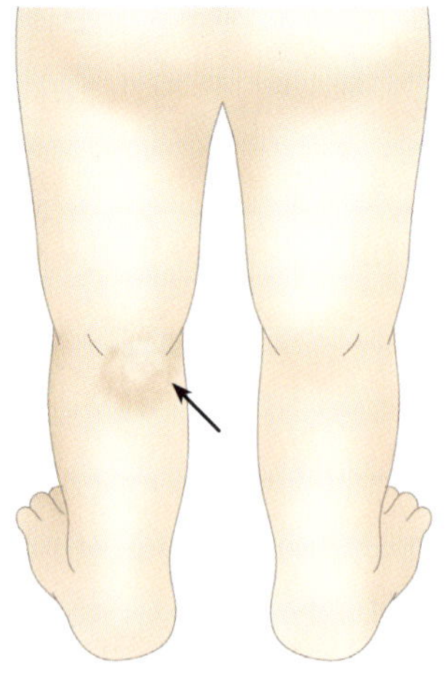

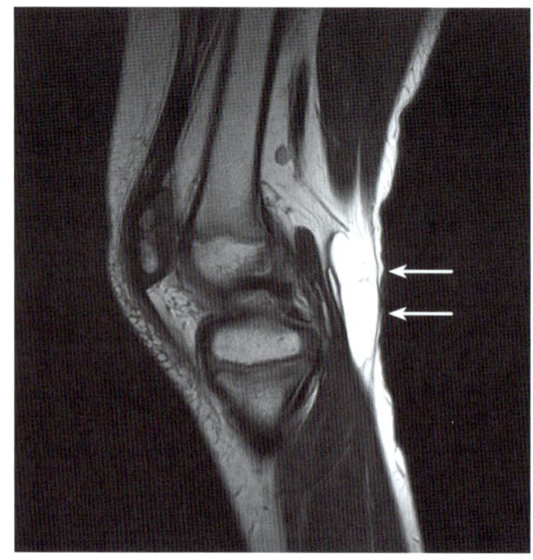

그림 2-45 ▸ **슬와낭종(popliteal cyst).** 무릎 뒤에서 볼록한 덩어리로 만져진다. 대부분 우연히 발견되며, MRI는 예외적인 경우에 시행한다. 소아에서는 수년 내에 저절로 없어진다.

진단 이학적 검사에서 무릎 뒤에 불룩한 종물이 만져진다. X선 상에서 슬와부에 낭종으로 추정되는 연부조직 음영이 관찰된다. 초음파검사나 MRI로 낭종을 확인할 수 있다(그림 2-45).

치료 슬와낭종은 통증이 없고, 활동에 지장이 없다. 수년 내에 자연적으로 없어지거나 줄어들기 때문에 치료보다 관찰의 대상이다. 낭종이 없어지지 않고 불편함을 호소하는 경우에 한하여 주사기로 낭종천자를 시행해 볼 수 있으나 대부분 재발한다.

2.5.9 박리성 골연골염 _*Osteochondritis dissecans*

청소년기에 무릎관절의 연골 및 연골하골에 결손이 생기는 비교적 심각한 병이다. 활동이 많아지고 스포츠 활동을 즐기는 청소년 남아에서 주로 발생한다. 발생 원인은 분명하지 않으나 반복되는 외상과 국소의 혈액순환 장해 때문에 초래된 연골하골의 허혈성 괴사가 원인인 것으로 추정하고 있다. 그 외에 골화중심 발생의 이상, 내분비계 이상, 유전 등이 관여

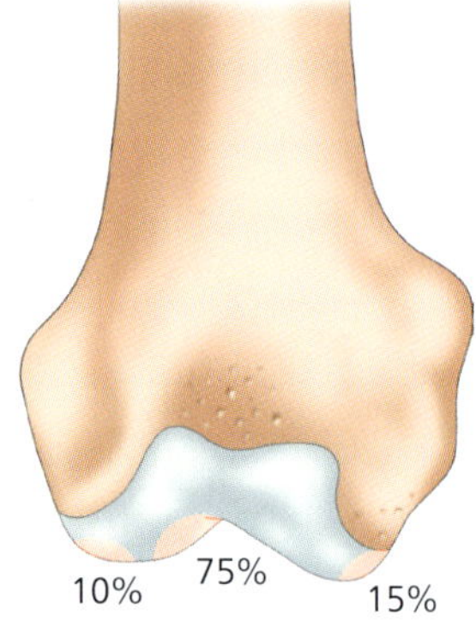

그림 2-46 ▸ **박리성 골연골염 발생부위.** 내과 관절면에 85%, 외과 관절면에 15% 발생한다.

한다는 이론이 있다. 특징적으로 대퇴골 내과 관절면의 외측부에 많이 발생하고, 대퇴골 외과의 후면, 슬개골, 대퇴 활차구에도 발생한다(그림 2-46). 외측 원반형 반월연골판이 있는 환아에서 대퇴골 외과의 관절면 후방에 종종 발생한다. 병리적으로는 연골하골이 괴사되면서 그 위를 덮고 있는 관절연골의 연화, 종창으로 시작한다. 진행하면 연골하골이 연골과 덩어리를 이루어 바닥으로부터 부분적으로 분리된다. 나중에는 일부 연결되어 있던 연골-연골하골의 덩어리가 완전히 떨어져서 관절 내의 유리체 *loose body* 가 된다.

증상 초기 증상은 활동 시에 느끼는 무릎 통증이며, 휴식 시에는 통증이 사라진다. 연골-연골하골 덩어리가 분리되기 시작하면 통증은 일상적인 활동에도 느껴진다. 스포츠 활동 후 통증이 더 심해지고, 관절 내 삼출액이 발생하기도 한다. 유리체가 되면 관절이 불안정하게 느껴지고, 때로는 잠김현상 *locking* 등을 겪는다. 나중에는 대퇴사두근이 위축되고, 대퇴골 내과와 내측 경골극의 충돌을 피하기 위하여 발을 외회전하여 보행하는 윌슨 징후 *Wilson sign* 를 보일 수 있다.

진단 박리성 골연골염은 초기에는 X선 상에서 소견을 볼 수 없다. 병변이 진행되면 대퇴골 과간절흔상 *intercondylar notch view* 에서 연골하골 괴사부위의 골음영 증가 및 주위의 음영 감소가 나타난다. 괴사한 연골-연골하골의 덩어리가 완전히 분리되면 단순방사선상에서 유리골편과 관절면의 결손을 볼 수 있다. 30~40%에서 양측성으로 발생하기 때문에 반드시 반대쪽 관절의 검사가 필요하다. X선 상에서 양측 무릎의 비전형적인 위치에 비슷한 병변이 관찰되지만 증상이 전혀 없다면 박리성 골연골염보다는 골화중심 발생의 변형일 가능성이 크다. CT나 MRI는 골편의 분리 정도와 연골하골의 괴사여부를 판단하는 데에 도움이 된다(그림 2-47).

치료 무릎관절의 박리성 골연골염 치료는 보존적인 방법과 수술적인 방법이 있다. 보존적 치료는 분리가 안 된 안정적인 경우에 시행한다. 약 6~8주간 체중부하를 피하고, 목발 보행을 하게 한다. 캐스트고정은 관절강직, 근육약화 및 관절의 퇴행성 변화 등을 초래할 수

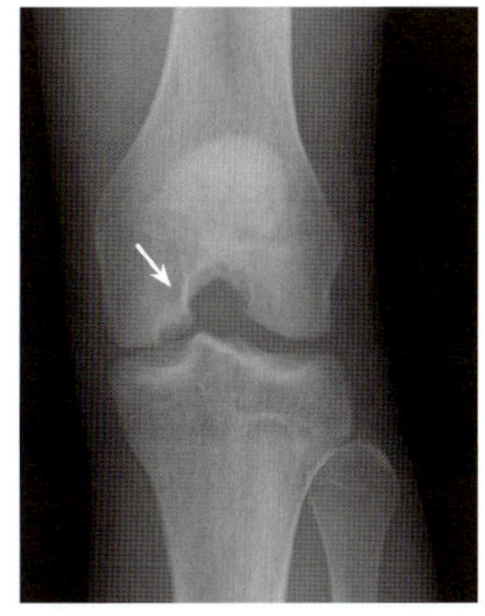

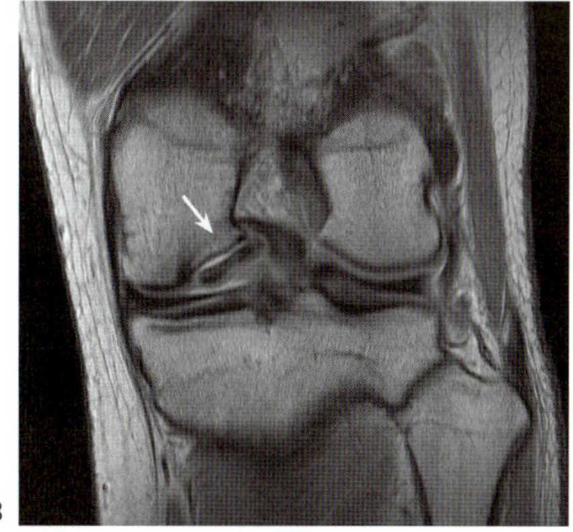

그림 2-47 ▸ 무릎관절의 박리성 골연골염(osteochondritis dissecans)의 X선 소견. 연골하골의 결손과 주변의 경화를 볼 수 있다(A). 같은 부위의 MRI소견-연골-연골하골 덩어리의 분리를 볼 수 있다(B).

있기 때문에 되도록 피한다. 통증이 가라앉고 방사선적으로 치유되는 소견이 관찰되면 점진적인 하지 근력강화운동을 처방하고 추적 관찰한다.

수술치료는 성장판이 열려있는 환자에서 병변이 분리되었거나 불안정한 경우, 비수술적 치료에도 통증이 악화되는 경우, 방사선 검사에서 병변의 치유가 보이지 않는 경우에 시행한다. 증상이 있는 모든 환자에 대하여 수술이 필요한 성인과 다르다. 수술방법은 골편의 괴사 및 변형정도, 병변의 위치를 고려하여 결정한다. 괴사나 변형이 심하지 않고 체중부하가 되는 위치의 골편은 원위치에 고정시킨다. 변형되어 원위치에 정복이 힘든 경우 골편을 다듬어 모양을 맞추고, 노출된 연골하골의 경화된 부분을 제거하여 출혈이 일어나게 한 뒤에 골편을 제자리에 고정한다. 고정하는 방법으로 cortical bone peg, K-강선, 흡수성 *poly-lacetic acid pin* 등이 사용된다. 골편의 압박이 가능하고, 연골 밑에 감추어져 고정물에 의한 연골손상이 방지되는 특수 나사못이 최근 선호되고 있다. 체중을 부하하지 않는 부위의 골편은 단순히 제거할 수도 있다. 체중부하 위치이고, 골편이 괴사되었거나 심하게 변형되어 원위치에 고정이 불가능한 경우 미세골절술 *microfracture*, 자가이식물 *autograft* 이나 동종이식물 *allograft* 을 이용한 골연골이식술 *osteochondral grafting*, 자기의 연골세포를 수확하여 일정기간 실험실에서 배양시킨 후 병소에 이식하는 자가 연골세포이식술 *autologous chondrocyte transplantation* 등 여러 가지 방법의 연골조직 재생술이 시행된다. 수술치료의 결과는 일정하지 않다.

2.6 고관절 질환 _*Diseases of the Hip Joint*

2.6.1 발음성 고관절 _*Snapping hip*

걷거나 고관절을 움직일 때에 대퇴부 외측에서 '딱, 딱' 하는 소리가 나는 경우, 발음성 고관절이라고 한다. 통증은 없으나 잡음이 의식되어 보행이 정상과 조금 다를 때가 많다. 고관절을 굽히고 펼 때에 장경대 *iliotibial band*, 혹은 대퇴근막장근 *tensor facia lata*이 대퇴골 대전자의 융기부위를 넘어갈 때에 나는 소리가 대부분이다. 장경대나 대퇴근막장근 밑에 점액낭염을 형성하면 통증을 느끼기도 한다. 주로 청소년이나 젊은 여성에서 많이 본다.

치료 잡음에 대한 의식이 크거나 통증을 수반하는 경우 치료가 필요하다. 물리치료나 국소마취가 일시적인 증상해소에 도움이 된다. 증상이 지속되는 경우에는 수술 치료를 고려한다. 수술은 원인이 되는 장경대 혹은 대퇴근막장근을 이완시키거나 Z-성형술로 연장시키는 방법이다. 최근 보고에 의하면 수술 후에도 70%에서 동통이나 소리가 남고, 30%에서만 완전히 없어졌다고 한다. 증상이 심하지 않는 경우에는 수술적 치료가 권장되지 않는다.

대퇴부 내측에서 비슷한 잡음이 나기도 한다. 이 잡음은 장요근건 *Iliopsoas tendon*이 두껍고, 소전자부에 점액낭이 있을 때에 들린다. 젊은 운동선수에서 발생하며, 잡음 외에 증상은 없다. 대개 보존적인 치료방법으로 효과가 있다. 고관절 내부에서 나는 잡음은 고관절 내에 있는 골연골종, 유리체, 고관절의 아탈구 등에 의하여 발생한다. 이러한 경우 MRI를 포함한 정밀한 검사가 요구된다. 치료는 원인에 따라 다르다.

2.6.2 일과성 고관절 활액막염 _*Transient synovitis of the hip joint, Irritable hip*

일과성 고관절 활액막염은 고관절 내의 활액막에 발생한 비세균성 염증이며, 자기제한적 *self-limiting* 인 병이다. 고관절은 염증성 삼출액 때문에 압력이 높아지고, 그 결과 통증과 파행을 가져온다. 외래에서 자주 보는 질환으로써 발생 연령은 4~10세, 남아에서 더 많이 본다. 질환을 앓은 후의 재발률은 4%이다. 발생원인은 확실하게 밝혀져 있지 않으나, 발병 직전에 감기, 상기도 감염 등의 병력을 가지는 예가 많은 것으로 보아서 바이러스 감염, 알레르기성 과민반응 등이 의심된다.

증상 환아는 고관절이나 대퇴부에 통증을 느낀다. 무릎이 아프다는 환아가 많다. 통증이 심하면 걷지 못한다. 경미한 열이 있을 수 있으나 병의 본태는 아니다. 고관절을 굽히고 약간 벌린 자세를 취하는데, 이것은 관절내 압력을 낮추기 위함이다. 고관절을 90도 굽힌 자세에서 벌리지 못하고, 강제로 벌리면 저항한다. 천천히 움직이면 수동적인 관절운동은 가능하다. 방사선 소견은 대개의 경우 정상이되, 간혹 관절의 내측 간격이 반대 측에 비하여 넓어 보이기도 한다. 염증이 심한 경우 초음파 검사에서 고관절의 관절액을 볼 수 있다(그림 2-48).

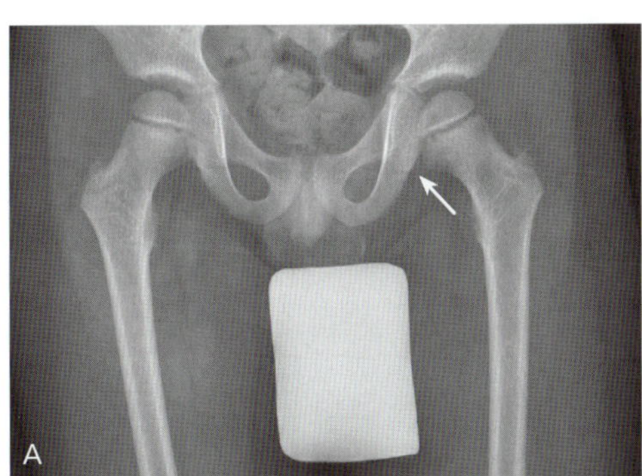

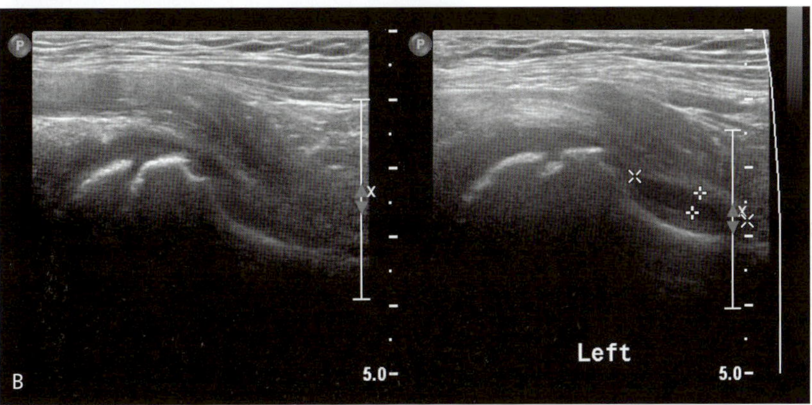

그림 2-48 ▸ 고관절 일과성 활액막염의 단순 X선(A)과 초음파(B) 소견. (A) 고관절의 내측 관절강이 약간 넓어져 있고, (B) 관절액(*)이 고여 있다.

치료 일과성 활액막염에 대한 치료는 침상안정과 피부견인, NSAIDS 등이며, 3일부터 7일 안에 증상이 없어진다. 견인치료는 고관절을 20도 굴곡 및 외전시켜서 행한다. 관절천자는 간혹 체열이 동반되는 경우 세균성 감염과의 감별진단에 필요하다. 증상이 완전히 소실된 후 한두 차례 추시하여 다른 병이 아니었음을 확인해야 한다. 감별진단 대상은 화농성 고관절염, 연소기성 류마토이드관절염, 레그 페르테스병, 대퇴골 근위부 골수염 등이다.

2.7 기타 질환들 _Other Diseases

2.7.1 성장통 _Growing pain

성장통은 소아들에서 흔하게 붙여지는 진단이다. 소아기에 일회 이상의 성장통을 느끼는 빈도는 4%부터 25%까지 다양하게 보고되어 있다. 나이는 4세부터 8세 사이가 많은데, 이 시기는 사실은 성장이 비교적 느린 때라서 성장통이라는 병명이 어울리지 않는다.

증상 통증은 허벅지, 종아리, 무릎관절 뒤쪽 등에 많이 느낀다. 양측성이 특징적이다. 자다가 깨어서 주물러달라고 하는 것이 전형적인 모습이다. 활동에 전혀 지장이 없고, X선 촬영상이나 진단검사 상에서 이상소견이 없다. 통증이 오래 지속하거나 일측성인 경우에는 성장통이 아니다. 통증 부위에 부종, 압통이 있고, 인접한 관절의 움직임에 제한이 있어도 성장통이 아니다. 절뚝거리고 일상활동에 지장을 느끼는 경우도 성장통이 아니다. 이러한 증상들은 다른 원인에 의한 것일 가능성이 크므로 원인을 다시 찾아보아야 한다.

원인 성장통의 원인은 해부학적인 요인, 근육피로, 심리적인 요인 등을 들 수 있다. 해부학적인 요인은 평발, X자형 무릎 등이며, 나쁜 자세도 원인이 될 수 있다. 최근 연구에 의하면 평발과 성장통은 무관하다는 보고도 있다. 근육피로는 낮에 활동을 많이 한 경우이다. 심리적인 요인에 의한 성장통은 민감한 소아들에서 잘 발생하며, 가족력이 있는 경우가 있다.

편두통과 같은 기전으로 혈액순환 장애가 있는 경우, 관절이완이 과도한 경우에도 성장통이 발생할 수 있다.

치료 치료는 다른 병을 제외하는 감별진단이 먼저이다. 환아의 다리를 주물러 주거나 따뜻한 물이 담긴 통을 통증부위에 얹어줌으로써 근육이완을 유도한다. 이러한 치료행위 없이 심리적 안정을 되찾아 주는 것만으로도 효과를 볼 수 있다.

2.7.2 선천성 방아쇠 무지 _Congenital trigger thumb

선천성 방아쇠 무지는 영아기부터 어린 소아에서 자주 발견된다. 엄지손가락의 가운데 마디, 지간관절이 굽혀져 있고, 중수골-지골관절 부위에서 콩알처럼 단단한 덩어리가 만져진다. 힘을 주어서 폈다 굽혔다 하면 마치 방아쇠를 당길 때처럼 딸깍거리고, 심한 경우에는 아예 펴지거나 굽혀지지 않는다.

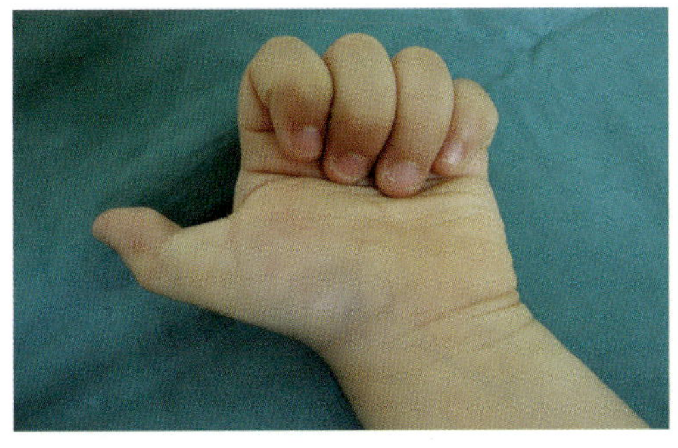

그림 2-49 ▸ **영아들에서 보는 방아쇠 무지증(trigger thumb).** 엄지의 지골간 관절이 굽혀져 있고, 중수지골관절 부위에서 콩알 같은 단단한 덩어리가 만져진다. 움직일 때마다 딸각거리며 방아쇠를 당기는 것과 같은 느낌을 준다. 심하면 굽혀져 있거나 펴진 상태에서 움직이지 못한다.

치료 생후 1년 내에 30% 정도가 저절로 없어진다. 처음에는 손가락을 굽혔다 폈다 하는 운동을 해 주면서 경과를 관찰한다. 2세 이후에도 지속되면 수술이 필요하다. 수술은 중수골-지골간 관절 부위에 절개를 가하고, 굴곡건의 두꺼워진 건초(A1 pulley)를 종으로 열어준다. 절개 부위에 엄지의 감각신경이 지나가므로 다치지 않도록 조심해야 한다(그림 2-49).

2.7.3 다지증, 합지증 _*Polydactyly, Syndactyly*

사지의 선천성 기형 중에서 가장 흔한 것이 다지증과 합지증이다. 환아들의 절반 정도에서 가족력을 찾아볼 수 있다. 손의 경우, 수술치료의 목표는 기능적으로는 물체를 손가락으로 집어 올릴 수 있고 *pinch*, 손 안에 넣을 수 있으며 *grasp*, 감각이 정상적인 손을 만들어 주는 것이고, 또 정상에 가까운 외양을 만들어주는 것이다. 손으로 쥐는 기능 *prehension* 이 1세 전후에 시작하여 3세경에 완성되기 때문에 수술은 생후 2세 이전에 해주는 것이 좋다. 일반적으로 말하자면 피부, 건 등 연부조직에 대한 수술은 일찍 하고 절골술, 관절유합술 등과 같은 뼈 수술은 늦추어 한다.

2.7.3.1 다지증 _*Polydactyly*

상지의 기형 중에서 가장 흔한 다지증은 엄지손가락 쪽에 월등히 많다. 엄지 다지증은 단순히 피부만으로 연결되어 기능이 전혀 없는 부유형 *floating thumb* 으로부터 시작하여 수지골,

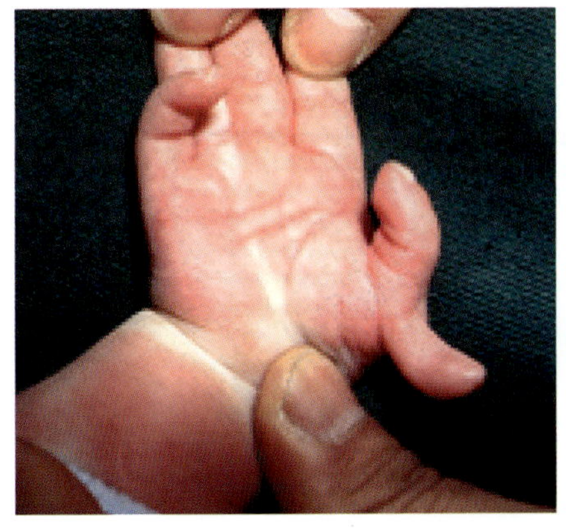

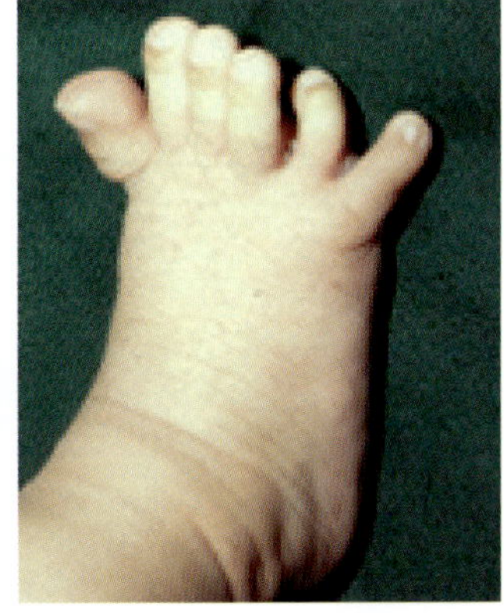

그림 2-50 ▸ **다지증을 보이는 손과 발.** 여러 가지 조합으로 올 수 있으며, 흔히 가족력을 가진다.

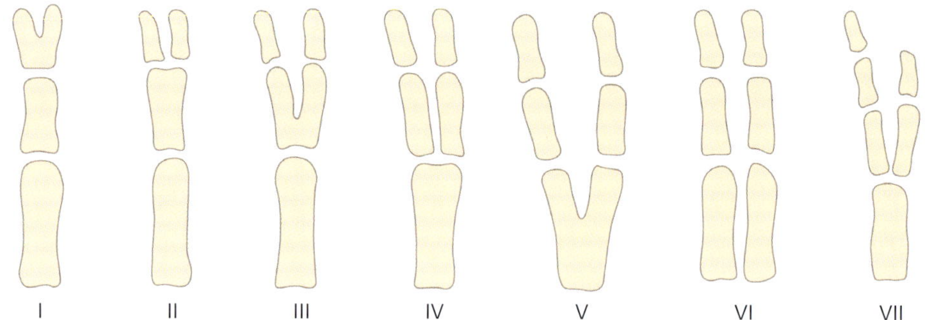

그림 2-51 ▸ **엄지손가락의 중복 유형(Wassel Classification).** 제IV형이 제일 많다.

중수골이 모두 중복되고, 따로 움직이는 기능까지 가지는 완전형에 이르기까지 다양하다.

치료 기능이 전혀 없는 두 번째 엄지는 일반적으로 바깥쪽에 위치하는데, 일찍 절제할 수 있다. 부유형 중에서 피부연결 부위에 내용물이 없으면 출생 직후에 실로 결찰하기도 한다. 연골덩어리가 조금이라도 남으면 후일에 볼록하니 튀어나오는 수가 있음을 유념해야 한다(그림 2-50).

2분엄지 *bifidus thumb* 는 엄지손가락이 두 개로 나뉘어져 중복된 형태인데, 7개의 유형을 가진다(그림 2-51). 치료는 수술 후의 모양과 기능을 함께 생각해야 한다. 대개의 경우 바깥쪽 엄지가 작고, 안쪽으로 구부러져 있다. 기능이 확실하고 크기가 더 큰 엄지를 남기고, 기능이 거의 없고 크기가 작은 엄지를 제거한다. 안쪽의 엄지가 대개의 경우 크고, 또 기능적으로 관절의 내측인대 *ulnar collateral lig* 가 중요하기 때문에 바깥쪽 엄지를 제거한다. 제거는 단순한 절제에 그치지 않고, 제거되는 엄지의 인대와 건을 이용하여 남는 엄지를 보강해주는 성형술을 겸해야 한다. 두 엄지가 똑같으면, 특히 와쎌 분류 제II형의 경우 중앙부를 쐐기모양으로 절제하고 양쪽을 합쳐주는 술식 *Bilhaut-Cloquet operation* 을 할 수 있다. 이 수술에서는 손톱모양이 두 개처럼 보이지 않게 하는 것이 중요하다(그림 2-52).

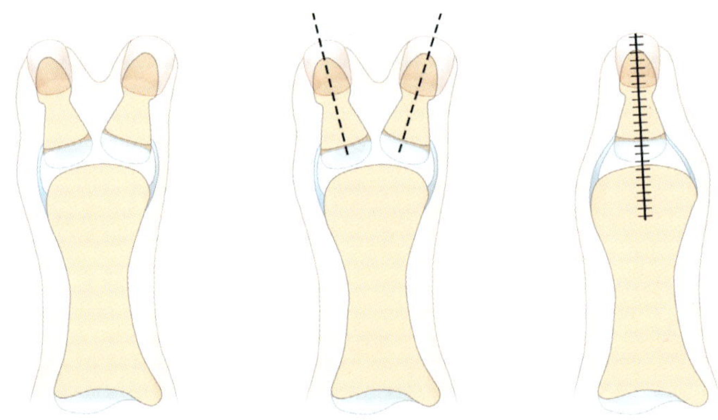

그림 2-52 ▸ 이중엄지(bifidus thumb)는 조건이 맞으면 두 개를 합쳐서 하나로 만들 수 있다(Bilhaut-Clauquet method). 엄지의 굵기와 곧음을 유지할 수 있는 장점이 있다.

절제 후 남은 엄지는 일반적으로 끝이 뾰족하고, 손톱이 작고, 안쪽으로 약간 휘어지기 때문에 정상적인 엄지와 조금 다르게 보인다. 수술 전에 이러한 제한점을 미리 얘기해 두는 것이 불만을 사지 않는 방법이다. 제5수지 쪽에 붙어있는 다지증은 모두 바깥쪽의 것이 제거대상이다. 수술의 원칙은 엄지와 같으며, 결정하기가 쉽다.

발가락의 다지증은 압도적으로 제5족지에 많다. 제5족지 다지증은 흔히 합지증과 겸하여 온다. 제5족지 중복은 거의 언제나 바깥쪽의 것을 제거한다. X선상에서 크게 보이기도 하는 안쪽의 것을 제거하면 제4~5 족지간 간격이 벌어져 보기 흉하다. X선 상에서 어떻게 보이든 발의 겉모습이 자연스러우면 만족하고, 기능도 좋다.

2.7.3.2 합지증 _Syndactyly

합지증은 태생 6~8주에 손모양의 판에서 장래의 손가락 사이가 분리되지 않음으로써 발생한다. 손에서 볼 수 있는 선천성 기형 중에서 다지증 다음으로 많은 선천성 기형이다. 환자군의 약 10%에서 가족력을 볼 수 있다. 다른 이상을 동반할 수 있으므로 전신적으로 살펴보아야 한다.

합지증의 분류는 피부와 연부조직만 붙어있는 단순형과 뼈까지 붙어있는 복잡형, 그리고 손가락 끝까지 붙어있는 완전형과 중간에서 끝나는 불완전형 등으로 나눈다. 불완전형은 물갈퀴 *webbing*라고도 한다. 손가락별 빈도는 3~4손가락 사이가 과반이 될 정도로 많고, 다음이 4~5 손가락 사이이다(그림 2-53).

치료 합지증의 치료는 경미한 예를 제외하고는 분리수술이다. 수술의 시기는 엄지와 시지처럼 길이가 현격하게 차이가 나는 손가락 사이의 합지증은 일찍 수술해 주고, 장지와 약지처럼 비슷한 길이의 손가락 사이는 2~3세가 좋다. 붙어있는 두 손가락을 분리하는 방법은 손가락 사이의 기저부 *web* 를 덮을 국소피판 *local flap* 을 만들고, 다음으로 두 손가락 사이

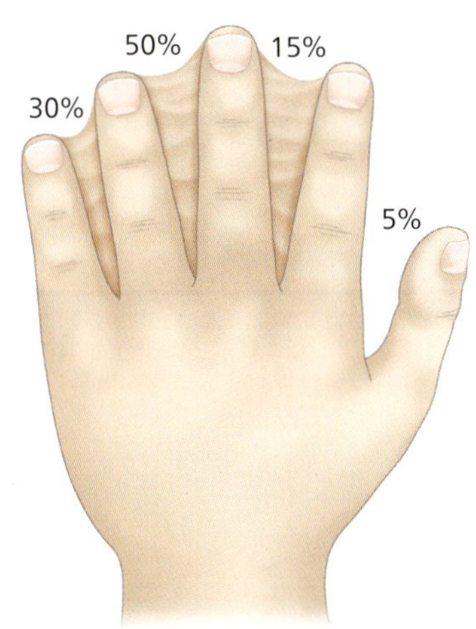

그림 2-53 ▸ **합지증(syndactyly)의 빈도.** 3~4수지간이 제일 많다.

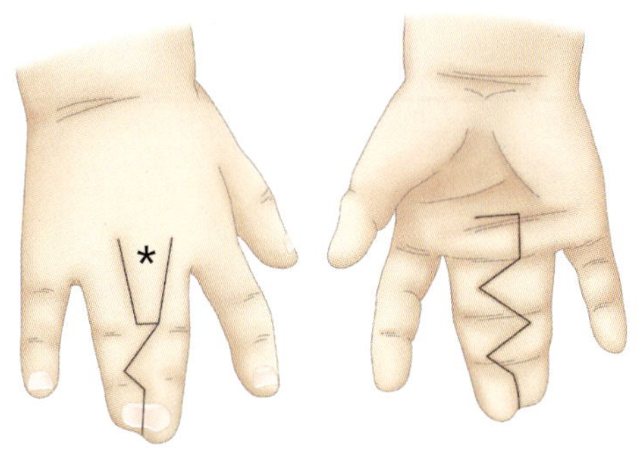

그림 2-54 ▸ **합지증의 분리수술.** 손가락 사이의 기저부를 덮는 피부판(commissural flap, *)이 길고, 넓어야 한다.

의 피부를 배분하고, 끝으로 모자란 부분을 전층피부이식으로 덮는 것이다. 깊이 파놓은 기저부는 등쪽 피판을 이용해서 덮는데, 피판이 충분히 길고 넓어야 재발을 막을 수 있다. 두 손가락 사이의 피부를 배분하는 방법은 지그재그 *zig-zag* 형의 피판을 이용한다. 전층피부는 서혜부에서 얻는다. 세 손가락이 붙은 경우 가운데 끼인 손가락을 한꺼번에 분리하는 것은 위험하다(그림 2-54).

2.7.4 선천성 사경 _*Congenital torticollis*

선천성 사경은 흉쇄유돌기근 *sternocleidomastoid M, SCM* 의 단축 때문에 고개가 갸우뚱한 변형을 가지는 병이다. 근육성 사경이라고도 한다. 단축된 근육의 방향으로 머리가 기울고, 턱은 반대쪽으로 향한다. 늦게까지 교정되지 않으면 단축된 근육과 같은 쪽의 얼굴이 상대적으로 작아지고, 눈도 아래로 처진다. 시선을 정면으로 향하기가 어렵기 때문에 또래들과 섞이는 나이가 되면 심리적인 문제를 안게 된다.

선천성 사경은 출생 직후에 만져지는 연부조직 덩어리로 처음 발견된다. 흉쇄유돌기근 근육의 중앙부에 있는 손가락 끝마디 크기의 덩어리이다. 이 덩어리는 해당 근육의 부종으로써, 수개월 내에 없어진다. 덩어리가 만져지던 증례의 일부에서 SCM이 섬유화되고, 상대적으로 짧아지면서 고개가 기운다(그림 2-55).

진단 선천성 사경의 진단은 외부로 나타나는 변형이기 때문에 어렵지 않다. 갸우뚱 기운 변형과 함께 목의 전면에서 긴장된 흉쇄유돌기근과 가죽끈처럼 강인한 섬유성 조직이 만져진다. 둔위분만아에서 많고, 약 20%에서 고관절 이형성을 동반하므로 고관절을 확인해 보아야 한다. 출생 직후에는 쇄골의 분만골절이 비슷한 변형을 보일 수 있다. 또 목 주위의 염증에 의한 것은 아닌가, 목뼈의 선천성 이상은 없는가, 사시 *strabismus* 때문은 아닌가 감별이 필요하다.

치료 선천성 사경의 치료는 일찍 발견된 경우에는 덩어리 부위를 부드럽게 늘려주고, 온열을 가하는 등의 물리치료를 해준다. 온찜질은 화상의 위험을 의식해야 한다. 잠을 재울 때에 머리를 변형의 반대방향으로 유지해 준다. 보호자가 눕는 위치, 창문 방향 등을 이용하여 얼굴을 변형의 반대방향으로 향하게끔 유도하는 것도 방법이다. 대부분의 증례가 변형을 남

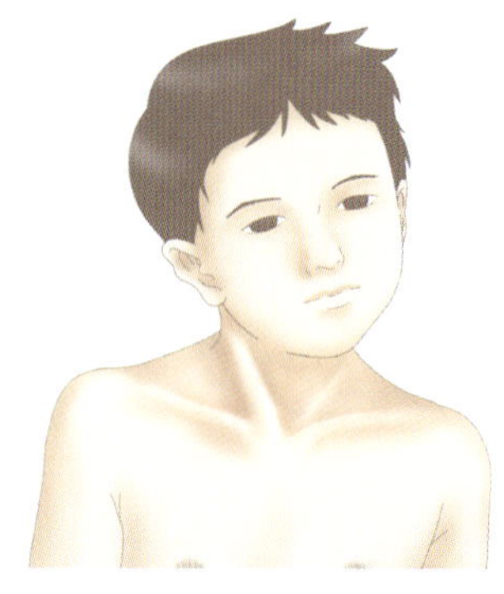

그림 2-55 ▸ **선천성(근육성) 사경(congenital torticollis).** SCM 근육의 구축이 돋아 보인다. 동측의 눈이 아래로 처지고, 턱이 작아지기도 한다.

기지 않고 잘 낫는다.

1세 이후에 변형이 굳어지고, 흉쇄유돌기근이 짧게 만져지면 수술치료의 대상이 된다. 수술은 흉쇄유돌기근의 건이 부착하는 쇄골과 흉골 부위에서 행하는 건절단*tenotomy* 이다. 흉쇄유돌기근은 여러 개의 근육다발로 구성되어 있기 때문에 육안으로 보고, 또 손가락 끝으로 느끼면서 섬유조직 끈을 선별해서 끊는다. 변형의 원인이 되었던 근육다발의 근막이 일부만 남아도 변형은 교정되지 않고 재발한다. 수술 중에 지혈을 철저히 하고, 가는 드레인을 하루 넣어둔다. 수술의 시기는 얼굴의 변형을 생각하여 일찍 해주는 것이 좋다. 소아기에 원인을 제거하면 얼굴의 비대칭은 스스로 교정된다.

참고문헌

1. Blais M, Boudier-Revéret M, Gaudreault N, Bureau NJ. Physiological Genu Varum and Valgum in Children: A Clinical Review. Am J Phys Med Rehabil. 2020 Apr;99(4):354-359.
2. Chau MM, Klimstra MA, et al. Osteochondritis Dissecans: Current Understanding of Epidemiology, Etiology, Management, and Outcomes. J Bone Joint Surg Am. 2021;12:1132-1151.
3. Ferkel RD, Westin GW, Dawson EG, Oppenheim WL. Muscular torticollis. J Bone Joint Surg Am. 1983;65-A:894-900.
4. Grimm NL, Levy BJ, et al. Traumatic Patellar Dislocations in Childhood and Adolescents. Orthop Clin North Am. 2020;4:481-491.
5. Kling TF, Hensinger RN. Angular and torsional deformities of the limbs in children. Clin Orthop Relat Res. 1983;186:136-142.
6. Langenskiold A. Tibia vara. Osteochondrosis deformans tibiae. Blount's disease. Clin Orthop Relat Res. 1981;158:77.
7. Lee SH, Lim HC, Chang JS. Clinical experience of central resection and fusion for bifid thumb. J Korean Orthop Assoc. 1987;3:805-808.
8. Rajaram SS, Suresh S, Schaefer PD. Growing Pains in Children: A Review of the Literature. J Pediatr Orthop. 2021 Oct;41(9):e794-e798.
9. Sinikumpu J, Nicolaou N. Current concepts in the treatment of first-time patella dislocation in children and adolescents. J Child Orthop. 2023;11:28-33.
10. Staheli LT. Rotational problems in children. Instr Course Lect. 1994;43:199-209.
11. Tapasvi S, Shekhar A, Eriksson K. Discoid lateral meniscus: current concepts. J ISAKOS. 2021;1:14-21.
12. Vankka E, Salenius P. Spontaneous correction of severe tibiofemoral deformity in growing children. Acta Orthop Scand. 1982;53:567-570.

일과성 고관절 활액막염_*transient synovitis of the hip joint*

1. Caird MS, Flynn JM, et al. Factors distinguishing septic arthritis from transient synovitis of the hip in children. A prospective study. J Bone Joint Surg Am. 2006;88:1251-1257.
2. Kocher MS, Mandiga R, et al. Validation of a clinical prediction rule for the differentiation between septic arthritis and transient synovitis of the hip in children. J Bone Joint Surg Am. 2004;86-A:1629-1635.
3. Luhmann SJ, Jones A, et al. Differentiation between septic arthritis and transient synovitis of

the hip in children with clinical prediction algorithms. J Bone Joint Surg Am. 2004;86-A:956-962.

4. Moroz LA, Laubscher M, Clarke NMP. Transient Synovitis of the Hip: A Review of Diagnosis and Management. J Pediatr Orthop. 2021 Oct;41(9):e845-e850.
5. Nouri A., Walmsley D., Pruszczynski B., & Synder M. (2014). Transient synovitis of the hip: a comprehensive review. J Pediatr Orthop B, 23(1), 32-36.

발과 발목의 문제들_*foot and ankle problem*

1. Fares MY, Salhab HA, Khachfe HH, Fares J, Haidar R, Musharrafieh U. Sever's Disease of the Pediatric Population: Clinical, Pathologic, and Therapeutic Considerations. Clin Med Res. 2021;19(3):132-137.
2. Ganley TJ, Valerio J, Riccio AI. Foot and Ankle Injuries in the Young Athlete. Orthop Clin North Am. 2023 Jul;54(3):291-301.
3. Green A. The Pediatric Foot and Ankle. Pediatr Clin North Am. 2020;67(1):169-183.

무릎과 무릎 주변의 통증을 가져오는 질환들_*painful conditions around the knee joint*

1. Chau MM, Klimstra MA, et al. Osteochondritis Dissecans: Current Understanding of Epidemiology, Etiology, Management, and Outcomes. J Bone Joint Surg Am. 2021;12:1132-1151.
2. Niu EL, Lee RJ, Joughin E, Finlayson CJ, Heyworth BE. Discoid Meniscus. Clin Sports Med. 2022;4:729-7470000000000000.
3. Roate n J, Guevel B, Heyworth B, Kocher M. Osteochondritis Dissecans Lesions of the Pediatric and Adolescent Knee. Orthop Clin North Am. 2022;4:445-459.
4. Sinikumpu J, Nicolaou N. Current concepts in the treatment of first-time patella dislocation in children and adolescents. J Child Orthop. 2023;11:28-33.
5. Vivekanantha P, Cohen D, Peterson D, de Sa D. Patellofemoral Instability in the Pediatric Population. Curr Rev Musculoskelet Med. 2023;7:255-262.

CHAPTER 03

영아기의 중요 이상들

Important Abnormalities in Infancy

3.1 선천성 만곡족 _Congenital Clubfoot

선천성 만곡족은 발바닥 대신 발등으로 바닥을 짚는 심각한 변형이다(그림 3-1). 기원전 4C, 히포크라테스에 의한 기록이 남아있을 정도로 역사가 깊다. 1000명 출생당 1~2명의 빈도로 발생하고, 남녀 비는 2:1, 일측 대 양측 비는 1:1이다. 가족력이 있는 경우가 많으며, 환아의 남자 형제는 일반 인구의 30배, 일란성 쌍둥이 환아의 다른 쌍둥이는 300배의 이환율을 보인다.

증상 만곡족 변형은 3요소, 즉 발이 안쪽을 향하는 전족부 내전 *forefoot adduction*, 발뒤꿈치가 안쪽을 보는 뒤꿈치 내반 *heel varus*, 발목이 내려간 첨족 *ankle equinus* 으로 구성된다. 선천성 만곡족은 발생원인과 변형의 정도에 따라서 분류한다. 발생원인으로는 자세성 *postural type*, 특발성 *idiopathic type*, 기형성 *teratologic type* 으로 나뉜다. 뒤꿈치가 작지 않고 손으로 밀어서 변형이 쉽게 고쳐지면 자세성 유형이고, 변형이 심하고 쉽게 고쳐지지 않으면 특발성 유형이다. 기형성 유형은 관절만곡증 *arthrogryposis* 에 동반된 만곡족처럼 증후군의 한 개 요

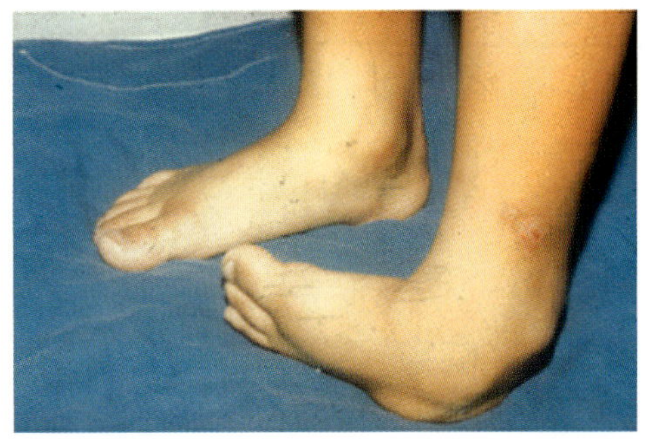

그림 3-1 ▸ **선천성 만곡족(congenital clubfoot).** 일찍 교정해 주지 않으면 발등으로 걷게 되는 심각한 변형이다.

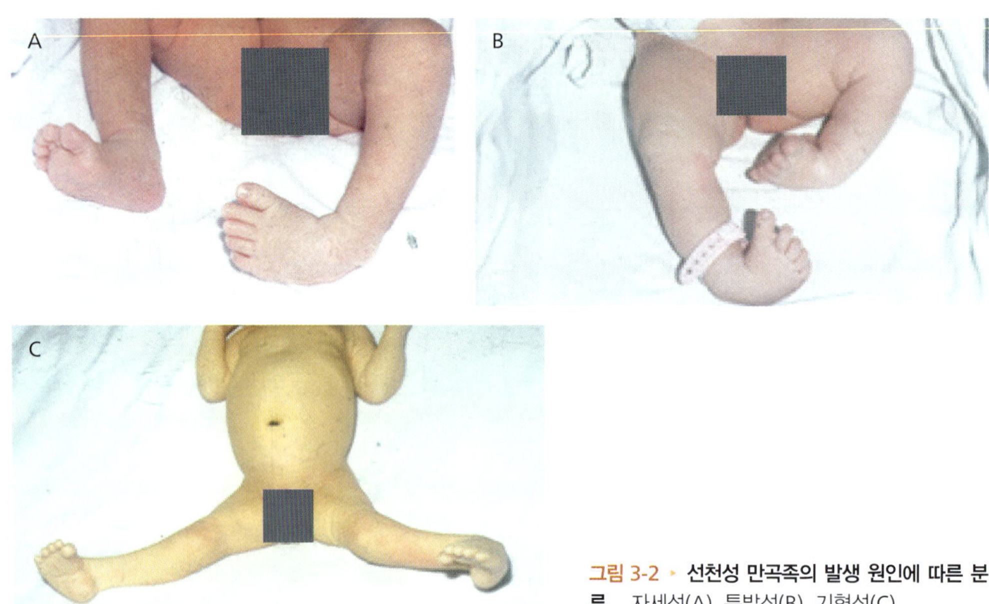

그림 3-2 ▸ 선천성 만곡족의 발생 원인에 따른 분류. 자세성(A), 특발성(B), 기형성(C).

소로써, 발이 작고 손 안에 쥐어보면 딱딱한 느낌을 준다. 만곡변형을 가지고 있더라도 뒤꿈치가 작지 않고 변형이 수동적으로 쉽게 고쳐지면 유연성 *flexible* 이고, 발 안쪽에 깊은 주름이 있고 뒤꿈치가 작으면 저항성 *resistant* 이다. 자세성은 유연성이고, 특발성은 정도의 차이를 보이는 저항성이다. 기형성은 심한 저항성이되 다행히 전체의 1~2%에 그치는 소수에 그친다(그림 3-2).

선천성 만곡족의 변형은 3차원적이다. 전족부의 내전변형은 주로 족골간관절 *midtarsal joint* 에서 일어나는데, 그중에서도 주상골이 거골의 두부를 벗어나서 안쪽으로 이동한 것 *talonavicular subluxation* 이 핵심이다. 뒤축의 내전은 거골하관절 *subtalar joint* 에서 종골 *calcaneus* 이 내회전된 변형이다. 족골-중족골 관절 *tarsometatarsal joint* 이 1차원 평면에서 내전된 중족골 내전증 변형과 구별된다(그림 3-3).

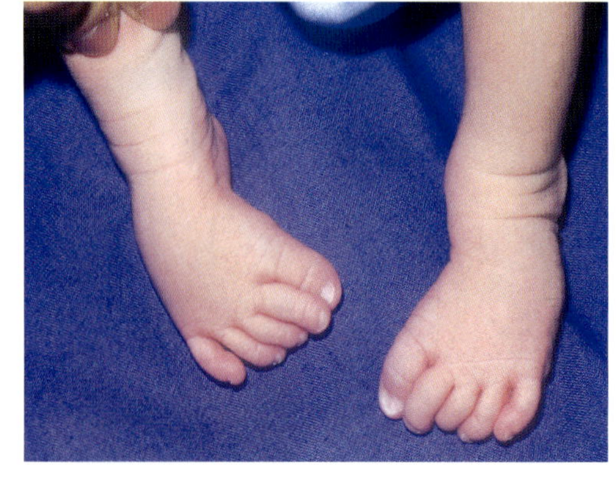

그림 3-3 ▸ 중족골 내전증(metatarsus adductus). 전족부가 내전되어 있으나 뒤축과 발목관절은 정상이어서 선천성 만곡족과 쉽게 구별된다.

종골의 회전은 종축을 따라서 시상면에서 일어나기도 하지만 더 중요한 것은 수평면에서 일어나는 것이다. 종골의 수평면에서의 회전은 위에 위치한 거골과의 충돌을 빚게 됨으로써 시상면에서의 내회전을 불러온다. 거골이 수평면에서 외회전되는 것을 변형의 시작으로 보는 시각도 있다. 발목관절의 첨족변형은 시상면에서 일어나는 비교적 단순한 변형이다. 선천성 만곡족에서 관절들의 변형은 뼈의 변형과 함께 주변을 싸고 있는 연부조직, 예를 들

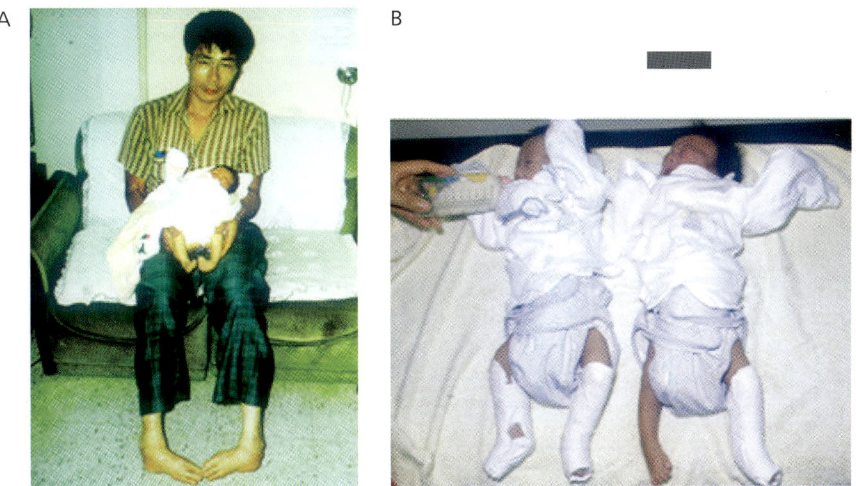

그림 3-4 ▸ **선천성 만곡족의 유전적 배경을 보여주는 사진들.** 부자(A)와 쌍둥이(B)가 같이 만곡족 변형을 보인다.

면 관절낭, 인대, 건 등의 구축을 동반한다. 족부의 변형과 연부조직의 구축은 원인-결과의 관계가 있으리라 생각되지만, 어느 것이 원인이고 어느 것이 결과인지는 알 수 없다(그림 3-4).

선천성 만곡족의 진단은 변형 자체가 드러나기 때문에 자명하다. 중요한 것은 변형을 평가하고 적절한 치료방법을 선택하는 것이다. 선천성 만곡족의 X선 촬영상은 변형의 부위와 정도를 알고, 치료 결과를 평가하는 데에 유용하다. 전형적인 방사선 촬영은 발의 전후방 사진과 배굴 하의 측방사진이다. 각각의 사진에서 카이트각도 *Kite angle*를 측정한다. 정확히 얻어진 측방X선 사진에서 거골과 종골이 겹침이 없이 평행을 이루고, 비골이 뒤쪽으로 밀려가 있고, 거골의 경부, 오목한 모습이 보이지 않는 것 등이 중요한 소견이다. CT, MRI 등은 예외적인 경우와 연구 목적으로 쓰인다(그림 3-5).

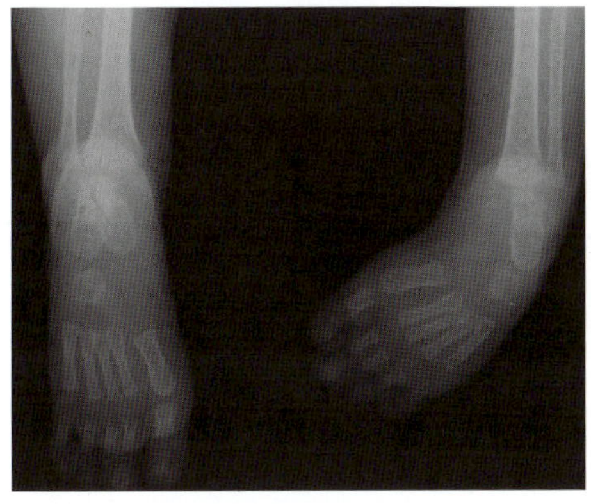

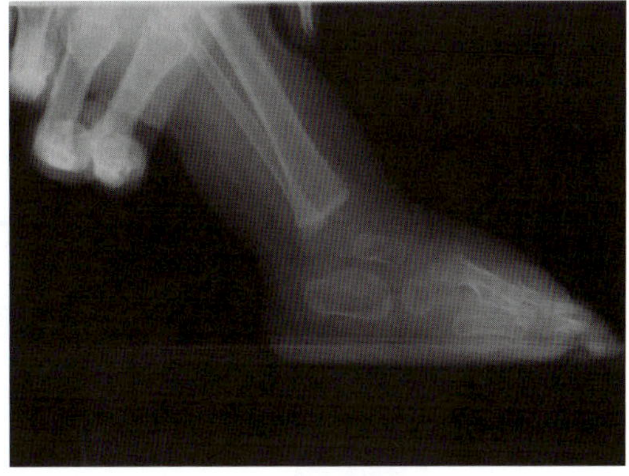

그림 3-5 ▸ **선천성 만곡족의 X선 사진.** 거골-종골각(talocalcaneal angle)이 AP 상에서 30도 이상, Lat 상에서 25도 이상이 되어야 정상이다. 만곡족에서는 이 각도가 함께 줄어든다. Lat 상에서 거골과 종골의 앞부분이 겹치지 않는 것(parallelism), 거골의 윗부분이 땅콩처럼 오목하게 들어가지 않고 펑퍼짐해 보이는 것, 외과가 후방으로 밀려나 있는 것 등이 모두 선천성 만곡족의 중요한 소견이다.

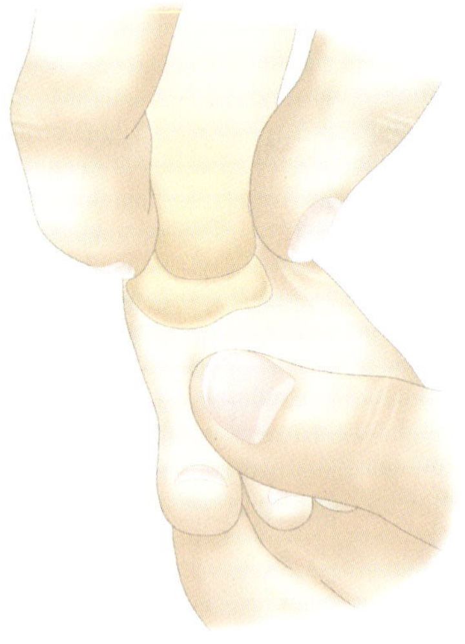

그림 3-6 ▸ **선천성 만곡족에 대한 도수조작–폰세티 방법(Ponseti method).** 거골 두부(talar head)를 정확히 짚는 것이 중요하다. 거골두를 회전축으로 삼아서 발의 나머지 부분을 바깥쪽으로 부드럽게 밀어낸다. 처음에는 발바닥이 안쪽을 보는 자세에서 해야 한다. 조작 후에는 얻어진 교정을 확보하기 위하여 캐스트붕대를 한다. 캐스트붕대는 무릎을 90도 굽힌 장하지를 해야 한다. 두세 시간의 공복 후에 젖을 물리면 잠재우는 약의 도움 없이 한 차례의 치료를 끝낼 수 있다. 1주일 간격으로 도수조작, 캐스트붕대 고정을 되풀이하면서 변형을 조금씩 고쳐 나간다.

치료 선천성 만곡족의 치료는 시기가 중요하다. 치료를 일찍 시작하는 것이 무엇보다 중요하다. 출생과 거의 동시에 치료를 시작하는 것이 이상적이다. 출생 후의 몇 주간을 허송하면 변형이 고착되고, 피하지방층이 두터워져 도수조작을 위주로 한 초기치료에 저항하게 된다. 치료하는 방법은 도수교정 *manipulation*과 캐스트고정의 조합이며, 같은 내용의 치료를 1주 간격으로 되풀이한다. 치료는 충분한 교정을 얻을 때까지 계속한다. 선천성 만곡족에 대한 도수교정은 술자가 두 손을 사용해서 변형을 점차 고쳐나가는 방법이다. 도수교정은 여러 가지 방법이 있으나 근래에는 폰세티 방법 *Ponseti method*이 일반화되어 있다.

폰세티 방법은 거골–주상골 관절 *talonavicular joint*의 아탈구를 정복시키는 데 중점을 둔다. 정복조작은 발을 내전된 자세대로 잡고, 족근동 *sinus tarsi*에서 거골의 두부를 정확하게 느끼는 것으로 시작한다. 다음으로 거골두를 한 손의 엄지손가락으로 받치고, 다른 손으로는 내측으로 벗어난 주상골을 밀어낸다. 이때에 발이 내회전되어 있는 위치에서 하는 것이 중요하다. 술자의 손가락 끝이 짚는 위치가 정확하고, 밀어내는 힘은 부드러워야 한다(그림 3-6, 3-7)

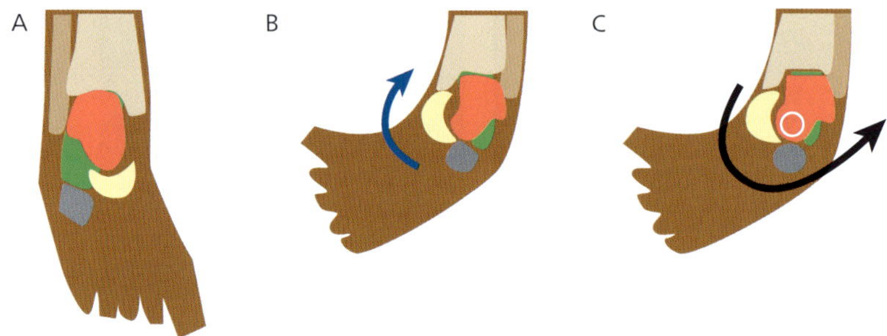

그림 3-7 ▸ **선천성 만곡족의 병리와 교정의 개념(거골–적색, 주상골–황색, 종골–록색).** 정상 발(A). 만곡족은 거골이 변형되고, 주상골이 거골두를 벗어나 내측으로 이동하여 있다(B). 도수교정은 아탈구된 주상골을 거골두 앞의 제자리에 되돌리는 작업이다(C). (Staheli L, Clubfoot:Ponseti management, 3rd ed. Global Help 2008.)

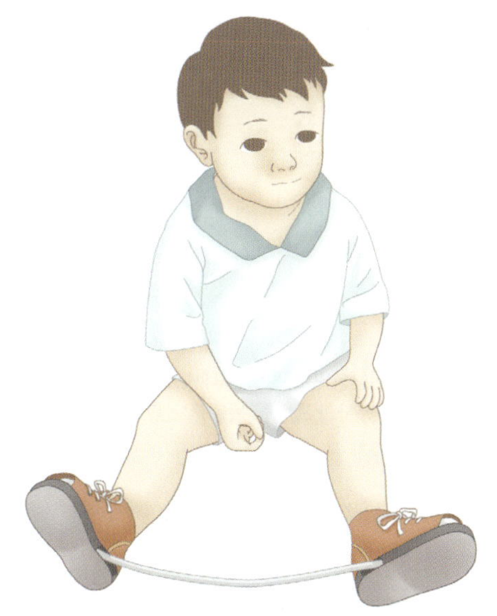

그림 3-8 ▸ **선천성 만곡족의 교정 후에 쓰이는 보조기 중의 하나인 데니스-브라운 류의 보조기.** 변형 교정을 굳히기 위하여 사용된다.

도수조작 후에는 얻어진 교정을 유지하기 위하여 캐스트붕대 고정을 한다. 캐스트붕대는 무릎을 90도 굽힌 상태에서 무릎 위까지 올라가는 장하지 붕대여야 한다. 단하지 캐스트붕대는 자주 벗겨지고, 발등이나 뒤꿈치에 욕창을 만들 위험성이 크다. 도수교정과 캐스트고정을 1주일마다 되풀이한다. 발의 내전 변형이 고쳐지면 발목을 올려서 첨족변형을 마저 교정한다. 발목의 첨족변형이 고쳐지지 않고 저항하면 국소마취 하에서 아킬레스건의 피하절단을 시행한다. 변형은 6~8주간의 치료에 의하여 대부분 교정된다. 얻어진 교정은 데니스-브라운 보조기 *Denis-Browne splint* 등으로 수개월간 유지한다(그림 3-8).

선천성 만곡족의 10~30%가 수술치료를 요한다. 수술의 대상은 보존적 치료에도 불구하고 고쳐지지 않는 저항성 만곡족, 재발성 만곡족, 기형성 만곡족 등이다. 수술의 목적은 체중을 부하할 때에 제1족지 중족골 골두, 제5족지 중족골 골두, 뒤꿈치 등의 세 지점이 함께 바닥에 닿는 발 *plantigrade foot* 이며, 동시에 발의 크기와 유연성은 최대한 보존하는 것이다. 수술방법에는 아킬레스건 연장술부터 시작하여 후방해리술 *posterior release*, 후외방해리술 *posterolateral release*, 후내방해리술 *posteromedial release*, 거골하 해리술 *subtalar release*, 삼중관절유합술 *triple arthrodesis* 등 여러 가지가 있다. 위의 수술들은 변형을 교정하는 대신 발의 탄력과 성장능력 면에서 손해를 보는 단점을 가진다. 변형의 교정이 과도하면 종족 변형 *calcaneus foot* 을 초래할 수 있는데, 이 또한 심하게 불편한 변형이므로 경계해야 한다. 근래에는 광범위 수술의 빈도가 줄어들고 있다(그림 3-9).

선천성 만곡족은 성장하면서 재발할 가능성이 크다. 변형이 일단 고쳐졌다고 방치하면

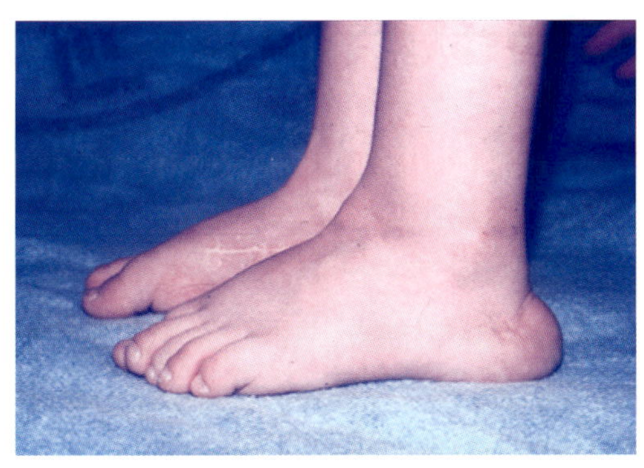

그림 3-9 ▸ **선천성 만곡족의 과도한 교정 후에 보이는 종족 변형(calcaneus foot).** 뒤축을 들어 올리지 못하여 입각기(stance phase)에 정상적인 rolling을 하지 못한다. 보행에 힘이 든다.

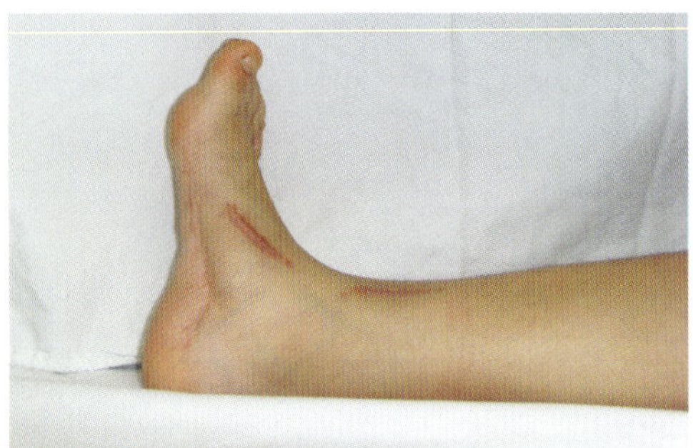
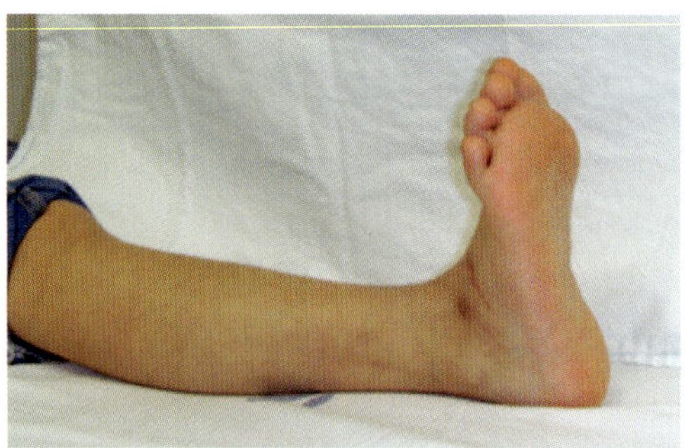

그림 3-10 ▸ 선천성 만곡족의 후내방 해리수술 후에 재발한 전족 내전변형에 대하여 전경골건을 발등 외측으로 이전한 수술 후의 발. 배굴과 외반이 능동적으로 가능하다(Evans procedure).

안 된다. 보조기와 신발, 물리치료 등 보조적인 방법을 꾸준히 적용하면서 성장이 끝날 때까지 지켜보아야 한다. 재발의 징후는 아킬레스건의 긴장이다. 아킬레스건의 긴장이나 단축은 발목관절의 배굴제한으로 나타난다. 재발의 징후가 보이면 다시 정규적인 물리치료를 시작해야 한다. 잔존하는 전족부 내전은 에반스 수술 *Evans procedure*, 전경골건의 외방이전술 *lateral transfer of tibialis anterior tendon* 등으로 교정한다(그림 3-10).

3.2 발달성 고관절 탈구 _Developmental Dislocation of the Hip Joint, DDH

발달성 고관절 탈구는 신생아의 고관절이 별 증상 없이 제자리를 벗어나는, 즉 탈구되는 병변이다. 방치하면 심하게 절게 된다. 절대 다수의 경우에서 탈구가 출생 후에 일어난다는 사실이 알려져 오랫동안 쓰이던 병명인 선천성 고관절 탈구 대신 발달성 고관절 탈구로 고쳐 부른다. 발생빈도는 1000명 출생당 1.5~1.7명, 남녀 비는 1:8로써 여아에서 월등히 많다.

신생아의 고관절은 일반적으로 불안정성을 가진다. 이것은 신생아의 고관절이 깊게 넣어져 있지 않은 점, 고관절을 심하게 굽히고 있던 태중의 자세 등과 같은 구조적인 이유와 출생 전후에 있었던 모체의 내분비 환경에 의한 생리적 이유가 복합적으로 작용한 결과이다. 신생아가 가지고 있는 고관절의 불안정성이 극히 일부에서 탈구와 이형성 *hip dysplasia* 으로 진행한다.

DDH는 고관절의 불안정 *instability*, 아탈구 *subluxation*, 탈구 *dislocation*로 나뉜다. 불안정은 오토라니 검사 *Ortolani test* 양성이되 대퇴골두가 관절 내에 위치한 상태이다. 아탈구는 고관절 내에서 대퇴골두가 동심원적인 중심에 위치하지 않고 외상방에 치우쳐 있는 상태로써, 비구와지붕의 경사가 정상에 비하여 가파르고 비구순 *labrum*이 밀려 올라가 있다. 아탈구는 결과적으로 비구와의 용적이 넓어지고, 비구와와 대퇴경부가 앞을 보는 전염각 *anteversion* 이 증가한다. 이러한 비구와의 변화를 비구이형성 *acetabular dysplasia*이라고 부른다. 탈구는 대퇴골두가 비구와를 벗어나 위로 올라가고, 비구순이 안으로 접혀 들어가 있는 상태이다. 탈구는 적어도 초기에는 아탈구에 비하여 구조적인 변화가 적다. 고관절이 가지는 2차적인 구조변화는 DDH의 예후에 영향을 주는 중요한 요소가 된다(그림 3-11).

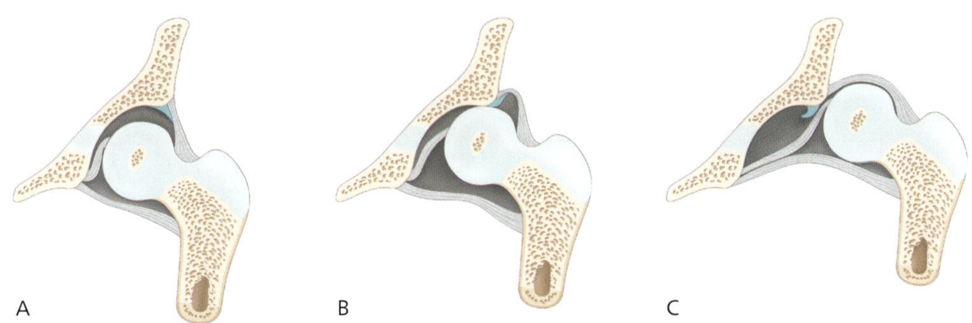

그림 3-11 ▸ 고관절의 탈구의 병적 단계. 정상(A), 아탈구(B), 탈구(C). 대퇴골두가 비구와를 벗어나면서 비구순(labrum)이 안으로 접혀 들어간다.

고관절의 불안정성은 신생아의 고관절을 90도 굽혀 잡고 검사자의 엄지와 중지를 사용하여 내전과 함께 뒤로 밀어내고, 외전과 함께 앞으로 당겨 넣는 오토라니 검사로 평가한다. 대퇴골두가 비구와 안팎으로 들고 날 때에 비구순 *labrum* 을 넘나드는 촉감이 '딸깍 *click*'하고 느껴지면 비정상이다. 이 검사에서 딸깍거림이 없고, 고관절 양측이 대칭적으로 충분히 벌어지면 정상이고, 딸깍거리면서 고관절이 들락날락하거나 일측이 반대 측에 비하여 덜 벌어지면 불안정 고관절이다. 이 검사법은 신생아 검색 *neonatal screening* 에 이용되며, 실제로 DDH의 빈도를 줄이는 데 기여하고 있다(그림 3-12).

증상 DDH의 증상은 나이에 따라 다르다. 출생 후 2~3개월까지는 오토라니 검사 양성인 불안정이 주 증상이다. 2~3개월이 지나면 대퇴골두가 비구와를 벗어나서 비구와의 위쪽, 뒤쪽 장골 *ilium* 위에 위치하는 탈구상태가 된다. 고관절이 탈구되면 다리가 짧아지고, 외회전 변형을 보인다. 이 자세는 내전, 내회전되는 외상성 탈구와 대조를 이룬다. 고관절을 굽혀서 무릎의 높이를 비교해 보면 탈구된 쪽의 높이가 낮다. 영아들의 고관절은 90도 굽힌 상태에서 70~80도 벌어지고, 양측이 같다. 고관절이 탈구되면 외전이 제한되는데, 이것은

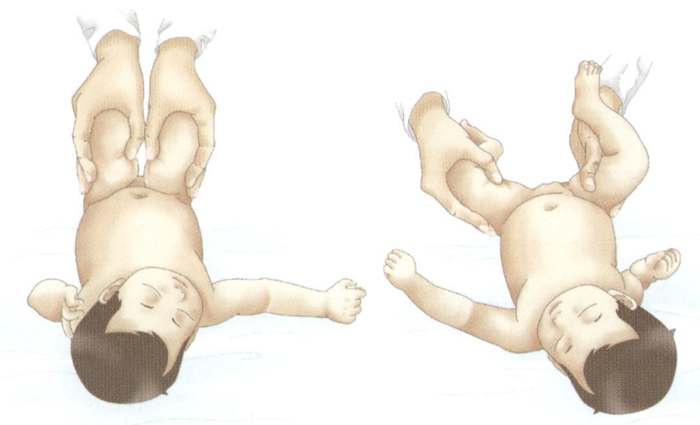

그림 3-12 ▸ 신생아 고관절의 안정성을 시험하는 오토라니 검사(Ortolani test). 대퇴골두가 비구와를 넘나들 때 비구순(labrum)이 '딸깍(click)' 하고 느껴지면 불안정성이거나 탈구이다. 신생아 검색(neonatal screening)에 쓰인다.

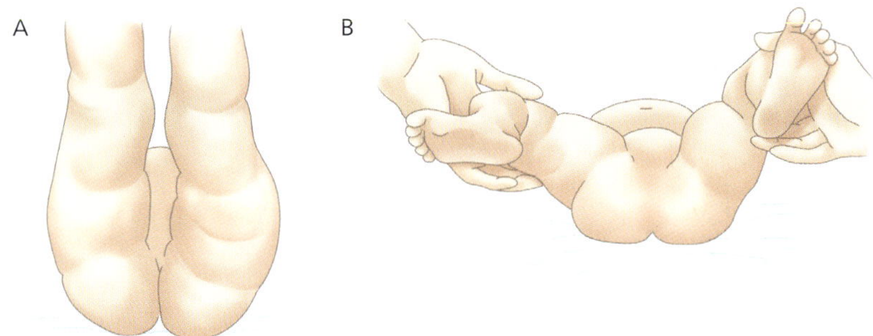

그림 3-13 ▸ 영아의 대퇴부의 주름살이 한쪽에서 많이 관찰되거나(A) 고관절이 벌어지지 않으면 탈구가 의심된다.

매우 중요한 소견이다. 탈구된 쪽의 허벅지 주름살이 한두 개 더 많을 수 있는데, 이것은 위양성이 많다(그림 3-13).

탈구되어 보이는 관절에 대하여 오토라니 검사를 해보면 '딸깍'하고 들어가는 관절이 있고, 아예 벌어지지 않는 관절이 있다. 전자는 정복 가능한 탈구이고, 후자는 마취 없이는 정복이 어려운 탈구이다. 이학적 검사에서 고관절의 외전제한이 있는가, 없는가는 치료방법을 정하는 데 중요한 고려 사항이다.

고관절이 탈구된 채 걷기 시작하면 절름거리고, 일반인의 눈에도 알아볼 수 있게 된다. 1.5세 전후에 자주 발견되는 이유이다. 매우 드물게 보는 양측 고관절 탈구는 상체를 좌우로 흔드는 오리걸음 *waddling gait*을 한다. 오리걸음은 처음에는 귀여운 걸음새 정도로 보일 수 있어서 조기진단의 기회를 놓치기 쉽다. 한쪽 다리를 들고 혼자 설 수 있는 나이가 되면 탈구 쪽의 다리로 섰을 때에 골반이 반대쪽으로 떨어지는 현상을 볼 수 있다. 이 현상은 고관절 외전근의 비효율성을 의미하는 것으로써, 트렌델렌버그 검사 *Trendelenburg test* 양성이다(그림 3-14).

진단 고관절 탈구가 의심되면 초음파검사 *ultrasonography*와 X선 촬영을 선택적으로 한다. 고관절 초음파검사는 손쉽게 자주 할 수 있고, 방사선 노출이 없고, 관절을 움직여보면서 하는 역동적인 검사가 가능하기 때문에 생후 4~5개월 미만의 영아들에서 특히 유용하다(그림 3-15).

X선 촬영상은 몇 가지 분명한 소견을 보여준다. 발육성 고관절 탈구의 방사선 소견은 대퇴골두 골단이 늦게 나타나거나 반대 측에 비하여 작고, 대퇴골두 혹은 대퇴골의 위쪽 끝부분이 비구와의 바깥쪽,

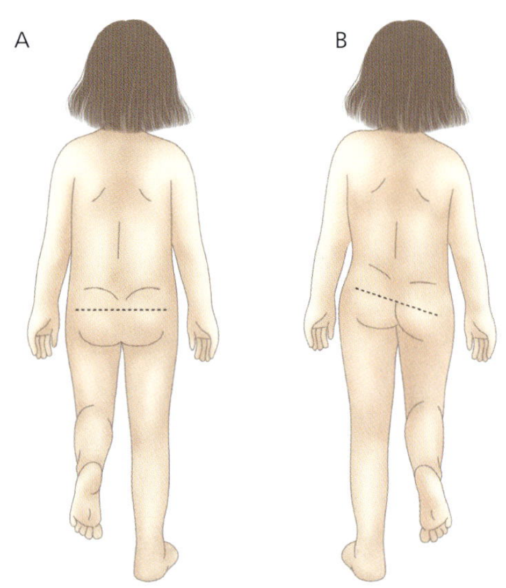

그림 3-14 ▸ **Trendelenburg test- 정상(A)과 탈구(B).** 탈구된 쪽을 딛고, 반대쪽 다리를 들면 골반이 반대쪽으로 떨어진다.

위쪽으로 올라가 위치하고, 비구와의 기울기 각도 *acetabular index, AI*가 큰 것 등 이다. 골반의 폐쇄공 *obturator foramen*의 위 경계선과 대퇴골 경부 안쪽을 잇는 선이 쉔톤 선 *Shenton's line*인데, 대퇴골두가 중심에서 벗어나면 이 선의 연속성이 깨진다. 쉔톤 선은 조금만 어긋나도 장래의 고관절 이형성을 예고할 만큼 중요한 소견이다(그림 3-16, 3-17).

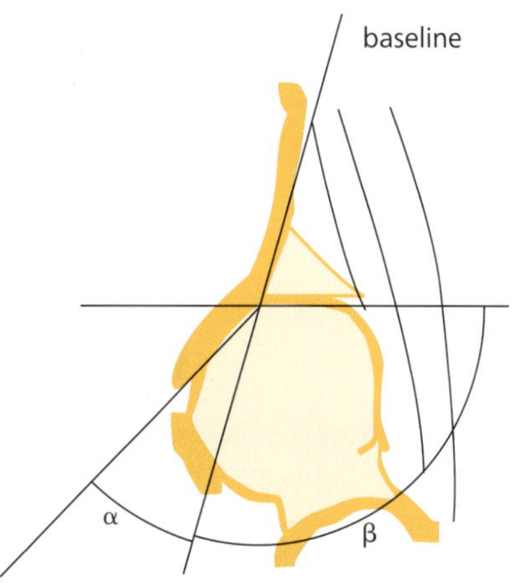

그림 3-15 ▸ 신생아와 영아에서 시행하는 고관절 초음파검사 개념도. α각이 60도 이하이면 골성비구와의 깊이가 부족함을 의미한다.

치료 DDH 치료는 고관절의 해부, 생리적 변화를 이해하고 임해야 한다. 신생아의 대퇴골두는 연골로만 되어있는 매우 연약한 덩어리이다. 삶은 달걀의 경도와 비슷하다. 생후 6~12개월에 이 연골덩어리 속에 골단 *epiphysis*이 자리 잡는다. 대퇴골두의 골단은 골간단으로부터 올라오는 혈관에 의하여 순

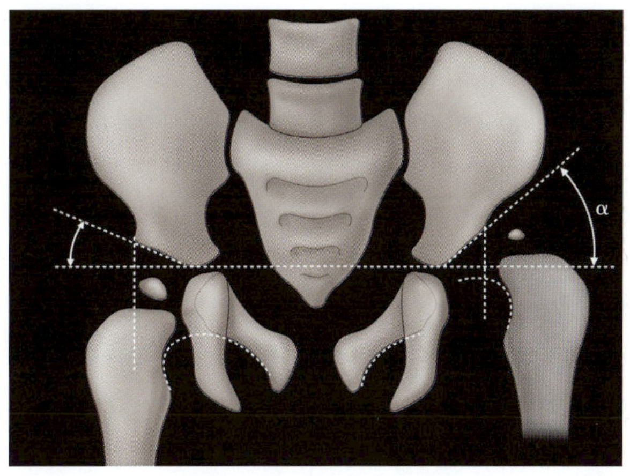

그림 3-16 ▸ 발육성 고관절 탈구의 X선 소견(좌측). 대퇴골두 골단이 작고 밖, 위쪽으로 전위되고, 비구와의 기울기(acetabular index, α angle)가 증가하고, 쉔톤 선(Shenton's line)이 끊어져 있다.

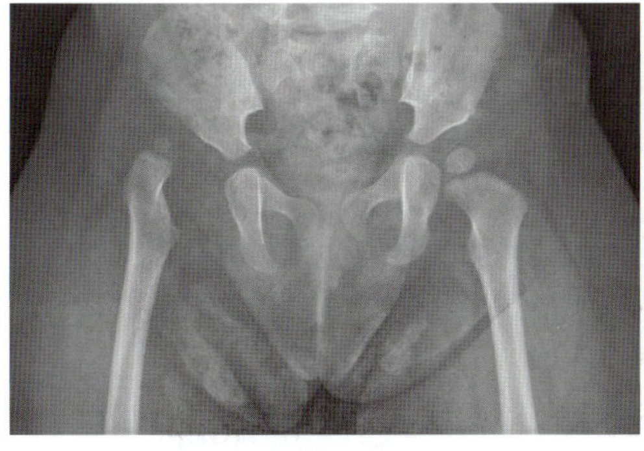

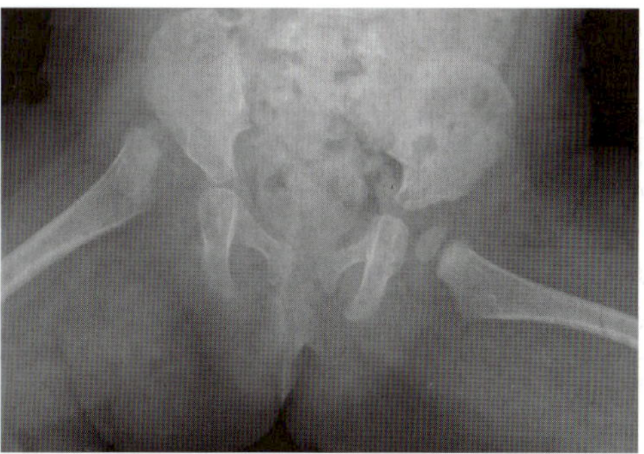

그림 3-17 ▸ 발육성 고관절 탈구 X선 사진. 환아의 우 고관절에서 대퇴골두의 골단이 반대측에 비하여 작고, 외상방으로 벗어나 있다. 비구와의 기울기도 증가되어 있다.

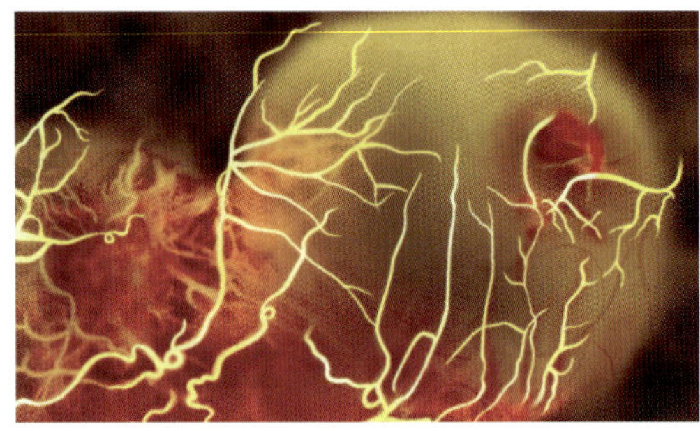

그림 3-18 ▸ 영아들의 대퇴골두의 골단은 연골을 뚫고 들어오는 골단동맥에 의하여 순환된다. 골두가 압력을 받으면 혈관이 눌리고, 그 결과 골단이 무혈성괴사(avascular necrosis)를 일으킨다.

환된다. 연골층을 뚫고 골두 내부로 들어가는 골단혈관 *epiphyseal vessel*은 연골을 누르는 압력에 대하여 매우 취약하다(그림 3-18). 만약 고관절 탈구를 치료하는 중에 연골덩어리인 대퇴골두에 생리적 범위를 넘어서는 압력이 가해지면 대퇴골두 골단은 무혈성괴사 *avascular necrosis, AVN*에 빠지게 된다. 과도한 압력은 고관절을 넓게 벌려 놓을 때에 흔히 발생한다. 대퇴골두 골단의 무혈성 괴사는 DDH의 치료 중에 자주 발생하는 심각한 합병증으로써, 치료결과를 크게 훼손하기 때문에 항상 의식되어야 한다(그림 3-19, 3-20).

DDH의 치료는 환아의 나이와 탈구상태에 따라서 다르다. 출생 직후부터 2~3개월 이내의 불안정성은 고관절을 80~90도 굽힌 상태에서 외전시켜둔다. 이 자세를 유지하는 보조기로는 파브릭 보장구 *Pavlik harness*가 유용하다. 파브릭 보장구를 착용한 자세에서 벌리는 외전각도는 60도 이내여야 한다. 외전 각도가 60도 이상이면 연골로 이루어진 골단이 과도하게 눌려 AVN을 일으키기 쉽기 때문이다(그림 3-21).

생후 2~3개월 이후의 고관절 탈구에 대하여서도 파브릭 보장구를 다른 치료에 앞서서 사용해 볼 수 있다. 이 경우에도 외전을 60도 이내로 해야 한다. 매주 초음파로 추적하여 2~3주 내에 정복이 얻어지면 보장구 치료를 계속한다. 반대로, 정복이 되지 않으면 보장구를 중단하고 고관절을 자유롭게 움직이게 한다. 몇 주 동안 움직임으로써 고관절의 생리적 상태를 회복시킨 후에 보장구 다음의 방법으로 치료한다.

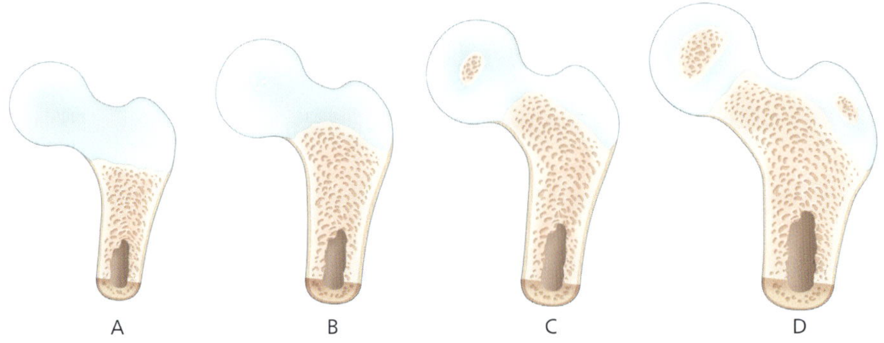

그림 3-19 ▸ 영아들의 고관절에서 대퇴골 상단은 연골덩어리(chondroepiphysis)이다. 1세에 접근하면서 연골성 골두 속에 골단(epiphysis)이 자리 잡고 커지면서 연골 부분이 상대적으로 줄어든다(A: 출생 시, B: 6개월, C: 9개월, D: 2세).

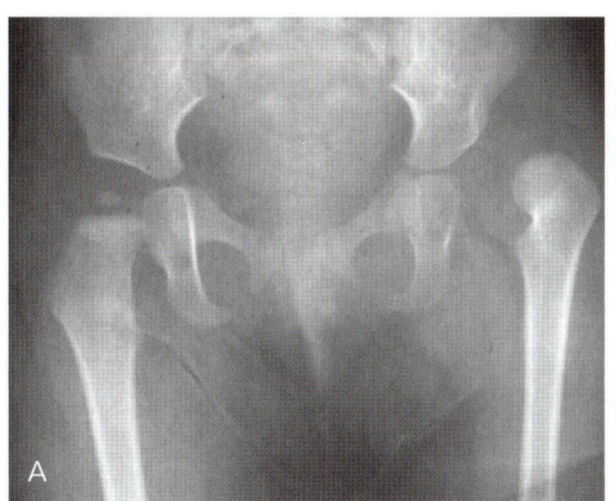

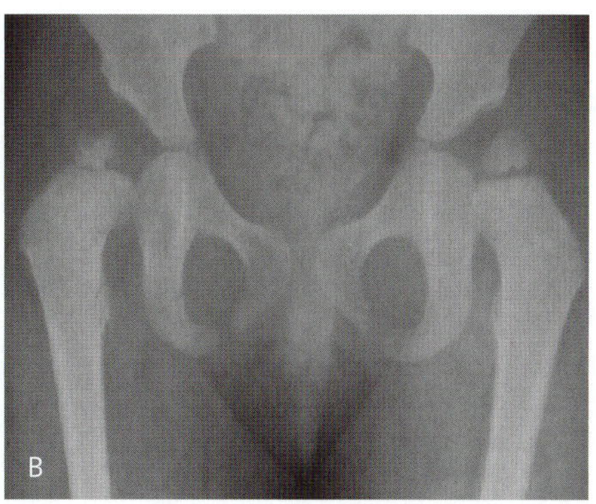

그림 3-20 ▸ 대퇴골두의 무혈성괴사(AVN)의 X선 소견. 전부괴사(A), 부분괴사(B). AVN은 치료 결과를 심하게 훼손하는 합병증으로써 치료 중에 자주 발생한다.

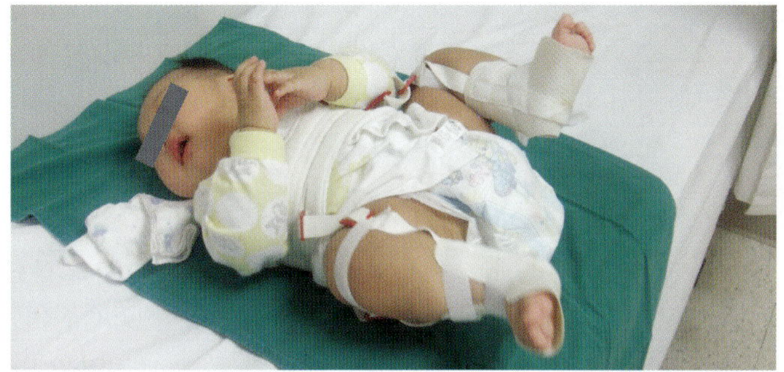

그림 3-21 ▸ 파브릭 보장구(Pavlik harness). 역동적인 외전 보조기(dynamic abduction brace)로써 신생아와 어린 영아들의 불안정한 고관절에 주로 쓰인다. 외전 각도는 60도를 넘지 말아야 한다.

생후 4~6개월이 지나서 오토라니 검사에 정복되지 않거나 60도 이상의 외전을 요하는 고관절 탈구는 두 가지 경로로 치료한다. 첫째 경로는 전신마취 하에서 관절을 정복하고, 관절조영술을 시행하여 정복의 질을 확인한다(그림 3-22). 이에 앞서 1~2주간의 피부견인을 하기도 하는데 이것은 정복을 쉽게 하고, 대퇴골두 골단의 무혈괴사를 감소시킨다는 믿음에서 해왔다. 그러나 입원기간을 늘리고, 입원 중에 상기도 감염 등에 걸리는 일이 잦고, 또 무혈

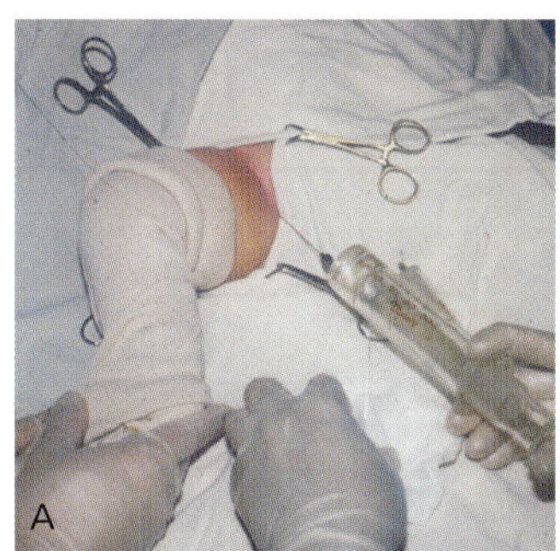

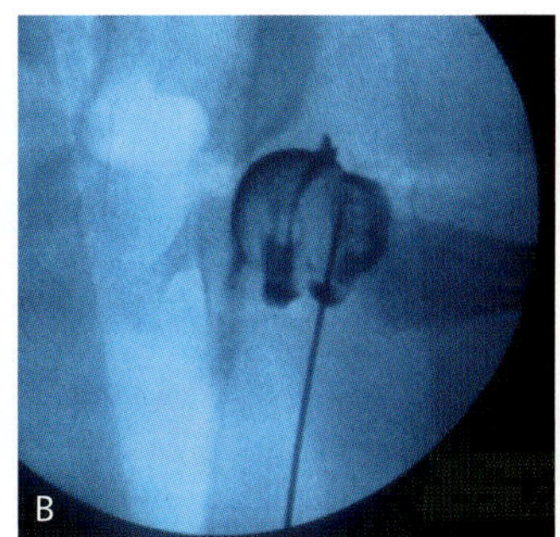

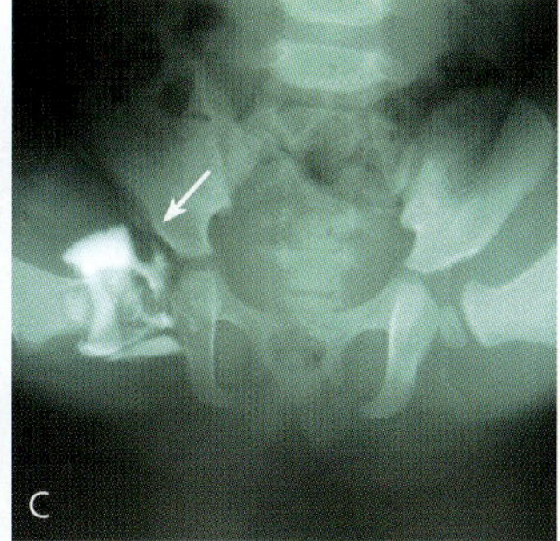

그림 3-22 ▸ 고관절의 정복상태를 알아보기 위한 관절조영술. 시술방법(medial approach, A), 정상(B), 고관절 탈구의 정복 후 소견(C). 정상은 위쪽에서 장미가시(rose thorn) 모양을 보이고, 조영제가 얇게 두루 분포한다. 고관절 탈구는 정복되었음에도 불구하고 비구순이 안으로 접혀 들어가 있다.

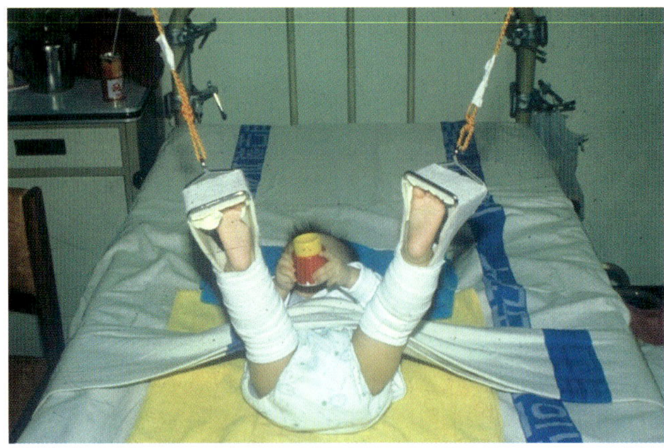

그림 3-23 ▸ AVN을 방지하기 위한 정복 전의 견인. AVN을 방지하는 효과가 확실하지 않다.

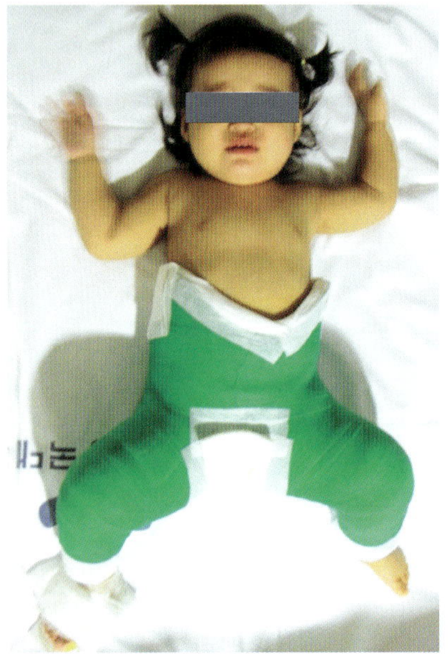

그림 3-24 ▸ 고관절의 정복 후에 고수상 캐스트(hip spica cast)를 감는다. 고관절의 외전은 60도 이하여야 한다.

성괴사를 줄인다는 증거가 희박하기 때문에 근래에는 하지 않는 쪽이 우세하다(그림 3-23).

전신마취 하에서 관절이 정복되고, 관절조형술 상에서 관절 내에 비구순이 접혀져 들어가 있지 않으면, 또 외전 60도 이내에서 정복이 유지되면 고수상 캐스트*hip spica cast*로 고정한다(그림 3-24).

외전자세에 의하여 고관절의 압력이 높아질 가능성을 줄이기 위해 내전건을 일부 절단*adductor tenotomy*하기도 한다. 만약 관절 내에 접혀 들어간 비구순 등 장해물이 있고, 관절의 동심원적인 정복이 얻어지지 않으면 관혈적 정복이 필요하다. 관혈적 정복으로 동심원적인 정복이 얻어지면 고수상 캐스트붕대 고정을 한다. 관혈적 정복을 시행할 때에 장요근 *Iliopsoas M.*의 건을 절단한다(그림 3-25).

이 치료 경로는 고관절의 발육이 제일 왕성한

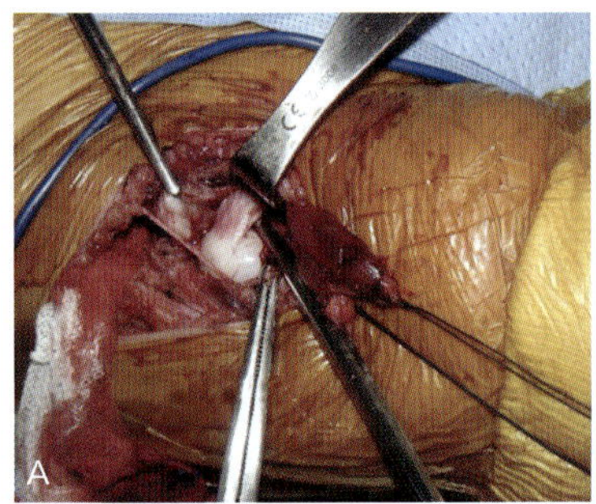

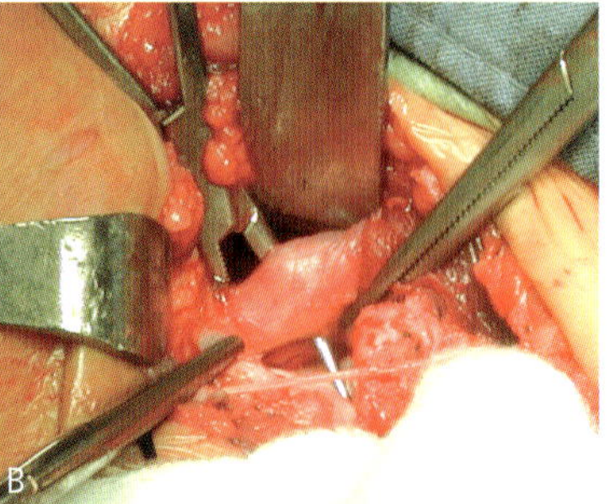

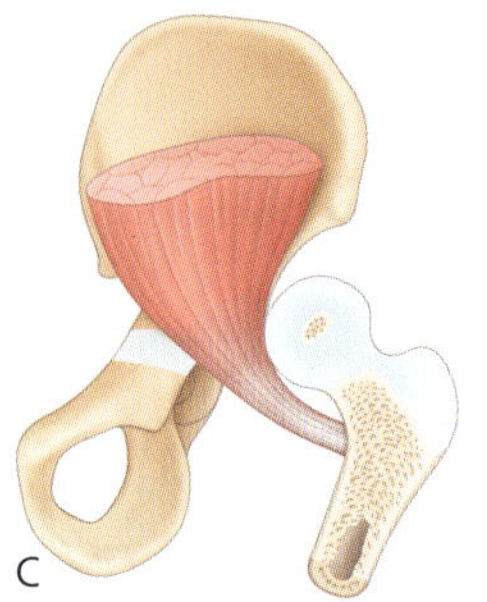

그림 3-25 ▸ 고관절 탈구의 동심원적인 정복(concentric reduction)을 방해하는 구조물들. 비후된 원형인대(ligamentum teres)(A), 장요근건(iliopsoas tendon)(B). 장요근의 개념도(C). 원형인대는 제거하고, 장요근건을 분리(tenotomy)해 주어야 깊숙이, 그리고 압력이 높지 않게 정복된다.

기간을 치유기간으로 사용하는 조기치료의 이점을 누리는 반면, 대퇴골두가 아직 대부분 연골성이기 때문에 AVN의 위험성이 큰 부담을 안는다. 다른 한 가지의 치료 경로는 X선상에 대퇴골두의 골단이 제법 크게 자리잡을 때까지 기다렸다가 첫째 경로와 같은 방법으로 치료하는 방법이다. 연골덩어리인 대퇴골두보다 골단을 가지고 있는 대퇴골두가 압박에 대한 저항력이 크기 때문에 AVN이 일어날 가능성이 낮다는 보고를 신뢰하는 치료 방법이다. 어느 경로를 밟든 고관절의 운동을 제한하는 고수상 캐스트고정은 최소기간으로 해야 한다. 그 이후에는 안전한 각도 내에서의 자발적 운동을 허용하는 역동적 외전보조기 *dynamic abduction brace*로 바꿔준다.

걷기 시작한 1세 이후의 고관절 탈구는 탈구에 의한 2차적 변화를 가지기 때문에 치료가 그만큼 커진다. 1세 이후라도 영아기와 같이 마취 하에서의 검사와 관절조영술을 시행하여 정복 가능 여부, 정복의 질, 필요한 외전각도 등을 평가하는 것이 필요하다. 평가 결과에 따라서 두 가지 방법, 즉 도수정복 후 캐스트고정과 관혈적 정복 후 캐스트고정 중에서 한 가지를 선택하여 시행한다. 관혈적 정복을 시행할 때에 장요건 *Iliopsoas tendon*을 절단한다. 이것은 장요건이 정복을 가로막고, 또 정복이 된 후에는 관절 내 압력을 높이는 결정적 인자가 되기 때문이다. 정복 후에 관절을 움직여 보아서 불안정하면 대퇴골 근위부의 내반-외회전절골술 *varization-external rotation osteotomy*이나 쏠터 무명골절골술 *Salter's innominate osteotomy*을 시행하여 안정성을 높인다. 관절의 아탈구에 의하여 비구와가 변형되고, AI가 커진 경우에는 비구와의 용적을 줄이면서 AI를 낮추어주는 펨버튼 비구성형술 *Pemberton's acetabuloplasty*을 시행하기도 한다. 쏠터 절골술은 아탈구에 시행되는 안정화 술식이다. 장골을 중간에서 자르고, 그중의 아래 부분을 전하방으로 끌어내려서 비구와의 방향을 바꾸어주는 수술이다. 쏠터수

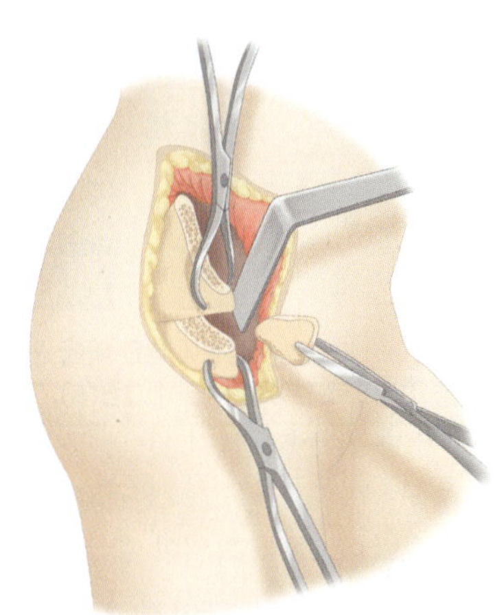

그림 3-26 ▸ **쏠터 무명골절골술(Salter's innominate osteotomy)의 개념도.** 장골을 위 아래로 나눈 뒤에 비구와를 포함한 아래 부분을 치골유합부를 회전축 삼아 앞으로, 아래로 끌어 내린다. 뒤에 생기는 빈 공간은 장골극에서 뗀 삼각형의 뼈 조각으로 채워 준다. 아탈구에 자주 쓰이는 유용한 술식이다.

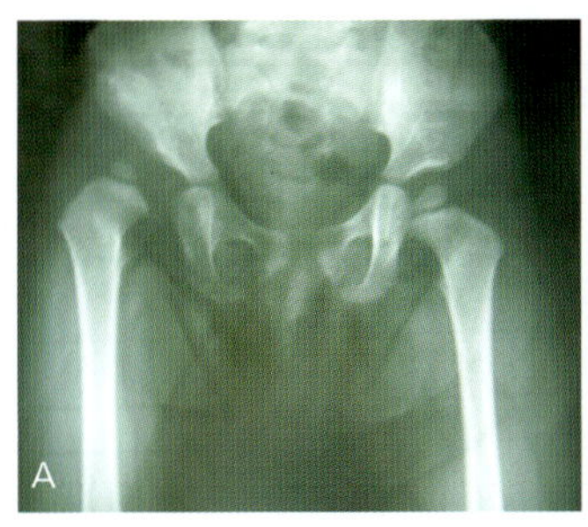

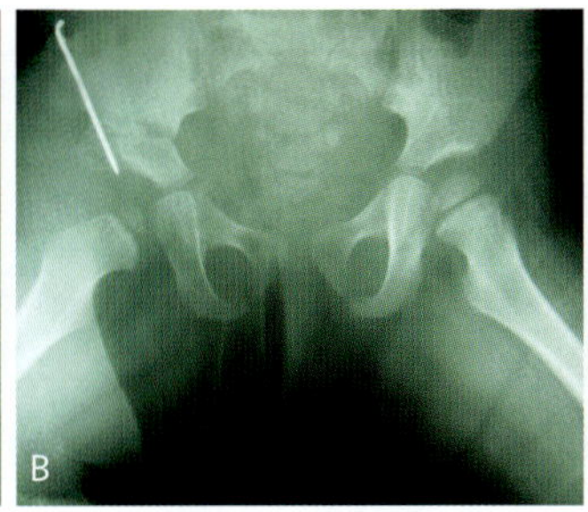

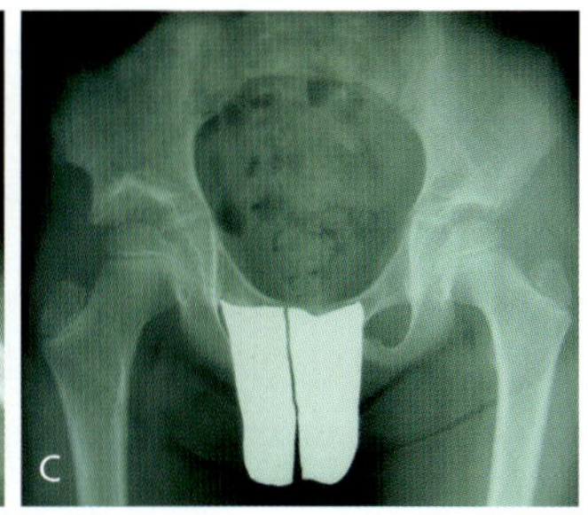

그림 3-27 ▸ **27개월 여아.** 우 고관절 탈구(A)에 대하여 쏠터 절골술(Salter'sinnominate osteotomy)을 시행(B), 5년 후(C) 만족스러운 결과를 보인다.

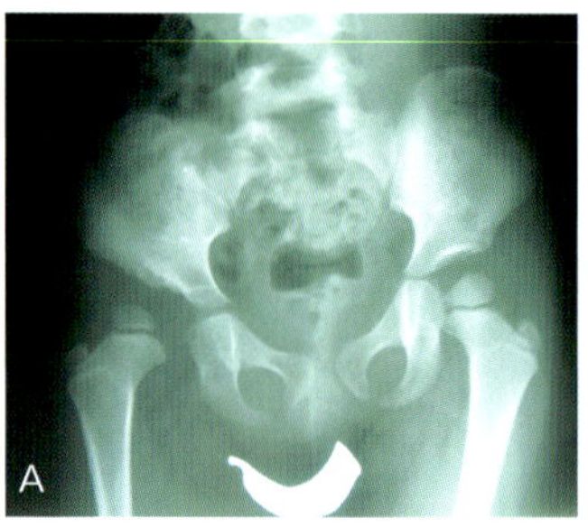

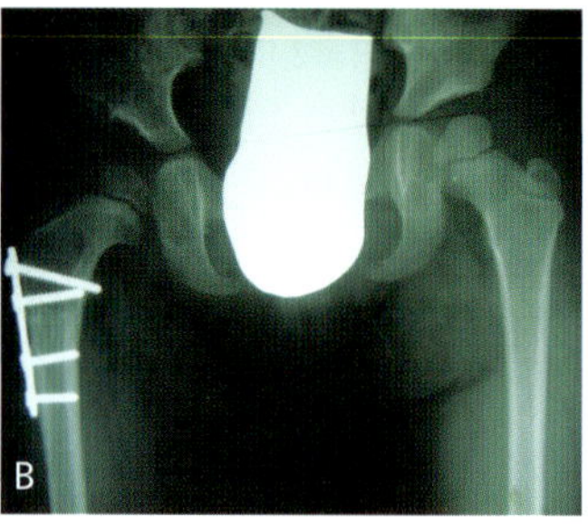

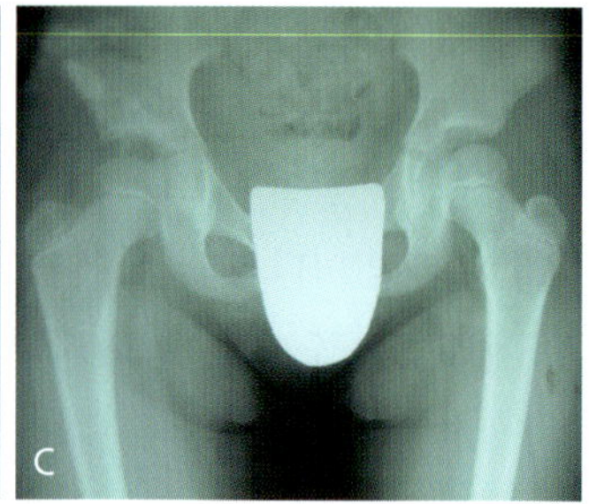

그림 3-28 ▸ **28개월 여아.** 우 고관절 탈구. 관절이 동심원적으로 정복되지 않고, 억지로 정복했을 때 관절압력이 높아짐을 알고 대퇴골 단축술을 같이 시행하였다(A, B). 수술 후 7년에 정상적인 발육을 보여준다(C).

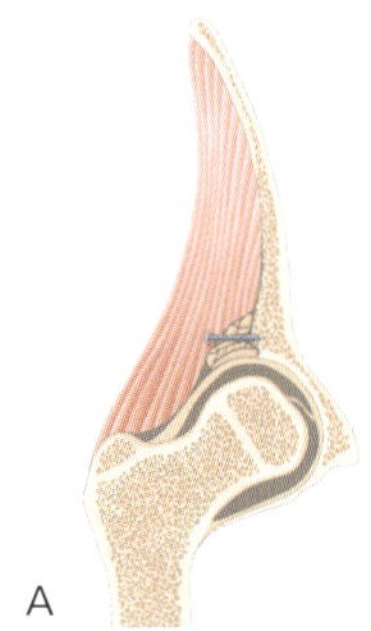

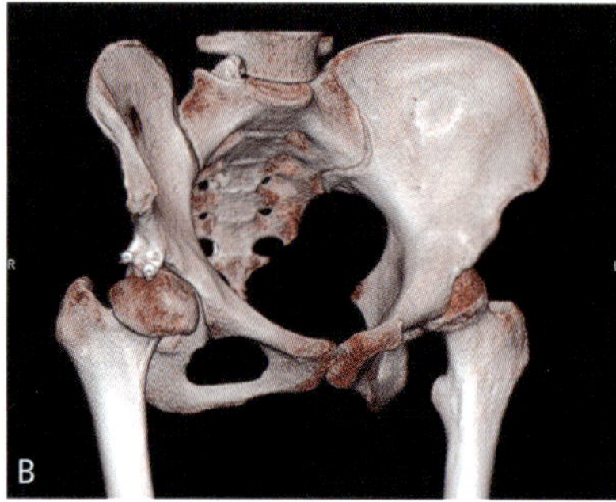

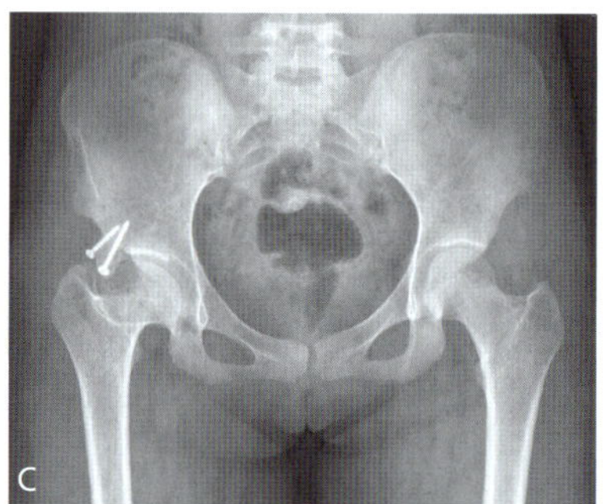

그림 3-29 ▸ **고관절 이형성에 대한 확대 선반수술(augmentation shelf).** 관절 밖으로 노출된 대퇴골두의 앞과 옆을 이식골 조각으로 덮어준다. 술식 그림(A), 3D CT 사진(B). 관절의 통증이 사라지고, 수술 후 16년 X선상에서 관절 간격이 유지되어 있다(C).

술은 장골이 좀 두꺼워야 할 수 있기 때문에 18개월 이후에 한다(그림 3-26, 3-27).

DDH 환아의 나이가 2세가 넘으면 대부분 관혈적 정복과 함께 안정화 술식이 필요하다. 안정화 술식에는 쏠터 절골술, 펨버튼 절골술, 대퇴골 근위부 절골술 *proximal femoral osteotomy* 등이 시행된다. 이 술식들은 서 있는 자세에서 대퇴골두를 비구와 속에 깊숙이 넣어주는 방법들이다. 나이가 더 많은 환아에서 관절의 정복이 어려운 경우 관혈적 정복과 함께 대퇴골 단축술 *femoral shortening* 을 시행하면 큰 도움이 된다. 대퇴골을 근위부에서 2 cm 전후 잘라내면 정복이 쉬워지고, 정복 후에 관절의 압력이 높아지는 것을 방지할 수 있다(그림 3-28).

고관절 탈구가 방치되어 2차적인 변화가 심하면 여러 가지 구조수술 *salvage procedure* 을 시행해야 한다. Chiari osteotomy, shelf operation, Dega pelvic osteotomy 등이 그 예인데, 이들 구조수술의 결과는 일정하지 않다(그림 3-29).

일단 대퇴골두의 AVN을 겪은 고관절은 후속치료의 결과에 따라서 예후를 달리한다. 그러나 환자의 입장에서 장기적으로 보면 대체로 실망스럽다. 조기에 THR수술의 대상이 될 가능성이 크기 때문이다(그림 3-30, 3-31).

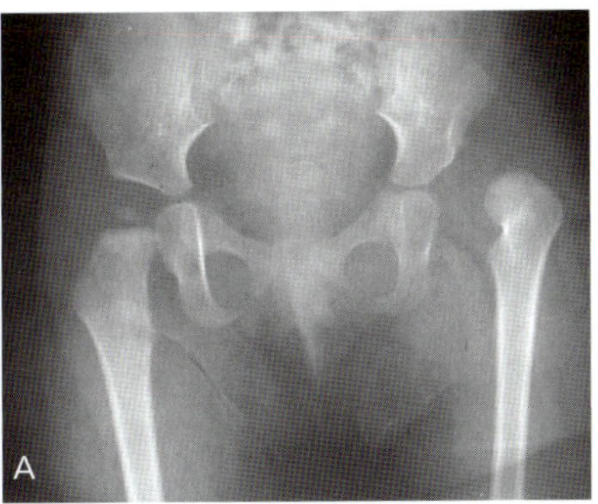

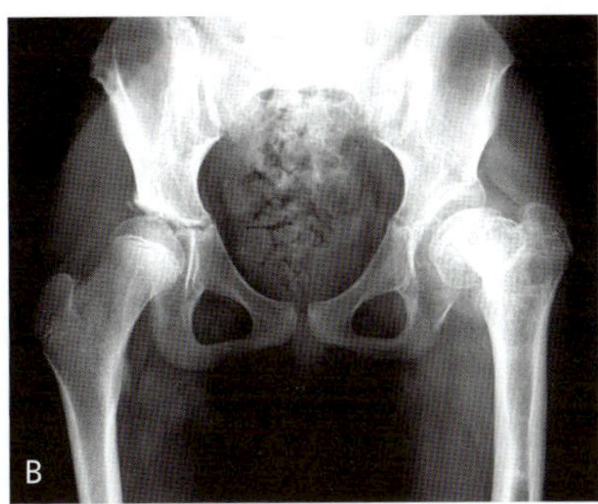

그림 3-30 ▸ **16개월 여아.** 좌 고관절의 AVN (A). 관혈적 정복 후 11년째 X선 사진(B). 골단이 나타났으나 제대로 자라지 못하여 대퇴경부가 짧고, 골두가 밑으로, 그리고 뒤쪽으로 밀려나 있다. 고관절 이형성에 의한 퇴행성 관절염이 조기에 발생하였다. 고관절 대치성형술(THR)의 필요성이 예견된다.

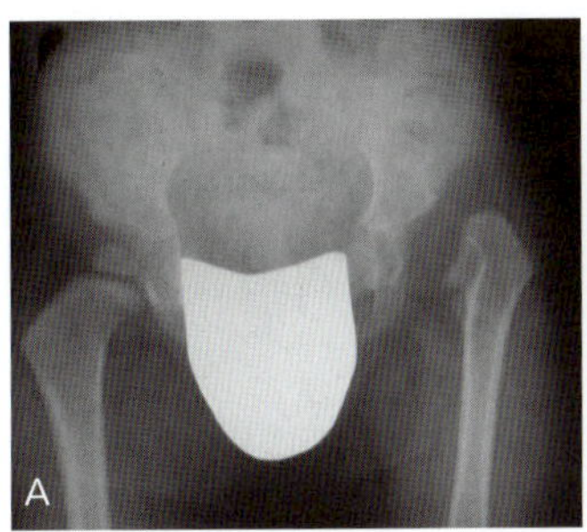

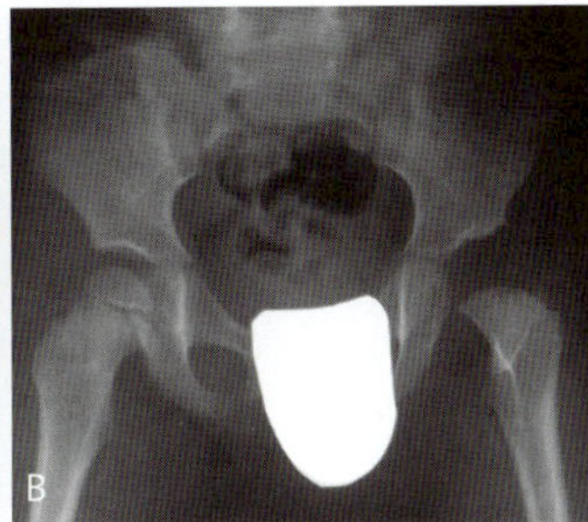

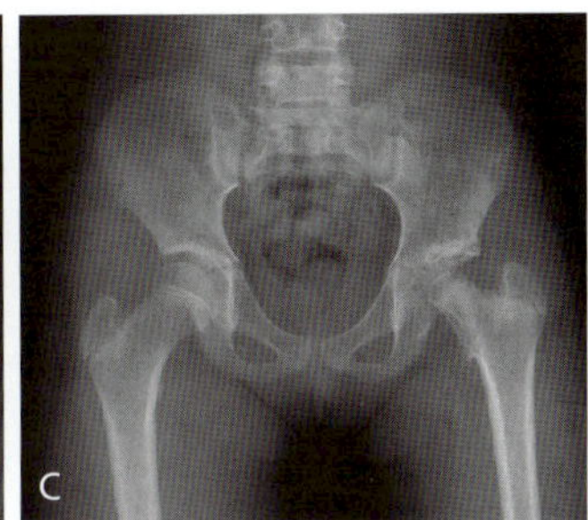

그림 3-31 ▸ **18개월 여아.** 좌 고관절의 도수정복과 관혈적 정복 후에 초래된 AVN (A). 다시 관혈적 정복을 한 결과, 대퇴골두가 재생되고 커졌다(B). 8년 추시 상에서 환아는 통증과 파행 없이 잘 걷고 있다(C). 그러나 장기적인 추시결과는 낙관적이지 못하다.

참고문헌

선천성 만곡족_*congenital clubfoot*

1. Addison A, Fixsen JA, Lloyd-Roberts GC. A review of the Dillwyn-Evans type collateral operation for severe club feet. J Bone Joint Surg Br. 1983;65B:12-14.
2. Bensahel H, Csukonyi Z, Desgrippes Y, Chaumien JP. Surgery in residual clubfoot: one-stage medioposterior release 'á la carte'. J Pediatr Orthop. 1987;7:145-148.
3. Carroll NC, Gross RH. Operative management of clubfoot. Orthopedics. 1990;13:1285-1296.
4. Hutchins PM, Foster BK, Paterson DC, Cole EA. Long-term results of early surgical release in clubfeet. J Bone Joint Surg Br. 1985;67:791-799.
5. Lee SH, Suh SW, Lee EJ, Hong SJ. Clinical results of surgical treatment of the idiopathic clubfoot. J Korean Orthop Assoc. 1996;31(3):418-425.
6. Ponseti IV. Treatment of congenital clubfoot. J Bone Joint Surg Am. 1992;74A:448-454.
7. Ruzzini L, De Salvatore S, Longo UG, Marino M, Greco A, Piergentili I, Denaro V. Prenatal diagnosis of clubfoot: Where are we now? J Orthop Trauma Rehabil. 2024.
8. Turco VJ. Resistant congenital club foot. One stage posteromedial release with internal fixation. J Bone Joint Surg Am. 1979;61A:805.

발육성 고관절 탈구_developmental dislocation of the Hip Joint)

1. Engesaeter LB, Wilson DJ, Nag D, Benson MK. Ultrasound and congenital dislocation of the hip. J Bone Joint Surg Br. 1990;72B:197-200.
2. Kalamchi A, MacEwan GD. Avascular necrosis following treatment of congenital dislocation of the hip. J Bone Joint Surg Am. 1980;62A:876-888.
3. Klisic P. Combined procedure of open reduction and shortening of the femur in treatment of congenital dislocation of the hip in older children. Clin Orthop Relat Res. 1976;119:60..
4. Lee SH, Suh SW, Chung HI. Avascular necrosis and acetabular dysplasia following treatment of developmental dislocation of the hip. J Korean Orthop Assoc. 1997;32(1):53-61.
5. Lee SH, Chang JS, Sohn WY, Suh SW, Nha KW. A Clinical Study on Surgical Treatment of Neglected Developmental Dislocations of the Hip in Elderly Children. J Korean Orthop Assoc. 1993;28(2):376-384.
6. MacKenzie IG, Wilson JG. Problems encountered in the early diagnosis and management of congenital dislocation of the hip. J Bone Joint Surg Br. 1981;63B:38-42.
7. McKibbin B. Anatomical factors in the stability of the hip in the newborn. J Bone Joint Surg Br. 1970;52B:148.
8. Ogden JA. Changing patterns of proximal femoral vascularity. J Bone Joint Surg Am. 1974;56A:941-950.

CHAPTER 04

고관절의 중요질환들

Important Diseases of the Hip Joint

4.1 레그-페르테스병 _Legg-Calve-Perthes Disease, LCPD

레그-페르테스병은 X선이 의학적으로 이용되기 시작한 해인 1910년 미국의 레그, 프랑스의 칼브, 독일의 페르테스에 의하여 결핵과 구별되는 고관절의 새로운 병으로 처음 보고되었다. 소아기에 대퇴골두 골단이 원인 미상으로 괴사되었다가 천천히 재생되는 자기제한적인 병이다. 이환 기간은 4~5년에 걸친 장기간이다. 괴사된 대퇴골두는 혈관의 재침투에 의하여 재생된다. 재생과정 후의 대퇴골두는 일부 완전한 구형을 되찾지만, 대부분은 다소간의 변형을 가지게 된다. 대퇴골두의 변형은 마주보는 비구와 *acetabular fossa*의 변형을 필연적으로 동반한다. 이 상태는 곧 고관절의 이형성 *dysplasia*을 의미한다. LCPD 후유증으로 남은 고관절 이형성은 경미한 정도부터 심한 정도까지 매우 다양하다. 장기적인 추적을 한 보고에 의하면 LCPD 환아들의 과반이 장년기에 고관절치환수술을 받는다(Iowa study, S. Weinstein). 이 점을 생각하면 결코 가볍게 생각할 수 없는 병이다.

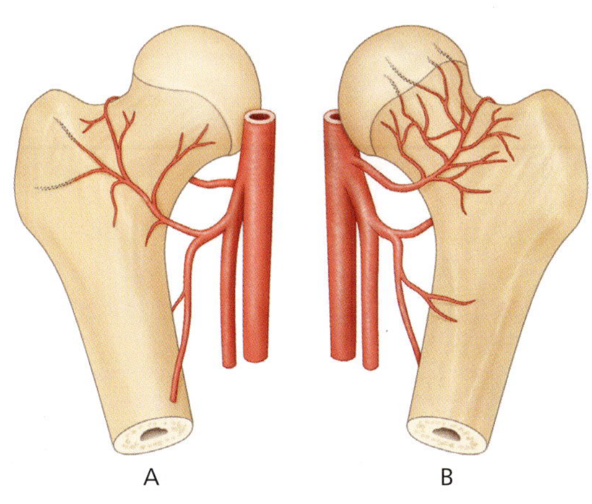

그림 4-1 ▸ 대퇴골 골두를 포함한 근위부의 혈액순환. 앞면(A)- 심부대퇴동맥(deep femoral artery)으로부터 출발한 전방 환상동맥(anterior femoral circumflex artery)은 대퇴경부와 대전자부에 분포한다. 뒷면(B)- 심부대퇴동맥으로부터 출발한 후방 환상동맥은 경부와 대퇴골두 골단(epiphysis)에 분포한다. 후자를 외골단동맥(lateral epiphyseal artery, LEV)이라고 한다. 대퇴골두의 골단판이 골간단으로부터 올라오는 골간단동맥(metaphyseal artery)을 차단하고, 원형인대를 통하여 들어오는 내골단동맥(medial epiphyseal artery, MEV)은 아직 연골층 내에 국한되어 있는 기간에는 외골단동맥이 골단을 위한 거의 유일한 공급원이다. 이 예민한 시기가 4~10세로, LCPD가 발생하는 시기이기도 하다.

LCPD의 발생연령은 4~10세, 여아보다 남아에서 4~5배 더 많고, 양측성이 10~12%이다. 양측성은 발병시기를 달리한다. 병의 원인은 아직 명확하게 밝혀져 있지 않다. 원인이 될 만한 인자 가운데 어느 것이 특정 환자에게 해당되는지도 알 수 없다. 병의 시작과 경과에 대한 설명들은 몇 가지 공통점을 가진다. 이 병에 대하여 민감*susceptible* 한 소아 군이 있고, 대퇴골두 골단의 주 공급원인 외측골단동맥*lateral epiphyseal artery*의 혈류장애가 직접 원인이며, 골단의 경색은 한 번이 아니고 두 번이라는 점 등이다(Sanchis, Inoue)(그림 4-1).

골단의 중복경색설*double infarct theory*은 LCPD 골단의 조직소견에 근거를 둔다. LCPD 골단은 현미경 하에서 신생 골소주의 괴사소견이 관찰되는데, 이것이 곧 중복경색설의 근거이다(Sanchis 1973, Inoue 1976). 중복경색설에 의하면, 1차 경색에 의하여 괴사한 골단 부분은 곧 흡수, 재생의 작업 대상이 된다. 신생혈관이 골단에 침투해서 죽은 뼈 조직을 흡수하고, 그 자리에 새 뼈를 침착시킨다. 이 과정이 대체작업*creeping substitution*이다. 새로 생성된 골소주*trabecula*들은 물리적으로 연약하다. 이 유치한 신생 뼈 조직에 물리적, 혹은 생리적 위해가 가해지면 신생 골조직은 견디지 못하고 붕괴된다. 골소주가 붕괴되면 내부에 산재한 혈관들이 압착되어 재차 경색되고, 해당 부분은 괴사한다. 2차로 경색, 괴사한 골단은 1차 경색 후에 비하여 재생에 소요되는 시일이 훨씬 더 길다. 2차 경색에 의한 괴사가 재생 작업을 거치고, 나아가서 재형성*remodeling* 되는 전 과정이 곧 LCPD이다.

증상 LCPD의 증상은 고관절의 통증과 가벼운 파행이다. 흔하게 무릎이나 허벅지가 아프다고 한다. 진찰해 보면 무릎은 정상이고, 대신 고관절을 벌릴 때에 통증을 느낀다. 고관절을 90도 굽힌 상태에서 양측 고관절을 벌려보면 환측의 외전제한이 분명하다. 환측 고관절을 약간 벌리고 있기 때문에 다리가 1~2 cm 길어 보이기도 한다. 발병 후 3~4개월 이상 지난 뒤에는 허벅지가 가늘어짐을 볼 수 있다.

진단 LCPD의 진단을 위한 기본적 수단은 X선 촬영이다. 대부분의 경우 고관절의 전후방, frog-leg 측면사진에서 이상 소견을 볼 수 있다. 대퇴골두 골단의 크기가 반대 측에 비하여 작고, 모양이 둥그렇지 않고 납작해 보인다. Frog-leg 사진에서 골단의 앞부분이 둥그

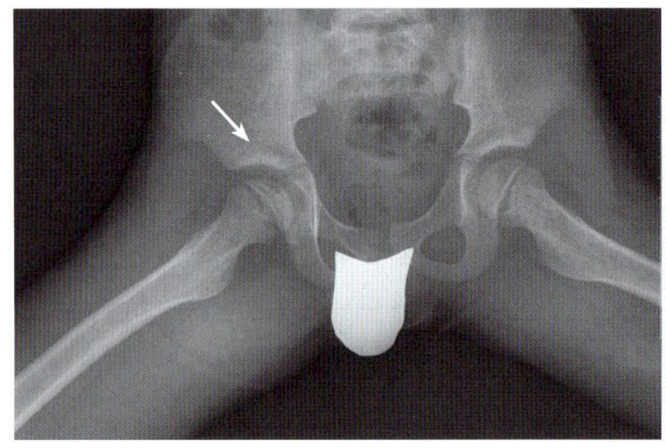

그림 4-2 ▸ **우 대퇴골두 골단의 연골하골절(subchondral fracture).** 이 골절이 생기면서 증상이 나타난다. 골절선 아래의 골단 부분이 무혈성괴사에 빠진다.

럼을 벗어나서 평평해지고, 그 부분에 골절선이 흐르는 것을 자주 본다. 이 골절선이 소위 연골하골절선 *subchondral fracture line* (Waldenstrom, 1938)이며, 병인론적으로 큰 의미를 가진다. 초기 단계를 지나면 X선 상에서 골단의 분절 *fragmentation*, 골흡수, 재생, 재형성 등, LCPD의 전형적인 소견이 차례대로 나타난다(그림 4-2).

골주사 검사는 괴사의 유무를 아는 데 도움이 되고, MRI는 괴사의 부위와 범위, 그리고 관절면의 형태를 아는 데 도움이 된다. 감별진단에는 일과성 활액막염, 관절결핵, 다발성 골단 이형성증, 척추골단 이형성증, 갑상선호르몬 저하증 등이 있다.

병기의 분류 *Staging* 대퇴골두 골단이 괴사되었다가 재생되는 과정은 4~5년에 걸친 장기간이다. 이 기간에 일어나는 병리적 단계는 괴사, 흡수, 재생, 잔존기 등으로 나누어 볼 수 있다. 병리적 단계는 X선 촬영상에 그대로 반영된다. X선 소견에 근거를 둔 병기 *stage*의 분류가 여러 가지 제안되어 있다. Waldenstrom의 분류가 대표적인 것으로써 시작기 *initial stage*, 분절기 *fragmentation stage*, 재골화기 *reossification stage*, 잔존기 *residual stage* 등 네 시기로 나눈다. 방사선상으로 시작기에는 골단이 작고 경화 *sclerosis*되어 보이며, 연골하골절을 볼 수 있다. 골간단부의 음영도 흐려지며, 안쪽 고관절 간격이 넓어 보인다. 분절기에는 골두의 앞, 바깥쪽 부분이 주로 납작해지고, 괴사된 부분의 상대적인 경화가 뚜렷해진다. 경화된 골단은 혈관의 침투에 의하여 조각 나 보인다. 골두의 안쪽과 뒤쪽부분은 침범되지 않고 남아 있을 때가 많다. 안쪽의 고관절 간격이 넓어지고, 골두가 바깥쪽으로 조금 아탈구되기도 한다. 재골화기에는 연골하 부분에 신생골을 침착시켜 새로운 모양의 골두를 그린다. 다시 형성되는 대퇴골두는 정상에 비하여 평평하고 *coxa plana* 크다 *coxa magna*. 마주보는 비구와는 변형된 대퇴골두에 상응하는 변형을 보인다. 그리고 대퇴골경부는 성장판의 조기유합

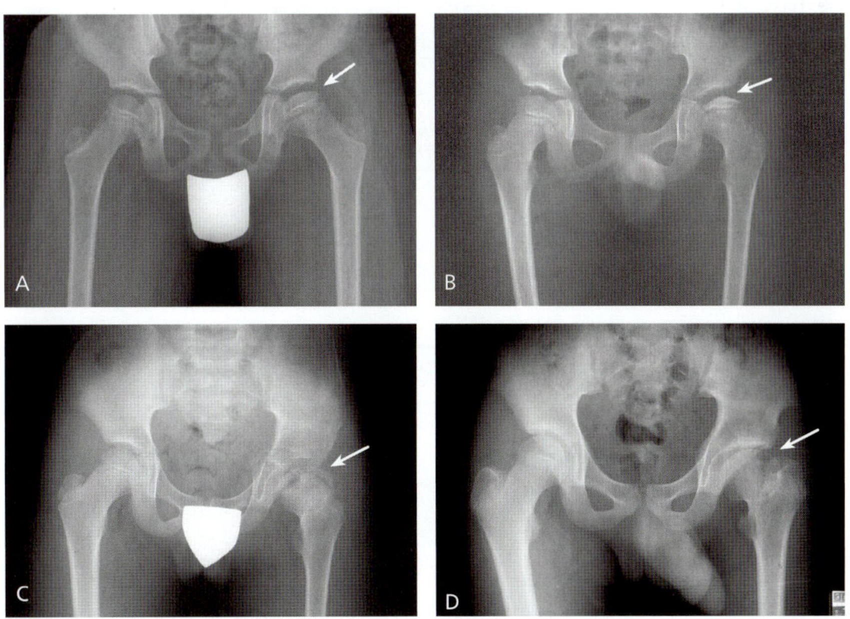

그림 4-3 ▸ LCPD의 병기(Waldenstrom, staging). 시작기(A), 분절기,(B) 재골화기(C), 잔존기(D)

으로 덜 자라서 결국 짧아진다*coxa breva*. 잔존기는 골두가 완전히 재형성된 후의 기간이다(그림 4-3).

예후 LCPD의 예후는 발병 시의 나이, 괴사범위, 위험징후의 유무에 따라서 다르다. 나이는 어릴수록 결과가 좋을 확률이 높고, 나이가 많으면 나쁠 확률이 그만큼 높다. 발병 시의 나이가 6세 이하이면 대체로 결과가 좋고, 9세 이후이면 나쁘다. 대퇴골두 골단의 괴사범위도 예후를 좌우하는 중요한 인자이다. 골단의 괴사범위는 방사선상에 나타나는 대퇴골두 음영의 변화를 가지고 알 수 있다. MRI영상은 골단의 괴사범위, 신생골의 분포, 연골층을 포함한 골두의 모양, 관절의 아탈구, 골간단*metaphysis*의 반응 등 많은 정보를 내어준다. 괴사부분의 위치와 넓이에 따라서 경중을 나누고, 예후를 짐작케 하는 분류들이 쓰이고 있다. Catterall 분류(1971), Salter-Thompson 분류(1984), Lateral Pillar 분류(1981) 등이 대표적인 예들이다.

분절기에 사용하는 Catterall 분류는 4개 군으로 분류된다. I, II군은 대퇴골두의 50% 이하, III군은 50% 이상, IV군은 거의 100%의 괴사범위를 말한다(그림 4-4). Salter-Thompson 분류는 시작기에 볼 수 있는 연골하 골절선의 범위를 가지고 괴사 범위를 판정한다. 연골하 골절선은 고관절을 10~15도 굴곡한 AP 사진과 frog-leg 측방 사진에서 잘 보인다. 방사선 상에서 골절선이 골단의 1/2 이하에 그치면 A형, 1/2 이상이면 B형으로 분류한다(그림 4-5). 연골하 골절선이 골단의 1/2 이하에 그치는 A형은 괴사된 뼈의 양이 적고, 살아있는 부분이 골단의 붕괴를 막기 때문에 예후가 좋고, 1/2 이상인 B형은 그 반대여서 예후가 나쁘다는 개념이다. Lateral Pillar 분류(Herring)도 분절기에 사용한다. 고관절 AP사진에서 대퇴골두의 외측 골단 높이가 기준인데 높이가 정상에 가까우면 A군, 정상은 아니되 50% 이상이면 B군, 50% 이하이면 C군으로 분류한다(그림 4-4, 4-5, 4-6).

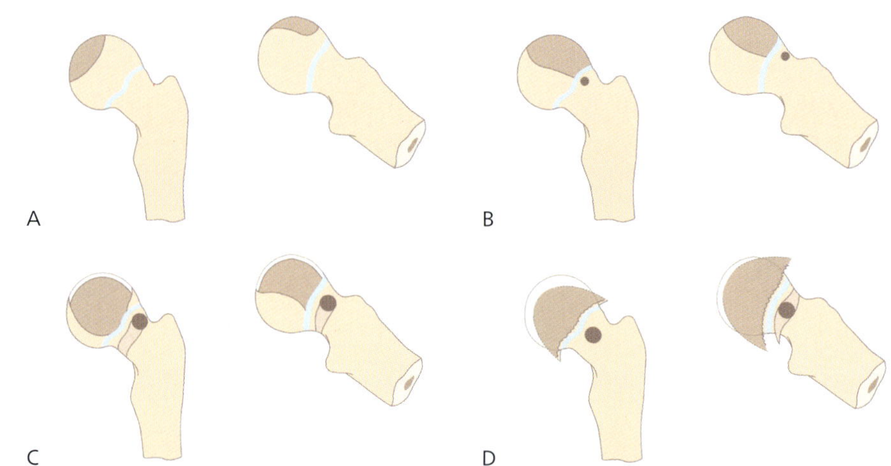

그림 4-4 ▸ LCPD 분류(Catterall classification, 1971). 골단이 침범된 부위의 범위를 기준으로 한다. X선상에서 보이는 골단의 침범 범위를 1/4, 2/4, 3/4, 4/4로 나누고, 각기 1군(A), 2군(B), 3군(C), 4군(D)으로 칭한다. 1군이 예후가 제일 좋고, 4군이 제일 나쁘다.

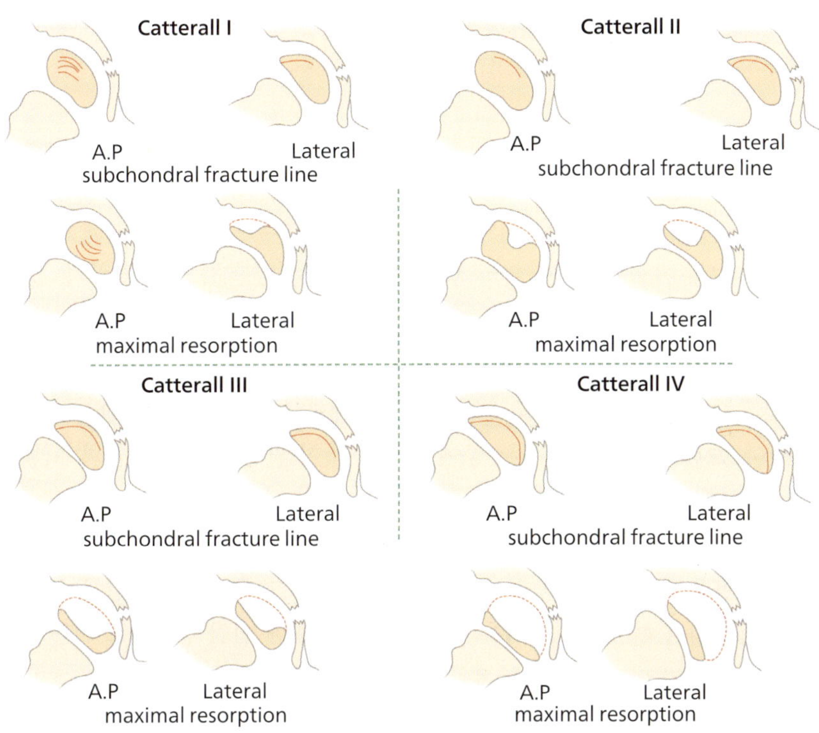

그림 4-5 ▸ LCPD의 분류(Salter-Thompson, 1984). 연골하 골절선이 흐른 만큼을 기준으로 A군, B군으로 나눈다. 연골하 골절선이 골단의 절반 이하에 그치면 A군(I, II), 절반을 넘으면 B군이다(III, IV). A군이 B군보다 예후가 좋다.

LCPD에서 예후가 나쁠 것을 예고하는 소위 골두위험징후 'head at risk signs'는 임상적인 것과 방사선적인 것이 있다(Catterall, 1971). 임상적 위험징후는 과체중, 고관절 운동범위의 지속적 감소, 고관절의 내전구축 등이다. 방사선적 위험징후는 골두의 아탈구, 골단 외측의 석회화 음영 등이다. 이들 소견은 대퇴골두가 비구와에서 벗어난 것을 의미하며, 이는 곧 재골화기에 완전한 구형을 만들지 못할 것임을 예고하는 소견들이다. 성장판에 근접

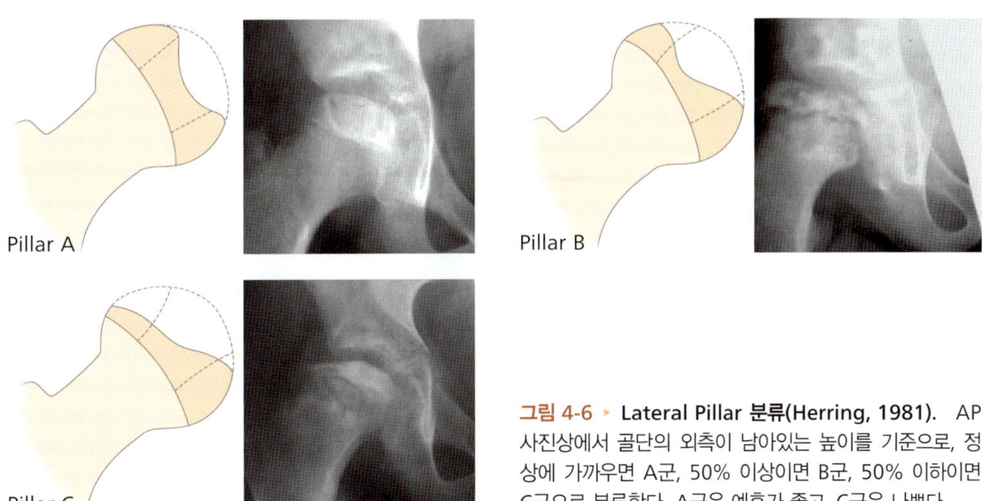

그림 4-6 ▸ Lateral Pillar 분류(Herring, 1981). AP 사진상에서 골단의 외측이 남아있는 높이를 기준으로, 정상에 가까우면 A군, 50% 이상이면 B군, 50% 이하이면 C군으로 분류한다. A군은 예후가 좋고, C군은 나쁘다.

한 골간단 부위의 낭종 모양의 음영감소도 나쁜 결과를 예고한다. 이 밖에 두세 가지 방사선적 위험징후가 더 있는데, 의미는 별로 없다.

치료 LCPD의 치료는 초기에는 관절의 아탈구를 방지하면서 관절운동 범위를 유지하는 데에 목표를 둔다. 이 원칙을 유치치료 *containment treatment*라고 한다. 유치방법은 환자의 나이, 대퇴골두 골단의 침범 정도, 골두 위험징후, 고관절 운동범위, 병의 단계를 고려하여 결정한다. 대개 6~7세 이전의 환아들은 예후가 좋기 때문에 보존적 치료를 한다. 초기에는 급성증상을 다스리기 위하여 1~2주간의 고관절 견인과 함께 소염제를 복용한다. 고관절의 외전 제한이 해소되면 관절운동과 함께 정기적 관찰을 하거나 외전 보조기 *abduction brace*를 착용한다. 급성증상의 출현을 감시하고, 만약 외전제한 등 급성증상이 나타나면 같은 치료를 되풀이한다. 보존적인 치료를 하는 중에 내전 구축이 완강하면 내전건 피하절단술 *adductor tenotomy*을 보태어 한다.

외전보조기는 여러 가지가 사용되고 있는데, 모두 다리를 넓게 벌린 자세에서 체중 부하와 보행을 허용하는 형태 *functional abduction brace*이다. 그러나 몹시 불편하기 때문에 소아들이 계속 착용하기에 현실적인 어려움이 있고, 1년 전후에 걸친 장기간의 착용에도 불구하고 종착점이 분명하지 않고, 또 환측 체중 부하 시에 정작 병소부위의 보호 효과가 미흡한 근본적인 단점을 가진다(그림 4-7).

LCPD에 대한 초기의 수술치료는 장기간을 요하는 보존적 치료에 비하여 같은 목적을 단번에 거두는 이점이 있다. 그러나 수술에 따르는 일반적 부담이 있고, 또 내고정에 쓰인 금속물을 제거하는 수술까지 해야 하는 단점도 가진다. 수술치료의 대상은 8세 이후의 Catterall 3, 4군, 그리고 Lateral Pillar B, C군이 해당된다. 수술시기는 시작기나 분절기이고, 관절운동이 정상에 가까워야 한다. 대퇴골 내반-회전절골술 *varization derotation osteotomy of proximal femur*이나 쏠터 무명골절골술 *Salter innominate osteotomy*을 주로 시행한다(그림 4-8).

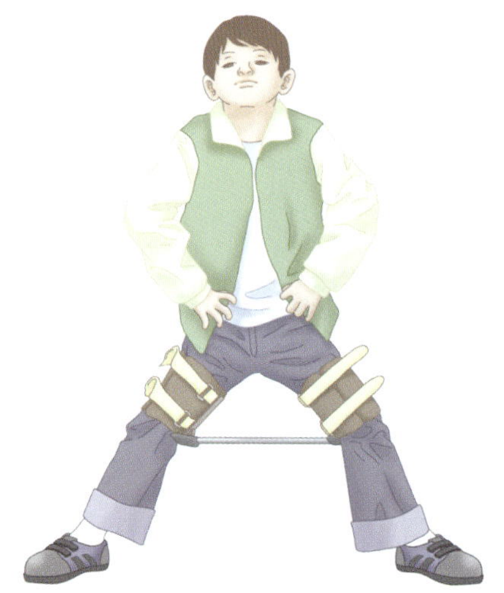

그림 4-7 ▸ **LCPD 치료를 위한 외전 보조기(abduction brace).** 1년 이상 상시 착용해야 하는 어려움이 있다.

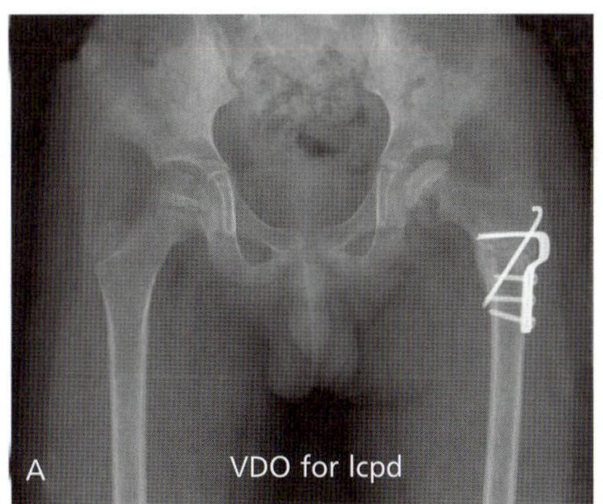

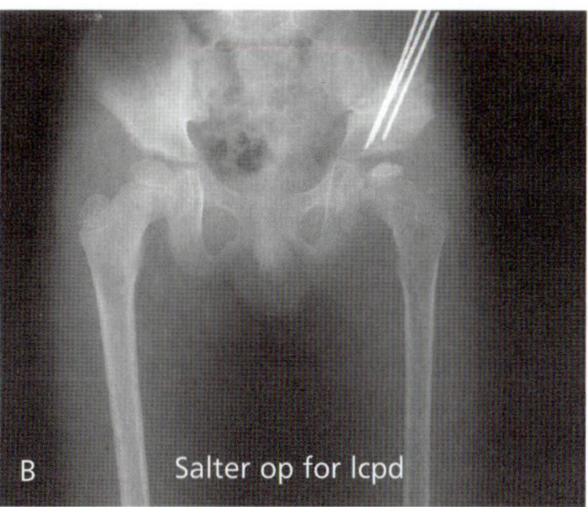

그림 4-8 ▸ LCPD의 수술치료. (A) 내반-외회전 절골술(varization-external osteotomy of proximal femur, (B), 쏠터 무명골절골술(Salter's innominate osteotomy. 체중을 부담할 때에 골두가 비구와에 깊숙이 들어가게 하는 것이 두 가지 수술의 공통된 목적이다.

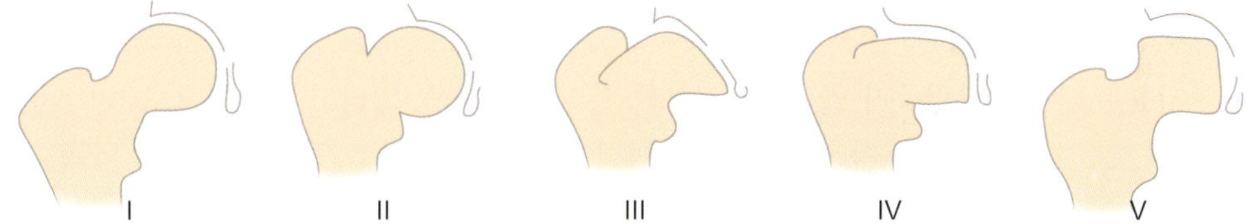

그림 4-9 ▸ LCPD의 결과(Stulberg classification, 1981). LCPD가 완전히 종료되었을 때에 결과를 판정한다. I군이 제일 좋고, V군이 제일 나쁘다.

고관절을 벌릴 때에 대퇴골두의 변형으로 인하여 고관절의 내측 관절간격이 넓어지는 것을 경첩외전 *hinged abduction*이라고 한다. 이 경우에는 정상적인 대퇴골두 모양을 유지하고 있는 후내측 대퇴골두가 체중을 받도록 하는 대퇴골 근위부 외전-신전절골술 *valgus-extension osteotmy*을 시행하기도 한다. 대퇴골두가 이미 커지고, 변형이 심하면 내반절골술이나 무명골절골술은 시행할 수 없다. 이러한 경우 대퇴골두의 외측을 덮어주는 선반 비구성

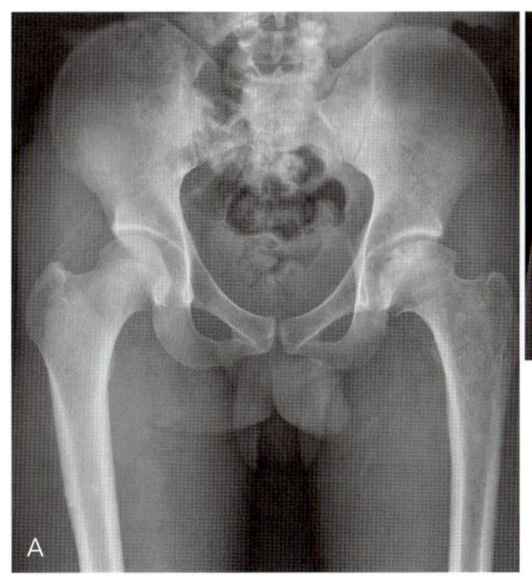

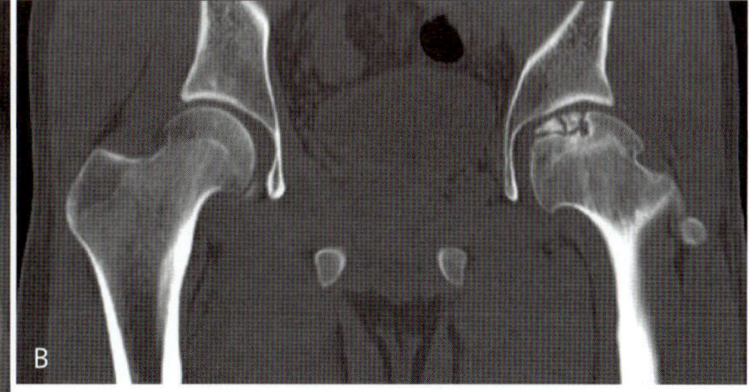

그림 4-10 ▸ LCPD에 대한 수술 후 14년 X선(A) 및 CT 소견(B). 대퇴골두는 구형(stulberg class II)으로 잘 치유되었으나 골두에 박리성 골연골염(osteochondritis dissecans)이 발생하였다. 환자는 활동 후의 관절통을 호소하였다. LCPD의 장기 추시에서 간혹 관찰되는 병발증이다.

형술 *shelf acetabuloplasty*이나 무명골 내측전이절골술 *chiari medial displacement osteotomy* 등의 구조수술이 시행된다. 골두의 변형이 뚜렷한 고관절은 적극적인 치료에도 불구하고 조기 퇴행성 관절염을 피할 수 없다. 판단의 기준이 되는 골두의 변형과 고관절 이형성의 정도는 스툴버그 분류 *Stulberg classification*가 널리 쓰인다(그림 4-9). 대퇴골두가 구형으로 원만하게 치유된 듯 해도 통증이 지속될 때에는 골두 내의 병변을 찾아보아야 한다(그림 4-10).

4.2 대퇴골두 골단분리증 _*Slipped Capital Femoral Epiphysis, SCFE*

대퇴골두 골단분리증은 대퇴골 경부가 고개를 숙여 다리가 짧아지고, 발이 밖으로 외회전되는 변형을 가져오는 병이다. 청소년 내반고 *adolescent coxa vara*라고도 한다. 청소년기에 발생하며 발병률은 10만 명당 1~3명, 남아가 여아보다 2배 많고, 양측 이환율은 20~30%이다. 특징적으로 두 가지 체형, 즉 뚱뚱하고 성 발육이 저조한 체형과 키가 크고 깡마른 체형에서 자주 본다(그림 4-11).

SCFE는 대퇴골의 골두가 골단판으로부터 분리되어 뒤쪽, 그리고 아래쪽으로 벗어나는 변형이다. 그 결과 대퇴골두를 중심으로 볼 때에 대퇴골의 경부는 골두에 비하여 앞쪽, 그리고 위쪽으로 전위되고, 다리는 전체적으로 외회전된다. 전위되는 과정은 점진적이며, 따라서 외상에 의하여 일어나는 급성분리-골절과는 다른 병이다. 발병원인에는 물리적 요인, 내분비 장애, 유전적 요인, 방사선조사, 항암제 등이 있다. 물리적인 요인은 3가지, 즉 대퇴골두 골단판의 골막환구조 *perichondral ring complex*가 얇아지는 것, 대퇴경부의 후염전 *retroversion*이 증가된 것, 대퇴골두의 골단판의 경사도가 증가된 것 등을 들 수 있다. SCFE와 관련이 있는 질환은 성선기능저하증, adiposogenitalia 증후군, 갑상선기능저하증, 성장호르몬 투여 후 합병증, 만성 신기능장애 등이다.

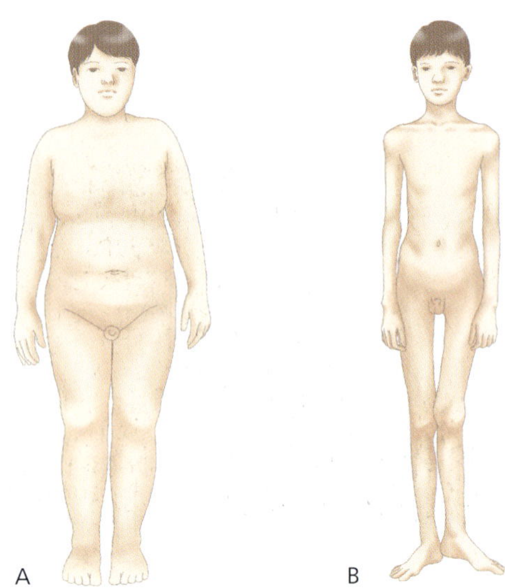

그림 4-11 ▸ 대퇴골두 골단분리증(slipped capital femoral epiphysis)이 호발하는 두 가지 체형, 비만체형(A)과 마른 체형(B)

증상 SCFE의 임상증상은 고관절 부위의 통증과 파행이다. 증상은 대개 천천히 시작되는데, 일부에서는 급작스럽게 시작된 것처럼 보이기도 한다. 체육시간에 처음으로 증상을 느껴 병원을 찾는 경우가 후자의 예이다. 대퇴골두의 골단이 후내측으로 전위되어 있기 때문에 다리는 고관절에서 내전*adduction*, 외회전되어 있고, 길이가 짧아진다. 고관절을 굽히거나 벌리는 움직임이 제한되고, 또 천천히 굽히면 외전과 외회전이 동시에 일어남을 볼 수 있다.

SCFE는 증상 발현시기에 따라서 3가지, 즉 급성, 만성, 만성의 급성화로 나눈다. 급성 골단분리는 증상이 나타난 후 3주 이내인 경우로써, 대수롭지 않은 외상이 선행하기도 한다. 만성 골단분리는 증상이 3주 이상 지속된 경우이며, 방사선 소견 상에서 분리된 골단판 부위에서 골재형성 소견을 보이기도 한다. 만성의 급성화는 경미한 증상 끝에 갑자기 증상이 악화된 지 3주 이내인 경우로써, 제일 자주 보는 형태이다. 통계상 급성이 20%, 만성이 30%, 만성의 급성화가 50%를 차지한다.

진단 SCFE의 X선 소견은 초기에는 골단판이 넓고, 불규칙해 보인다. 전위가 경미하면 전후면 사진에서 잘 관찰되지 않으나 측면사진*frog-leg, cross table lateral*에서는 골단의 후방 전위를 볼 수 있다. 양측 고관절의 전후면 사진에서 대퇴경부의 윗선을 연결하는 선*Klein's line*이 정상에서는 골단을 통과하지만 SCFE에서는 이 선이 골단을 벗어난다. 그리고 전후방 사진에서 후방으로 전위된 골단이 골간단 부위와 겹쳐서 골음영이 증가되는 metaphyseal blanch sign도 나타난다. CT는 변형의 3차원적 구조를 잘 보여준다(그림 4-12, 4-13).

SCFE는 전위된 상태에서 보이는 골단의 안정성에 따라서 안정성 분리와 불안정성 분리로 나뉜다. 안정성 분리는 만성 분리로써 통증이 경미하고 보행이 가능하다. 불안정성 분리는 급성분리와 만성의 급성화 분리이며, 통증이 심하고 목발 없이는 걷지 못한다. SCFE는 골단의 전위 정도에 따라서도 분류한다. 골단의 전위 정도는 대퇴골두의 기저선에 수직으로 그은 선과 경부의 종축이 만드는 각도, 그리고 골단과의 접촉을 잃은 경부의 전체 대퇴경부

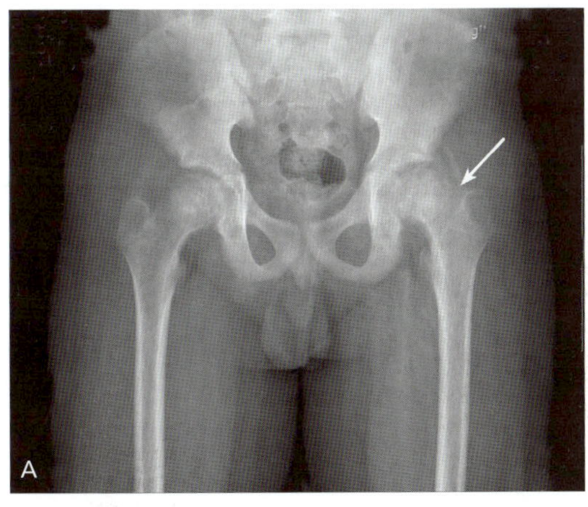

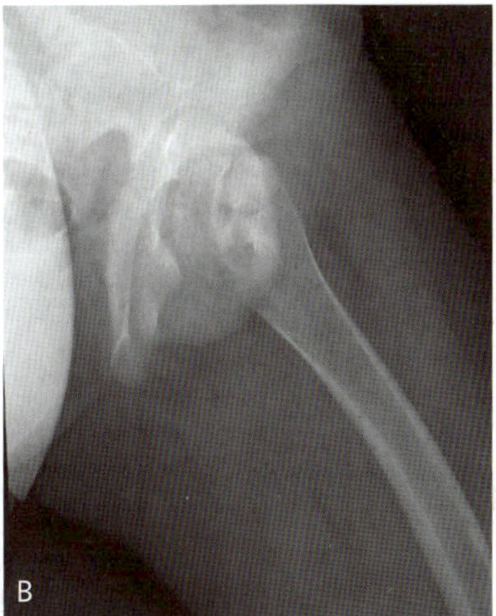

그림 4-12 ▸ SCFE의 X선 사진(10세 남아). 양측 대퇴골두의 골단이 대퇴경부를 기준으로 아래로, 그리고 뒤로 벗어나 있다(상). 골단과 골간단이 겹쳐서 하얗게 보인다(blanch sign).

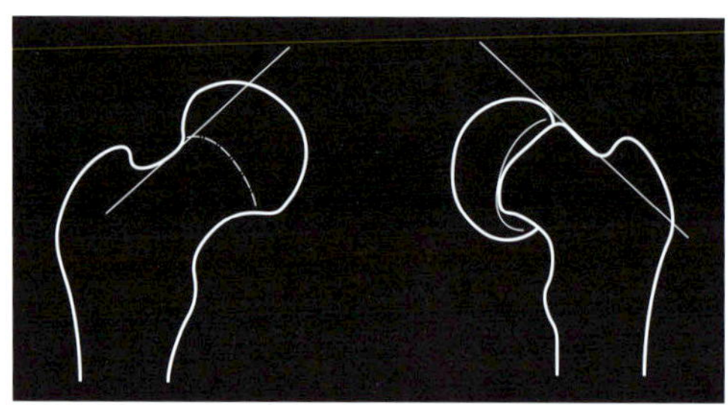

그림 4-13 ▸ **단순 X선 상에서 SCFE의 확인방법.** 대퇴경부의 윗면을 따라서 그은 선(Klein's line)이 골단을 통과해야 정상이다(좌). SCFE는 통과하지 않는다(우).

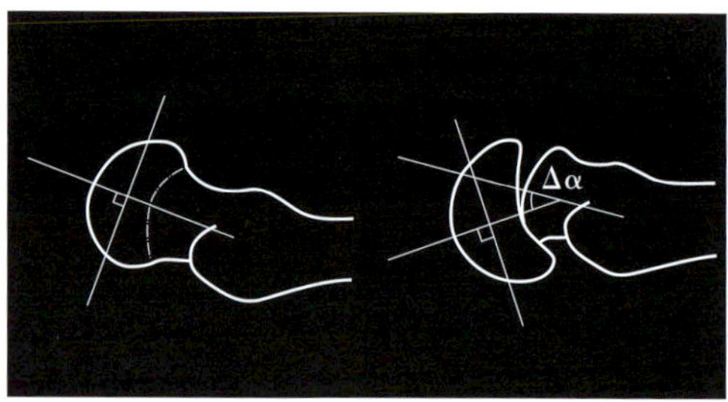

그림 4-14 ▸ **SCFE 전위 정도의 분류.** 각 α가 30도 이하 경도(mild), 30~60도까지 중등도(moderate), 60도 이상 심도(severe)이다.

폭에 대한 비율을 내고, 다시 이 값들을 정상 측과 비교하여 경도, 중등도, 고도로 나눈다. 경도는 각도의 차이 30도 이내, 전위 정도 33% 이내, 중등도는 각도 차이 30~60도, 전위 정도 33~50%, 고도는 각도 차이 60도 이상, 전위 정도 50% 이상인 경우이다(그림 4-14).

치료 SCFE의 치료는 부드럽게 정복하고, 정복 위치에서 금속핀으로 내고정하는 수술치료가 원칙이다. 수술의 목적은 골단을 고정하여 더 이상 벗어나지 않게 하고, 골단판의 조기 유합을 유도하여 영구적인 안정성을 확보하는 데에 있다. 수술치료의 방법은 골단분리의 안정성과 전위 정도를 고려하여 선택한다.

안정성이 있는 SCFE는 전위 정도에 상관없이 그 위치에 핀고정 *in-situ pinning*을 한다. 전신마취 하에서 골절침대 *fracture table*와 C-arm을 사용해야 한다. C-arm 하에서 고관절을 회전시켜 보면서 대퇴골두 골단의 둘레를 확인하고, 나사못을 삽입한다. 나사못은 대퇴경부 전외측 부위에서 출발하여 골단판을 지나서 골단의 중심에 도달하도록 삽입한다. C-arm의 영상은 분명치 않고, 사각 *blind angle*이 있기 때문에 나사못의 예리한 끝이 연골하골 *subchondral bone*을 뚫고 관절강으로 돌출하기 쉽다. 핀의 관절강내 돌출은 단 한 번으로도 심각한 병발증인 연골용해 *chondrolysis*의 원인이 될 수 있으므로 피해야 한다. 나사못의 나사결이 골단판에 걸쳐있는 것이 조기폐쇄에 유리하다. 나사못은 정확하게 삽입된 경우 한 개면 족하다(그림 4-15).

안정성이 없는 골단분리에는 골이식을 이용한 성장판 유합술을 시행하고, 안정성의 SCFE일지라도 50% 이상의 전위가 있는 경우에는 대퇴골 경부나 전자간 부위에서 절골술을 시행하여 대퇴골 근위부를 재배열시키는 수술도 시행한다. 후자는 고관절의 운동범위를 증가시키고 장래의 퇴행성관절염을 지연시키려는 목적을 겨냥한 것이다.

불안정성의 SCFE는 한두 차례 도수정복을 시도해 보고, 그때의 정복상태에서 나사못을 삽입, 고정한다. 도수정복을 과격한 힘으로 하거나 여러 번 시도하는 경우 대퇴골두 골단의 무혈성괴사를 일으킬 가능성이 높다. 또, 나사못이 대퇴골을 뚫고 관절면에 노출되면 합병증으로 연골용해가 발생할 가능성이 높다. 관절의 연골용해는 관절을 유착시키는 심각한 합병증이다.

SCFE를 치료할 때에는 대퇴골두 무혈성괴사와 고관절의 연골용해가 발생할 가능성이

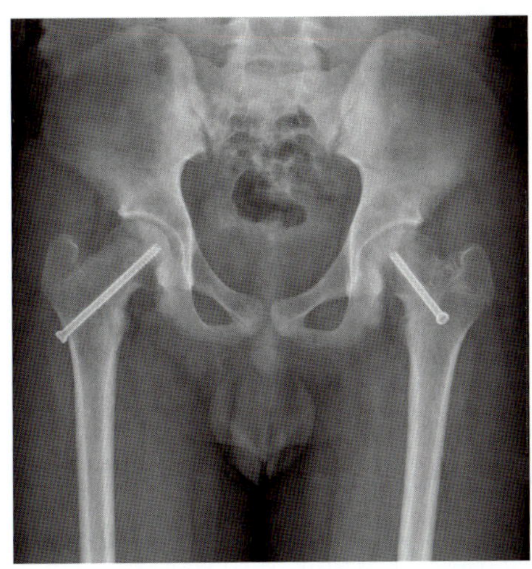

그림 4-15 ▸ **SCFE의 나사(threaded screw) 고정.** 뼈 나사의 끝이 골단의 중심에 위치해야 한다. 그러기 위해서는 대퇴골 골간단 부위에서의 출발점이 생각보다 훨씬 더 앞쪽이 되어야 한다. 정확히 삽입된 골 나사는 한 개면 족하다.

가까이 있음을 항상 의식하고 있어야 한다. 이 두 가지 합병증을 피하기 위해서는 무엇보다도 정복을 부드럽게 하는 것이 중요하다. 또 핀을 삽입할 때에는 드릴과 나사못 끝의 위치를 시종일관 정확히 파악하고 있어야 한다. 일 측을 치료한 후에는 반대 측에 대한 감시가 필요하다. 반대 측에 예방적 내고정을 미리 해주자는 의견도 있으나 과잉치료의 위험성 때문에 자주 시행되지 않는다.

4.3 발달성 내반고 _*Developmental Coxa Vara*

발달성 내반고는 대퇴골 경부가 천천히 고개를 숙인 듯 구부러지는 질환이다. 대퇴골두 골단 아래 부분과 이 부분에 인접한 골간단의 병변으로써, 대퇴골두 성장판을 중심으로 이상 소견이 집중되어 있다. 원인은 잘 알려져 있지 않으나 국소의 혈액순환 장애, 외상 등이 의심된다. 가족력이 있는 예가 있다. 발생빈도는 인구 2만 5천 명당 1명이며, 편측성이 양측성보다 2배 정도 많다.

내반고는 대퇴경부와 대퇴골 간부 사이의 각 neck-shaft angle이 정상에 비하여 작은 변형이다. 대퇴골의 경부와 골간부의 종축이 만드는 각도, 즉 대퇴경부-간부각이 135도 전후가 정상인데 비하여 내반고는 100도, 90도와 같이 감소한 상태이다. 성장판의 발달장애로 대퇴경부가 제대로 발육하지 못하고, 대퇴경부의 각도 감소까지 겹쳐 다리길이가 짧다. 반면, 대전자부는 경부에 비하여 상대적으로 과성장하여 대전자가 대퇴골두의 중심보다 위에 위치하게 된다. 외전근의 비효율을 말해주는 트렌델렌버그 검사 *Trendelenburg test*에 양성을 보인다.

증상 발달성 내반고의 증상은 걷기 시작하면서 나타난다. 파행을 보이며, 피로감을 자주 호소한다. 양측이 이환된 경우 몸통을 좌우로 흔들며 걷는 오리걸음을 한다. 소아기에는 통증이 없다. 이학적 검사상 고관절의 외전과 내회전이 감소된다. 방사선 소견이 매우 특징적이고 현저하다. 정상소아에 비하여 대퇴골 경부-간부각의 감소가 뚜렷하다. 대퇴골두 성장판의 아랫부분에 삼각형 골편이 보이고, 이 삼각형 골편주위로 골단선이 거꾸로 선 Y자형으로 갈라져 보인다(그림 4-16).

치료 발달성 내반고의 치료는 대퇴골 경부-간부 간의 각도와 방사선 소견에 따라서 다르게 한다. 경부-간부각이 110도 이상이고, 골두 성장판의 방사선 소견이 전형적이지 않은 경우 호전을 기대하면서 관찰한다. 그러나 경부-간부각이 110도 이하이고, 골두 성장판의 방사선 소견이 전형적이면 대퇴경부의 내반 변형을 역전시키는 외반절골술 *valgization osteotomy*을 시행한다. 수술에 의하여 대퇴골 경부-간부각이 증가하면 다리가 길어지고, 외전근의 효율이 향상되어 걸음새가 좋아진다. X선 상에서는 골두 성장판의 연골 결손부위가 골화하여 안정화되는 것을 볼 수 있다. 대전자부의 과성장을 억제하면 외전근의 효율이 높아져서 걸음걸이가 호전된다. 이 목적으로 대전자의 성장판 유합술을 시행하기도 한다(그림 4-16).

양측성인 경우 골이형성증에 속하는 질환들과 감별진단이 필요하다. 양측성으로 올 수 있는 골이형성증에 속하는 질환들은 쇄골두개이형성증 *cleidocranial dysostosis*, 골간단 이형성증, 척추골간단 이형성증, 다발성 골단 이형성증, 연골무형성증, 구루병 등을 들 수 있다.

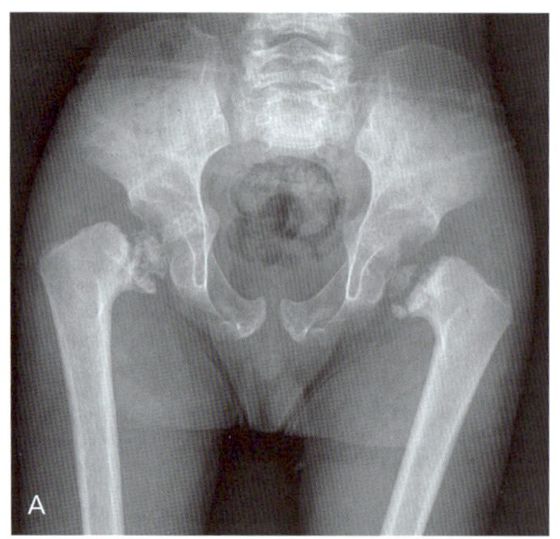

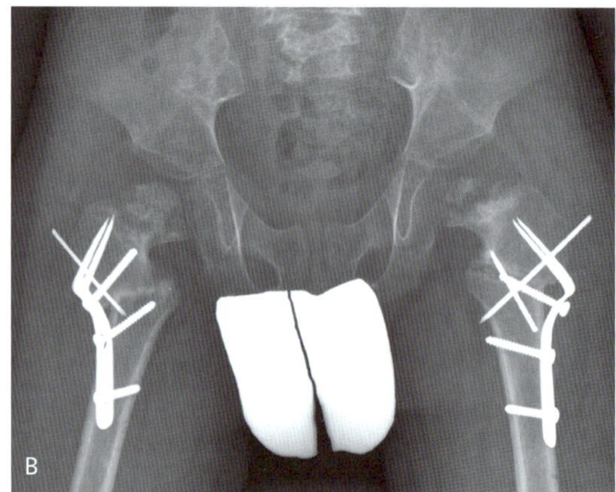

그림 4-16 ▸ 선천성 내반고(coxa vara)의 X선 사진. 대퇴경부-골간 각도(neck-shaft angle)가 정상에 비하여 크게 줄어든다. 경부 내측의 음영이 불규칙하고, 삼각형의 골편을 보이는 것이 특징적이다(A). 수술 교정 후의 사진(B)

참고문헌

레그 페르테스병_*Legg-Calve-Perthes disease*

1. Beer Y, Smorgick Y, et al. Long-term results of proximal femoral osteotomy in Legg-Calve-Perthes disease. J Pediatr Orthop. 2008;28:819-24.
2. Catterall A. Legg-Calve-Perthes syndrome. Clin Orthop Relat Res. 1981;158:41-52.
3. Guille JT, Lipton GE, et al. Bilateral Legg-Calve-Perthes disease: presentation and outcome. J Pediatr Orthop. 2002;22:458-63.
4. Lecuire F. The long-term outcome of primary osteochondritis of the hip (Legg-Calve-Perthes' disease). J Bone Joint Surg Br. 2002;84:636-40.
5. Lee SH, Suh SW, Chun SJ, Yoon TI, Chae DJ. A Clinical Study on Varus-Derotational Osteotomy of Proximal Femur in Legg-Perthes' Disease. J Korean Orthop Assoc. 1996;31(6):631-638..
6. Herring JA, Tachdjian's Pediatric Orthopaedics. Elsevier; 2021.
7. Little DG. Legg-Calve-Perthes disease: the effect of treatment on outcome. J Bone Joint Surg Am. 2005;87:1164-5.
8. Myers GJ, Mathur K, et al. Valgus osteotomy: a solution for late presentation of hinge abduction in Legg-Calve-Perthes disease. J Pediatr Orthop. 2008;28:169-72.
9. Pavone V, Chisari E, Vescio A, Lizzio C, Sessa G, Testa G. Progress in understanding Legg-Calvé-Perthes disease etiology: Molecular and cellular biology insights. Front Physiol. 2025;16:1514302.
10. Rosenfeld SB, Herring JA, et al. Legg-Calve-Perthes disease: a review of cases with onset before six years of age. J Bone Joint Surg Am. 2007;89:2712-22.
11. Santos Santana M, Bahiense Guimarães L, Correia Mendes L, Leal Varjão L. Effectiveness of therapeutic methods for Legg-Calvé-Perthes disease according to staging: A systematic review with meta-analysis. Orthop Rev. 2024;16:e27075.

대퇴골두 골단분리증_*slipped capital femoral epiphysis*

1. Bennet GC, Koreska J, Rang M. Pin placement in slipped capital femoral epiphysis. J Pediatr Orthop. 1984;4:574-578.
2. Benson EC, Miller M, et al. A new look at the incidence of slipped capital femoral epiphysis in New Mexico. J Pediatr Orthop. 2008;28:529-33.
3. Gelberman RH, Cohen MS, Shaw BA, Kasser JR, Griffin PP, Wilkinson RH. The association of femoral retroversion with slipped capital femoral epiphysis. J Bone Joint Surg Am. 1986;68:1000-7.
4. Haider, S., Podeszwa, D. A., & Morris, W. Z. The etiology and management of slipped capital femoral epiphysis: current concept review. Journal of the Pediatric Orthopaedic Society of North America, 2022:4(4), Article 589.
5. Loder RT. Correlation of radiographic changes with disease severity and demographic variables in children with stable slipped capital femoral epiphysis. J Pediatr Orthop. 2008;28:284-90.

발달성 내반고_*developmental coxa vara*

1. Beals RK. Coxa vara in childhood: evaluation and management. J Am Acad Orthop Surg. 1998;6:93-9.
2. Bos CF, Sakkers RJ, et al. Histological, biochemical, and MRI studies of the growth plate in congenital coxa vara. J Pediatr Orthop. 1989;9:660-5.

3. Cordes S, Dickens DR, et al. Correction of coxa vara in childhood. The use of Pauwels' Y-shaped osteotomy. J Bone Joint Surg Br. 1991;73:3-6.
4. Desai SS, Johnson LO. Long-term results of valgus osteotomy for congenital coxa vara. Clin Orthop Relat Res. 1993;294:204-10.
5. Kim HT, Chambers HG, et al. Congenital coxa vara: computed tomographic analysis of femoral retroversion and the triangular metaphyseal fragment. J Pediatr Orthop. 2000;20:551-6.

CHAPTER 05

대사성 뼈질환

Metabolic Bone Diseases

뼈는 골격을 구성하여 장기를 보호하고, 몸을 움직이는 물리적 기능을 가진다. 또 뼈 전체가 하나의 장기로서, 피를 만들고 칼슘의 저장고 역할을 하는 생리적 기능을 가진다. 뼈는 체내 칼슘의 99%를 보유하며, 혈중 칼슘의 공급원이 된다. 뼈의 구성은 유기질인 골세포 *bone cells*와 골기질 *bone matrix*, 그리고 무기질 *mineral*로 되어 있다.

뼈의 세포에는 골아세포 *osteoblast*, 골세포 *osteocyte*, 파골세포 *osteoclast*가 있다. 골아세포는 뼈의 바탕이 되는 유기질의 주성분인 교원질 *collagen*을 생성하고, 기질의 석회화 *mineralization*를 조절한다. 골아세포는 부갑상선 호르몬, 에스트로젠, 성장호르몬 등에 반응한다. 골세포는 소강 *lacuna*에 들어있으며, 기성 뼈의 구조를 유지한다. 파골세포는 조혈계로부터 유래한 거대세포로써 뼈의 표면에 붙어서 뼈를 흡수함으로써, 혈중의 칼슘 농도를 올려

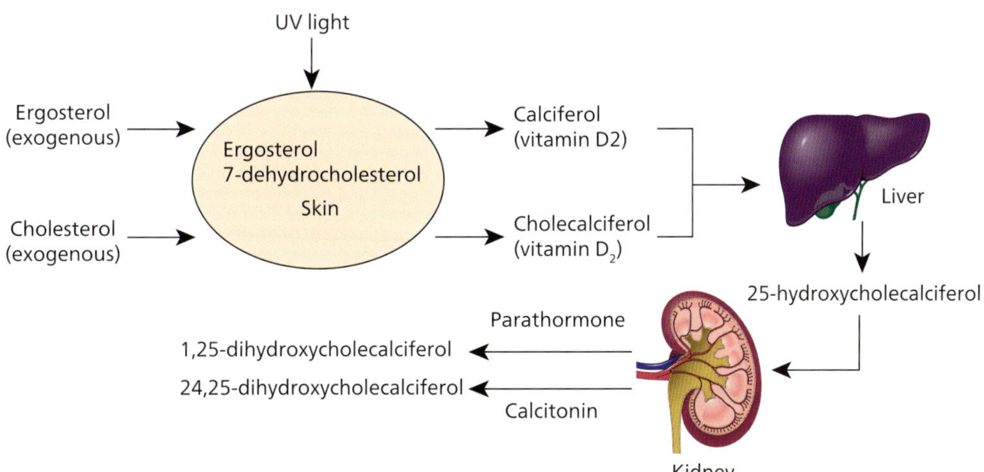

그림 5-1 ▸ 비타민 D의 대사. 비타민 D는 음식으로 섭취하고, 피부에서 자외선을 이용하여 합성한다. 피부에서의 합성이 주 공급원이다. 간과 신장에서 활성화된다. 혈중 Ca의 농도에 따라서 1,25-dihydroxycholecalciferol이 되기도 하고, 24,25-dihydroxycholecalciferol이 되기도 한다. 24,25-dihydroxycholecalciferol은 비활성형이다.

준다. 거대세포는 혈중 칼슘 농도가 높으면 칼시토닌에 반응하여 뼈의 흡수를 억제한다.

칼슘은 생명현상에 매우 긴요한 이온으로써 신경근육계의 신호전달, 혈액 응고, 내분비 기능 등에 꼭 필요하다. 혈중 칼슘의 농도는 9~11 mg%로써, 이보다 조금이라도 높으면 근육약화, 기면 *lethargy*, 심실세동 등이 올 수 있고, 반대로 조금이라도 낮으면 테타니, 경련, 확장성 심정지 *diastolic death* 등이 올 수 있다. 혈중 칼슘의 농도를 적정수준으로 항상 유지하는 생리적 기능 *homeostasis*이 매우 중요하며, 이를 위하여 비타민 D, 부갑상선 호르몬 PTH, 칼시토닌 *calcitonin* 등이 밀접하게 작용한다.

비타민 D (cholecalciferol)는 피부에서 자외선의 도움으로 합성되거나 외부로부터 식단을 통하여 공급된다. 두 가지 공급경로 중에서 피부 합성이 주된 공급원이다. 체내에서 간과 신장에서 각기 한 개씩의 −OH기를 붙임으로써 활성형 $1,25(OH)_2D_3$가 되어 비로소 생리적 기능을 발휘하게 된다. 바꾸어 말하자면, 간과 신장의 질환은 비타민 D의 대사에 지장을 줌으로써 비타민 D를 활용하지 못하게 만들 수 있다. 비타민 D는 혈액 내의 소장에서 칼슘 흡수를 증가시키고, 뼈로부터 칼슘을 흡수하여 혈액 중의 칼슘 농도를 유지한다. 비타민 D는 다른 한편으로는 성장기 뼈의 성장판에서 연골층의 석회화에 관여함으로써 뼈의 길이 성장에 필수적인 역할을 한다. 소아에서 이 기능이 부족하면 구루병 *rickets*이 된다(그림 5-1).

부갑상선호르몬 *parathyroid hormone, PTH*은 혈중 칼슘의 농도에 민감하게 반응한다. 혈중 칼슘이 낮으면 PTH가 분비되어 혈중 칼슘의 농도를 적정수준으로 유지한다. PTH는 이 기능을 위하여 신장에서의 비타민 D 활성화를 촉진하고, 인의 배설을 늘림으로써 칼슘의 재흡수를 증가시키고, 또 파골세포에 의한 뼈 흡수를 촉진한다. 칼시토닌은 갑상선의 부소포세포 *parafollicular cell*에서 분비되며, PTH와 반대되는 기능을 가진다. 칼시토닌은 혈중 칼슘 농도가 너무 높을 때 파골세포에 의한 골흡수를 억제함으로써 결과적으로 칼슘농도를 낮추는 기능을 가진다(그림 5-2).

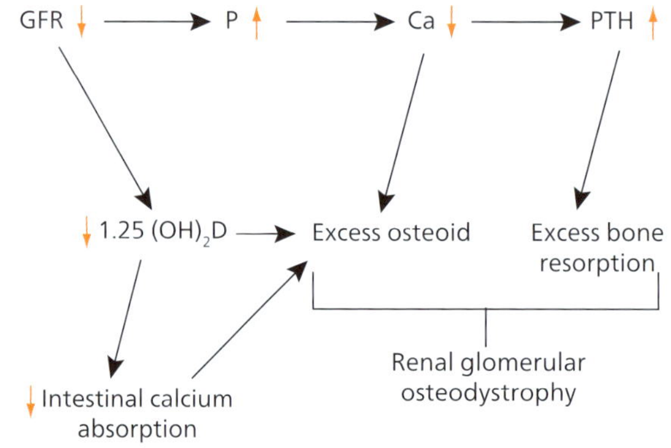

그림 5-2 ▸ 비타민 D, PTH, Calcitonin이 참여하는 Ca, P의 homeostasis

5.1 구루병 _Rickets

구루병은 비타민 D의 결핍이나 대사이상으로 키가 작고, 팔다리가 변형되는 소아기 병이다. 성인에서 보는 골연화증 *osteomalacia* 과 같은 병이다. 병의 원인에 따라서 다음의 유형으로 나누어진다.

비타민 D 결핍성 구루병 _Vitamin D deficient rickets, nutritional rickets

햇볕이 들지 않는 열악한 환경이나 비타민 D가 결핍된 식단에 의존하는 소아에서 발생한다. 매우 고전적인 질병으로써, 생활이 향상된 현재에는 찾아보기 힘들다. 비타민 D가 지용성이기 때문에 지방변 *steatorrhea* 환아에서 흡수장애에 의하여 올 수 있다.

비타민 D 저항성 구루병 _Vitamin D resistant rickets, VDRR, hypophosphatemic rickets

비타민 D는 신장의 세뇨관 세포에 의하여 활성화되어야 비로소 생리적 기능을 발휘할 수 있다. 비타민 D 저항성 구루병은 세뇨관 세포의 기능이 선천적으로 결손되어 비타민 D를 활용하지 못하는 구루병의 한 가지 유형이다. X염색체 우성 유전을 한다. 결핍성 구루병이 드물어진 근래에 주로 경험되는 구루병 유형이다(그림 5-3).

신성골이영양증 _renal osteodystrophy

신성골이영양증은 만성신부전에 속발하는 구루병이다. 신장의 사구체에서 인을 배설하지 못하고, 또 세뇨관에서는 칼시움을 재흡수하지 못하여 혈중 칼슘이 저하된다. 세뇨관 세포

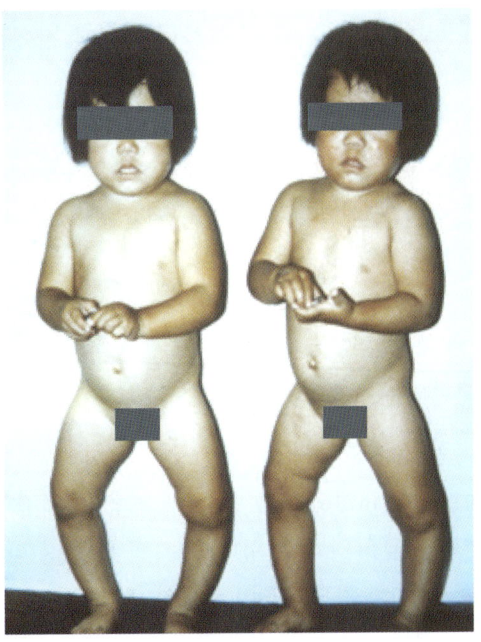

그림 5-3 ▸ **비타민 D 저항성 구루병을 가진 쌍둥이 자매.** VDRR은 성염색체 우성유전(sex-linked dominant inheritance)을 한다. VDRR은 결핍성 구루병이 희귀해진 근래에 주로 보는 구루병 유형이다.

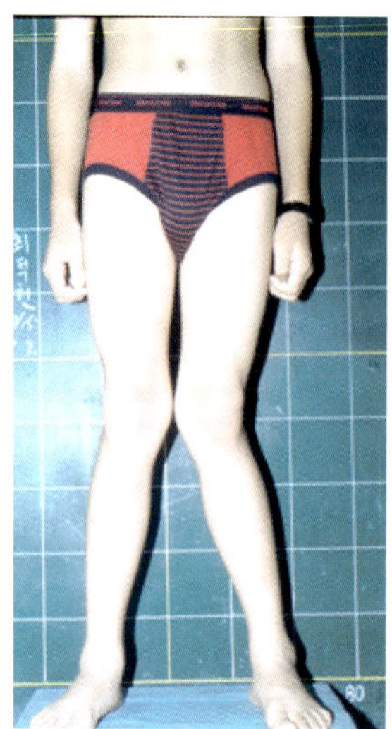
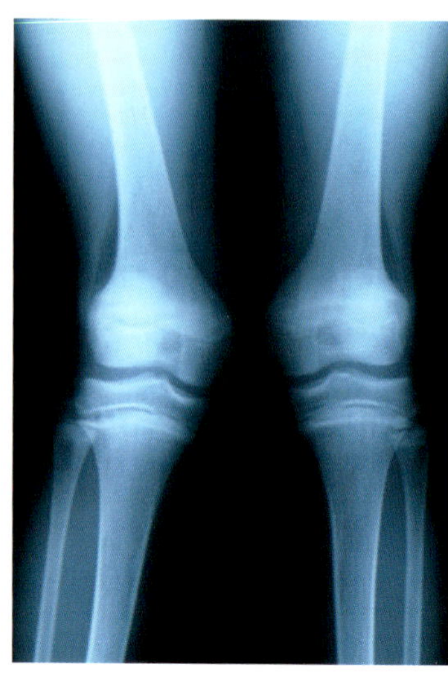

그림 5-4 ▸ **만성신부전에 동반된 신성구루병의 임상소견과 X선 소견.** 무릎관절의 외반 변형과 X선상 골조송증과 함께 골간단의 불규칙한 음영이 나타나 있다.

의 기능이 상실되기 때문에 비타민 D의 활성화도 일어나지 못한다. 그 결과 혈중 칼슘이 낮아진다(그림 5-2). 낮아진 혈중 칼시움은 곧 PTH의 분비를 촉진하게 된다. 이것이 만성신부전에 동반되어 나타나는 구루병과 2차적 부갑상선 항진증 *secondary hyperparathyroidism* 이다. 신성골이영양증에 의한 뼈의 변화는 성장기에는 구루병 소견과 함께 골연화, 갈색종 *brown tumor* 등이 모두 나타날 수 있다(그림 5-4).

구루병은 유형이 다를지라도 병적인 소견은 같다. 구루병적 소견은 긴뼈의 양쪽 끝에 있는 골성장판에서 가장 현저하게 나타난다. 구루병의 근본 장애는 골성장판에서 일어나는 연골내 조골작업 *enchondral ossification* 의 단계 중에서 연골아세포의 증식과 비후화단계에는 지장이 없으나 다음 단계인 연골세포 기질의 석회화가 정상적으로 이루어지지 않는 것이다. 그 결과 비후연골세포들이 사멸되지 않고 생존한 채 거듭 쌓여서 연골층이 병적으로 두꺼워지고, 또 옆으로 넓어진다. 연골세포의 사멸, 골간단으로부터의 모세혈관 침투 등 연골층을 뼈로 대체하는 작업이 정상적으로 연속하여 일어나지 못하기 때문에 뼈는 길이성장을 제대로 하지 못한다. 구루병은 골연화를 동반한다. 골성장판의 구루병 소견과 전신의 골연화는 키가 작은 것 외에 장관골, 특히 하지의 뼈들을 변형시킨다. 무릎의 내반변형, 외반변형 등이 거의 언제나 동반되는 변형들이다(그림 5-5).

증상 구루병을 앓는 소아는 키가 작고, 체중을 받는 사지가 변형된다. 사지의 변형은 하지에서 두드러진다. 무릎관절의 변형이 가장 흔한데, 주로 내반변형이다. 무릎의 한쪽은 내반변형, 반대쪽은 외반변형을 보이는 예도 있다. 후자의 변형을 '바람에 쓸린 *windswept*' 형이라 한다. 고관절에서는 대퇴골 경부의 내반각도가 130도에 미치지 못하는 내반고 *coxa vara* 가 주로 나타난다. 그 결과 걸음새가 뒤뚱거리는 오리걸음이 된다. 관절마다 뼈성장판이 옆으로 넓어져 굵어진다. 심한 경우 흉곽 전면의 늑골–연골경계 *costochondral junc-*

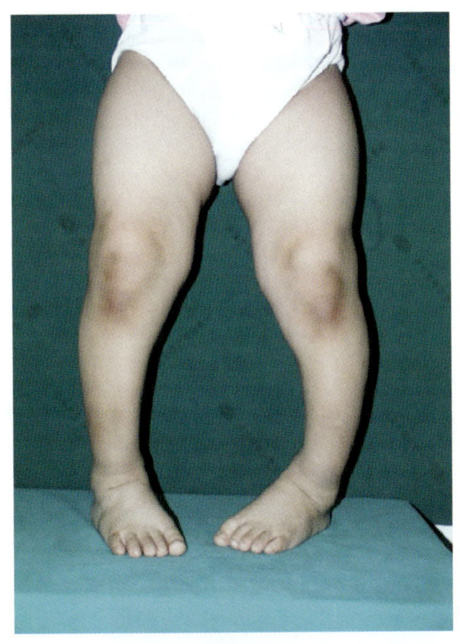

그림 5-5 ▸ 구루병의 임상소견. 팔다리가 구부러지고 잘 자라지 못한다.

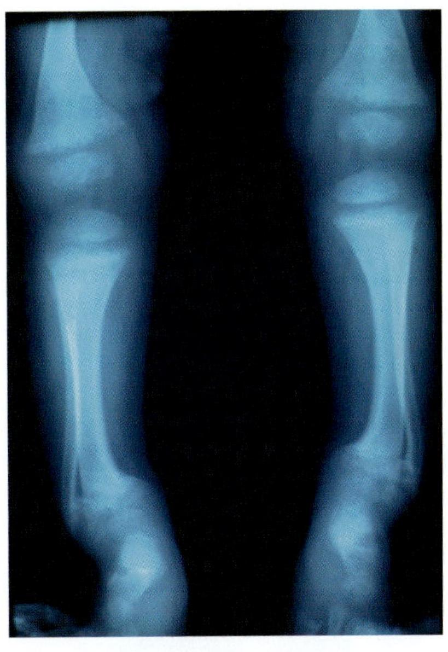

그림 5-6 ▸ 구루병 X선 소견. 골간단이 넓고, 붓질을 한 것처럼 불규칙해진다. 변형과 전반적인 골조송증도 일반적인 소견이다.

*tion*가 두꺼워져 염주*rachitic rosary*를 만든다. 구루병은 골연화증과 골다공증을 동반하기 때문에 허벅지, 팔, 등에 통증을 느끼기도 한다.

진단 구루병의 X선 소견은 하지의 변형과 골다공증이 우선 눈에 띈다. 특징적인 소견은 긴뼈들의 성장판에 나타난다. 구루병을 앓는 성장판은 정상보다 두껍고, 옆으로 넓다. 체중을 많이 받는 곳은 성장판이 움푹 패인 듯 V자 모양*cupping*을 한다. 골간단의 끝부분은 가지런하지 않고 마치 붓질을 한 것처럼 불규칙해 보인다(그림 5-6).

구루병은 혈액의 생화학검사에서 확인된다. 검사상의 이상은 구루병 유형에 따라서 조금씩 다르다. 비타민 D 결핍성 구루병은 혈중 칼슘은 정상, 혹은 조금 낮고, 인은 낮고, 알칼리성 인산분해효소*alkaline phosphatase, alk P-ase*는 항상 높다. 비타민 D 저항성 구루병 혹은 저인산염성 구루병은 칼슘이 정상이거나 낮고, 인은 항상 낮고, alk P-ase는 항상 높다. 만성 신장염에 동반되는 신성구루병은 칼슘은 정상 혹은 낮고, 인은 높고, alk P-ase도 높다. 신성 구루병은 이 밖에 만성신부전의 검사소견도 함께 갖는다(표 5-1).

치료 구루병의 치료는 병의 원인과 유형에 따라서 다르다. 비타민 D 결핍성 구루병은 비타민 D를 5,000~10,000 IU/일 4~8주간 투여하고, Ca 제제를 500~1,000 mg/일 공급한다. 비타민 D가 지용성이기 때문에 지방변증*steatorrhea*을 동반한 경우에는 소아과 치료도 병행한다. 신장 세뇨관의 기능 결손으로 온 비타민 D 저항성 구루병에게는 고용량의 1-alpha-비타민 D와 인산염을 투여한다. 반응이 좋은 경우 3~4주에 X선상 호전을 볼 수 있다(그림 5-7). 병이 호전되더라도 비타민제는 계속 복용하여야 한다. 신성골이영양증은 만성신장염

표 5-1 구루병 감별 Lab 검사치

	Biochemistry	
	Plasma	Urine
Vitamin D deficiency (nutritional rickets)	Ca ↓ P ↑ Phosphatase ↑	Reversible aminoaciduria
Renal glomerular failure	Ca ↓ P ↑ Phosphatase ↑	Ca ↓
Inherited hypophosphataemia	Ca N P ↓ Phosphatase ↑	Ca N
Fanconi syndrome	Ca ↓ P ↓ Phosphatase ↑	Ca N Aminoaciduria

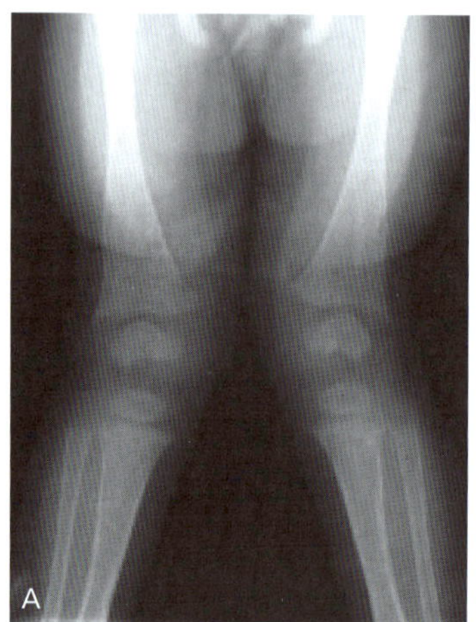

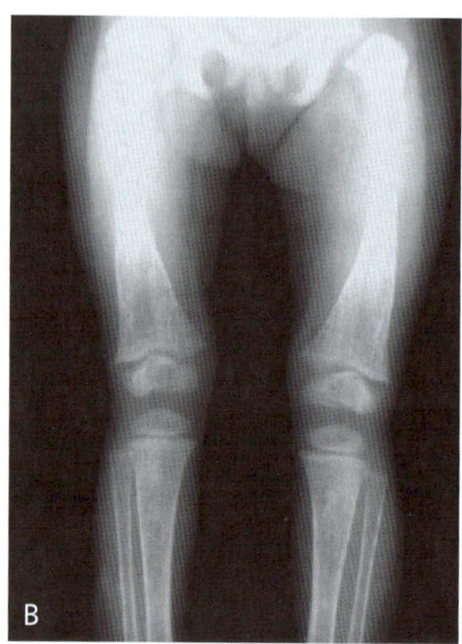

그림 5-7 ▸ **구루병의 X선 사진.** 치료하기 전(A)과 활성 비타민 D 투여 후(B). 투여 3~4주 후면 X선상에서 변화를 보인다.

의 치료와 함께 활성 비타민 D를 투여한다. 신성골이영양증은 성공적인 신장이식만이 근본적인 해결책이 된다.

구루병에 의한 하지 변형은 심한 경우 수술이 필요하다. 내반, 혹은 외반변형을 가진 관절은 교정절골술의 대상이 되고, 짧은 뼈는 연장교정술의 대상이 된다. 수술 후에 생길 수 있는 요석, 이소골 생성 *ectopic ossification* 등의 위험성 때문에 수술 직전 2주간은 비타민 D를 중단한다. 구루병은 수술 후에 변형의 재발, 골절 등 병발증이 발생할 가능성이 높다. 비타민 D 저항성 구루병은 혈중 인이 3.0 mg% 이상일 때에 수술 후 경과가 좋다.

5.2 부갑상선기능항진증 _*Hyperparathyroidism*

부갑상선기능항진증은 원발성 *primary hyperparathyroidism*과 속발성 *secondary hyperparathyroidism*이 있다. 원발성 부갑상선기능항진증은 부갑상선의 과증식 *hyperplasia*이나 선종 *adenoma*에 의한 증상이다. 속발성 부갑상선기능항진증은 만성신부전에 동반되는 증상이다. 만성

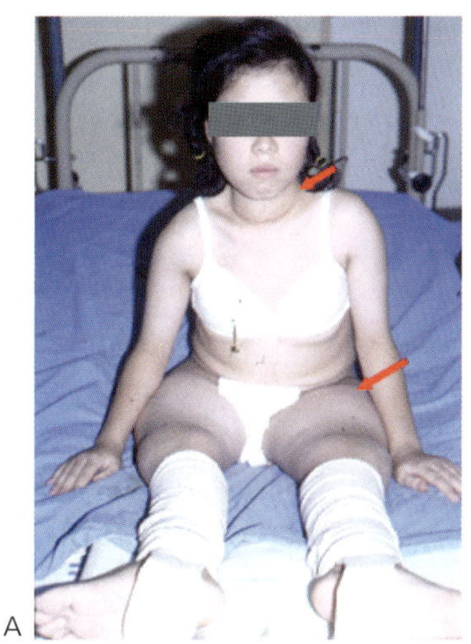
A

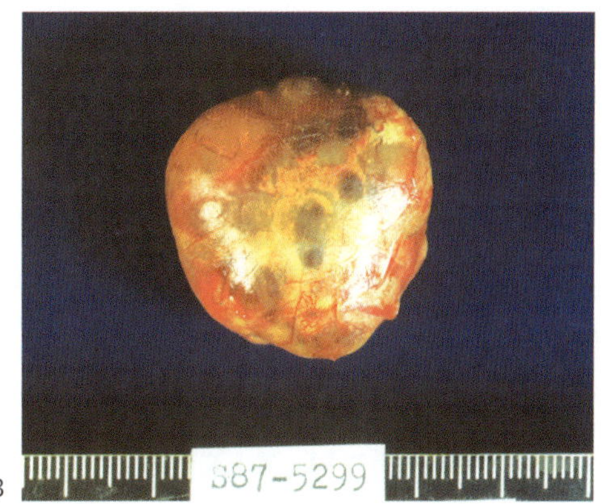

B

그림 5-8 ▸ 부갑상선의 선종(adenoma)에 의한 원발성 부갑상선기능항진증 환자(19세 여자). 양측 대퇴골 경부골절이 있었으며(A), 선종 적출(B)과 내고정 수술 후에 신속하게 치유되었다.

신부전은 인을 배설하지 못하여 혈중 인의 농도가 높아지고, 과도한 혈중 인은 혈중 칼슘을 낮춘다. 또 만성신부전에 빠진 신장의 세뇨관 세포는 비타민 D를 활성화하지 못하여 구루병의 한 가지 유형이 된다. 이러한 병적 상태에서 낮아진 혈중 칼슘을 정상치로 끌어올리기 위한 노력으로 부갑상선호르몬이 과다 분비된다. 이것이 곧 2차성 부갑상선기능항진증이다.

과도한 혈중 PTH는 뼈에서 칼슘을 계속 흡수한다. 칼슘이 과도하게 흡수된 부위는 골소주들이 가늘어지고, 그 공간을 섬유조직과 낭포들이 차지한다. 이것이 낭포성섬유성골염 *osteitis fibrosa cystica*이다. X선상에서 보이는 큰 낭종은 이 현상이 특히 심한 부위로써, 육안상으로 갈색의 섬유조직 덩어리이다. 이것이 갈색종 *brown tumor*이다. 환자는 의식이 명료하지 못하고, 뼈에 통증을 느낀다. 고관절의 병적골절이 흔하다.

부갑상선기능항진증의 치료는, 원발성은 선종을 제거하고 속발성은 만성 신부전 치료와 함께 활성비타민 D를 공급한다. 병적골절이나 변형은 정형외과적인 치료의 대상이며, 원인치료가 이루어지면 뼈의 병변은 잘 낫는다(그림 5-8).

5.3 갑상선기능저하증 _*Hypothyroidism*

갑상선호르몬은 연골내골화 *enchondral ossification* 과정에서 연골세포의 증식과 성숙을 촉진한다. 갑상선기능저하증은 생후 6개월 이후에 증상이 나타나며, 크레틴 병 *Cretinism*이라고 한다. 지능이 낮고, 움직임이 느려지고, 복부가 팽만되고, 혀를 내미는 것 등이 크레틴 병의 전형적인 소견이다. X선상에서는 대퇴골두의 골단이 여러 개로 쪼개져 점상으로 보이고, 간혹 대퇴골두 골단이 분리되기도 한다. 전자의 소견은 레그 페르테스 병, 다발성 골단이영양증, 점액다당류증 등과 감별이 필요하다. 진단은 혈액의 생화학적 검사에 의한다. 혈중 TSH

가 높고, T4는 낮다. 치료는 부족한 갑상선 호르몬의 대체 투여이다. 지능저하를 막기 위해서 조기진단이 강조된다.

5.4 뇌하수체기능저하증 _Hypopituitarism

뇌하수체기능저하증은 성장호르몬의 결핍에 의한 왜소증을 초래한다. 1/3이 선천성이고 나머지 2/3는 후천성으로써 뇌하수체 전엽의 파괴에 의한다. 성장지연이 소아기부터 드러나며, 왜소증은 구간의 비율이 유지되는 형태이다. 치료는 결핍 호르몬의 대체 투여이다.

5.5 뇌하수체기능항진증 _Hyperpituitarism

뇌하수체 전엽의 호산성세포 *acidophilic cell* 증식이나 선종에 의하여 성장호르몬이 과다하게 분비되면 소아에서는 거인증 *gigantism*, 성인에서는 말단비대증 *acromegaly*이 초래된다. 뼈의 과증식은 연골내조골 *enchondral ossification*과 골막내조골 *intramembranous ossification*에서 모두 일어나기 때문에 뼈는 길어지고 두꺼워진다. 관절에 참여하는 뼈의 과증식은 뼈의 변형과 함께 관절의 압력을 높여주기 때문에 조기에 퇴행성 관절염을 가져온다. 치료는 뇌하수체 병변의 제거가 기본이다. 외과적 제거가 항상 가능하지는 않다. 관절의 퇴행성 병변은 심한 경우 외과적 치료의 대상이 된다.

참고문헌

1. 안효섭, 신희영, 홍창의 소아과학, 12판, 미래엔, 2020.
2. Aljuraibah, F., Alalwan, I., & Habeb, A. (2024). Diagnosing and treating two challenging pediatric metabolic bone disorders: hypophosphatasia and X-linked hypophosphatemic rickets. Current Pediatric Reviews, 20(4), 380-394.
3. Charoenngam N, Cevik MB, Holick MF. Diagnosis and management of pediatric metabolic bone diseases associated with skeletal fragility. Curr Opin Pediatr. 2020;32(4):560-573.
4. Charoenngam N. Hereditary Metabolic Bone Diseases: A Review of Pathogenesis, Diagnosis and Management. Genes. 2022;13(10):1880.
5. DeGonza H, et al. Metabolic Bone Disease in Pediatric Patients with Short Bowel Syndrome. Gastrointest Disord. 2025;7(1):16.
6. Faienza MF, et al. Metabolic bone disease of prematurity: diagnosis and management. Front Pediatr. 2019;7:143.
7. Gooch C. Metabolic Bone Disease: An Overview. Curr Opin Endocrinol Diabetes Obes. 2024;31(2):137-145.
8. Lee SH, Kim CW. Supramalleolar stepcut osteotomy for tibial deformity in vitamin D-resistant rickets. J Korean Orthop Assoc. 1984;19(6):1103-1108.

CHAPTER 06

골관절 감염

Infection of the Bone and Joint

뼈와 관절의 감염성 질환에는 화농성 골수염, 화농성 관절염, 척추결핵 등과 같이 오래전부터 잘 알려진 고전적인 병들이 포함된다. 이 병들은 성인보다 소아에서 더 자주 발생한다. 영양과 위생이 좋아진 현재에는 과거에 비하여 빈도가 대폭 줄었다. 그러나 지금도 면역이 저하되었거나 좋지 않은 환경에 처한 소아들에서 끊이지 않고 발병하고 있다.

뼈와 관절의 감염은 지금은 자주 경험되지 않고 검사소견, X선 소견 등이 일정하지 않기 때문에 초기에 놓치거나 다른 병으로 잘못 진단될 가능성이 적지 않다. 이 점은 의사소통이 어려운 소아에서 특히 심하다. 만약 초기에 진단하지 못하면 치료의 적기를 놓치고 심각해질 수 있다. 진단이 내려진 뒤에는 항균제와 필요한 경우, 수술방법을 적절하게 선택하는 것이 중요하다.

골관절 감염에 대한 항균제의 선택은 결과를 좌우할 만큼 중요하다. 원인균이 밝혀지기 전에는 경험에 기초한 추측으로 선택한다. 화농성 감염의 가장 흔한 원인균은 황색포도상구균 *Staphylococcus aureus*이다. 항균제의 일차적인 선택은 황색포도상구균을 주 대상으로 하되 다른 균까지를 포함하는 광범위 살균제로 시작한다. 원인균이 동정되고, 나아가서 예민한 항균제가 밝혀지면 그에 맞게 약제를 바꾼다. 소아의 용량은 체중당 계산을 해서 정한다. 항균제의 투여경로는 정주, 근주, 경구 등이 가능하다. 병의 초기에는 정맥주입이 우선이며, 계속 투여보다는 시간간격을 두고 규칙적으로 주입하는 것이 효과적이다. 고름이 그치고 임상증상이 완화되면 경구 항균제로 바꿀 수 있다. 항균제의 투여기간은 다른 장기의 감염보다 오래이며, 통상 4~6주간 이상이 된다.

6.1 화농성 골수염 _Pyogenic Osteomyelitis

급성 화농성 골수염은 고열, 병소 부위의 통증과 압통, 인접한 관절의 움직임 제한 등이 나타나는 급하고 위중한 병이다. 체열은 섭씨 39도, 40도를 오르내리는 고열이 되풀이되는 패혈증 형이다. 신생아, 면역이 떨어져 있는 소아, 해열제 혹은 항균제를 투여한 경우에는 고온이 나타나지 않을 수 있다.

화농성 골수염의 원인균은 대부분 황색 포도상구균이다. 다음으로 연쇄상구균 등이 뒤따른다. 균이 병소에 도달하는 길은 대부분 혈행성이며, 소수에서는 상처나 가까운 병소를 통해서 직접 옮겨올 수 있다. 전자와 후자는 병의 경과와 예후가 많이 다르다. 근래에는 처음부터 항균제에 대한 내성이 강한 MRSA가 원인균으로 밝혀지는 예가 늘어나고 있다.

전형적인 화농성 골수염은 경골이나 대퇴골 같은 긴 뼈들, 그중에서도 빨리 자라는 쪽의 골간단 *metaphysis*에 주로 발생한다. 무릎 주위가 대표적인 장소이다. 골간단에서 자주 발생하는 이유는 이 부위에 도달하는 동맥의 끄트머리 *arteriole*는 매우 가는 데 비하여 돌아 나가는 정맥은 정맥동 *venous sinusoid*이기 때문에 피 흐름이 정체되고, 또 성장기 골간단의 세포들이 성숙도가 떨어져 식균 능력이 저하되어 있기 때문이다. 대퇴골의 위쪽 골간단은 일부가 고관절낭 안에 들어있어 화농성 골수염이 화농성 고관절염으로 번질 수 있다.

골간단의 해면골 *cancellous bone* 부위에 도달한 세균이 숙주의 식균작용이나 항균제 등을 이겨내면 감염이 시작된다. 해면골 속의 감염은 고름을 만들면서 확산된다. 염증성 산물이 쌓이면 뼛속에 압력이 형성되고, 압력이 높아지면 통증을 느끼게 된다. 골간단의 피골은 골간부의 피골과 달리 얇기 때문에 쉽게 뚫린다. 축적된 염증성 산물은 골간단의 피골을 뚫고 나가서 골막을 들어 올린다. 염증성 산물은 골수강 속으로 내려가기도 한다. 이렇게 되면 이환부위의 피골은 안팎으로 고름에 쌓이고, 또 혈관들의 혈전형성 *thrombosis*으로 혈액순환까지 막혀서 죽게 된다. 이렇게 죽은 뼈가 부골 *sequestrum*이다. 부골은 원인균에게는 항균제가 도달하지 않는 은신처 역할을 하기 때문에 만성 골수염의 근원이 된다(그림 6-1).

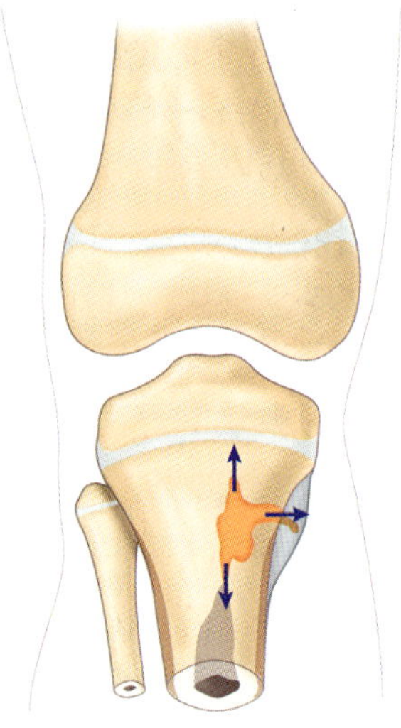

그림 6-1 ▸ 급성 혈행성 골수염(acute hematogenous osteomyelitis)의 개념도. 골간단에 감염이 시작되면 고름이 만들어진다. 고름은 골수강을 타고 내려가고, 또 한편으로는 골간단의 비교적 얇은 피골을 뚫고 뼈 밖으로 나간다. 뼈 밖으로 나간 고름은 골막을 들어 올리면서 내려간다. 안팎으로 고름에 휩싸인 피골은 혈행이 차단되어 죽는다(부골 sequestrum). 들어 올려진 골막은 새 뼈를 만들어서 수일 내에 X선상에서 골막반응으로 나타난다. 골막이 만든 새 뼈는 골구(involucrum)가 된다.

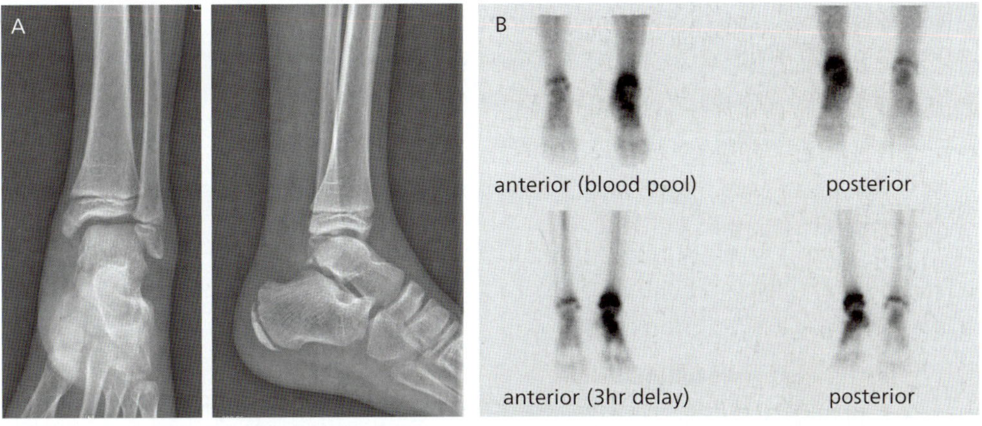

그림 6-2 ▸ **남아 10세, 좌 경골 급성 골수염 증례.** 고열과 함께 좌 발목관절 위 부위의 통증과 압통을 호소하였다. 단순 X선 소견(A)은 없으나 골주사(B)에서 섭취가 심하게 증가되었다. X선 뼈의 변화는 발병 후 5~7일이 지나야 보인다. 골주사가 조기진단을 위하여 매우 유용하다.

진단 급성화농성 골수염의 증상은 고열과 함께 병소부위의 통증과 압통, 인접관절의 움직임 제한 등이다. 이 중에서 감별진단에 도움이 제일 많이 되는 것은 이환부위를 누를 때 느끼는 뼈의 압통이다. 혈액검사 상에서 감염을 뒷받침하는 소견을 볼 수 있다. X선 검사는 골소주의 흡수와 골막반응이 있어야 소견으로 나타내기 때문에 발병 후 1주일 내에는 변화가 뚜렷하지 않다. 이때에도 골주사*bone scan*는 양성소견을 보인다(그림 6-2).

X선상에서 조기소견, 예를 들면 골막반응이 보이면 이미 발병 후 7일 이상 지나서 염증성 산물이 피골 안팎에 차 있음을 의미한다. 병이 진행하면 골간단 부위의 음영이 불규칙하게 감소하고, 피골 위에 골막반응이 나타난다. 골막반응은 X선상에서 피골 위에 한 겹의 선을 그은 듯해 보인다. 병이 진행되어 만성으로 넘어가면 죽은 뼛조각, 즉 부골이 생기는데 X선상에서는 하얗게 보인다. 골막이 만든 바깥쪽의 새 뼈 봉투를 골구*involucrum*라고 한다. 부골과 골구는 만성 골수염의 전형적 소견이다.

치료 급성 화농성 골수염 치료는 병의 단계에 따라 다르다. 초기에 의심이 들면 머뭇거리지 말고 곧바로 치료를 시작해야 한다. 만약 치료가 늦어지면 감염이 자리 잡는 시간을 허용하는 꼴이 되기 때문이다. 병소 부위의 안정을 위하여 부목을 대주고, 항균제를 주사한다. 항균제를 시작하기 전에 혈액을 얻어 균을 배양한다. 처음에 주는 항균제는 황색포도상구균을 주 대상으로 하되 다른 균까지 죽일 수 있는 광범위 제제여야 한다.

초기의 안정과 항균제 투입에도 불구하고 고열과 이환부위의 통증이 가라앉지 않으면 감염이 진행되었음을 의미한다. 자발적 통증은 염증성 산물이 축적되어 뼈 안의 압력이 높아진 것을 의미한다. 이 상태는 수술에 의한 감압조치*decompression*가 필요하다. 압통이 가장 심한 곳이 곧 병소이다. 병소에 구멍을 몇 개 뚫어서 뼈 안의 염증성 산물이 밖으로 탈출하게 하는 것이 수술의 목적이다. 구멍을 뚫는 중에 골막을 벗기면 뼈가 더 죽기 쉬워지므로 골막이 붙어있는 채, 그 위로 구멍을 뚫는 것이 좋다. 구멍을 뚫자마자 초콜릿 색깔의 고

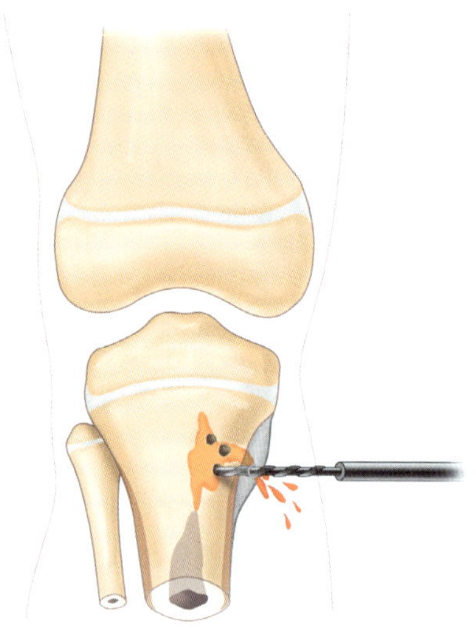

그림 6-3 ▸ **급성 화농성 골수염에서 시행하는 천공술(drilling).** 뼛속에 고름이 생기면 구멍을 뚫어 배출시킨다. 압통이 있는 자리가 곧 병소 부위이며, 이곳에 난 몇 개의 구멍은 뼛속의 압력을 떨어뜨리고, 고름이 뼈 안팎으로 퍼지는 것을 막아준다.

름이나 검붉은 피가 밀려나옴을 보게 된다. 이 몇 개의 구멍이 뼛속의 압력을 떨어뜨리고, 고름이 뼈 안팎으로 퍼지는 대신 몸 밖으로 흘러나오게끔 유도한다. 제때에 시행된 감압수술은 통증과 고열을 가라앉히고, 항균제의 효과를 높여준다(그림 6-3, 6-4).

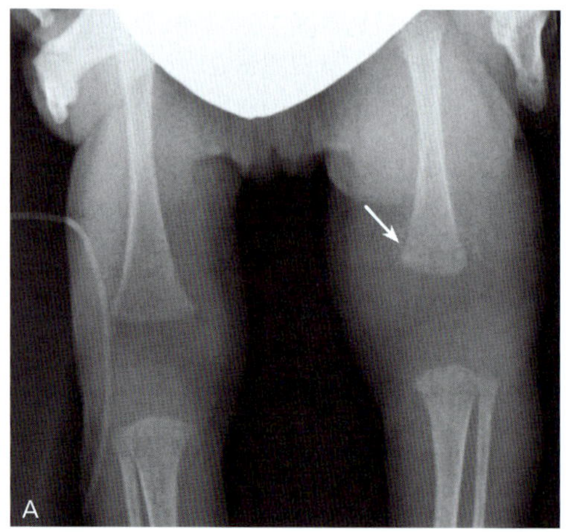

그림 6-4 ▸ **신생아의 좌 대퇴골 원위 골간단에 발생한 급성 혈행성 골수염의 X선 소견.** 연부조직의 부종만 보인다(A). 천공술 후 10일째–골막반응이 왕성하다(B), 무릎관절은 처음부터 괜찮았다. 수술 후 1년–감염은 나았으나 성장판의 침해가 있었던 듯 대퇴골이 짧다(C).

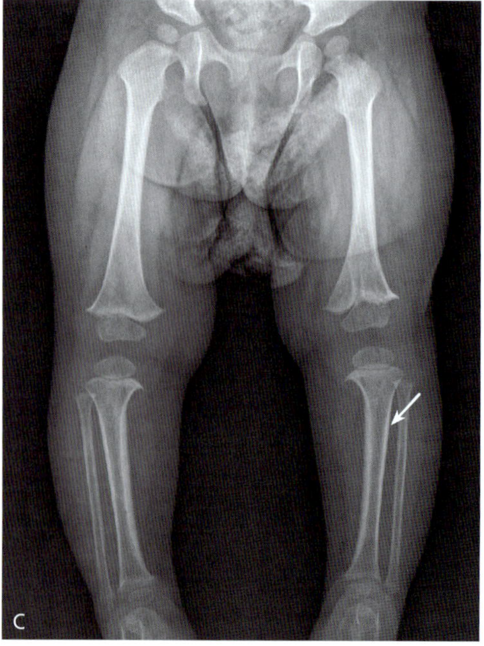

고관절을 90도 굽힌 상태에서 반대측에 비하여 덜 벌어지면 이 병을 의심해야 한다. 고관절 탈구DDH도 외전제한을 보이지만 보채지 않고, 젖을 거부하지도 않는다.

치료 영아에서 화농성 고관절염이 의심되면 아님이 확인되기 전까지는 화농성 고관절염으로 생각해야 한다. 항균제를 주사하고, 증상이 해소되지 않으면 지체 없이 배농수술을 행한다. 수술 시기는 시간을 다툰다. 늦는 것보다는 빠른 것이 좋다. 관절절개는 누운 자세에서 고름이 흘러나오기 쉽게 후방접근을 택하고, 관절 속을 충분히 씻어낸 다음 배농관을 넣어둔다. 수술 후에는 항균제 주사를 유지하고, 배농관이 제대로 기능하게끔 돌보아야 한다. 수술 후 4~6주간 파브릭 보장구와 같은 외전 보조기를 채워서 탈구가 일어나지 않게 하는 것이 중요하다. 후유증에 대한 치료는 관절을 제자리에 넣어 주는 수술, 용해되고 남은 대퇴골 선단을 대퇴골두 대용으로 쓰게 하는 수술, 하지길이를 연장하는 수술 등이 있다. 이 수술들의 결과는 장기적으로 보아서 실망스럽다(그림 6-10).

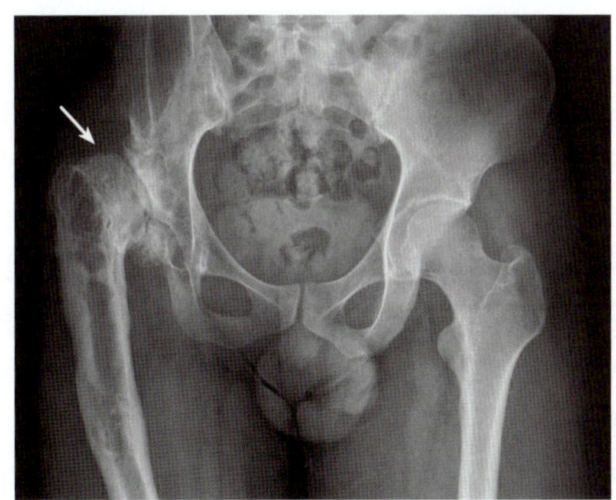

그림 6-10 ▸ **영아기 급성 화농성 골수염을 앓은 후 수차례의 수술을 거친 후의 X선 사진(25세 남자).** 통증은 아직 없으나 심한 파행을 보인다.

6.4 골관절결핵 _*Tuberculosis of the Bone and Joint*

결핵감염의 약 1~3%가 골관절계의 이환이다. 소아에서 더 흔하게 발생하며, 부위에 따른 발생빈도는 척추, 고관절, 슬관절의 순서이다. 이 중 척추가 50%를 차지한다. 원인균은 결핵균이며, 현재는 소형*bovine type*은 없어지고, 대부분 인간형*human type*이다. 골관절 결핵은 근래에 빈도가 많이 줄었으나 아직도 일정 수준을 유지하고 있다. 골관절 결핵의 임상 및 방사선 소견은 매우 다양하여 다른 질환과의 감별이 쉽지 않다.

골관절의 결핵감염은 이미 있던 체내의 병소로부터 혈액순환을 타고 옮겨진다. 동맥혈이 주된 감염경로이며, 복강 후벽의 밭순정맥총*Batson's plexus*을 통해서도 일어난다. 골관절의 결핵균 감염은 활막과 뼈에서 주로 일어난다. 관절결핵은 활막염으로 시작하여 관절 내의 모든 조직을 파괴한다. 활막이 증식하면서 관절면을 침식하는 염증조직 파누스*pannus*를 만드는 것은 류마토이드관절염과 같다. 뼈의 감염은 골간단과 척추의 해면골*cancellous bone*에서 시작한다. 추간판과 같은 연골조직은 혈관이 없기 때문에 처음에는 모양을 유지한다. 그러나 인접한 부위의 뼈 감염은 연골의 생리를 차단하여 결국 연골까지 파괴함으로써 관절간격을 좁힌다. 감염이 진행되면 결핵성 농양*cold abscess*이 생성되어 척추 주변이나 하복부에 모인다. 심한 경우 고름이나 죽은 뼛조각 등이 척수를 눌러서 하반신의 신경증상을 가져오기도 한다. 이를 결핵성 하반신마비*Pott's paraplegia*라고 한다. 흉추의 후만변형*dorsal kyphosis*이 생기면 척수증상은 더 심하게 나타난다.

증상 결핵성 관절염은 화농성 관절염과 달리 천천히 진행한다. 국소증상은 관절의 부종, 동통과 운동범위 제한 등인데, 일반적으로 이들 증상이 치열하지 않다. 전신증상은 폐결핵과 마찬가지로 미열, 쇠약감, 체중감소, 야한증*night sweating* 등이다. 척추결핵은 야간에는 주변근육의 긴장이 풀리기 때문에 통증을 느끼게 된다. 소아에서 볼 수 있는 밤 울음*night cry*은 이 때문이다. 척추결핵 환자가 다리를 무겁게 느끼면 신경증상이 시작되었음을 의미한다.

진단 관절결핵은 X선상에서 초기에는 활막염의 소견을 보인다. 관절부위의 국소적인 골흡수, 연부조직 부종 등인데, 일견 류마토이드관절염과 흡사하다. 고관절, 무릎관절 등의 결핵은 관절의 구축, 변형 등을 가져온다. 척추결핵은 주로 추체 전방의 골흡수, 추간판 간격 소실, 불룩한 고름집 등을 보인다(그림 6-11). 척추결핵이 진행하면 이환된 추체가 납작해지면서 후방구배*gibbus*를 만들기도 한다. 골관절 결핵의 진단은 조직이나 도말에서 결핵균을 동정하거나 PCR에 의하여 결핵균의 DNA를 확인함으로써 최종적으로 내려진다. 그러나 실제 임상에서는 현미경 하에서 병조직의 결절*tubercle*과 함께 건락성괴사*caseation*를 관찰하면 결핵으로 간주하고 치료한다(그림 6-11).

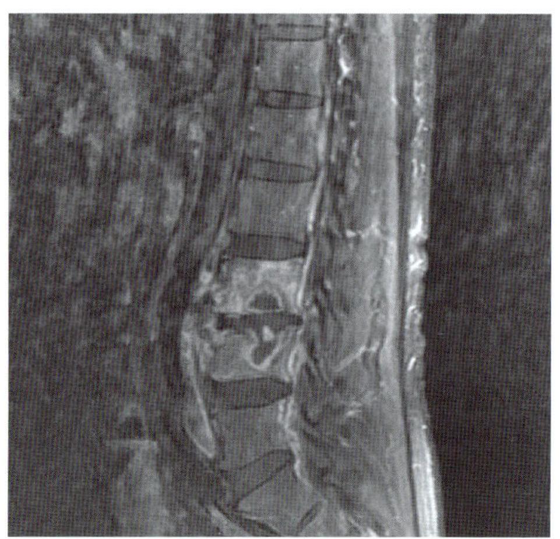

그림 6-11 ▸ **결핵성 척추염의 MR 소견.** 제3, 4요추 추체의 부종, 골 파괴와 함께 추간판 간격이 좁아져 있다. 추체 앞으로는 감염성 산물이 밀려나 있다. 병소의 소파와 추체간 유합수술은 화학요법의 효과를 높인다.

치료 골관절 결핵의 치료는 전신요법, 화학요법, 수술 등이다. 전신적인 요법은 휴식과 안정, 영양섭취, 생활환경의 개선 등이다. 화학요법은 다른 결핵과 같으나 다른 부위의 결핵에 비하여 용량을 많이, 오래 한다. INH 18개월, Rifampicin 12개월, Pyrazinamide 3개월의 조합이 표준이다. 성인에서 많이 쓰이는 Ethambutol은 소아에서는 시각장해를 일찍 발견할 수 없기 때문에 금기이다. PAS도 분량이 많아서 소아에서 쓸 수 없다. 화학요법 기간은 1년 이상 해야 한다.

골관절 결핵에 대한 수술은 활막제거술 *synovectomy*, 관절유합술, 변형교정술 등이 주로 시행된다. 활막제거술은 결핵성 조직을 제거하여 화학요법의 효과를 높이기 위함이며, 비교적 초기에 시행한다. 관절유합술은 결핵성 병조직을 제거함과 동시에 안정된 관절을 얻기 위하여 시행한다. 고관절과 무릎관절같이 움직임이 많은 관절의 유합술은 불편이 크기 때문에 근래에는 기피되고 있다. 척추의 전방유합술은 이러한 불편은 없다. 관절유합술은 관절에 참여하는 뼈의 성장을 제한하기 때문에 성장이 거의 끝난 14~15세 이후에야 할 수 있다. 변형에 대한 교정술은 고관절이나 무릎관절의 결핵 후 변형과 단축에 대하여 주로 시행되는 절골술 *corrective osteotomy*을 말한다. 수술을 계획하면 수술 2~3주 전부터 화학요법을 시행해야 한다.

참고문헌

화농성감염_*pyogenic infection*

1. Choi IH, Pizzutillo PD, Bowen JR, Dragann R, Malhis T. Sequelae and reconstruction after septic arthritis of the hip in infants. J Bone Joint Surg Am. 1990;72A:1150-1165.
2. Daoud A, Saighi-Bouaouinna A. Treatment of sequestra, pseudarthroses and defects in the long bones of children who have chronic haematogenous osteomyelitis. J Bone Joint Surg Am. 1989;71A:1148-1168.
3. Knudsen DJM, Hoffman EB. Neonatal osteomyelitis. J Bone Joint Surg Br. 1990;72B:846-851.
4. Lee SH, Park JH, Suh SW, Park D, Jung HI, Moon BC. Treatment of the Pyogenic Arthritis of Hip in Neonates and Infants. J Korean Orthop Assoc. 1997;32(5):1199-1205.
5. Nade S. Acute septic arthritis in infancy and childhood. J Bone Joint Surg Br. 1983;65B:234-241.
6. Roberts JM, Drummond DS, Breed AL. Subacute haematogenous osteomyelitis in children. J Pediatr Orthop. 1982;2:249-254.

골관절결핵_*tuberculosis infection*

1. 대한정형외과학회. 정형외과학. 8판. 메디안북; 2020..
2. Ilango I, Aravind B, Chandra Bose D, et al. Comprehensive review of osteoarticular tuberculosis. Int J Basic Clin Pharmacol. 2024;13(3):256-265.
3. Medical Research Council. A 10-year assessment of a controlled trial comparing debridement and anterior spinal fusion in the management of tuberculosis of the spine in patients on standard chemotherapy in Hong Kong: VIII report. J Bone Joint Surg Br. 1982;64B:393-398.

AN INTRODUCTION TO PAEDIATRIC ORTHOPAEDICS

CHAPTER 07

소아 만성 관절염
Juvenile Chronic Arthritis, JCA

소아 만성 관절염*juvenile chronic arthritis, JCA*은 Wood(1982)의 정의에 의하면 16세 이하의 소아 청소년기에 한 개 혹은 그 이상의 관절에 3개월 이상 지속되는 관절염이다. 병의 원인이 아직 확실하게 밝혀져 있지 않고, 원인보다는 증상으로 묶은 병이기 때문에 분명하게 정의하기 어려운 병이다. 따라서 원인이 밝혀진 다른 종류의 관절염과 구별한다. 이 병은 영국에서는 첫 보고자의 이름을 따서 스틸병*Still's disease*이라 하고, 미국에서는 소아 류마토이드 관절염*juvenile rheumatoid arthritis, JRA*, 유럽에서는 소아 만성 관절염이라고 한다.

JCA의 빈도는 16세 이하 인구 5,000명당 1명꼴이다. 이 병의 장기적인 예후는 비교적 좋다. 환아의 약 75%는 관절의 심각한 손상 없이 지나간다. JCA는 발병형태에 따라서 3군, 즉 전신이환형, 다수관절염형, 소수관절염형으로 분류한다. 각 군은 예후와 속발증에서 차이를 보이기 때문에 분류는 임상적으로 의미가 크다.

7.1 전신이환형 _*Systemic Illness Type*

어린 나이, 1~4세에 주로 발생하며 남녀 차이는 없다. 관절통과 근육통으로 시작하며 고열, 홍반, 림프선의 비대, 간과 비장의 비대 등과 같은 전신 증상이 나타난다. 증상들이 수년간 지속되며, 관절의 강직이 동반된다. 이환 중에 감염, 유전분증*amyloidosis* 등이 병발할 수 있으며, 심한 경우 사망에 이를 수 있다.

7.2 다수관절염 _*Polyarthritis Type*

발병 후 3개월 이내에 5개 관절 이상의 관절염을 보이는 유형이다. 이 유형은 다시 류마토이드 인자*IGM rheumatoid factor*를 보유하는 혈청 양성 유형*seropositive*과 보유하지 않는 혈청 음성 유형 *seronegative* 으로 나뉜다. 류마토이드 인자 양성형은 10세 이상의 여아들에서 많이 발생한다. JCA 전체의 약 10%가 이 유형에 속한다. 병이 늦게 시작하므로 치료는 성인과 같다. 류마토이드 인자 음성형은 어린 나이부터 늦은 소아기까지 발생하며, 역시 여아들에 많다. 관절의 파괴 등 심한 경과를 밟는 예는 드물지만 관절의 강직 등이 남을 수 있다.

7.3 소수관절염 _*Pauciarticular Arthritis Type*

발병 후 3개월 이내에 4개 이하의 관절에서 관절염을 보이는 JCA 유형이다. JCA 전체의 50% 정도를 차지할 정도로 가장 흔하다. 발생하는 연령과 성별에 따라서 다시 2개 유형으로 나눈다. 첫째 유형은 무릎이나 발목관절 등 한두 개 관절의 부종으로 나타나는 흔한 형태이다. 어린 여아에서 특히 자주 발생한다. ANA 항체를 가지며, 안구에 모상체염 *iridocy-*

표 7-1 소아 류마토이드관절염의 진단기준

	PAUCIARTICULAR JRA (40~60%)	POLYARTICULATR JRA (30~40%)	SYSTEMIC JRA (20%)
Age (y)	1-3	1-3 or adolescence	Any
Gender predominance	4 : 1 female	3 : 1 female	Equal
Joint (n)	<5	>4	Any
Joints	Large	Large and small	Any
Enthesitis	Negative	Negative	Negative
Iritis Chronic Acute	 20% Negative	 10% Negative	 5% Negative
ESR	Normal-low	Normal-moderate	Moderate-high
CRP	Normal	Normal-low	High
ANA-positive	30~50%	30%	15%
RF-positive	<5%	15~50%	5%
Systemic signs	none Nodules Felty vasculitis	Low fever Rash Hepatosplenomegaly Anemia Lymphadenopathy Leukocytosis Pericarditis Myocarditis	High fever

*clitis*을 동반하기도 한다. 모상체염은 방치하면 시력을 잃을 수 있으며, 안과 진료를 받아야 한다. 둘째 유형은 9세 이후의 남자 아이들에서 주로 발생하는 유형으로써, HLA B27 항원을 가진다. 다리의 한두 개 관절염으로 시작한다. 청년기에 접어들면서 천장관절염 *sacroiliac arthritis*, 척추염들이 병발하는 경향을 가지기 때문에 소년기 척추염으로 생각하는 추세이다(표 7-1).

진단 JCA는 임상소견과 함께 진단검사와 방사선 촬영으로 진단한다. CBC, ESR, CRP, ANA, RF, UA 등이 중요한 검사항목들이다. X선 소견은 처음에는 관절의 부종이 보이고 심해지면 만성 활액막염의 소견, 예를 들면 골조송증, 과부 비대 *condylar enlargement* 등이 나타난다. 이들 소견들이 관찰되기는 하나 JCA 특이성이 없기 때문에 진단은 비슷한 증상을 가진 다른 진단들을 제외함으로써 가능하다(그림 7-1).

예후 JCA의 예후는 일반적으로 혈청형에 따라서 다르다. 혈청 양성형과 혈청 음성형의 예후가 뚜렷하게 다르다. 혈청 양성형은 성인 류마토이드관절염과 비슷하다. 염증이 활발하고, 관절의 파괴가 빨리 진행하여 관절의 불안정을 초래한다. 이에 비하여 혈청 음성형은 관절 불안정보다 관절강직을 주로 일으킨다. 경추부에서도 같은 경향을 보인다. 혈청 양성형은 경추 1~2 불안정, 혈청 음성형은 경추부 후방구조의 유합에 의한 경추강직이 주로 온다. 경추강직은 전신마취를 위한 기도내삽관을 어렵게 하기 때문에 마취 시에 특별한 주의가 필요하다.

JCA의 핵심적 병변은 관절 내 활액막의 염증성 증식이다. 증식된 활액막은 관절의 연골표면을 침식한다. 연골 표면을 덮는 염증성 조직을 판누스 *pannus*라고 한다. 활액막의 염증은 삼출액 *effusion*을 생산하여 관절압력을 높인다. 그 결과 관절이 아프고 움직임이 제한된다. 병이 진행되면 관절의 불안정, 강직, 변형 등이 뒤따른다. 이러한 병상은 성인 류마토이드관절염과 같다. JCA는 성인형 증상에 더해서 성장기 특유의 병변까지 동반한다. 뼈성장판에 가해지는 생리적, 물리적 부담 때문에 뼈의 부분적 과성장, 성장판 조기폐쇄, 비대칭 성장, 대퇴골경부 과도전염, 경골의 외회전 변형 등이 일어날 수 있다.

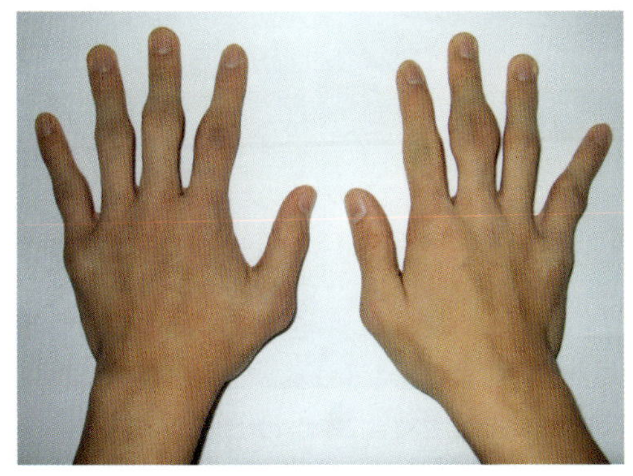
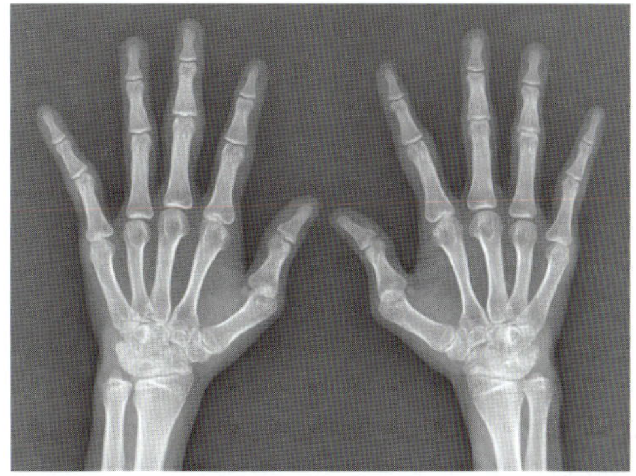

그림 7-1 ▸ **류마토이드관절염 환아의 손(16세, 남아).** 손가락들의 근위지관절이 방추형으로 부어 있다. X선상에서는 부종과 함께 엄지손가락의 MP 관절의 내전구축, 손목관절의 골다공증이 보인다.

치료 JCA 치료는 병상에 따라서 다르다. 증상이 가벼운 경우에는 소염제, 부목고정, 물리치료 등 고전적인 보존요법으로 치료한다. JCA를 위한 약제는 ibuprofen, naxen 등의 NSAIDs가 주가 된다. 과거에 많이 쓰인 살리실레이트는 라이 증후군 *Reye syndrome*과의 연관성이 밝혀진 이후 더 이상 주된 약제가 아니다. 아스피린을 사용하는 경우 대부분의 소아에서 2~7.5 mg/일의 소량에 잘 반응한다. 소아에서 아스피린에 의한 위장장해는 적은 편이다. 아스피린을 오래 복용하면 이명 등의 청력장해가 올 수 있다. 아이들이 귀에 이물감이 있다 하고 잘 듣지 못하면 아스피린 부작용을 의심해야 한다. NSAIDs에 의하여 증상이 가라앉으면 즉시 끊지 말고 6개월 더 복용시킨다.

염증이 오래 지속되고 NSAIDs의 효과가 없을 때에 스테로이드제를 병용할 수 있다. 경구, 국소 투여가 가능하고, 스테로이드 용법에 충실해야 한다. 또 NSAIDs에 반응하지 않는 혈청양성형 다수관절염에는 비교적 초기부터 항류마토이드제제 *DMARDs*, 혹은 메토트렉세이트 *methotrexate, MTX*가 사용된다. MTX는 구토, 간기능장해, 혈액이상 등의 부작용을 가져올 수 있으므로 계속 주의를 요한다.

JCA에 대하여 보존요법을 충실하게 하였음에도 증상이 지속되면 수술치료를 고려한다. JCA 환아군의 약 10%가 수술치료를 받는다는 보고가 있다. JCA에 대한 수술의 목적은 염

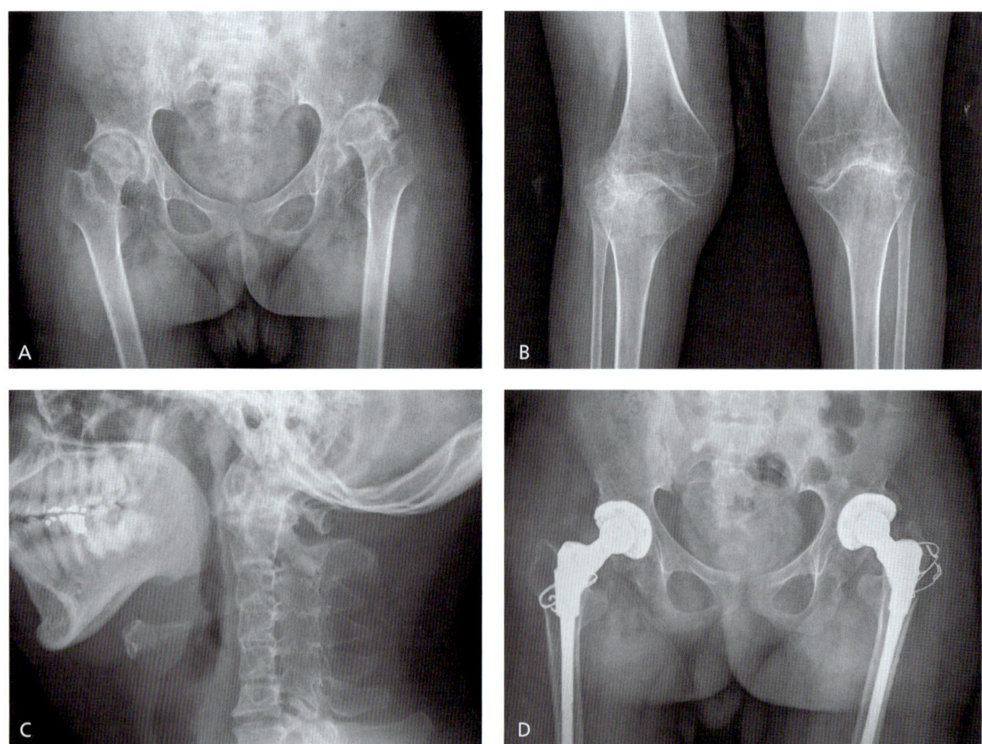

그림 7-2 ▸ 유년기부터 류마토이드관절염을 앓아서 wheel chair에 의존하는 환자(남 23세)의 X선 사진. 고관절과 무릎관절이 구축되고, X선상에서 관절간격을 모두 상실하였다(A, B). 관절의 섬유성 강직(fibrotic ankylosis) 단계이다. 경추도 전반적으로 굳어 있다(C). 젊은 나이임에도 불구하고 환자의 최소한의 자조활동을 위하여 고관절에 인공관절 대치술이 시행되었다.

증조직을 없애고, 관절의 움직임을 늘리고, 변형을 바로잡기 위함이다. 수술방법은 활액막제거술 *synovectomy*, 관절주위 연부조직 이완술 *soft tissue release*, 절골술 *osteotomy* 등이 대표적이다. 활액막제거술은 6개월 이상의 보존치료에도 불구하고 염증이 지속되는 무릎관절에 대하여 시행할 수 있는데, 결과는 일정하지 않다. 근래에는 관절경을 이용한 활액막제거술을 많이 시행한다. 그 결과는 관절절개에 의한 것과 비슷하게 경험되고 있다. 수술 전에 경추관절의 강직 여부를 점검하고, 수술 중에 과다출혈의 가능성이 있고, 관절 주위의 골다공증 때문에 골절의 위험성도 의식하고 임해야 한다(그림 7-2).

참고문헌

1. Ansell BM, Swann M. The management of chronic arthritis of children. J Bone Joint Surg Br. 1983;65B:536–543.
2. Clarke DW, Ansell BM, Swann M. Soft tissue release of the knee in children with juvenile chronic arthritis. J Bone Joint Surg Br. 1988;70B:224–227.
3. Henderson, L., Southwood, T. R., & Murray, K. J. (2024). Treatment of non-systemic juvenile idiopathic arthritis: current evidence and future directions. Nature Reviews Rheumatology, 20, 503-518.
4. Pulos NA. Management of the Upper Extremity in Juvenile Idiopathic Arthritis. J Am Acad Orthop Surg. 2025.
5. Rydholm U, Elburg R, Ranstam J, Schroder A, Svantesson H, Lidgren L. Synovectomy of the knee in juvenile chronic arthritis. J Bone Joint Surg Br. 1986;68B:223–228.
6. Swann M. Juvenile chronic arthritis. Clin Orthop Relat Res. 1987;219:38–49.

CHAPTER 08

뇌성마비
Cerebral Palsy, CP

뇌성마비는 뇌의 병변으로 인하여 몸을 마음대로 움직이지 못하는 병이다. 뇌의 병변은 저산소증, 외상 등에 의한 손상의 결과이며, 병소 자체는 더 이상 변화가 없는 비진행성이다. 2세 이전에 작용한 원인에 한하여 뇌성마비라고 칭하자는 의견도 있다. 뇌가 거의 다 성숙한 2세 이후에 생긴 병변에 의한 것은 비슷한 증상이라 할지라도 따로 분류하자는 뜻이다.

몸의 움직임을 조절하는 뇌 부위는 피질의 운동역 *motor cortex*, 기저핵 *basal ganglia*, 소뇌 *cerebellum*이다. 대뇌피질 운동역의 병변은 경직성 마비, 기저핵의 병변은 이상운동증 *dyskinesia*, 그리고 소뇌의 병변은 운동실조 *ataxia*를 가져온다. 뇌의 병변은 진행하지 않고 정지되어 있으나 임상 증상은 나이가 들면서 진행한다. 어릴 때에 없던 첨족변형이 4~5세경에 나타나는 것이 좋은 예이다. 흔히 지능이 정상에 비하여 낮고, 말초감각의 저하도 동반한다(그림 8-1).

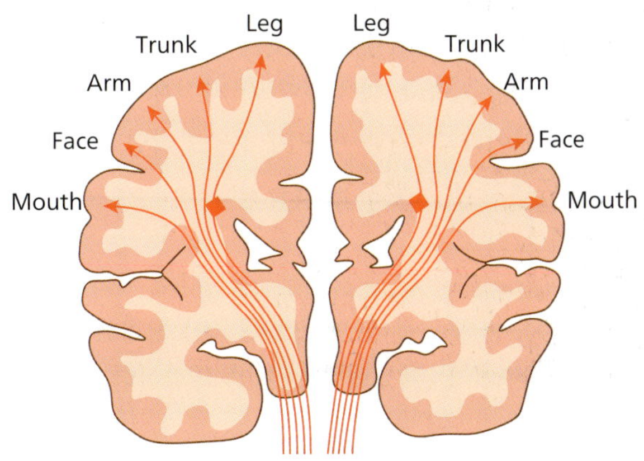

그림 8-1 ▸ 대뇌의 운동영역. 영역에 따른 기능

뇌성마비는 1,000명 혹은 100,000명 출생당 빈도가 보고되어 있으나 편차가 심하다. 미숙아와 쌍둥이에서 발생빈도가 높다. 분만개조술과 신생아학의 발달은 위험임신으로부터의 출생률과 생존율을 높이고 있다. 이는 뇌성마비의 발생빈도를 일정 수준에 묶어두는 역할을 하는 것으로 생각된다. 뇌성마비의 원인은 출생 전후에 뇌에 가해지는 외상이나 저산소증 등이다. 조산, 둔위분만, 과체중 태아 등이 위험요소이다. 이밖에 선천적인 뇌혈관 기형, 풍진 바이러스 감염, 황달*kernicterus* 등이 원인이 될 수 있다.

뇌성마비는 병변을 일으킨 뇌 부분의 기능과 범위에 따라서 신경학적 이상과 마비의 부위를 달리한다. 따라서 뇌성마비의 분류는 신경학적 이상의 유형과 마비된 부위를 함께 지칭하는 체계를 사용한다. 경직성 편마비, 경직성 하반신 마비, 경직성 전신마비 등이 그 예이다.

8.1 신경병리적 분류

뇌성마비는 신경병리적으로 경직형, 아테토이드형, 운동실조형, 혼합형으로 분류한다.

8.1.1 경직형 마비 _*Spastic type*

뇌성마비의 50%를 넘는 가장 흔한 유형이다. 추체계*pyramidal system*의 병변에 의하여 대뇌피질의 억제기능이 제거된 결과, 근육이 긴장되고 건반사가 항진되는 상운동신경원*upper motor neuron* 증후군이다. 검사자가 피검자의 팔굽관절을 억지로 폈다가 놓으면 손이 피검자 자신의 얼굴을 치는 신전반사*stretch reflex*가 특징적이다. 신경학적 검사에서 심부건반사 항진, 바빈스키 반사 양성, 발목관절의 간헐성경련*clonus* 등을 볼 수 있다. 발목의 첨족변형, 고관절의 내전-굴곡변형, 손목의 굴곡변형 등이 흔하다. 이환 정도와 부위에 따라서 걷지 못하거나 파행을 보일 수 있다.

8.1.2 아테토이드형 마비 _*Athetoid type*

아테토이드 운동은 목적 없이 계속 꿈틀대는 몸짓을 말한다. 아테토이드형 마비는 팔다리, 목, 얼굴 등을 계속 움직인다. 손을 떨고, 마치 손가락 사이에 구슬을 넣고 굴리는 것처럼 움직인다. 기저핵의 병변이 원인이다. 기저핵 병변의 주원인이었던 Rh 혈액형 불일치에 의한 erythroblastosis fetalis가 줄면서 이 유형도 줄어들었다.

8.1.3 운동실조형 마비 _*Ataxic type*

소뇌의 병변에 의한 것으로서, 몸의 자세와 보행에 필요한 평형감각이 저하된다. 그 결과 발을 넓게 벌리고, 보장*step length*이 짧은 소뇌형 보행이 특징이다. 심부건반사는 항진되지 않는다.

8.1.4 혼합형 마비 _Mixed type

추체계와 추체외계의 병변에 의한다. 경직성 마비와 아테토이드성 마비가 섞여서 나타난다. 아테토이드성 마비가 감춰져 있는 경우가 많다.

8.2 마비부위별 분류

마비된 부위별로 편측마비 *hemiplegia*, 하지마비 *diplegia*, 사지마비 *quadriplegia* 등으로 분류한다. 편측마비는 몸의 좌 혹은 우측 반쪽에 국한된 마비이며, 대개의 경우 상지가 하지보다 더 심하다. 뇌의 일부분에 국한된 병변에 의한 것으로써, 경련을 하기도 한다. Diplegia는 사지마비 중에서 하지가 상지보다 더 심한 유형을 말하며, 미숙아에서 많이 본다. 사지마비는 전신이환이며 정도가 심하다. 이 유형은 지능이 낮고, 심한 경우 침 삼키기, 말하기 등도 어렵다(그림 8-2).

8.3 증상 및 진단

뇌성마비가 처음 의심되는 것은 운동발달이정표 *motor milestone*의 지연이다. 정상적인 운동발달 이정표는 목 가누기 3개월, 혼자 앉기 6개월, 기어다니기 7~8개월, 붙잡고 서기 10개월, 혼자 걷기 12~15개월이다. 이보다 상당히 늦어지는 것은 운동발달이 그만큼 늦어짐을 의미하며, 뇌성마비의 첫 증상이 될 수 있다.

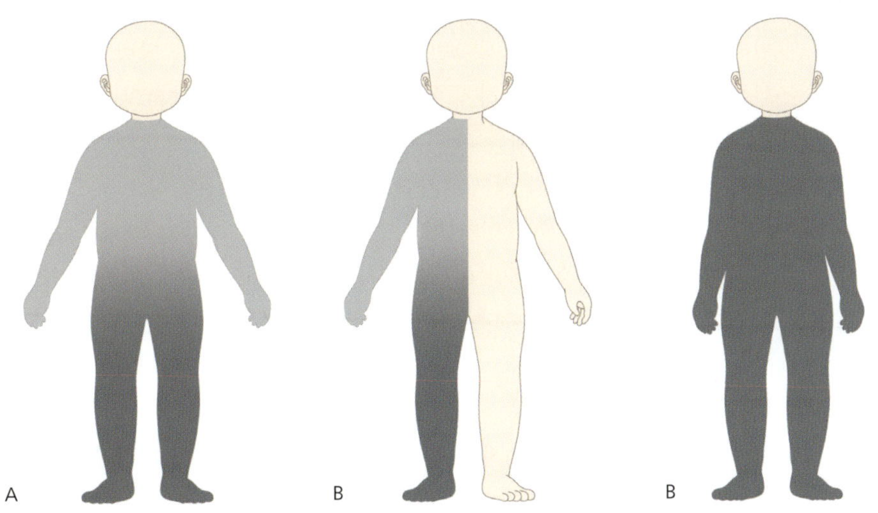

그림 8-2 ▸ **이환부위에 따른 명칭.** Diplegia (A). Hemiplegia (B), Quadriplegia (C). 이 중에서 diplegia가 제일 많다.

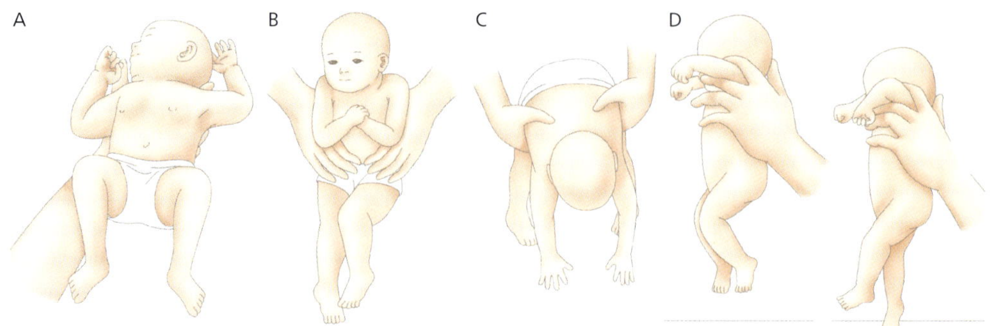

그림 8-3 ▸ **영아들의 신경발달을 보는 원시반사들(primitive reflexes).** (A) 모로반사(Moro reflex, Startle reflex)– 검사자가 머리를 들었다가 가볍게 놓으면 깜짝 놀란듯이 사지를 펴고, 부르르 떤다. 4개월 경에 없어진다. 6개월 이후에도 계속 나오면 비정상이다. (B) Extensor thrust– 겨드랑이에 손을 넣고 들어 올렸다가 침상에 가볍게 내려 놓으면 다리를 쭉 편다. 6개월이 지나면 다리를 쭉 펴는 대신 오무리면서 착지하는 동작을 한다. 6개월 이후에도 다리를 쭉 펴면 비정상이다. (C) 낙하산 반사(parachute reflex)– 복부를 들고 침상에 가볍게 내려놓으면 팔을 뻗어서 바닥을 짚는다. 머리를 보호하려는 듯한 동작이다. 6개월 이후에 이 반응이 나타나지 않으면 비정상이다. (D) 발 놓기 반사(foot placement reflex)– 영아를 들어 올려서 발등이 침상 끝에 닿게 하면 발을 들어 침상에 착지하는 동작을 한다. 6개월 이후에 나타나지 않으면 비정상이다.

1세 이전의 영아에서는 원시적반사*primitive reflex*를 점검하여 좀 더 일찍 알 수 있다. 정상적으로 발육하는 영아에서 Moro reflex는 6개월에, tonic neck reflex는 12개월에 없어지고, parachute reflex, foot placement reflex는 9개월부터 나타난다. 이 원시반사들의 없어지고 나타남이 정상적인 이정표에 비하여 수개월 이상 늦어지면 중추신경계의 이상을 의심해 보아야 한다(그림 8-3).

진단 뇌성마비의 진단은 1세 이전의 영아들에서는 출생역, 행동발달 이정표, 원시적반사를 포함한 신경검사 등으로 한다. 그러나 이 시기에는 정상아들도 뇌가 미숙한 상태이기 때문에 근래 도입된 몇 가지 신경학적 검사방법에도 불구하고 확실하게 말할 수 없다. 뇌성마비 환아는 조화롭고 정확한 몸짓을 잘 하지 못한다. 소아로 하여금 양손의 다섯 손가락을 차례대로 굽히고 펴기를 시켜보면 차례를 지키지 못하고 뒤죽박죽으로 하기도 한다*finger counting test*. 또 팔을 넓게 편 상태에서 둘째손가락으로 코끝을 번갈아 짚으라고 하면 팔의 이동반경이 점차 줄어들기도 한다*finger to nose test*. 조화로운 운동*coordination*에 장해가 있음을 알려주는 소견들이다. 또 행동발달뿐만 아니라 지능, 언어 등도 늦는 수가 많다. 지능이 낮으면 같은 나이 또래와 섞여 놀지 못한다. 언어장애가 있으면 문장을 만들지 못하고 한두 마디 단어에 그친다.

이학적 검사는 의자나 침상에서 하는 정적 검사*static exam*와 보행 검사로 한다. 행동발달이 늦는 아이들에 대한 정적 검사는 자세와 균형을 먼저 본다. 반듯이 혼자 앉고, 혼자 설 수 있는가, 또 밀었을 때에 넘어지지 않는가 등을 점검해 보는 것이 손쉬운 방법이다. 다음에 아이를 침상에 눕혀놓고 온몸이 부드러운가, 아니면 힘이 과도하게 주어진 부분이 있는지 점검한다. 뇌성마비 환아는 일반적으로 몸의 전부 혹은 일부분의 긴장을 풀지 못하기 때문에 몸이 뻣뻣하게 느껴진다. 긴장은 타인과 접촉할 때에 더 심해진다. 뇌성마비가 의심되

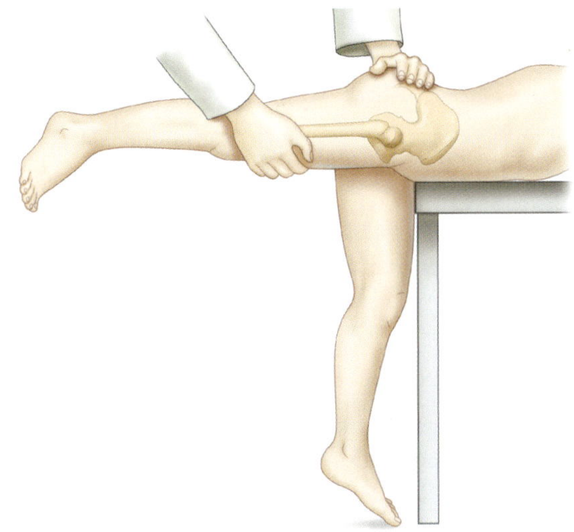

그림 8-4 ▸ **사두고근 중에서 직근(rectus M.)에 의한 고관절 구축 각도를 보는 검사(Ely test).** 무릎을 편 상태에서 엉덩이가 가까스로 들릴 때까지 다리를 올려본다. 직근이 정상이면 수평이 될 때까지 다리가 올라가고(신전), 짧으면 다 올라가지 못한다. 부족한 각도가 직근이 구축된 정도이다.

는 소아를 진찰할 때에는 갑자기 손을 대거나 재촉하지 말아야 한다.

뇌성마비 아동의 팔다리 관절은 이환부위의 근육군이 가지는 긴장과 단축으로 움직임이 제한되고 구축된다. 이 경향은 상지보다 하지에서 더 심하게 나타난다. 고관절의 굴곡구축은 토마스 검사 *Thomas test*, 스탤리 검사 *Staheli test*, 내전구축은 펠프스 검사 *Phelps test*, 사두직근의 단축은 엘리 검사 *Ely test* 등의 방법으로 알 수 있다. 무릎관절의 굴곡은 대퇴 햄 근육이나 하퇴의 비복근 근육의 경직성 구축 때문이며, 이것은 슬와각도 *popliteal angle*와 하지 직거상 검사를 하여 그 정도를 측정한다(그림 8-4, 8-5).

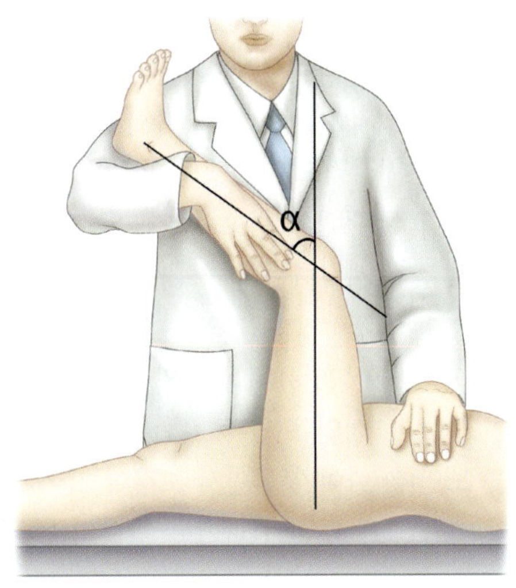

그림 8-5 ▸ **Popliteal angle 측정.** 무릎이 펴지지 않는 각도(α)가 슬와각도이다. Hamstring 근육의 단축 정도를 말해준다.

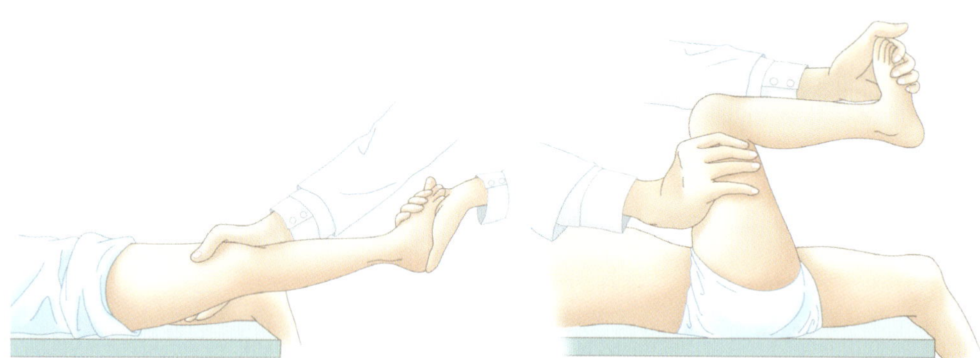

그림 8-6 ▸ 비복근(gastrocnemius M.)과 가자미근(soleus M.)이 함께 짧은지, 아니면 비복근은 정상이고 가자미근만 짧은지를 알아내는 검사(Silverskiold test). 무릎을 편 상태에서는 발목관절이 첨족변형을 보이다가 무릎을 굽히면 발목관절이 올라가면 비복근은 짧고, 가자미근은 정상이다. 무릎자세에 관계없이 발목관절이 올라가지 않으면 두 근육이 함께 짧다. 아킬레스건을 늘려줄 때에 꼭 필요한 검사이다.

뇌성마비 환아는 흔히 발목관절의 첨족변형을 보이는데, 이환부위에 따라서 일측성 혹은 양측성으로 나타난다. 하퇴삼두근 *triceps surae M.* 중에서 첨족변형의 원인이 가자미근인가 *soleus M.*, 비복근 *gastrocnemius M.*과 가자미근 양쪽 모두인가는 실버스쾰드 검사 *Silverskiold test*로 알 수 있다(그림 8-6).

보행 뇌성마비 아동의 걸음새를 평가하는 것은 정상보행에 대한 이해가 앞서야 가능하다. 보행은 매우 복잡한 작업으로써, 체중을 지지하면서 이동하는 몸의 모든 움직임을 말한다. 보행은 이 기능을 다하기 위하여 발이 바닥에 닿아서 체중을 받치는 입각기 *stance phase*와 발을 들어서 앞으로 내딛는 유각기 *swing phase*로 구성된다. 입각기는 다시 뒤꿈치가 처음으로 바닥에 닿는 때, 발바닥이 모두 바닥에 닿는 때, 뒤꿈치가 떠서 발끝으로 바닥을 차고 나가려는 때로 나뉘고, 유각기는 발끝이 바닥에서 떨어진 때, 발을 들어서 앞으로 나아갈 때, 다시 뒤꿈치가 바닥에 닿는 때로 나뉜다. 한 발의 이동 주기는 입각기 60%, 유각기 40%이다. 한 발의 입각기와 다른 발의 입각기가 겹치는 것을 이중지지 *double support*라고 한다. 이중지지는 걸을 때에는 입각기 처음과 끝에 한 번씩 두 번 있고, 달리기에는 이중지지가 없다. 보행주기 *gait cycle*가 정상적으로 진행되어야 체중 중심점의 이동역이 최소한에 그쳐 걸음새가 보기 좋고, 힘이 적게 든다(그림 8-7).

소아는 생후 12~15개월경 걷기 시작하는데, 처음에는 두 발을 넓게 벌리고 급작스럽게 발을 내딛는다. 한 발로 지탱하는 시간 *single support*이 짧고, 보장 *step length*이 짧은 것이 성인과 다르다. 발을 앞으로 내딛을 때 성인은 뒤꿈치가 먼저 닿지만 어린 소아는 무릎을 약간 굽힌 상태에서 발바닥이 닿는다. 성인은 입각기에 무릎을 약간 굽히지만 소아는 오히려 굽혔던 무릎을 펴는 경향을 보인다. 나이가 들면서 보장이 길어지고, 분당 걸음수 *cadence*가 줄어들고, 이동속도는 빨라진다. 팔을 다리가 나가는 방향과 반대방향으로 젓고, 움직임이 부드러워지면서 걸음새가 성숙된다. 걸음새가 성인과 비슷해지는 시기는 3~4세이다.

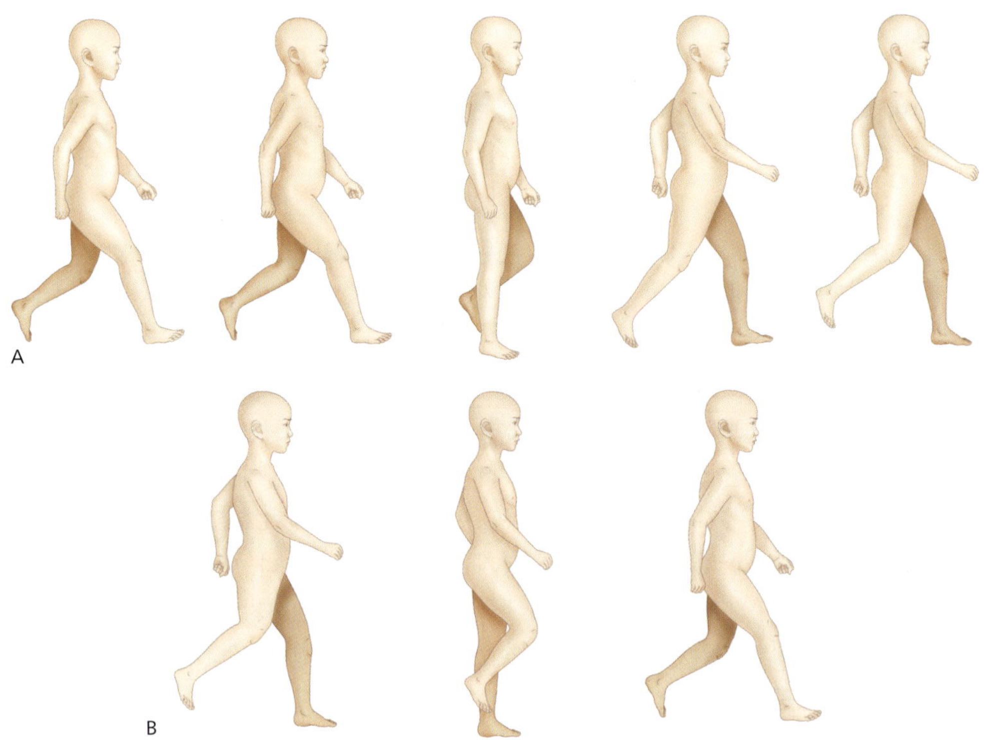

그림 8-7 ▸ **정상 보행주기(gait cycle).** 입각기(stance phase)(A)의 오른발- 뒤꿈치가 먼저 닿고, 발바닥이 다 닿고, 뒤꿈치를 들고, 발가락을 차고 나간다. 유각기(swing phase)(B)- 발이 뜨고, 무릎을 굽히면서 발이 앞으로 나아가고, 다시 뒤꿈치가 바닥에 닿는다. 입각기가 60%, 유각기가 40%이다.

뇌성마비 아동은 일반적으로 늦게 걷기 시작하고, 걷기 시작한 후에도 보행주기가 짧고 걸음새가 불안정하다. 뇌성마비 환아들이 보여주는 걸음새는 근육의 경직, 관절의 구축, 균형감각의 결손 등을 가진 상태에서 목적지까지 이동하기 위한 나름의 효과적인 노력이다. 뇌성마비 환아의 변형된 걸음새는 첨족보행, 굴곡-내회전 보행 *flexion-int rotation gait*, 가위질 보행 *scissoring gait*, 실조성 보행 *ataxic gait* 등이다. 첨족보행은 아킬레스건, 고관절의 굴곡내전 보행은 장요근 *Iliopsoas M.*, 가위질 보행은 내전근 *adductor M.*의 경직이나 구축이 원인이다. 운동실조성 보행은 소뇌의 병변에 의한 기능성 이상이다.

뇌성마비 진단은 예상치 못한 가족들에게 충격을 안겨 주기도 한다. 진단과 예후에 대하여 처음부터 단정적인 선언을 하는 것은 바람직하지 않다. 이점은 어린 소아들의 두뇌가 아직 성숙과정에 있음을 고려할 때에 더욱 그렇다. 처음에는 행동발달월령 *motor milestone*을 기준으로 늦어지는 개월 수를 언급하면서 간단한 재활치료를 받도록 한다. 재활치료를 받는 동안에 가족들이 점차 받아들이게 되는 것이 부수적인 이점이 될 수 있다.

8.4 치료

뇌성마비 환아의 치료는 가족들의 이해와 참여를 얻는 것부터 시작한다. 치료방법은 재활, 정형외과 치료, 교육 등으로 구성된다. 치료에는 소아과, 재활의학과, 정형외과, 신경과, 치과, 보장구 기사, 사회사업사 등이 참여한다. 치료는 목적과 한계를 가진다. 심한 전신이환인 경우 앉히고 일으켜 세우겠다는 목표는 비현실적이다. 식사, 개인위생 등을 포함한 최소한의 일상생활을 가능하게 하는 것을 목표로 삼을 수밖에 없는 경우가 있는가 하면 반대로 아무런 제한 없이 정상생활도 가능한 경우가 있음을 기억해야 한다.

뇌성마비에 대한 정형외과 치료는 보존적인 방법과 수술적인 방법으로 나뉜다. 보존적인 방법은 물리치료와 보조기 사용이 대표적이다. 뇌성마비에서 가장 흔하게 문제되는 발과 발목의 역동적인 변형은 발목보조기 *ankle foot orthosis, AFO*를 사용한다. AFO는 뇌성마비 아동에서 전신의 자세를 유지하고, 발목의 변형을 방지하고, 보행에 도움을 준다. 첨족을 가진 경우 입각기 초기에 뒤꿈치가 먼저 바닥에 닿지 않고 발끝이 닿는다. 입각기 초기에 발끝이 먼저 착지하면 보행주기가 바뀌고 힘이 더 들게 된다. 첨족이 심하지 않은 경우 90도 발목의 AFO를 착용시키면 입각기 초기에 뒤축이 먼저 닿게 할 수 있다. 족하수 *foot drop*에 대하여서도 AFO가 같은 목적으로 사용된다. AFO는 걷지 못하는 환아에서는 변형의 진행을 방지하는 목적으로 쓰인다(그림 8-8).

뇌성마비 환아에서 흔하게 만져지는 근육 경직에 대하여 신경독소 *neurotoxin*를 선택적으로 주사하여 이완효과를 얻을 수 있다. 신경독소는 고농도의 알코올, 보툴리눔 *botulinum* 독소 등이 사용된다. 근래에는 보툴리눔 독소가 많이 쓰인다. 독소주사를 맞은 신경은 기능이 차단되는데, 그 효과는 일시적이며 잘 된 경우에도 4~6개월 내에 효력이 다한다. 경직근육에 대한 선택적 독소주사는 효과가 영구적이지 않기 때문에 안전한 면을 갖는다. 이 방법은 외과적 신경차단에 앞서 시험적으로 시행되기도 한다.

뇌성마비에 대한 수술은 그 목적이 구체적이고 분명해야 한다. 수술로서 해결할 수 있는 것과 해결할 수 없는 것을 구분해야 한다. 일부 근육의 과도한 긴장이나 구축, 근력의 불균형, 뼈의 변형 등은 수술의 대상이 된다. 그러나 이상운동 *dyskinesia*, 평형감 상실, 지속되는 원시반사 등과 같은 중추신경의 기본적 병상은 어쩔 수 없는 것들로써, 수술치료의 대상이 되지 않는다. 뇌성마비에 대한 수술계획은 환자에 대한 임상검사와 보행평가, 그리고 필요한 경우 마취하 검사까지 하여서 정한다.

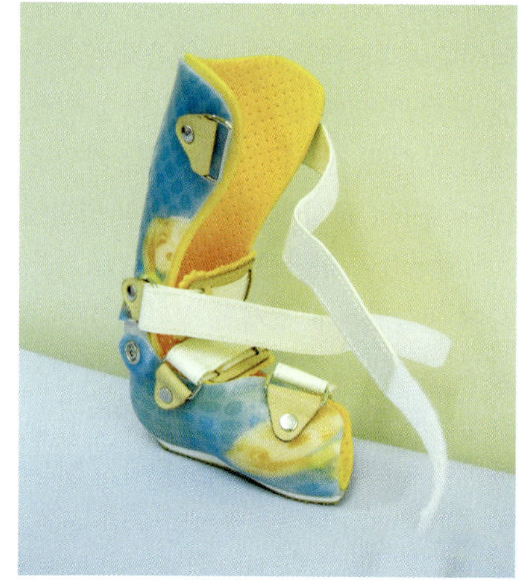

그림 8-8 ▸ 발목관절의 바람직한 각도를 유지하기 위하여 많이 쓰이는 단하지 보조기(ankle-foot orthosis, AFO)

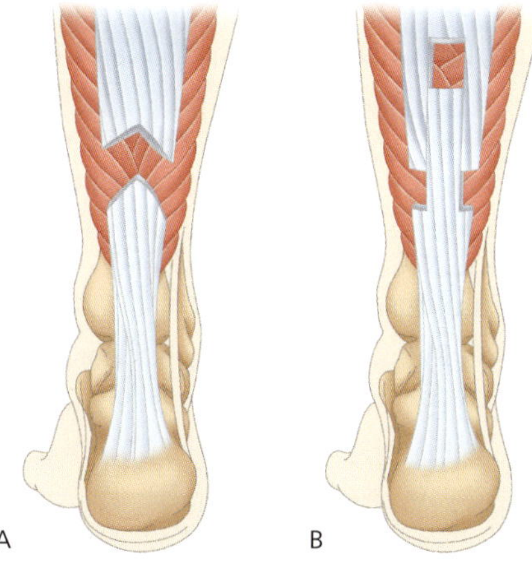

그림 8-9 ▸ **아킬레스 건 연장수술.** Baker 방법(A), Vulpius 방법(B)

뇌성마비에 대한 수술치료는 주로 경직형 편마비와 경직형 하반신 마비 *diplegia*에 대하여 시행한다. 수술은 근육의 건 수술 *tendon surgery*, 신경차단수술 *neurectomy*, 교정절골술 *corrective osteotomy* 등이다. 건에 대한 수술은 건연장 *tendon lengthening*, 건 이식 *tendon transfer*, 건 절단 *tendon division-tenotomy* 등이다. 아킬레스건 단축성 첨족에 대한 아킬레스건 연장술, 손목의 역동적인 굴곡-내회전 변형에 대하여 *flexor carpi ulnaris* 건을 손목 위로 옮겨주는 Grice-Green 수술, 고관절의 굴곡-내회전 변형에 대한 대퇴골 전자부 절골술 등이 자주 시행되는 대표적 수술들이다. 여러 부위의 수술이 필요한 경우, 한꺼번에 위에서부터 아래로 시행하는 것이 좋다. 이 방법은 정확한 수술 전 평가와 계획이 전제조건이다. 그렇지 못한 경우 수술치료는 오히려 해로울 수 있다(그림 8-9).

뇌성마비에 대한 수술치료는 환아에 필요한 치료의 일부분이다. 수술 후의 재활치료가 수술만큼 중요하다. 신경근육계 질환에 대한 재활치료는 다른 질환에서보다 더 오래 걸리고, 세심한 배려를 요구한다. 작고 간단한 수술일지라도 수술의 목적을 달성하기 위해서는 지루할 정도의 재활이 필요하다.

참고문헌

1. Barnes MJ, Herring JA. Combined split anterior tibial-tendon transfer and intramuscular lengthening of the posterior tibial tendon. J Bone Joint Surg Am. 1991;73A:734-738.
2. Fulford GE. Surgical management of ankle and foot deformities in cerebral palsy. Clin Orthop Relat Res. 1990;253:55-61.
3. Green NE, Griffin PP, Shiavi P. Split posterior tibial tendon transfer in spastic cerebral palsy. J Bone Joint Surg Am. 1983;65A:748-754.
4. Hoffer MM, Barakat G, Koffman M. 10-year follow-up of split anterior tibial tendon transfer in cerebral palsied patients with spastic equino-varus deformity. J Pediatr Orthop. 1985;5:432-434.

5. Lee SH, Lim HC, Hong SS, Chae DJ. A Clinical Analysis on Split Posterior Tibial Tendon Transfers for Spastic Equinovarus Deformity in Cerebral Palsy. J Korean Orthop Assoc. 1992;27(2):255-261.
6. Schwartz MH, Viehweger E, Stout J, Novacheck TF, Gage JR. Comprehensive treatment of ambulatory children with cerebral palsy: an outcome assessment. J Pediatr Orthop. 2004;24(1):45-53.
7. Thometz JG, Simon SR. Gait analysis in cerebral palsy: management of deformities of the foot and ankle. J Bone Joint Surg Am. 1986;68A:196-204.
8. Davids JR, Rowan F, Davis RB. Indications for split posterior tibial tendon transfer in children with cerebral palsy: a long-term follow-up study. J Bone Joint Surg Am. 1999;81A:819-830.

CHAPTER 09

골이형성증
Skeletal Dysplasias

뼈는 성장을 통하여 길어지고, 두꺼워진다. 성장의 지향점은 주어진 조건 하에서 생체공학적으로 최적의 형태를 취하는 것이다. 골이형성증은 뼈와 연골의 성장과 재형성 작업 *remodeling process*이 정상적으로 진행되지 못하여, 키가 작고 사지의 모습이 정상적이지 않은 질환들의 묶음이다. 골과 연골의 조직세포에서 발현되는 특정 유전자 이상이 근본 원인이다. 200여 가지 이상의 질환들이 여기에 속하는데, 그중에는 희귀질환이 많다. 유전자 이상에 의해 발생하지만 가족력이 있는 경우도 있고, 없는 경우도 있다.

골격계의 유전성 질환은 대부분 빈도가 낮고 임상적 표현이 다양하기 때문에 정확히 진단하기가 쉽지 않다. 가족력, 발달 과정, 얼굴과 신체의 형상, 이학적 소견, 검사 소견, 방사선 소견 등을 모두 검토해야 한다. 비교적 공통적으로 나타나는 증상은 키가 작은 것이다. 사지와 몸통의 길이 비례가 깨지는 불균형 저신장이 많다. 사지가 더 짧을 수도 있고, 몸통이 더 짧을 수도 있다. 사지를 다시 세 분절로 나누어서 상완부와 대퇴부가 주로 짧은 지근형 *rhizomelic*, 전완부와 하퇴부가 주로 짧은 지중형 *mesomelic*, 손가락과 발가락이 주로 짧은 지단형 *acromelic* 등이 있다. 얼굴 모양이나 치아, 눈, 귀의 형태가 특징적이어서 진단이 비교적 쉬운 질환도 있다.

골이형성증의 진단을 위하여 단순 방사선 촬영은 기본이 된다. 질환에 따라서 사지 장관골의 골단이나 성장판, 골간단 등에서 특징적인 모습을 관찰할 수 있다(표 9-1). 척추에도 같은 병리의 이상을 가지는 예가 많다. 특히 경추의 상단, 즉 제1, 2경추 사이의 불안정이 심각한 문제를 일으킬 수 있으므로 유심히 관찰해야 한다. 손, 발의 기형을 알아보기 위하여 수부 방사선 촬영도 필요하다. 몇몇 효소 결핍증을 제외하고는 혈액 검사, 소변 검사, 조직 검사 등 검사실 검사는 진단에 도움이 되지 않는다. 유전자 검사는 임상적 진단을 확인하거나 산전 진단 등에 도움이 되나 임상적 진단을 붙이지 못한 단계에서는 아직 별 도움이 되지 못한다. 최근 분자유전학적 방법으로 보다 세밀한 진단이 가능해졌다. 선천성 왜소증을

표 9-1 골이형성증의 이환부위에 따른 분류(Rubin 1982)

성장장애를 유발시키는 선천성 골이형성증의 원인은 골격계 세포에서 발현되는 특정 유전자의 결함으로 인한 것으로 침범하는 골조직에 따라 네 가지로 나눌 수 있다.

첫째	골단(epiphysis)의 결함으로 인한 척추골단 이형성증(spondyloepiphyseal dysplasia, SED), 다발성 골단이형성증(multiple epiphyseal dysplasia, MED)
둘째	성장판(physis or epiphyseal plate)의 결함으로 인한 연골무형성증(achondroplasia), 골간단 연골이형성증(metaphyseal chondrodysplasia), 다발성 내연골종(endochondromatosis)
셋째	골간단(metaphysis)의 결함으로 인한 저인산염혈증(hypophosphatasia), 골화석증(osteopetrosis), 두개골 및 골간단이형성증(craniometaphyseal dysplasia), 다발성 외골증(multiple exostosis)
넷째	골간부(diaphysis)의 결함으로 인한 골형성 부전증(osteogenesis imperfecta), 진행성 골간 이형성증(progressive diaphyseal dysplasia), 과인산염혈증(hyperphosphatasemia)

유발시키는 질환으로 정형외과적 수술이 자주 시행되는 질환으로는 연골무형성증, 골형성 부전증, 다발성 골단 이형성증, 척추골단 이형성증, 골간단연골 이형성증 등을 들 수 있다.

9.1 연골무형성증 _*Achondroplasia*

연골무형성증은 왜소증을 나타내는 대표적인 질환이다. 몸통에 비해 사지가 더 짧은 불균형 단신을 보인다. 특히 팔의 상완골, 다리의 대퇴골이 짧은 지근형 *rhizomelic* 왜소증이다. 연골무형성증은 상염색체 우성유전을 하며, 1만 명당 1.3~1.5명의 유병률을 가진다. 부모 중 한쪽이 연골무형성증인 경우 태어날 자녀가 연골무형성증일 확률은 남녀 상관없이 50%이다. 연골세포의 증식을 조절하는 fibroblast growth factor receptor-3 (FGFR3)의 변이가 원인인 것으로 밝혀졌다. 장관골들이 자라지 못하는 것은 성장판의 연골내골화과정 *enchondral ossification*의 이상 때문이다. 그러나 뼈의 굵기를 더해주는 막내골화과정 *membranous ossification*은 정상이다. 그 결과 사지의 뼈들이 짧고, 굵다. 성인남자 환자의 평균 신장은 130~135 cm, 성인여자 환자의 평균신장은 120~125 cm이다.

증상 연골무형성증은 얼굴 모습이 특징적이다. 머리가 크고 코가 납작하며, 하악골이 전방으로 돌출되어 보인다. 보행기 이전의 아동에서 흉요추 후만이 흔히 관찰되나 보행을 시작하면 대부분 소실된다. 사지에서는 내반슬 *genu varum*과 경골만곡 *tibial bowing*이 가장 흔한 변형이다. 연골무형성증 아동의 지능은 침해받지 않는다. 주로 척추경 *pedicle*의 성장이 덜 되어 생기는 척추관 협착증은 중년에 이르면 하지에 심각한 신경증상을 가져온다(그림 9-1).

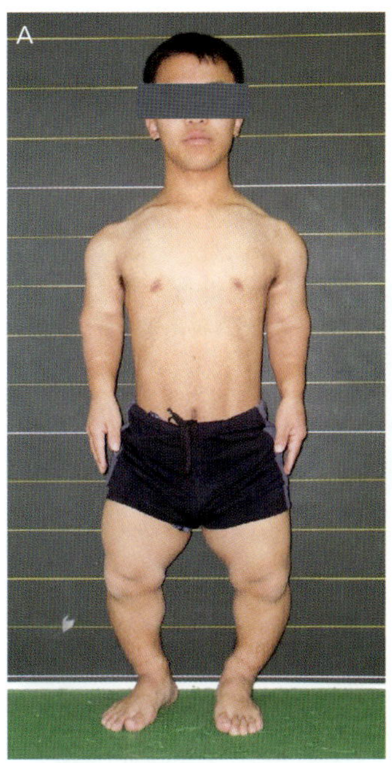

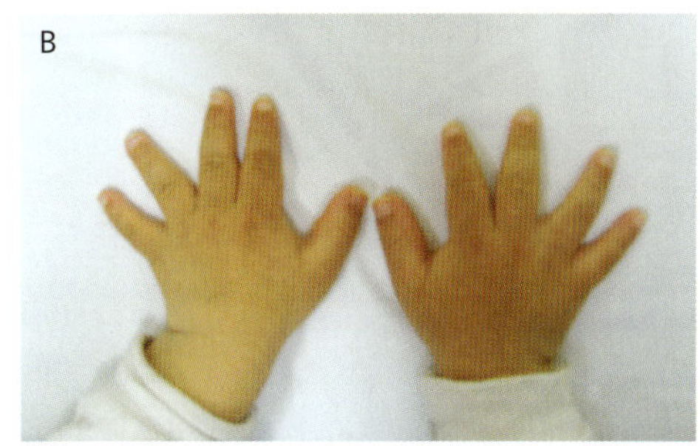

그림 9-1 ▸ 연골무형성증(achondroplasia)의 임상소견. 몸통에 비하여 팔다리가 짧다. 머리 크기에 비하여 얼굴도 작다(A). 손가락이 엄지, 둘째와 셋째, 넷째와 다섯째의 세 묶음으로 나뉘어서 마치 삼지창처럼 보인다(B).

진단 단순방사선 소견상 두개골은 크고, 두개저는 작고 오밀조밀하게 모여 있다. 두개골은 막내골화에 의하여 자라고, 두개저는 연골내골화에 의하여 자라기 때문이다. 척추 전후면 촬영상에서 양쪽 척추경 사이의 거리는 제1요추에서 제5요추로 내려가면서 점차 넓어지는 것이 정상이지만 연골무형성증에서는 오히려 좁아진다. 척추 측면 촬영에서는 척추체의 전후 길이가 짧고 후면이 오목하며, 척추경의 전후 길이가 짧다. 골반은 무명골이 사각형으로 커 보이고, 비구와는 작고 수평에 가깝게 위치한다. 장관골은 길이가 짧고 폭이 넓고 골간단은 넓적하게 벌어져 있으며, 성장판의 가운데 부분이 골간단 쪽으로 깊이 파여서 U자 또는 V자 형태로 보인다. 내반슬 변형이 흔하고 경골보다 비골이 상대적으로 더 길다(그림 9-2, 9-3).

치료 연골 무형성증을 포함한 골이형성증에 대한 정형외과적 수술은 관절의 통증을 해소하고, 변형을 교정하고, 사회 생활을 좀 더 편하게 하기 위하여 시행한다. 사지나 척추 변형에 대한 교정 절골술, 왜소증에 대한 사지 연장술, 척추관 협착증에 대한 척추관 감압술 등이 자주 시행되는 수술들이다.

9.1.1 교정 절골술

내반슬의 경우 동통이 있고, 외형적으로 기형이 심하고, 보행 장애가 있으면 교정수술을 시행한다. 관절연골이 아직 정상일 때에 기형을 교정하면 퇴행성 관절염이 생길 위험이 적어지므로 다리 기형 교정수술은 성장기나 성장기 직후에 해주는 것이 좋다. 근위부 경골 및

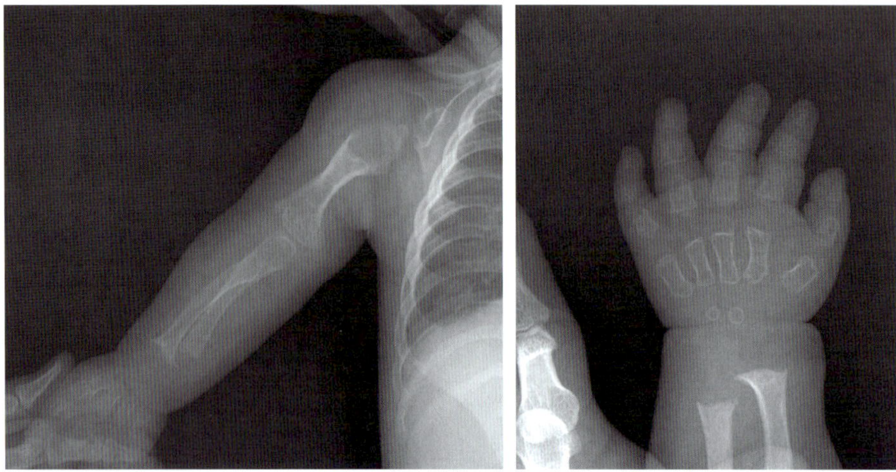

그림 9-2 ▸ **연골무형성증의 X선 소견.** 팔과 다리의 뼈들이 짧고, 뭉뚝하다. 상완이 전완보다 더 짧다.

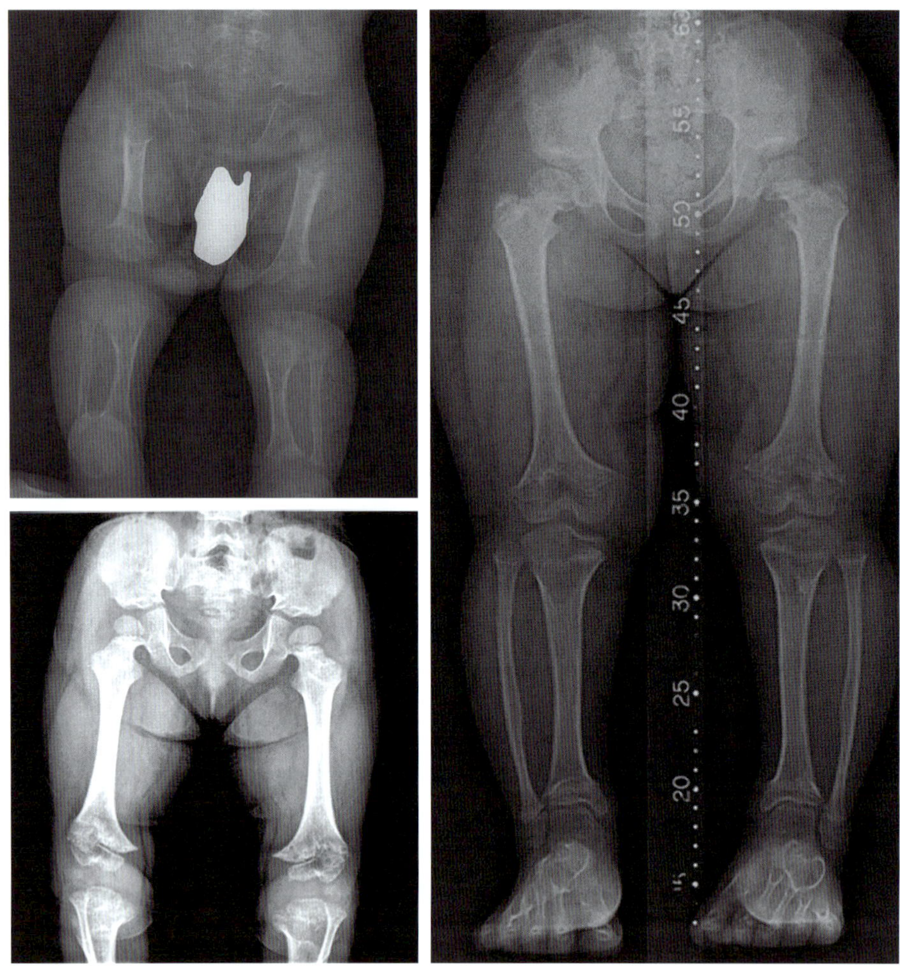

그림 9-3 ▸ **연골무형성증의 골반과 하지.** 장골이 크고, 비구와는 낮은 위치에 있으면서 작고 수평적이다. 하지의 장관골이 짧고 뭉뚝하다.

비골 절골술로 내반변형의 교정이 가능하며, 뒤에 비골이 웃자라는 것을 막기 위하여 비골의 위, 아래 골성장판을 폐쇄시킨다. 경골에도 내반변형이 올 수 있으며, 이때는 발목에 가해지는 체중 부하의 축을 맞추기 위하여 과상부절골술 *supramalleolar osteotomy*을 시행한다(그림 9-4).

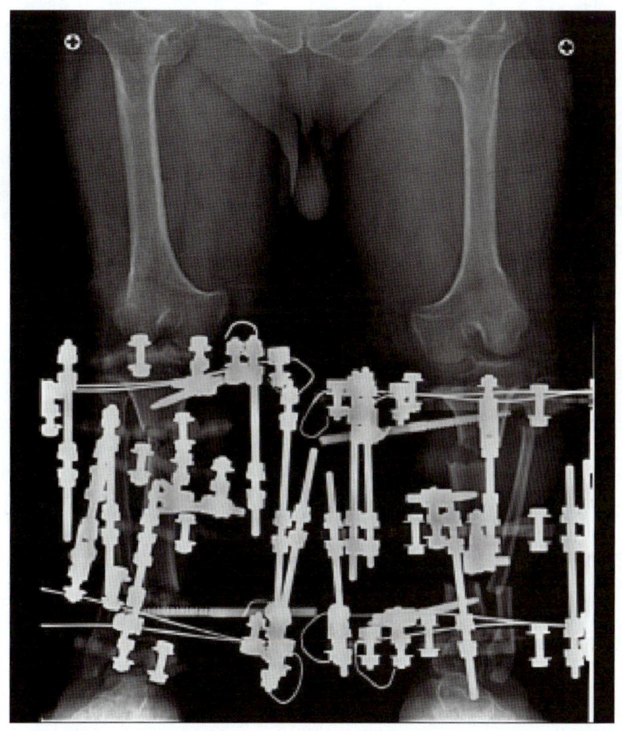

그림 9-4 ▸ 경골의 내반변형에 의한 발목관절의 체중부담이 과도한 경우 경골 과상부절골술이 도움이 된다.

9.1.2 사지 연장술

연골무형성증에서 키를 늘리기 위하여 사지 연장술 *limb lengthening*을 시행할 수 있다. 연골무형성증은 연부조직이 비교적 이완되어 있으므로 상대적으로 많이 늘어난다. 원래 뼈 길이의 30% 이상도 큰 합병증 없이 시행한 경험들이 쌓이고 있다. 하지 연장술은 여러 번의 수술을 거쳐 경골, 대퇴골, 상완골 연장을 해야 하므로 3~4년간에 걸친 장기간의 치료가 된다. 장기간의 치료는 취학의 불연속성과 동년배 친구들과의 관계단절 등을 가져오고, 이는 곧 자신의 정체성을 상실할 위험으로 연결되기 때문에 사지 연장술보다는 다리기형의 교정수술만을 권하는 흐름도 있다. 상하지 연장술로 키를 늘리더라도 정상인보다는 작고 얼굴모양은 그대로 지속되기 때문에 정상인들과의 차이를 지울 수 없다는 점은 수술 전에 충분히 설명되어야 한다(그림 9-5).

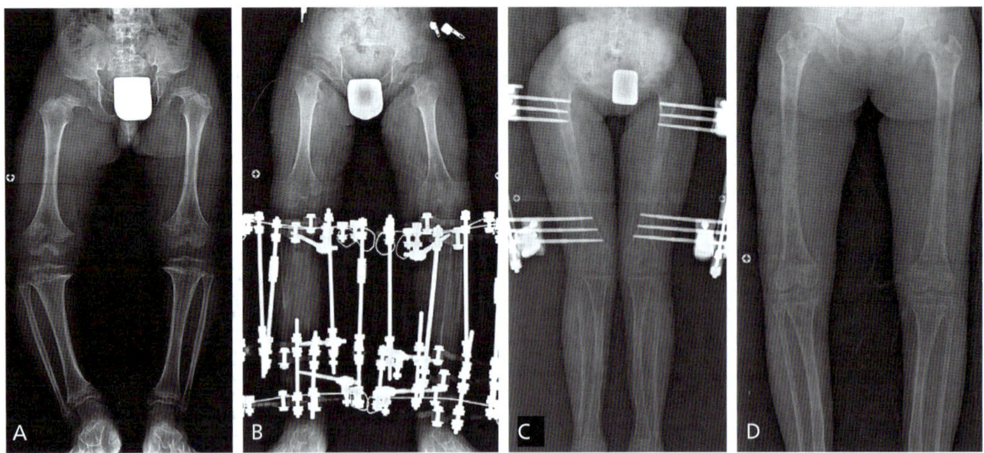

그림 9-5 ▸ **연골무형성증에 대한 사지 연장술 치료 전(A)과 치료 중(B, C), 치료 후(D).** 병발증이 발생할 가능성과 치료 기간이 긴 점을 고려하여 신중하게 결정해야 한다.

9.1.3 척추관 감압술

연골무형성증에서 성장기에 흉요추부 후만증이 자주 나타난다. 후만증의 각도가 심하지 않은 경우에는 보조기를 착용하는 등의 보존적 치료를 하고, 각도가 심하거나 5세까지 후만각이 40도 이상 남아 있으면 수술치료의 대상이 된다. 수술은 전후방 유합술을 시행한다. 연골무형성증의 70%에서 요추부의 척추관 협착증*spinal stenosis*이 나타난다. 척추관 협착증에 의한 척추신경의 압박으로 다리가 저리는 현상*neurogenic claudication*이 빈번하다. 신경증상이 심하면 척추관 감압수술이 필요하다(그림 9-6, 9-7).

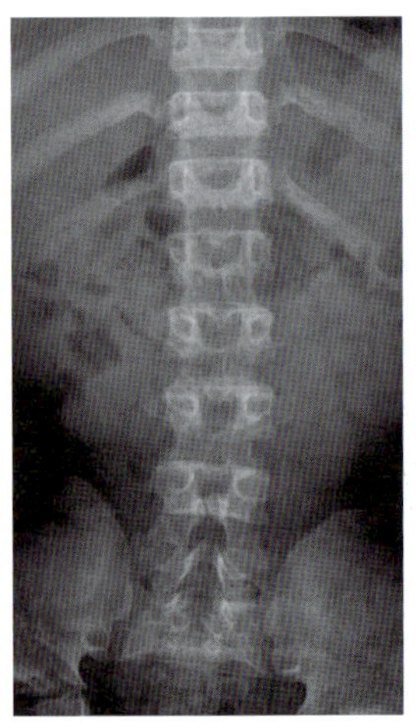

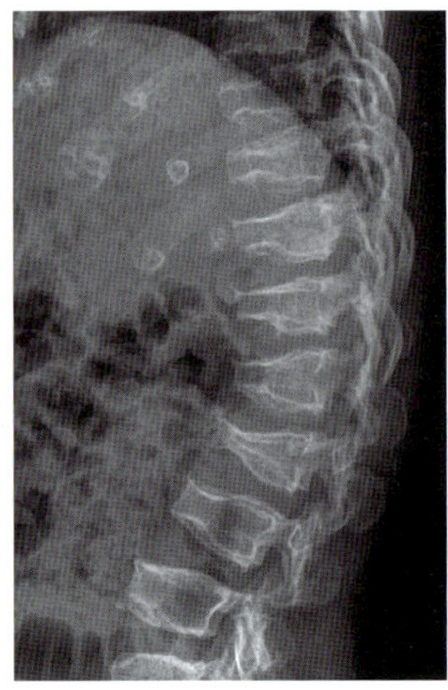

그림 9-6 ▸ **연골무형성증의 척추.** 척추경의 성장이 저조하여 경간 간격(inerpedicular distance)이 좁고, 척수강(canal)이 납작하다. 척추협착에 의한 다리 저림은 연골무형성증의 일반적인 증상으로써, 중년에 이르면 수술을 요할 정도로 심해진다.

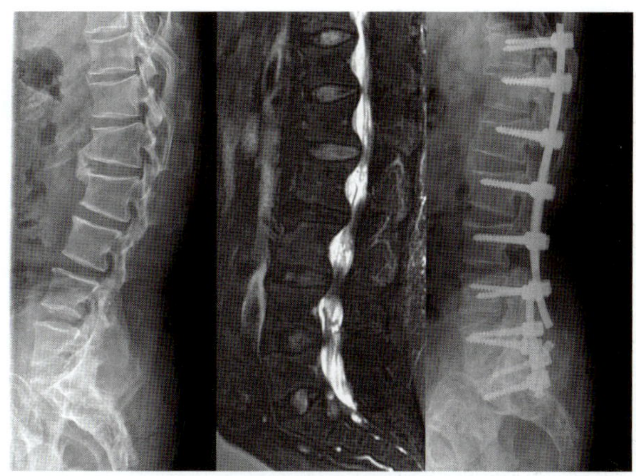

그림 9-7 ▸ **연골무형성증에서 척추관 감압술.** 척추관 협착증에 의한 척추신경의 압박으로 신경증상이 심하면 척추관 감압수술을 시행한다.

9.2 골형성 부전증 _Osteogenesis Imperfecta, OI

골형성 부전증은 선천적으로 뼈가 약하여 쉽게 부러지고, 잘 크지 못하는 심각한 병이다. 제1형 교원질 *type 1 collagen*을 규정하는 유전자의 변이가 원인인 것으로 밝혀졌으며, 유병률은 10만 명당 3~5명꼴이다. 이환 정도가 심한 환아는 산도를 빠져나오는 도중에 사산되고, 생존하여도 호흡곤란 등으로 곧 사망할 수 있다. 반면에 이환 정도가 가벼운 환아는 운동을 즐기면서 정상적인 생활을 할 수도 있다.

분류 골형성 부전증은 임상 양상과 유전 양식에 따라서 네 가지 형으로 분류한 씰렌스 분류가 널리 이용된다(Sillence, 1992). 제1형은 가장 흔한 유형이며, 상염색체 우성유전을 한다. 청색 공막 *blue sclera*을 보인다. 골절은 걷기 시작할 때 발생하며 사춘기가 지나면 골절의 빈도는 현저히 줄어든다. 치아의 상아질 이형성 *dentinogenesis imperfecta*이 있고, 청력장애가 40%에서 동반된다. 제2형은 가장 중증으로써, 다발성 골절에 의하여 출생 시 또는 출생 수개월 내에 사망한다. 제3형은 상염색체 열성유전을 하며, 출생 시에 다발성 골절이 잘 일어난다. 거듭되는 골절과 체중부담으로 사지가 변형되며, 척추도 납작해진다. 대부분 독립 보행을 하지 못하고 휠체어에 의지하게 된다. 눈은 청색 공막을 보인다. 제4형은 제1형과 유사하나 공막이 흰색으로 정상이며, 치아의 상아질 이형성이 동반된다. 임상증상은 제2형이 가장 심하고, 다음으로 제3, 4, 1형의 순서이다.

증상 골형성 부전증은 앞이마가 넓고, 두부가 삼각형 *helmet head*이어서 금방 눈에 띌 정도이다. 공막, 치아의 상아질, 내이, 피부 등에도 교원질 이상 증상이 나타난다. 골형성 부전증의 주증상은 반복되는 골절이다. 뼈의 위축과 변형은 걸핏하면 골절로 이어진다. 골절은

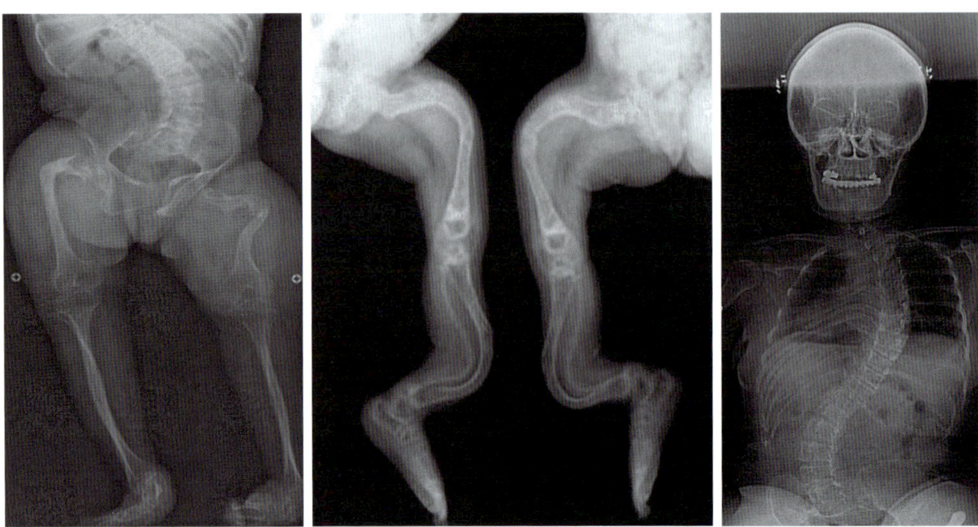

그림 9-8 ▸ **골형성부전증(osteogenesis imperfecta)의 X선 소견.** 뼈들이 전신적으로 심한 골다공증을 보이고, 장관골들이 가늘고 구부러져 있으며 척추 측만증이 있다.

체중을 받치는 하지, 즉 대퇴골과 경골에 많이 발생한다. 대퇴골과 경골은 거듭되는 골절과 골절 후에 취하는 자세에 따라서 가늘어지고, 구부러진다. 골성장판에서는 연골층을 덮고 있는 골판 *bone plate*이 깨지고, 그 결과 혈액공급이 차단되어 제대로 자라지 못한다. 골성장판 주위가 X선상에서 옥수수튀김 *popcorn appearance*과 같이 보이는 것이 특징적이다. 장관골의 변형과 성장판 손상은 왜소증의 원인이 된다. 골절은 걷기 시작하고, 체중이 증가하면서 빈번해진다. 사춘기가 시작하면 골절의 빈도가 뚜렷하게 감소한다. 감소의 이유는 아직 분명하게 밝혀져 있지 않다(그림 9-8).

치료 골형성 부전증에서 골절의 치료는 변형을 방지하고 빨리 움직이게 할 수 있는 방법을 택한다. 고정기간이 길어지는 보존적 방법, 즉 캐스트고정은 뼈를 더욱 약화시키고 변형이 심해지기 때문에 피한다. 골절치료에 주로 쓰이는 수술 방법은 골수강내 금속정 고정 *intramedullary nail fixation*이다. 신생아기에 일어난 대퇴골 골절은 Pavlik harness 혹은 hip spica cast로 치료한다. 하지의 만성변형은 교정수술의 대상이 된다. 굽어진 장관골 *long tubular bone*을 몇 군데에서 부러뜨리고 곧게 펴서 골수강내 금속정으로 고정하는 다발성절골술 및 골수정고정술 *multiple osteotomy and intramedullary fixation*이 주로 사용된다. 이렇게 하면 장관골이 힘을 받을 수 있기 때문에 일어설 수 있게 된다. 변형이 심하지 않더라도 골수강내 고정수술을 해서 뼈를 강하게 해주기도 한다. 이것은 마치 뼛속에 철근을 넣어주는 것과 같은 이치이다. 이 방법은 뼈가 자라기 때문에 2~3년에 한 번씩 같은 수술을 되풀이해주어야 하는 단점이 있다. 최근에는 뼈와 함께 늘어나는 골수정도 사용되고, 또 파골세포의 활성을 억제하는 bisphosphonate 성분 제제를 주사하는 방법도 시행하여 긍정적인 결과를 얻었다는 보고들이 나오고 있다(그림 9-9).

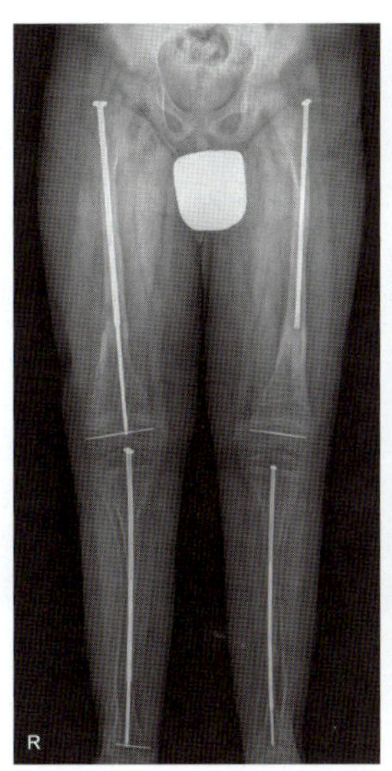

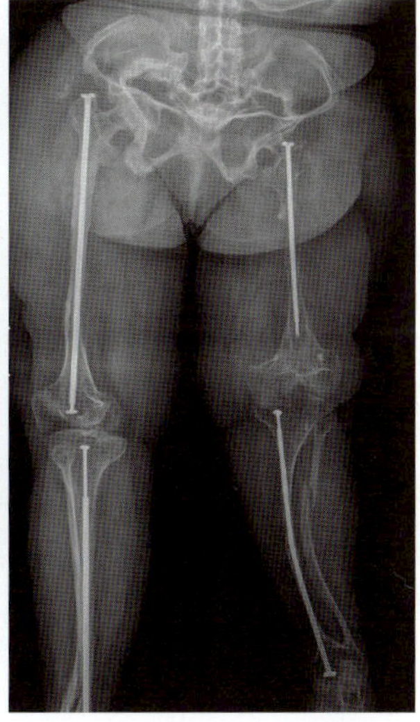

그림 9-9 ▸ **골형성부전증에 의하여 위축, 변형된 하지 뼈에 대한 수술치료.** 구부러진 뼈를 몇 군데에서 부러뜨려서 곧게 편 뒤에 금속정으로 내고정한다(multiple osteotomy and intramedullarynail fixation).

9.3 다발성 골단이형성증 _*Multiple Epiphyseal Dysplasia, MED*

다발성 골단이형성증은 100만 명당 11명의 유병률을 가지며, 유전자의 결함은 cartilage oligomeric matrix protein (COMP)과 type IX collagen에서 유발된다. 상염색체 우성으로 유전되며, Ribbing형과 Fairbank형으로 나눈다. 키는 140~160 cm 정도이며, 다른 왜소증 질환에 비하여 큰 편이다. 비교적 증상이 심하지 않고 얼굴모양이 정상이어서 진단이 늦어지는 경우가 많다.

진단 다발성 골단이형성증은 방사선 소견상에서 상하지 장관골의 모든 골단이 크기가 작고 납작한 것이 특징이다. 골단과 관절연골이 침범되므로 관절의 변형 및 퇴행성 관절염이 조기에 시작한다. 양측 고관절의 대퇴골두가 무혈성괴사*LCPD*처럼 보이므로 양측성일 때에는 다른 관절까지 촬영해서 감별해야 한다.

치료 관절염이 조기에 나타나므로 관절의 압력을 높이기 쉬운 골연장술은 키가 작더라도 적응증이 되지 못한다. 고관절에서 내반고 및 관절염 치료를 위해 외반 절골술*valgization osteotomy*이 자주 시행된다. 30세 정도에서 관절염이 심하여 인공관절수술을 받는 예가 많다. 척추골단 이형성증*spondyloepiphyseal dysplasia*이 비슷한 양상을 보이나 다발성 골단 이형성증에서는 척추가 정상이기 때문에 쉽게 구별된다(그림 9-10).

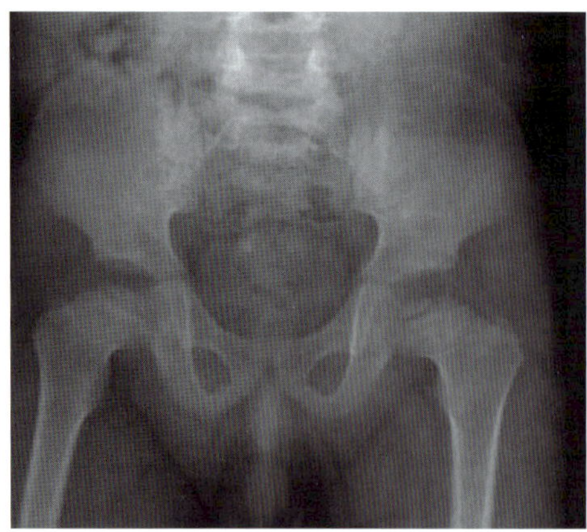
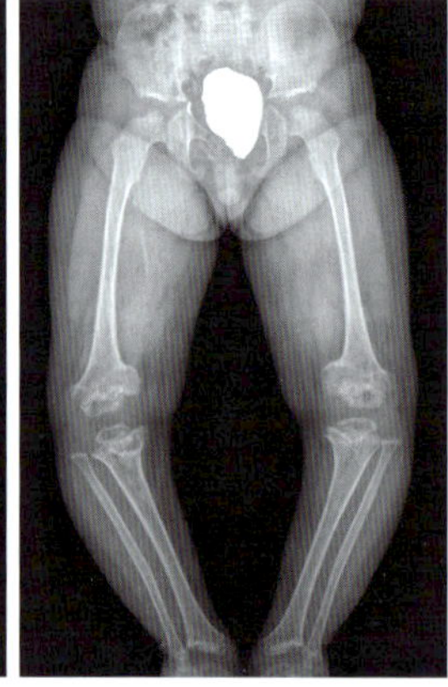
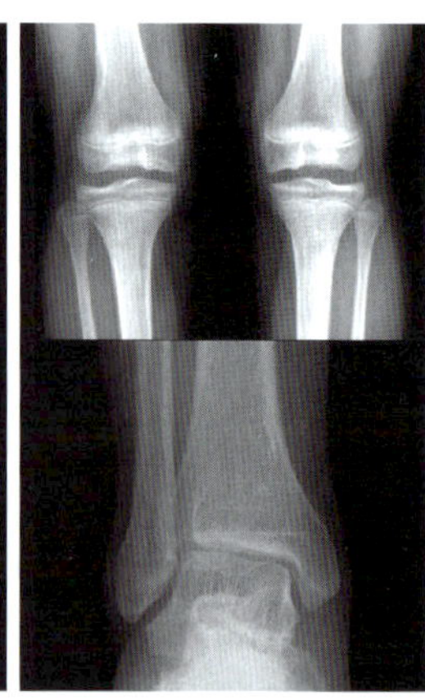

그림 9-10 ▸ **다발성 골단이형성증(multiple epiphyseal dysplasia)의 X선 사진.** 사지 장관골들의 골단이 비정상적인 모양인 데 비하여 골간단, 골간은 정상적이다. 고관절의 소견은 레그 페르테스 병과 감별을 요한다. 척추는 이환되지 않는다. 관절의 변형은 조기에 퇴행성 관절염을 가져온다.

9.4 가성연골무형성증 _*Pseudoachondroplasia*

가성연골무형성증은 100만 명당 4명의 유병률을 가진다. 네 가지 분류에 따라 상염색체 우성, 혹은 열성유전을 하며, 염색체 19번과 COMP의 결함으로 연골세포에 단백다당*proteoglycan*이 많이 축적되면서 발병한다.

증상 가성연골무형성증은 팔다리가 짧은 단신이 특징이기 때문에 연골무형성증과 혼동될 수 있으나 뚜렷이 구별되는 질환이다. 연골무형성증과는 달리 가성연골무형성증은 얼굴과 머리가 정상이면서 손과 발이 짤막하고 굵고, 관절연골, 골단, 골간단, 골단판이 전부 침범되기 때문에 키가 100~110 cm에 그치는 가장 심한 왜소증을 보인다. 대부분에서 장관골과 척추의 기형을 동반한다. 내반슬, 외반슬 또는 내반슬과 외반슬이 함께 있는 변형*windswept deformity* 등을 보일 수 있다(그림 9-11).

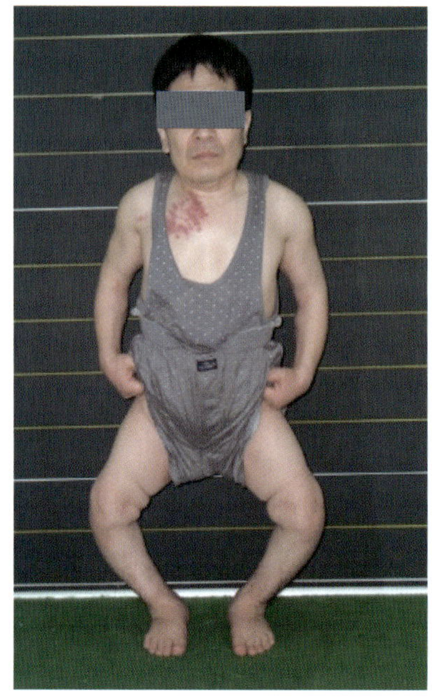

그림 9-11 ▸ **가성연골무형성증(pseudoachondroplasia)의 증상.** 얼굴은 정상이나 키가 매우 작고, 팔다리의 변형이 심하다.

진단 단순 방사선 검사상에서 대퇴골두는 편평하거나 커진다*cox plana, magna*. 고관절의 아탈구가 흔하다(그림 9-12). 척추는 측방사진에서 납작하고, 새 부리처럼 밀려나온 모습*anterior beaking*을 보인다. 요추 전후방 사진에서 척추경간 간격이 정상인 것이 연골무형증과 구별되는 점이다.

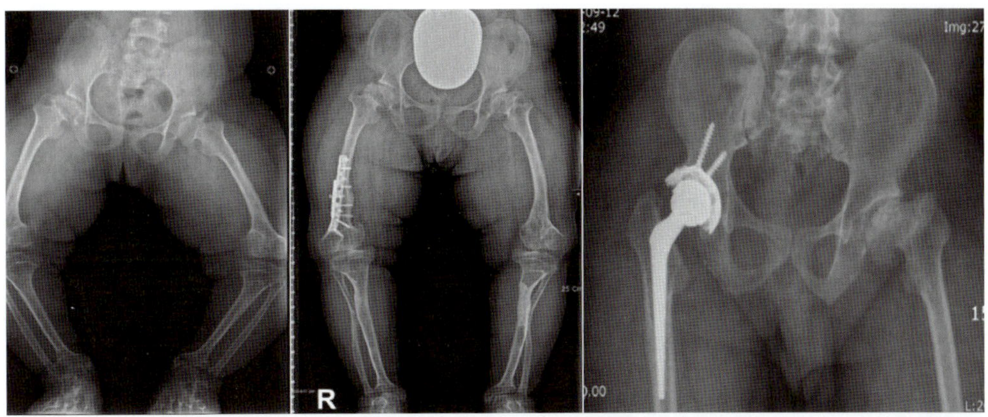

그림 9-12 ▸ **가성연골무형성증의 X선 사진.** 사지뿐만 아니라 척추도 변화를 보인다. 심한 왜소와 함께 관절의 변형을 볼 수 있다. 조기에 시작하는 퇴행성 관절염은 인공관절성형술의 대상이 된다.

치료 가성연골무형성증 환자에서 제일 심각한 문제는 관절연골 및 골단의 퇴행성 변화이다. 절골술로 다리기형을 교정한다 하더라도 관절염의 발생을 막을 수 없다. 대개 30~40대에 인공관절수술이 필요할 정도로 급하게 진행한다. 관절의 인대가 심하게 이완되어 있기 때문에 교정 절골술 후에도 보조기와 목발 사용이 불가피한 경우가 많다. 관절의 과도한 이완은 키를 키우는 하지 골연장수술의 치료 결과도 나쁘게 한다.

9.5 골간단 연골이형성증 _*Metaphyseal Chondrodysplasia, MCD*

골간단 연골이형성증은 골간단부에서 일어나는 정상적인 무기질 침착과정 *mineralization*에 관여하는 유전자 결함에 의해서 발병한다. 골간단이 넓어지고 불규칙하여 구루병과 흡사하다. 분류는 Jansen형, Schmid형, McKusick형으로 나눌 수 있다. Schmid형이 많고, 다른 형은 매우 드물다.

증상 골간단 연골이형성증은 태어나서는 잘 모르다가 3~5세 때 고관절 및 슬관절의 내반변형으로 발견되는 예가 많다. 단순 방사선 소견상으로 구루병 Vitamin D-resistant rickets과 매우 유사하다. 그러나 골단의 모습이 정상이고 골간단 이외의 뼈가 정상음영이고 생화학적 검사와 신기능 검사가 정상이기 때문에 구루병과의 감별은 어렵지 않다(그림 9-13).

진단 진단은 가족력과 방사선 영상 소견, 임상 양상을 바탕으로 이루어진다. 다양한 염색체 돌연변이가 동반되어 상업적으로 사용되는 진단 테스트는 없다.

치료 내반슬이 심한 경우 대퇴골 원위부나 경골 근위부에서 절골 교정술을 시행한다. 자라면서 기형이 재발하여 절골술이 다시 필요한 경우가 많다. 관절연골은 정상이기 때문에 퇴행성 관절염이 드물게 발생하므로 저신장일 경우 사지 연장술의 적응증이 된다.

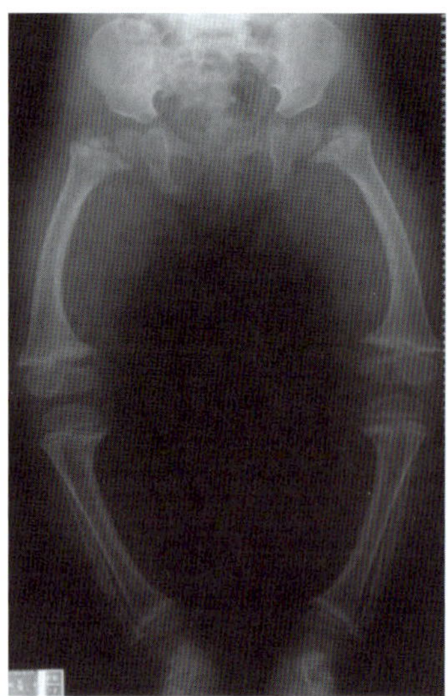

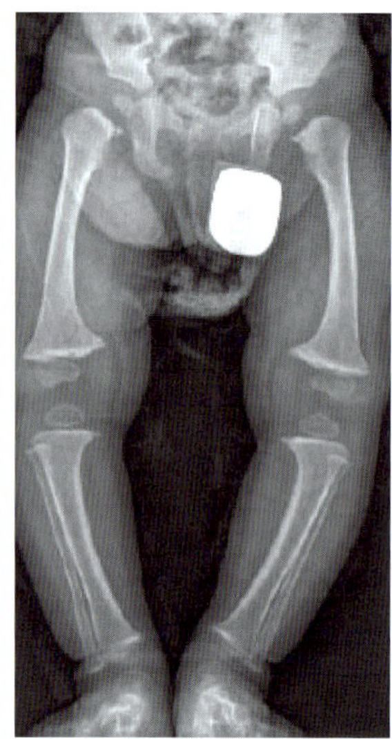

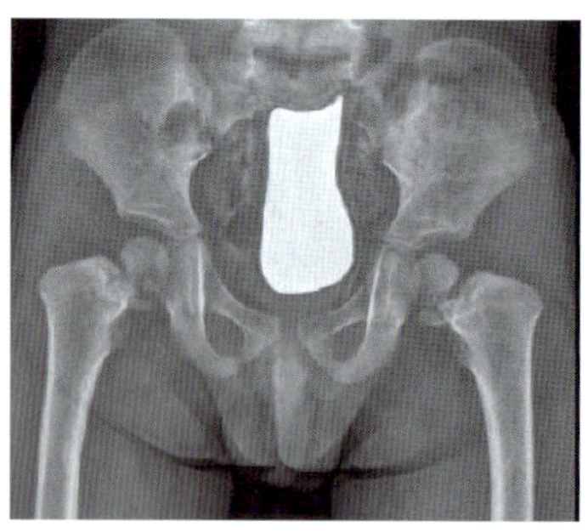

그림 9-13 ▸ 골간단 연골이형성증(metaphyseal chondrodysplasia)의 X선 소견. 무릎관절의 내반변형과 함께 골간단이 불규칙하고 넓다. 그러나 골단이 정상이고, 골다공증 소견도 없다. 구루병과 감별이 어렵지 않다.

9.6 척추골단 이형성증 *_Spondyloepiphyseal Dysplasia, SED*

척추골단 이형성증은 척추골과 장관골의 골단이 제대로 자라지 못하는 저신장 질환이다. 일반적으로 말단부보다는 척추, 고관절, 견관절 등 중심부 골격이 더 심하게 이환된다. 사지보다 체간이 더 짧은 불균형 단신을 초래한다. 흔히 증상이 심한 선천성과 증상이 가볍고, 늦게 발현하는 지연성으로 나눌 수 있다. 선천형은 상염색체 우성유전, 지연형은 반성 열성 유전을 한다. 유전자의 결함은 선천성에서 제2형 교원질 *type II collagen*에서 유발된다.

증상 척추골단 이형성증의 선천성은 출생 직후에 임상 증상으로 진단이 가능하다. 임신 중에도 초음파 검사로 척추와 사지가 짧은 것을 발견할 수 있다. 척추가 유난히 더 짧은 불균형 왜소증이 특징이다. 또 목이 짧고 눈 사이가 벌어져 있다. 요추의 전만 *lordosis*이 심하고 하지에서는 내반고, 외반슬과 함께 고관절의 굴곡 구축이 동반된다. 지연형은 출생 시에는 이상을 발견할 수 없으나 성장하면서 키가 상대적으로 작고 고관절, 견관절 등의 큰 관절에 통증을 느끼면서 발견된다.

진단 척추골단 이형성증은 단순 방사선상에서 장관골 골단의 골화 지연 *delayed ossification*이 제일 현저한 소견이다. 고관절에서 대퇴골두의 골단이 늦게 나타나기 때문에 고관절이 한참 동안 텅 비어 보인다. 대퇴골두 골단이 나타나면 골단이 여러 개의 작은 조각으로 쪼개져 보이기 때문에 대퇴골두의 골단이 괴사된 것처럼 보인다. 골반에서는 비구지붕 *acetabular roof*의 각도가 낮고, 장골 *ilium*이 매우 작다(그림 9-14). 척추는 추체가 납작하고, 후만증과 측만증을 동반한다(그림 9-15). 고관절의 소견은 비슷한 소견을 보이는 다른 질환들과 감별진단이 필요하다. 감별해야 할 질환들에는 다발성 골단이형성증, 척추골단 이형성증, Morquio 증후군, 가성연골무형성증 등을 들 수 있다.

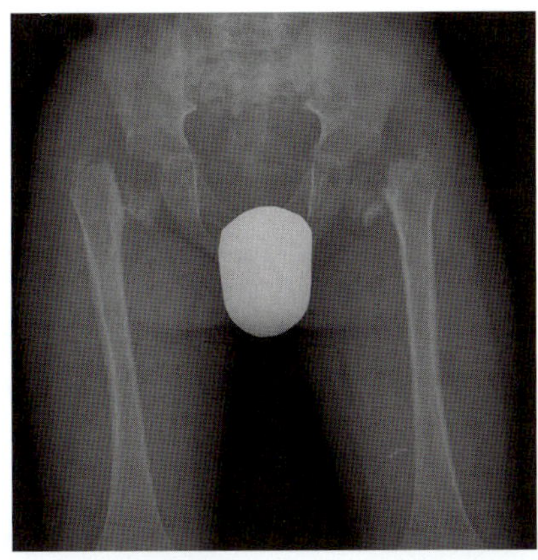
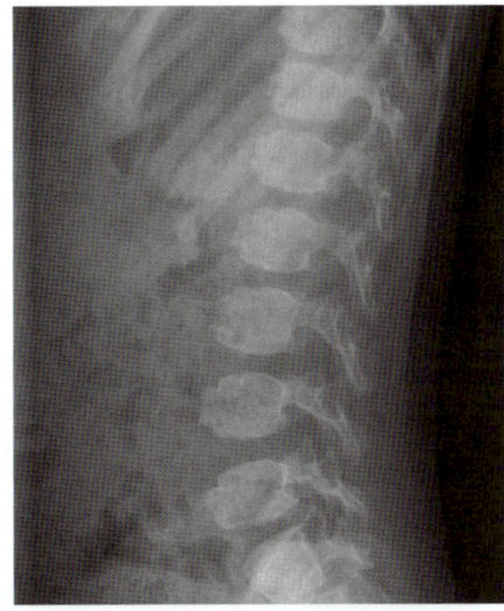

그림 9-14 ▸ 척추골단 이형성증(spondyloepiphyseal dysplasia)의 X선 소견. 장관골의 골단뿐만 아니라 척추도 이환된다. 측면방사선 영상에서 척추 추체가 납작하고 앞이 뾰족하다(beaking).

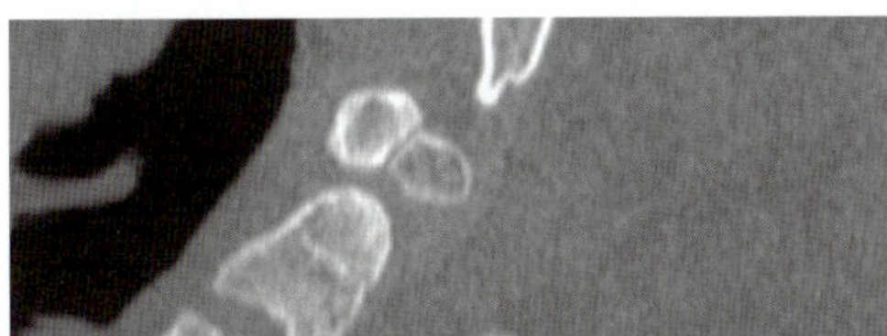
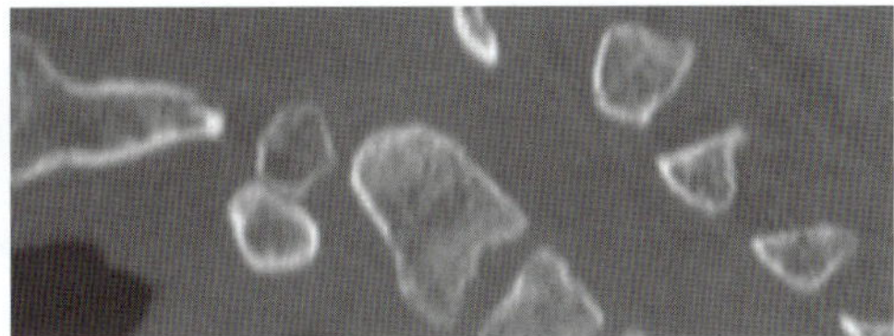

그림 9-15 ▸ 척추골단 이형성증의 경추. 치상돌기(odontoid process)가 작고, 제1-2요추간이 불안정하다. 심하면 제 1-2 경추 또는 후두골 1-2 경추의 유합수술이 필요하다.

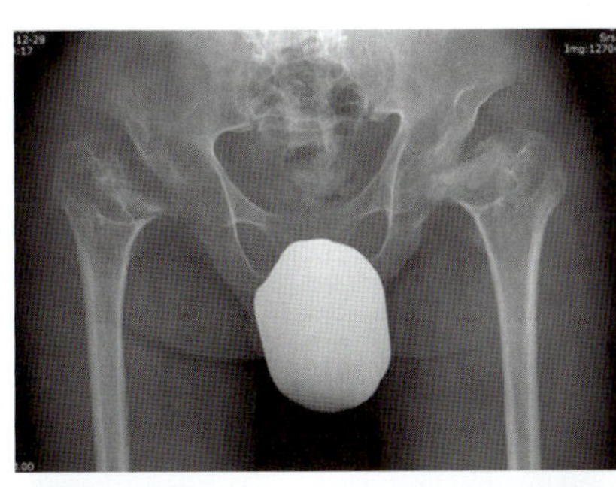
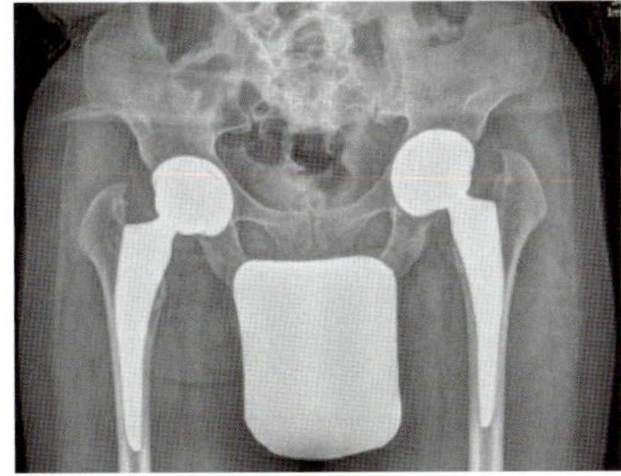
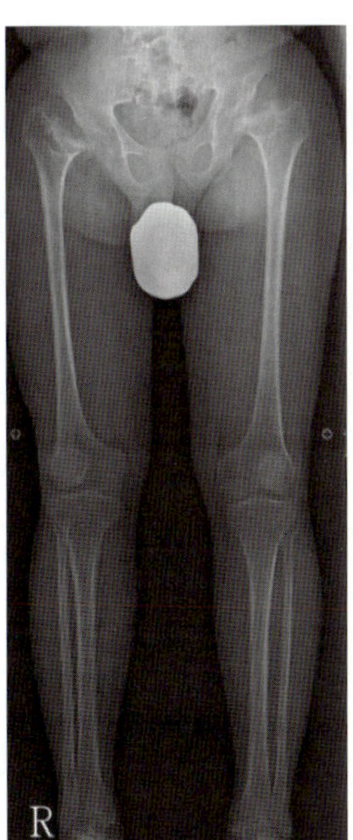

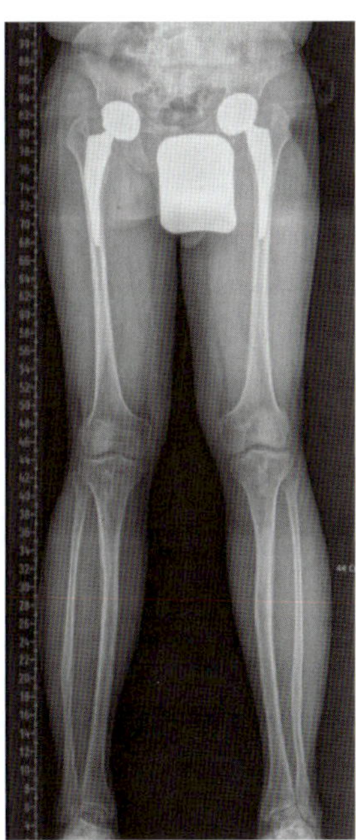

그림 9-16 ▸ 척추골단 이형성증의 치료. 척추골단 이형성증은 조기에 퇴행성 관절염이 흔히 발생하며, 젊은 나이에 관절 치환술을 시행하는 경우가 많다.

치료 척추골단 이형성증은 조기에 발생하는 퇴행성 관절염이 문제가 된다. 조기 퇴행성 관절염은 특히 고관절이나 견관절에 흔하며, 젊은 나이에 관절 치환술이 필요하게 된다(그림 9-16). 고관절의 내반고나 아탈구, 외반슬 등도 심하면 수술이 필요하다. 소아기에 절골술을 시행하는 경우 내외측 골단의 성장차이로 인하여 변형의 재발이 흔하다. 요통은 심각한 정도는 아니다. 척추에 대하여 수술적 치료가 필요한 적응증은 os odontoideum을 동반한 경추의 불안정성, 40~50도 이상인 척추후만증과 측만증이다. 골단의 이형성과 함께 관절염소견이 있으면 키를 늘리기 위한 골연장술은 적응증이 되지 않는다(그림 9-15).

참고문헌

연골무형성증_*achondroplasia*

1. Ain MC, Shirley ED. Spinal fusion for kyphosis in achondroplasia. J Pediatr Orthop. 2004;24:541-545.
2. De Pellegrin M, Moharamzadeh D. Ultrasound hip evaluation in achondroplasia. J Pediatr Orthop. 2008;28:427-431.
3. Falkenthall, L., Irving, M., Osman, C., et al. Burden and treatment of achondroplasia: a systematic literature review. Advances in Therapy, 2023, 40(10), 4978-4994.
4. Inan M, Jeong C, et al. Analysis of lower extremity alignment in achondroplasia: interobserver reliability and intraobserver reproducibility. J Pediatr Orthop. 2006;26:75-78.
5. Jeong ST, Song HR, et al. MRI study of the lumbar spine in achondroplasia: a morphometric analysis for the evaluation of stenosis of the canal. J Bone Joint Surg Br. 2006;88:1192-1196.
6. Kaissi A-A. Treatment of varus deformities of the lower limbs in achondroplasia. Open Orthop J. 2013;7:33-39.
7. Lee ST, Song HR, et al. Development of genu varum in achondroplasia: relation to fibular overgrowth. J Bone Joint Surg Br. 2007;89:57-61.
8. Stender M, Pimenta JM, Cheung M, Irving M, Mukherjee S. Comprehensive literature review on the prevalence of comorbid conditions in patients with achondroplasia. Bone. 2022;162:116472.
9. Savarirayan R, Tofts L, Irving M, et al. New therapies in achondroplasia: Developmental and clinical perspectives. Bone. 2020;141:115579.

골형성 부전증_*osteogenesis Imperfecta*

1. Bachrach LK, Ward LM. Clinical review 1: Bisphosphonate use in childhood osteoporosis. J Clin Endocrinol Metab. 2009;94(2):400-409.
2. Burnei G, Vlad C, Georgescu I, Gavriliu TS, Dan D. Osteogenesis imperfecta: diagnosis and treatment. J Am Acad Orthop Surg. 2008;16(6):356-366.
3. Castillo H, Samson-Fang L. Effects of bisphosphonates in children with osteogenesis imperfecta: an AACPDM systematic review. Dev Med Child Neurol. 2009;51(1):17-29.
4. Dalgleish, R., et al. (2024). Update on the Genetics of Osteogenesis Imperfecta. Calcified Tissue International, 114(3), 577-596.

5. Lee SH, Chang JS, Lim HC, Kim CW. Analysis on surgical treatment of osteogenesis imperfecta. J Korean Orthop Assoc. 1985;20(1):175-182.
6. Forlino, A., & Marini, J. C. (2024). Comprehensive Review of Osteogenesis Imperfecta: Current Classification, Mechanisms and Treatment Options. Human Gene Therapy, 35(2), 141-163.

다발성 골단이형성증_*multiple epiphyseal dysplasia*

1. Briggs MD, Hoffman SM, King LM, et al. Pseudoachondroplasia and multiple epiphyseal dysplasia due to mutations in the cartilage oligomeric matrix protein gene. 1995;10: 330-336.
2. Cho TJ, Choi IH, Chung CY, Yoo WJ, Park MS, Lee DY. Hemiepiphyseal stapling for angular deformity correction around the knee joint in children with multiple epiphyseal dysplasia. Pediatr Orthop. 2009;29(1):52-6. 03.
3. Miura H, Noguchi Y, Mitsuyasu H, Nagamine R, Urabe K, Matsuda S, Iwamoto Y. Clinical features of multiple epiphyseal dysplasia expressed in the knee. Clin Orthop Relat Res. 2000;(380):184-90.

가성연골무형성증_*pseudoachondroplasia*

1. Li QW, Song HR, Mahajan RH, Suh SW, Lee SH. Deformity correction with external fixator in pseudoachondroplasia. Clin Orthop Relat Res. 2007;454:174-179.
2. Ordak M., Skalska-Sadowska J., Mazur-Marzec H., et al. Genetic variations in pseudoachondroplasia: a review of case reports. Lab Med. 2025;56(5):429-437.
3. Shetty GM, Song HR, Unnikrishnan R, Suh SW, Lee SH, Hur CY. Upper cervical spine instability in pseudoachondroplasia. J Pediatr Orthop. 2007;27(7):782-787.

골간단 연골이형성증_*metaphyseal chondrodysplasia*

1. Lachman RS, Rimoin DL, Spranger J. Clinical and radiographic delineation with a review of the literature. Pediatr Radiol. 1988;18:93-102.
2. Savarirayan R, Cormier-Daire V, Lachman RS, Rimoin DL. Schmid type metaphyseal chondrodysplasia: a spondylometaphyseal dysplasia identical to the "Japanese" type. Pediatr Radiol. 2000;30(7):460-3.

척추골단 이형성증_*spondyloepiphyseal Dysplasia*

1. Al Kaissi A, Ryabykh S, Pavlova OM, Ochirova P, Kenis V, Ben Chehida F, Ganger R, Grill F, Kircher SG. The management of cervical spine abnormalities in children with spondyloepiphyseal dysplasia congenita. Medicine (Baltimore). 2019;98(4):e14040.
2. Jung SC, Mathew S, Li QW, Lee YJ, Lee KS, Song HR. Spondyloepiphyseal dysplasia congenita with absent femoral head. J Pediatr Orthop B. 2004;13(2):63-9.
3. Shetty GM, Song HR, Lee SH, Kim TY. Bilateral valgus-extension osteotomy of hip using hybrid external fixator in spondyloepiphyseal dysplasia: early results of a salvage procedure. J Pediatr Orthop B. 2008;17(1):21-5.

AN INTRODUCTION TO PAEDIATRIC ORTHOPAEDICS

CHAPTER 10

척추질환

Diseases of the Back and Spine

척추는 해부학적으로 일련의 척추뼈가 서로 쌓여 척수 *spinal cord*를 보호하는 척추관 *central or spinal canal*을 형성한다. 기능적으로 척추는 두개골을 지지하고 사지와 골반의 지지대 역할을 하며, 중추신경계를 보호하는 통로 *conduit* 역할을 한다.

척추는 관상면에서 보았을 때에 직선이고, 시상면에서 보았을 때에 경추 전만, 흉추 후만, 요추 전만 및 천골골반 후만의 네 가지 곡률을 갖는다. 이러한 척추의 관상면 및 시상면상 균형은 직립 시에 인체의 무게 중심을 한 지점에 묶어두면서 두 발 보행을 가능하게 한다. 만약 어떤 원인으로 이 균형이 깨지는 경우 보행은 더 많은 에너지를 소비하게 된다(그림 10-1).

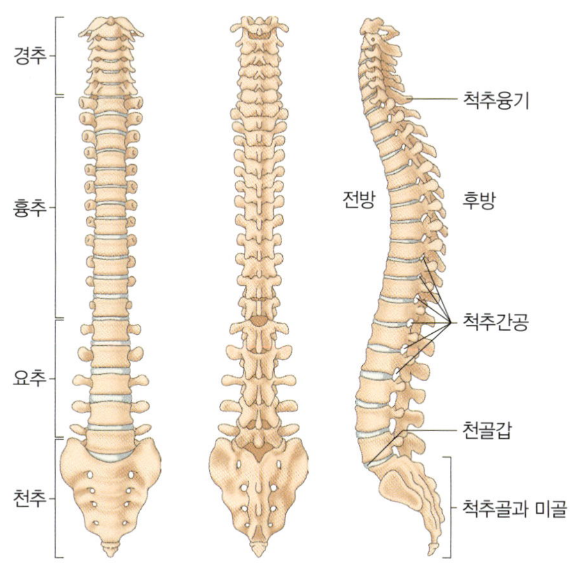

그림 10-1 ▸ 척주(spinal column)의 골성 구조. 척주는 관상면에서 직선, 시상면에서 경추 전만, 흉추 후만, 요추 전만 및 천골골반 후만의 네 가지 곡률을 갖는다.

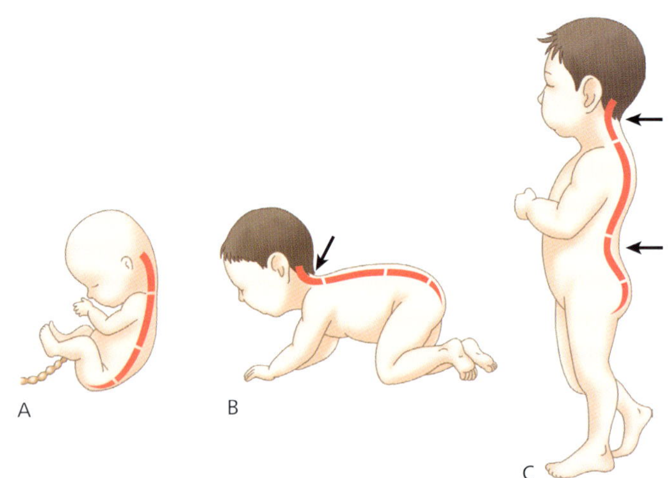

그림 10-2 ▸ 영아와 소아의 척추. 영아의 척추는 경미한 후만의 형태이며, 경추 전만과 요추 전만이 순차적으로 발생한다.

성장기에는 신경 및 근육의 성숙과 더불어 척추 정렬과 성장 속도가 변화한다. 영아의 척추는 경미한 후만이다. 영아가 머리를 들 수 있게 되면 전방 주시 및 균형을 잡기 위해서 경추 전만이 형성되고, 보행을 시작하면 골반을 기반으로 균형을 잡기 위해서 요추 전만이 형성된다. 뇌성마비와 같이 정상보행을 하지 못하는 신경성 질환이 있는 경우 척추체의 정렬과 스트레스에 변이가 생기기 때문에 척추와 디스크의 성장이 정상적으로 진행되지 못한다(그림 10-2).

척주 *spinal column* 는 경추, 흉추, 요추, 천추, 미추의 5개 영역으로 구분된다. 경추의 추체는 7개이고, 좌우에 각기 8개의 경추신경을 내보낸다. 흉추의 추체는 12개이고, 좌우에 12개의 늑골과 접촉하고, 12쌍의 흉추신경을 내보낸다. 요추의 추체는 5개이고, 좌우에 5쌍의 요추신경을 내보낸다. 천골은 태어날 때에는 5개의 추체로 분리되어 있으나 성장하면서 유합되어서 한 개의 뼈가 되고, 천장관절을 통하여 장골과 연결된다. 천골은 좌우로 5쌍의 천추신경을 내보낸다. 미골은 천골 아래에 있는 3~5개의 퇴행 척추체 *vestigial vertebral body* 들이며, 성장하면서 융합되기도 하고 분절형태로 잔존하기도 한다.

척추뼈의 해부학적 구성은 부위별로 구별되는 특징이 있지만 공통점도 많다. 척추뼈는 골통적으로 1) 척추체, 2) 후방으로 돌출된 두 개의 척추경 *pedicle*, 3) 측면 방향으로 돌출된 두 개의 횡돌기 *transverse process*, 4) 후궁 *lamina* , 극돌기 *spinous process* 와 상, 하 관절돌기 *superior and inferior articular process* 를 포함하는 후방 신경궁 *posterior neural arch* 을 가진다(그림 10-3).

척주의 기능성 분절은 척추뼈의 구조와 척추관절 주변의 인대에 의하여 안정화된다. 척추뼈는 좌우의 상부 관절면, 좌우의 하부 관절면과 척추체 상 · 하의 추간판 등 6개의 관절을 가진다. 척주의 안정성은 척추체 주변의 인대와 근육으로 보강된다. 척주의 안정성에 중요한 인대는 전방 및 후방 종인대, 섬유륜, 횡간인대, 황색인대 및 극간인대이다.

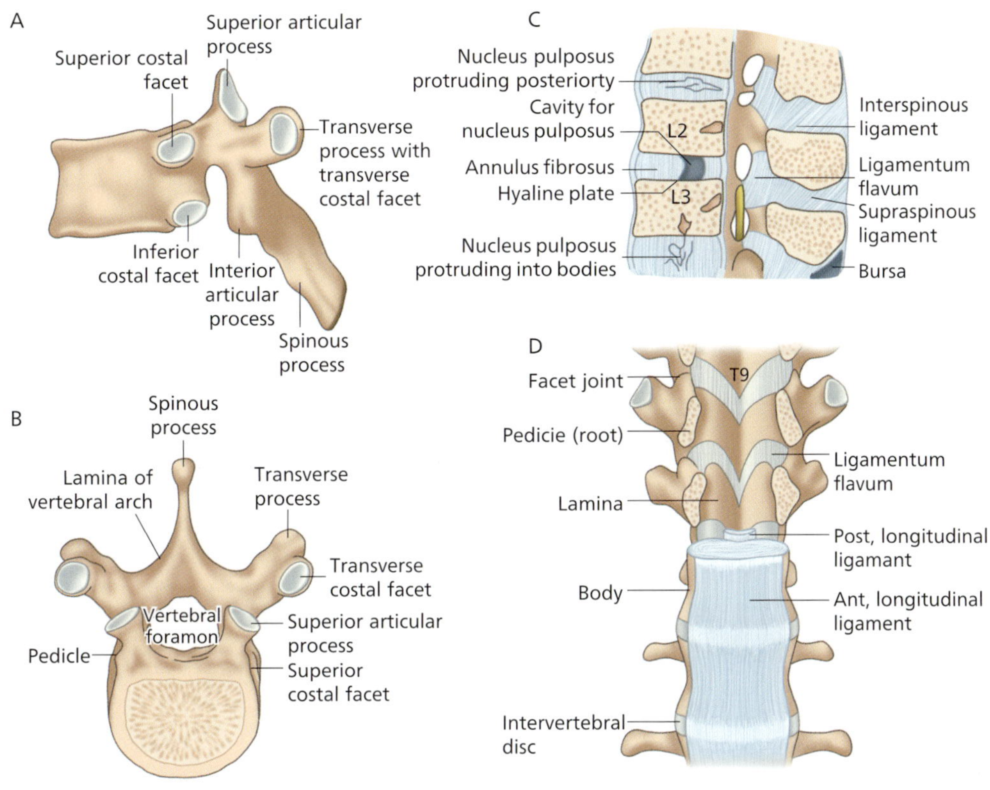

그림 10-3 ▸ **척추 뼈의 해부학.** 척추뼈의 (A) 옆면 (B) 윗면 (C) (D) 관상단면

전종인대 *anterior longitudinal ligament, ALL*는 척추체의 전면을 덮는 두꺼운 띠로써 골막과 인접한다. 전종인대는 천골에서 경추까지 이어져 있으며, C1에서 전방환추후두막 *anterior atlantooccipital membrane* 과 합류한다. 전종인대는 척추 분절이 과도하게 젖혀지지 않도록 척추체를 잡아주고, 섬유륜 파열을 예방하는 중요한 안전 구조물이다. 후방종인대 *PLL*는 척추관내에 위치하며, 척추체의 후방과 섬유륜에 부착되어 있다. 후방종인대는 과도한 척추 분절의 굽힘을 방지하고 추간판을 지지하는 역할을 한다. 횡간 인대는 횡돌기 사이에 위치하며 척추 분절의 과도한 측면 굽힘을 제한한다. 특유의 노란색 색조를 띤 황색인대는 신경관내에서 인접한 척추판 사이에 판상으로 위치한다. 황색인대는 척추 분절의 안정과 함께 척추관내의 경막과 신경 구조물을 보호하는 역할을 한다. 극간인대는 황색인대의 후방 표면에 접해 있고, 인접한 극돌기의 상부와 하부 사이에 있는 두꺼운 인대이다. 극상인대는 극돌기 끝 사이를 잇는 얇은 구조물로써, 척추체 안정을 위한 역할은 거의 없다. 그러나 유독 경추부에서는 목덜미인대 *nuchal ligament* 가 되어 물리적으로 중요한 구조가 된다.

추간판은 척추체 사이에 위치하며, 섬유륜과 속질핵 *nucleus pulposus* 으로 구성되어 있다. 섬유륜은 매우 두꺼운 섬유성 조직으로써 각 섬유소가 겹겹이 쌓이는 층판 구조이다. 섬유륜의 성분은 인장 하중에 저항하는 데 최적인 I형 콜라겐이다. 속질핵은 디스크의 중앙 부분에 위치하며 제2형 콜라겐과 프로테오글리칸으로 구성된 젤라틴 물질이다. 디스크는 섬유륜과 속질핵으로 구성되어 있기 때문에 척추의 수직 하중을 흡수하는 동시에 추간판 내 움직임을 허용하는 특수한 형태의 관절이다.

10.1 척추 부위별 구조

10.1.1 경추

경추는 두개골과 흉추 사이에 위치하며, 7개의 추체로 구성되어 있다. 횡돌기에는 척추동맥, 정맥, 교감신경총 등이 통과하는 횡돌기공이 있다. 제3-6경추는 형태가 비슷하여 환추, 축추, 제7경추는 형태가 다르다. 모양과 형태가 다르기 때문에 환추와 축추는 상위 경추, 제3-7경추는 하위 경추라 부른다. 경추의 만곡은 출생 후에 생기는 이차만곡으로 출생 후 3~4개월이 되어 목을 가눌 수 있게 되면서 점차 전만이 된다.

10.1.2 흉추

흉추는 20~50도의 후만 *kyphosis* 으로 시상 정렬이 되어있다. 흉추 척추체의 후관절은 관절면이 관상면 *coronal plane* 에서 60도 각도로 배열되어 있다. 흉추는 후관절의 향배와 늑골과 연결된 새장모양 *cage* 의 구성 때문에 T1에서 T10까지의 척추 분절은 움직임이 제한된다. 상부 및 중부 흉추의 극돌기는 30도 하방, 후방으로 돌출되어 있다. 흉추 후궁 *thoracic lamina* 은 지붕의 기와처럼 겹쳐진 구조이며, 흉추 내 척수를 보호한다. 성인은 흉추 분절에서 30도 굴곡과 20도 신전이 허용되는데, 소아의 경우 이보다 더 유연하다. 늑골은 척추체와 후관절에 관절의 형태로 연결되어 있다. 위쪽 늑골은 호흡에 따라 위쪽으로 회전하고, 아래쪽 늑골은 위쪽과 바깥쪽으로 회전한다. 이 늑골의 회전은 흉벽의 움직임을 결정하며 천식, 크룹 *croup* 과 같은 호흡 곤란 상태에서 두드러진다.

10.1.3 요추

요추는 5개의 추체로 구성되어 있고, 시상면에서 전만의 정렬을 보인다. 요추관절은 각각 30도 굴곡, 50도 신전, 10~20도의 측면 굴곡, 10도의 좌우 축 회전운동이 가능하다.

출생 시에 척추골의 약 1/3만이 골화되어 있고, 대부분은 연골이다. 5세가 되면 척추의 65%가 골화된다. 척추의 수직 성장은 척추체의 상부 및 하부 종판에 위치하는 성장판에서 이루어진다. 각 척추뼈는 연간 약 1 mm씩 키 성장에 기여하는데, 연령과 부위에 따라 약간의 차이가 있다. 척추의 성장구조가 손상되면 기형이 발생할 수 있다. Scheuermann 후만증이 좋은 예이다.

척추체의 고리뼈돌기 *ring apophysis* 는 척추체 골단의 주변에 있는 2차골화중심이다. 고리뼈돌기는 일반적으로 12~15세에 방사선학적으로 뚜렷하게 확인되며, 척추 성장이 완료될 때까지 요추에 남아 있다. 잠재 이분척추증 *spina bifida* 은 성장과정에서 좌우 후궁의 유합 실패로 발생한다. 제5요추에서 가장 흔하게 나타나며 요추1번에서 잠재 이분 척추가 발견

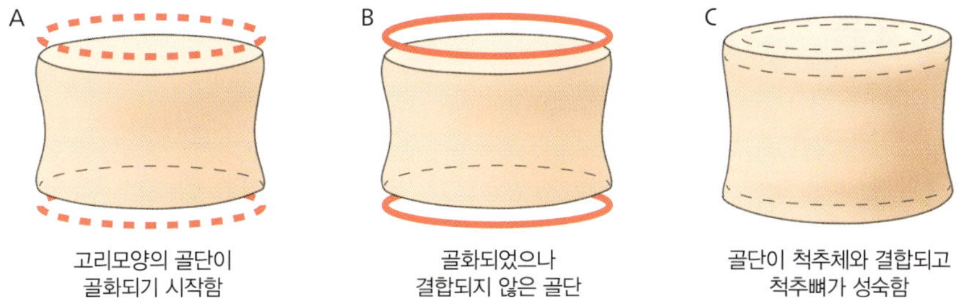

그림 10-4 ▸ X선상에서 보이는 척추체의 성장. 출생 시 척추체의 약 1/3만이 골화되어 있으며 대부분은 연골이다. 척추의 수직 성장은 척추체의 상부와 하부 종판에 위치한 성장판에서 이루어진다. 고리뼈돌기(ring apophysis)가 나타나고(A), 골화되면서 이어지고(B), 추체와 유합되면 성장이 끝난다(C).

되어도 통상적으로 선천성 척추 이상으로 간주하지 않는다(그림 10-4).

척추체 주변의 근육은 인대와 함께 척추에 안정성을 제공하고, 척추 전체의 움직임과 직립 자세를 가능하게 한다. 척추 근육은 표층과 심층으로 나눌 수 있다. 표층부 척추 근육은 광배근 *latissimus dorsi*, 후방 · 상방 및 하방 톱니근 *serratus posterior superior and inferior*, 견갑거근 *levator scapulae*, 대사방형 *rhomboid major*, 소사방형 *rhomboid minor*, 승모근 *trapezius*이다. 표층부 대부분의 척추 근육은 후방 척추체와 견갑골에 부착되어 있으며, 어깨관절에 안정성을 부여함과 동시에 움직임을 일으키는 중요한 역할을 한다. 척추 근육의 심층에는 다열근 *multifidus*, 반척추근 *semispinalis*, 장늑근 *iliocostalis*, 장근근 *longissimus*, 척추근 *spinalis*, 비장근 *splenius* 등이 포함된다. 심층근은 일반적으로 척추기립근으로 분류되며 경추, 흉추 및 요추를 거쳐서 골반, 갈비뼈, 두개골에 연결된다. 척추기립근은 직립 자세를 유지하는 데 중요하고, 머리와 목의 움직임에 기여한다. 심층근은 콜라겐 I형섬유로 구성되어 있어서 자극 시 수축이 느리고, 근육의 피로가 상대적으로 적다.

10.2 소아 척추의 성장

출생 시에는 척추 분절의 형태가 유사하다. 출생 후에 점차 각기 분절 고유의 형태를 띠게 된다. 성장은 흉추부보다 요천추부에서 더 많이 일어난다. 흉추부는 전방보다 후방에서, 요천추부는 후방보다 전방에서 더 많이 성장하여 흉추후만과 요추 전만이 나타나게 된다. 출생 시 디스크의 전체 높이는 전체 척추 길이의 30%이며, 성인이 되면 25%로 감소한다.

흉추 전체 길이는 출생 시에 약 11 cm이고, 성인이 되면 평균 남자 28 cm, 여자 26 cm가 된다. 일반적으로 생후 5세까지 7 cm, 5세에서 10세까지 4 cm, 다시 사춘기에 7 cm 성장한다. 요추 전체 길이는 출생 시 약 7 cm이며, 성인이 되면 평균 남자 16 cm, 여자 15.5 cm가 된다. 일반적으로 생후 5세까지 3 cm, 5세부터 10세까지 2 cm, 사춘기에 3 cm 성장한다. 척수는 출생 시 제3요추 부위에서 끝나고, 성인이 되면 제1,2요추 경계부에서 끝난다.

10.3 요통 _Low Back Pain

10.3.1 소아의 요통

요통은 학령기 소아의 약 11.5~36%가 경험할 정도로 빈도가 높다. 이 중 약 2%에서만 요통에 대한 의학적 치료를 받는 것으로 보고되어 있다. 소아 요통은 10세 이전에는 발생이 낮고, 12~15세에 증가한다. 운동선수군의 발생률은 15.8~23.6%로 운동하지 않은 군과 별다른 차이가 없다.

소아에서 요통이 3주 이상 지속될 경우 그 원인을 찾아야 한다. 특히 병력상 1) 안정을 포함한 보존적 치료에 호전되지 않고, 2) 원인을 알 수 없는 전신 발열, 3) 체중 감소, 쇠약, 4) 대소변 기능이나 지각 이상, 5) 좌측 흉추측만증 등이 있는 경우에는 요통의 원인이 되는 질병이 숨어있을 가능성이 있으므로 적극적으로 요통의 원인을 규명해야 한다.

소아 요통 환자를 진료할 때에는 자각증상을 듣고 이학적 검사, 방사선 검사, 병리 검사를 실시한다. 평소 즐기는 운동과 같은 과거력 청취도 도움이 된다. 소아 요통은 정신적 스트레스와 교우, 학업과 같은 정신사회적인 문제와 관련되어있을 수 있다. 소아는 요통과 관련된 질문을 이해하지 못하고, 또 이해한다 하더라도 정확한 답변을 하지 못하는 경우가 많다. 그렇기 때문에 소아에게 쉽게 질문하고, 질문을 반복해서라도 필요한 정보를 얻는 것이 중요하다. 과거력은 부모 배석 하에 묻는 것이 좋다. 부모를 통해서 정보를 더 얻을 수 있고, 환아의 증상이 환자 및 가족에게 미치는 영향도 알 수 있기 때문이다.

진단 요통을 호소하는 환아에 대한 이학적 검사는 채광이 잘 되는 편안한 장소에서 얇은 속옷만 걸치고 시행한다. 먼저 정형외과적인 일반 검사를 시행하여 머리, 목, 상하지에 대한 시진을 하고 보행을 확인한다. 척추 질환의 검진은 몸통의 균형, 정렬 및 피부 관찰로부터 시작한다. 피부에 있는 광범위한 혈관종이나 몸통 정중선에 발생한 낭종 등 신경조직과 관련 있어 보이는 이상소견을 찾아본다. 몸통의 전후면과 측면의 변형 유무는 전방굴곡검사 *Adams forward bending test*를 통해서 알 수 있다. 허리를 앞으로 굽히게 하고, 뒤로 젖히게 하여서 움직척추의 운동 가능 범위와 통증 유무를 점검한다. 그 후에 상지, 하지의 운동 및 감각 신경, DTR, 근육의 간헐성 경련 *clonus*, 바빈스키 반사를 점검하고, 동측과 반대측 하지의 직하지거상 검사 *straight leg raising test, SLR* 를 시행한다.

10.3.2 소아 요통 환자의 영상 검사

요통 환자에 대한 방사선 촬영은 척추 전후면과 측면 사진이 기본적이다. 측면 회전 사진 *oblique*은 척추분리증이 의심되는 환자를 제외하고는 일반적으로 촬영하지 않는다. 만약 요통증상이 명확하나 X선 촬영상 정상인 경우 2차 검사 방법으로 골주사 촬영 *bone scan*을 할 수 있다. 골주사 촬영은 척추의 스트레스 골절이나 척추분리증의 검사에 민감도가 높기 때문이다. 이외에 CT, MRI, SPECT 등을 필요에 따라서 할 수 있다.

CT는 다양한 각도에서 여러 단층으로 촬영할 수 있기 때문에 척추 병변을 진단할 수 있는 매우 좋은 도구이다. CT는 MRI와 비교할 때 저렴하고, 뼈에 생긴 병변을 더 정확한 영상으로 보여준다. 그러나 연부조직 병변은 MRI에 비하여 정확도가 떨어진다. MRI는 척추 전반의 병변을 진단함에 있어 가장 민감하고 정확한 도구이다. 그러나 병변을 과장하고 비용이 높은 단점이 있다. 예를 들어 15세 이전 환자에게 자기공명영상 촬영을 시행한 경우 추간판 병변이 없는 환자의 약 26%에서 위양성 반응을 보인다(Tretti). 소아에서는 촬영을 위해서 장시간 진정이 필요한 것도 단점이다. 따라서 MRI는 진단에 꼭 필요한 경우에만 시행한다.

소아 요통에 대한 진단검사는 일반적으로 감염, 류마토이드성 질환, 림프구성 및 골수성 백혈병 등을 감별하는 데 근거가 된다. 감염이나 염증성 질환이 의심되는 경우 CBC, ESR, 소변검사 등을 시행한다. 류마토이드성 질환이 의심되는 경우 HLA B27, 류마토이드 인자, Lyme 수치 검사, 항핵 인자 검사 등을 시행한다.

소아 요통은 성인의 요통과는 접근과 감별에 차이가 있다. 소아에서 요추부 염좌나 과사용 증후군 등은 다른 질환을 모두 배제한 다음에 내릴 수 있는 진단이다. 소아 요통은 진단이 되지 않는 경우 얼마간의 시간 경과 후 재검사를 하는 것이 도움이 된다. 일차 진료 당시 요추부 염좌 또는 과사용 증후군으로 진단받았던 환아의 63%에서 나중에 척추의 병변이 밝혀지고, 그중 약 5~11%에서 척추 주변의 종양을 발견하였다는 보고가 있다(King & Tufel).

10.4 추간판탈출증 _Disk Herniation

소아와 청소년이 겪는 요통의 1~4%가 추간판탈출증에 의한 것이고, 이들 환아의 50%에서 외상 병력이 있다고 보고되어 있다.

증상 추간판탈출증 환아의 98%가 요통을 호소하되 하지 방사통이나 발가락 근육의 약화 등 신경증상은 없는 경우가 많다. 이학적 검사상에서는 거의 모두 하지 직거상검사상 양성 반응을 보인다.

소아 청소년기 추간판 탈출증의 호발 부위는 L4/5, L5/S1 부위이다. 감별해야 할 질환에 척추 전방 전위증, 외측 와*lateral recess*의 협착 등이 있다. 형태학적으로 소아 추간판 탈출의 형태는 3가지, 즉 단순 추간판 탈출증, 윤상골단의 견열 골절*slipped vertebral apophysis*, 윤상골단 병변*vertebral rim lesion* 등으로 분류된다. 윤상골단의 견열 골절과 윤상골단 병변은 외상과 연관되어 발생하는 경향이 있다.

치료 소아 및 청소년 추간판 탈출증의 치료는 활동 제한, NSAIDs, 보조기 등의 보존적 치료를 먼저 시행한다. 보존적 치료에도 불구하고 의미 있는 증상이 지속되는 경우 MRI가 필요하다. 탈출한 수핵이나 윤상 골절편 및 골극의 크기가 크고, 신경학적인 증상이 명확한 경우 수술 치료가 필요하다. 청소년기의 추간판 탈출증은 성인환자에 비하여 치료기간이 길고, 보존적 치료에 반응을 잘 하지 않는 특징이 있다.

10.5 척추분리증, 척추 전방 전위증 _*Spondylolysis, Spondylolisthesis*

척추분리증과 척추 전방 전위증은 5세 미만의 소아에서 매우 드물며, 10세 이상에서는 요통의 가장 흔한 원인이 된다. 병인은 요추 전만과 회전응력에 의한 제5요추 궁판협부 *pars interarticularis*의 피로골절이다. 척추 전방 전위증은 5개의 유형으로 나누어진다(Wiltse). 협부형 *isthmic type*, 이형성형 *dysplastic type*, 외상형 *traumatic type*, 퇴행성형 *degenerative type*, 병적형 *pathologic type* 등이다. 이 중에서 소아에서 문제되는 유형은 협부형과 이형성형이다. 협부형 척추 전방 전위증은 4세 이전에는 거의 없고, 6~8세 나이군에서는 약 5%에서 관찰된다. 이형성형 척추 전방 전위증은 여아에서 많고, 잠복성 척추이분증과 관련되어 있다(그림 10-5).

척추분리증은 소아 운동선수 중 약 11%에서, 그리고 요통을 호소하는 청소년 무용수의 15~20%에서 관찰된다(Jackson). 척추 전방 전위증은 일반인의 경우 약 5%에서 발생하고, 가족력이 있는 경우에는 27~69%까지 보고되는 큰 차이를 보인다. 이 차이는 척추분리증의 원인으로써 반복적인 외상뿐만 아니라 유전적인 원인도 작용하는 것을 의미한다.

증상 척추분리증의 주 증상은 요통이다. 심한 운동 후에 급성요통의 형태로 나타나기도 하지만 대부분 서서히 시작한다. 일부 환아들은 요통보다 슬와근 긴장 및 엉덩이 통증을 주 증상으로 호소하기도 한다. 증상의 경과는 매우 다양하다. 활동 조절 없이 호전되기도 하고, 악화되어 운동을 포기할 정도가 되기도 한다. 척추 전방 전위증은 요통보다는 자세이상이 주 증상이며, 전위 정도와 증상은 비례하지 않는다. 통증은 10세 이후에 증가하고, 요추신경근 압박 증상이 동반될 수 있다.

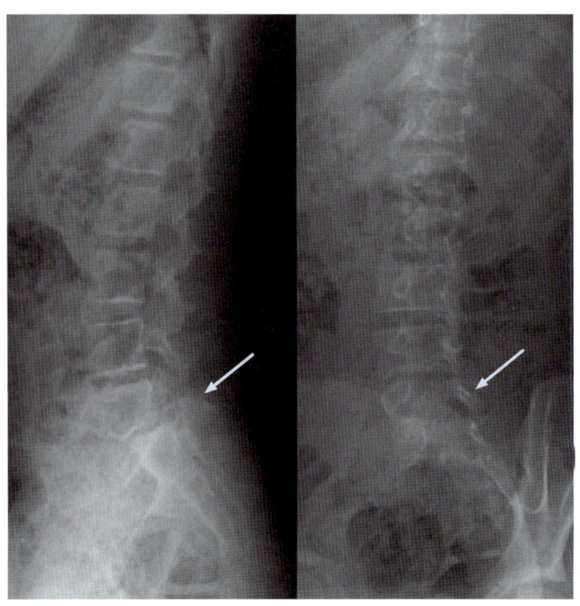

그림 10-5 ▸ **협부형 척추전위증(isthmic type spondylolisthesis).** 제5요추에 비하여 제4요추가 앞으로 나아가 있다. Oblique 상에서 협부의 결손이 보인다(scotch terrier sign).

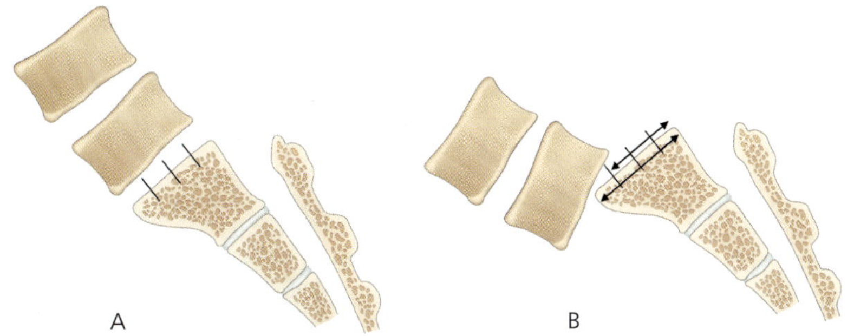

그림 10-6 ▸ 척추 전방 전위증의 정도에 다른 분류. 제5요추의 상연을 4등분하여 밀려나간 정도를 잰다. 1~4등급으로 분류한다. A: 정상, B: 전방전위 3등급

척추분리증의 진단은 단순X선 전후방 촬영, 측면 촬영, 사면 촬영으로 가능하다. 방사선 측면상에서 보이는 전위 정도에 따라서 4개 등급, 즉 1등급 25% 미만 전위, 2등급 25~50% 전위, 3등급 50~75% 전위, 4등급 75~100% 전위로 분류한다. 방사선 소견상에서 불명확할 경우 bone scan, CT 등을 이용할 수 있다. MRI는 CT에 비하여 민감도가 떨어진다(그림 10-6).

치료 척추분리증의 치료는 운동 및 활동량을 조절하고, 휴식과 NSAIDs 복용 등 보존적인 방법을 먼저 시행한다. 증상이 심한 경우 보조기 *TLSO*를 사용할 수 있다. 보조기는 6~12주간 사용하며, 조기 진단된 경우 약 73%에서 증상호전을 보인다. 대부분의 경우 수술이 필요하지 않으며, 보존적 치료가 실패한 경우에 한하여 시행된다. 요추 5번과 천추 1번간 병변의 경우 후외방고정술을 시행하고, 요추 4,5번간 및 그 상부에서 발생한 경우 결손부 유합술 *pars defect repair*을 주로 시행한다.

청소년기에 발생한 척추 전방 전위증의 치료는 전위 1~2등급의 경우 활동 조절과 보조기 치료로 효과를 볼 수 있다. 3등급 이상의 전위이고, 진행성이고, 보존적 치료에 증상 완화가 없는 경우에는 수술 치료가 필요하다. 수술 치료 시에는 전위의 정복 여부와 고정기기의 사용에 대한 논란이 있다. 전위가 3,4등급이고 요추 후만변형이 심하거나, 척추강 감압이 필요한 경우에 한하여서 정복이 권장된다.

10.6 화농성 척추염, 화농성 추간판염 _Pyogenic Spondylitis, Pyogenic Discitis

척추골의 화농성 골수염과 화농성 추간판염은 연골성 척추종판 *end plate*에 인접한 해면골에 도달한 혈행성 감염에 의하여 발생한다. 주 증상은 극심한 요통과 고열이다. 환아는 초기에는 허리를 굽히지 않고, 걷기를 거부한다. X선 소견상 초기에는 요추부 전만이 소실되는 것 외에 별다른 것이 없다.

진단 전형적인 X선 소견은 증상 발현 후 3~4주에 나타나기 때문에 초기에 도움이 되지 못한다. 추간판 간격의 감소와 인접 추간판 종판의 경화가 대표적 소견이다. 초기에는 골주사 촬영이 도움이 된다. MRI는 골수의 부종과 주변 연부조직의 변화까지를 초기에 보여주기 때문에 거의 확진할 수 있게 해준다(그림 10-7). 검사실 검사상에서 백혈구증가 외에 ESR, CRP 증가 소견도 볼 수 있다. 혈액 배양검사는 초기에 양성 배양이 될 가능성이 높으며, 약 28%에서 양성 소견이 확인된다. 주된 감염 병원균은 황색포도상구균이다.

치료 척추의 화농성 골수염과 화농성 추간판염 치료는 침상안정, 보조기, 항생제 주사가 주축을 이룬다. 대부분의 경우 보존적 치료에 반응을 보이며, 통증이 급격하게 감소하는 것으로 알 수 있다. 보존적 치료에도 불구하고 고열과 통증이 계속되면 배농 수술이 필요하다. 수술을 하는 경우는 비교적 드물다.

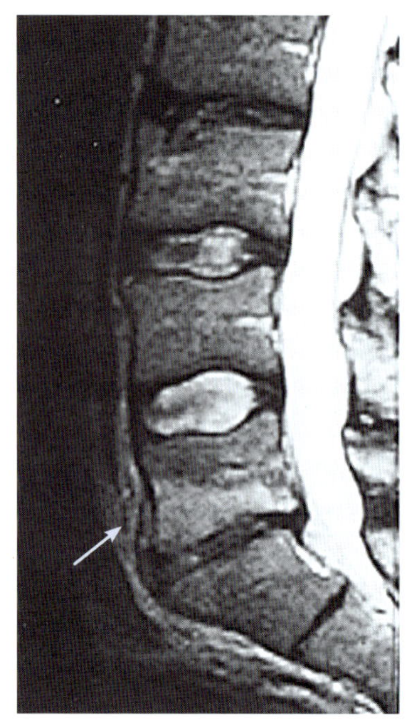

그림 10-7 ▸ **척추의 화농성 골수염(pyogenic osteomyelitis)의 MR 소견.** 초기의 단순촬영에서는 척추의 경직성 직선화만 보일 뿐이나 MR에서는 병소가 뚜렷하다.

10.7 척추측만증 _*Scoliosis*

척추측만증은 척추가 C자 또는 S자 모양으로 휘어지는 3차원적 변형이다. 척추측만증은 뒤틀림을 동반하기 때문에 등이 비대칭적으로 돌출하고 어깨와 골반이 한쪽으로 기울기도 한다. 허리가 10도 미만 휜 경우는 정상 인구에서 상당히 많기 때문에 10도 이상 휘어야 척추측만증으로 정의한다. 척추의 휜 각도가 심하지 않으면 외관상의 문제일 뿐, 기능적으로는 별 문제가 되지 않는다. 그러나 각도가 80도를 넘으면 심장과 폐의 기능이 저하될 수 있다. 심한 각도의 척추측만은 폐를 압박하여 폐활량을 감소시키고, 나아가서 폐성심 *cor pulmonale*을 유발시키기도 한다.

척추측만증은 크게 기능성 척추측만증과 구조적 척추측만증으로 분류한다. 나쁜 자세, 다리 길이의 차이, 허리의 통증, 무거운 가방, 골반의 기울어짐 등으로 인하여 허리가 일시적으로 휘어진 상태를 **기능성 척추측만증**이라 한다. 척추 자체가 꼬이면서 등이 휘어지고, 교정이 되지 않고 계속 진행하는 측만증은 **구조적 척추측만증**이라 한다. 또, 구조적 척추측만증에는 특발성 척추측만증, 선천성 척추측만증, 신경섬유종성 척추측만증, 신경 근육성 척추측만증, 증후군 측만증 등이 있다.

10.7.1 특발성 척추측만증 _*Idiopathic scoliosis*

특발성 척추측만증은 척추측만증 전체의 약 80%를 차지하며, 원인이 아직 명확하게 알려져 있지 않다. 특발성 척추측만증은 발견된 나이에 따라 세 종류로 나뉜다. 0~3세 사이의 유아기 척추측만증 *infantile scoliosis*, 3~10세 사이의 소아기 척추측만증 *juvenile scoliosis*, 사춘기 시작 직전인 10세 전후로부터 성장이 멈추는 시기인 17세 사이의 청소년기 척추측만증 *adolescent scoliosis* 등이다.

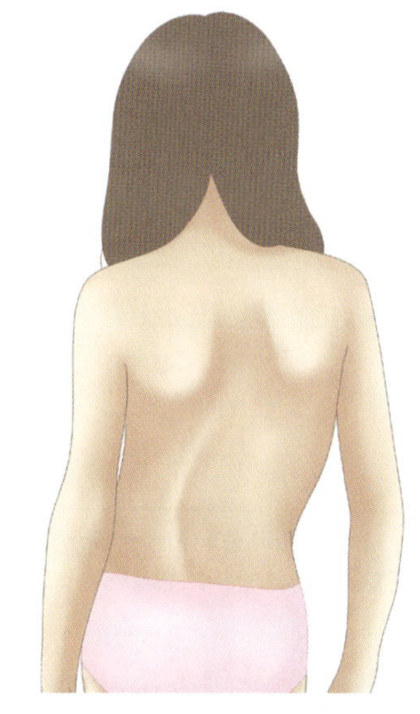

그림 10-8 ▸ 척추측만 환자는 변형이 심하면 대상성(compensation)을 상실하여 체간 균형을 잡기 힘들어진다.

유아기 척추측만증은 남아에서 빈도가 높고, 만곡이 좌측에 위치하는 특징이 있다. 소아기 측만증은 남녀 발생 빈도가 비슷하고, 경과가 비교적 양호하다. 소아기 측만증 환자의 1/3은 자연적으로 교정되고, 1/3은 만곡의 변화 없이 그 상태로 유지되고, 나머지 1/3은 계속 진행한다. 청소년기형 척추측만증은 주로 10세를 전후한 사춘기 기간에 많이 시작하며, 여아에서 발생빈도가 높고 우측 만곡이 흔한 것이 특징이다. 20도 미만의 척추측만증에서는 남자와 여자의 유병률이 비슷하나 20도 이상에서는 여자가 남자보다 4~5배 정도 높다. 가족 중에 척추측만증 환자가 있는 경우 유병률은 가족 중에 척추측만증이 없는 가계보다 10배 정도 높다고 알려져 있다.

대부분의 척추측만증은 자각 증상이 없기 때문에 타인에 의해 우연히 발견되는 경우가 많다. 척추측만증으로 인한 외모의 변화는 어깨의 양쪽 높이에서 차이가 나고, 흉추부의 등이 돌출되고, 여자는 유방의 크기가 달라져 보이고, 골반이 틀어져 보이기도 한다(그림 10-8). 척추측만증으로 인한 폐의 압박은 만곡의 크기가 80도 이상인 경우 발생하고, 80도 미만에서는 문제되지 않는다. 척추측만증 환자에서 가벼운 요통은 있을 수 있으나 심한 요통을 호소하는 경우는 적은 것으로 보고되어 있어서 척추측만증과 요통과의 직접적인 관련성은 없는 것으로 여겨진다. 척추측만증과 키 성장과는 관련이 없다. 척추측만이 있는 환자는 몸의 자세가 옆으로 기울어져 키가 작아 보이는 것일 뿐, 척추측만증으로 인해 저성장이 발생하는 것은 아니다.

척추측만증은 뼈의 성장과 밀접한 관계가 있다. 성장이 왕성한 시기에 진행을 하고, 만곡이 크지 않은 경우 성장이 멈춘 후에는 진행하지 않는다. 여아의 경우 리써 *Risser* 성장 4단계이면 성장이 멈춘 시기이며, 따라서 더 이상 만곡의 진행 가능성이 없기 때문에 사용 중이던 보조기를 떼어준다(그림 10-9). 그러나 흉추부의 만곡이 50도 이상이면 성장 종료 후에도 1년에 1.3도씩 진행을 하고, 요추부의 만곡이 30도 이상인 경우 진행 가능성이 높기 때문에 성장이 끝난 후에도 1년에 1~2회 정도의 지속적인 추시와 진행하는 경우 수술 치료가 필요하다.

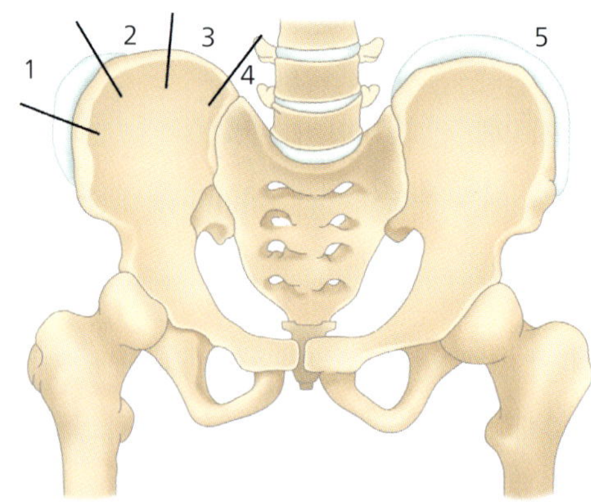

그림 10-9 ▸ **리써 증후(Risser sign).** 장골능의 골단(iliac apophysis)이 나타나는 정도와 유합으로 환자의 성장 정도를 판별한다. 0단계부터 5단계까지 구분한다.

진단 척추측만증의 진단은 어깨나 골반 높이의 차이가 있거나 등의 한쪽이 튀어나와 측만증이 의심되면 아담스 전방굴곡검사를 시행하고, 양성 소견일 경우 단순 방사선 사진을 촬영하여 확인한다(그림 10-10). 단순 방사선 촬영은 기립자세에서 몸통 전장이 나오도록 범위를 잡고, 전면과 측면 촬영을 한다. 누워서 촬영할 경우 만곡이 펴져서 휘어진 각도가 실제보다 작게 보일 수 있다. 척추측만증은 성장과 밀접한 관계를 가지고 진행하기 때문에 골성장판의 진행 단계를 파악하는 것이 중요하다. 골성장판의 성숙단계를 알기 위하여 골반 장골의 성장판이 유용하게 사용되므로 척추사진 촬영 시에 골반의 장골을 포함시켜야 한다.

단순 방사선 사진에서 관찰할 사항은 척추의 휘어진 부분, 만곡의 크기, 척추체의 회전 정도 및 골반 장골능의 성장판의 진행 정도 등이다. 만곡의 크기를 측정하는 방법은 콥 *Cobb* 방법이 주로 사용된다. 이는 만곡에 포함된 척추체의 맨 위 척추골의 위 골단판과 아래 끝 척추골의 아래 골단판이 이루는 각도이다(그림 10-11). 콥각 측정 시 5도 정도의 측정치 오차가 있을 수 있다. 추체의 회전 변형은 CT를 이용하여 측정할 수 있으나 주로 단순 방사선 사진

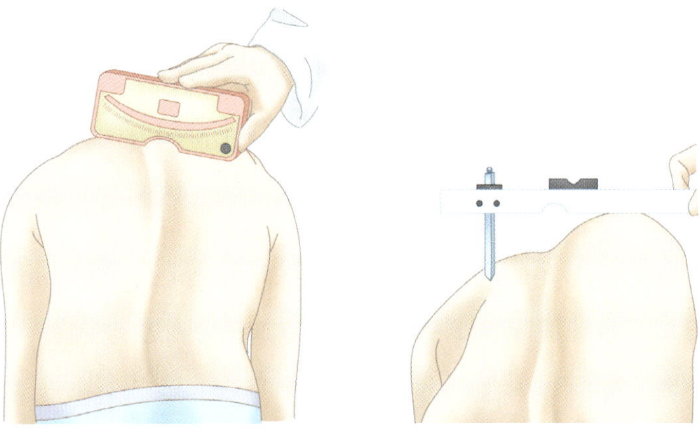

그림 10-10 ▸ 척추측만의 흉추부 혹은 요추부의 돌출 정도를 측정하는 방법은 여러 가지가 있으며, 상체를 굴곡시킨 후 각도와 높이차를 측정한다.

상 척추경을 이용한 측정법이 사용된다. 척추경을 이용한 방법은 볼록한 쪽 척추경의 전위에 따라 5등급으로 나누어 회전 정도를 표시한다. 이 방법은 정확도가 떨어지는 단점이 있으나 임상에서 간단하고 쉽게 사용할 수 있는 장점 때문에 흔히 사용된다. 단순 방사선 사진에 따른 분류로는 킹-모 *King-Moe* 분류와 렌크 *Lenke* 분류가 주로 사용되고 있다(그림 10-12, 10-13).

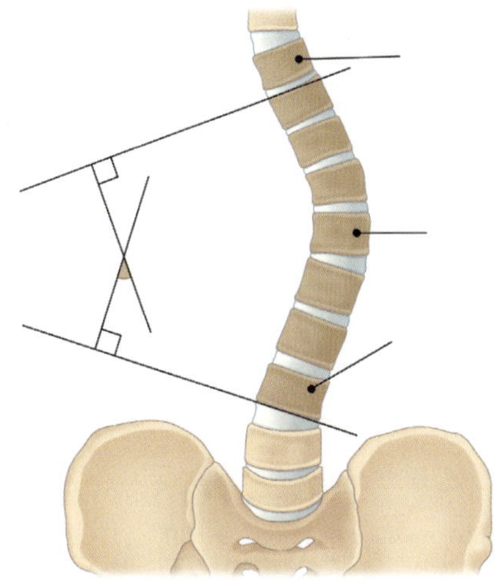

그림 10-11 ▸ **측만각을 측정하는 방법(Cobb's measurement).** 가장 기울어진 양 끝 척추체(end vertebra)의 종판(endplate)이 이루는 각으로 측만각을 측정한다.

척추측만증에 대한 보조기 치료를 시작할 때나 수술을 하기 전에 방사선 검사로써 만곡의 유연성을 측정한다. 만곡의 유연성 검사는 앙와위 자세에서 몸통을 좌측 및 우측으로 최대한 굽힌 상태에서 촬영한 X선 사진으로 한다. 그러나 신경마비성 척추측만증과 같이 환자의 협조가 어려운 경우에는 검사자가 몸통을 좌측과 우측으로 돌리는 것을 도와준 상태에서 촬영을 한다.

치료 척추측만증의 치료 목적은 만곡이 더 이상 진행하지 않도록 하고, 변형을 교정시켜 신체의 균형을 얻는 것이다. 이외에도 폐기능을 유지하고, 통증 경감 및 신경학적 이상을 예방하며, 외모를 개선한다는 점도 포함된다. 성장이 급격히 일어나는 사춘기 무렵에 변형이 증가하므로 특발성 척추측만증의 치료는 만곡의 크기와 함께 환자의 성장 상태에 따라 결정한다. 성장기의 환자에서 20도 미만의 만곡이거나 성장이 종료된 환자에서는 50도 미만의 만곡은 별다른 치료를 필요로 하지 않는다. 성장기에서는 20도 미만의 만곡은 6~12개월마다, 20도 이상이면 3~6개월마다 직립 단순 방사선을 촬영하여 만곡의 변화를 관찰한다.

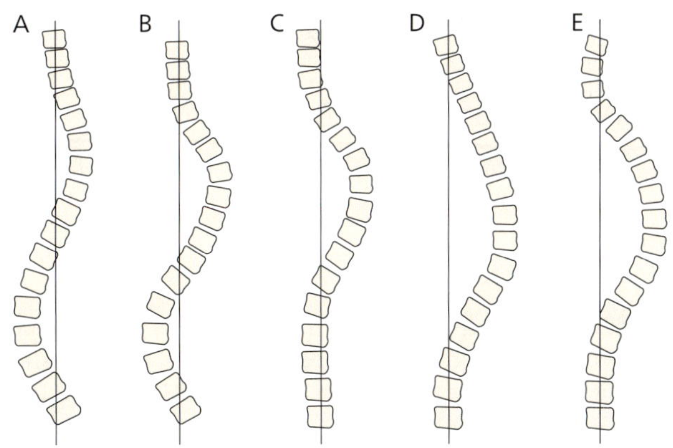

그림 10-12 ▸ **특발성 척추측만증의 King-Moe 분류.** (A) 요부 주만곡형, (B) 흉부 주만곡형, (C) 단일 흉부 만곡형, (D) 장분절 흉부 만곡형, (E) 이중 흉부 만곡형

A

CURVE TYPE				
Type	**Proximal Thoracic**	**Main Thoracic**	**Thoracolumbar/Lumbar**	**Description**
1	Non-Structural	Structural(Major)*	Non-Structural	Main Thoracic (MT)
2	Structural	Structural(Major)*	Non-Structural	Double Thoracic (DT)
3	Non-Structural	Structural(Major)*	Structural	Double Major (DM)
4	Structural	Structural(Major)*	Structural	Triple Major (TM)[§]
5	Non-Structural	Non-Structural	Structural(Major)*	Thoracolumbar/Lumbar (TL/L)
6	Non-Structural	Structural	Structural(Major)*	Thoracolumbar/Lumbar-MainThoracic (TL/L-MT)

STRUCTURAL CRITERIA
(Minor Curves)

Proximal Thoracic - Side Bending Cobb ≥ 25°
- T2-T5 Kyphosis ≥ *20°

Main Thoracic - Side Bending Cobb ≥ 25°
- T10-L2 Kyphosis ≥ *20°

Thoracolumbar/Lumbar - Side Bending Cobb ≥ 25°
- T10-L2 Kyphosis ≥ *20°

*Major - Largest Cobb measurement, always structural
Minor - All other curves with structural criteria applied
[§]Type 4 - MT or TL/L can be major curve

LOCATION OF APEX
(SRS Definition)

CURVE	APEX
Thoracic	T2-T11/12 Disc
Thoracolumbar	T12-L1
Thoracolumbar/Lumbar	L1/2 Disc-L4

MODIFIERS

Lumbar Spine Modifier	Center Sacral Vertical Line to Lumbar Apex
A	CSVL between pedicles
B	CSVL touches apical body(ies)
C	CSVL completely medial

Thoracic Sagittal Profile T5-T12		
−	(Hypo)	<10°
N	(Normal)	10° - 40°
+	(Hyper)	>40°

Curve Type(1-6) + Lumbar Spine Modifier (A, B, C) + Thoracic Sagittal Modifier (−, N, +) =
Classification (e.g. 1B+): ____

B

LUMBAR SPINE MODIFIER RULES
A, B, C

1. Examine upright coronal radiograph.
2. Accept pelvic obliquity < 2 cm. If > 2 cm, then must block out leg length inequality to level pelvis.
3. Draw CSVL = Center Sacral Vertical Line with a fine tipped pencil/marker. Bisects proximal sacrum and drawn vertical to parallel lateral edge of radiograph.
4. Stable Vertebra − Most proximal lower thoracic or lumbar vertebra most closely bisected by SCVL. If a disc is most closely bisected, then choose next caudad vertebra as stable.
5. Apex of curve is the most horizontal and laterally placed vertebral body of disc.
6. SRS Definitions

SRS Definitions	Apex
Thoracic Curves	T2-T11-12 disc
Thoracolumbar Curves	T12-L1
Lumbar Curves	L1-2 disc to L4

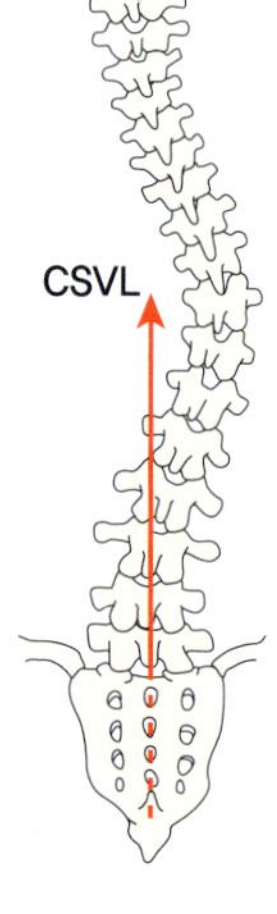

그림 10-13 ▸ 특발성 척추측만증의 Lenke 분류. (I) 기본 만곡형태(1~6), (II) 요추부의 modifier (A, B, C), (III) 시상면에서 흉추의 modifier(-, N, +) (출처: Adolescent idiopathic scoliosis: a new classification to determine extent of spinal arthrodesis. Lenke LG, Betz RR, Harms J, Bridwell KH, Clements DH, Lowe TG, Blanke K. J Bone Joint Surg Am. 2001 Aug;83-A(8):1169-81.)

성장 종료 후에는 30~40도 만곡의 경우는 2~3년 후 추시를 시행하고 이후 5년마다 검사를 시행한다.

보조기 치료는 초경 이전으로써 20~29도 사이의 만곡을 보이는 환자군, Risser 0~1단계로써 25~40도의 만곡을 보이는 환자군, Risser 2~3단계로써 각도가 20~29도이면서 계속 증가하는 환자군에 대하여 시행한다. 성장이 끝난 환자, 45도 이상의 크고 완고한 만곡, 첨부*apical* 척추가 제8흉추 이상인 경추-흉부 만곡, 흉부 전만증, 심한 비만, 피부상태가 좋지 못한 환자는 보조기 착용이 적합하지 않다. 보조기의 종류로는 경흉요천추 보조기*CTLSO*, 흉요천추 보조기*TLSO*의 두 가지 형태가 있다. 경흉요천추 보조기의 대표적인 것은 밀워키 보조기*Milwaukee brace*가 있으나 효과가 적고 치아의 부정교합이나 보조기 착용 시 외관상의 문제로 잘 사용되지 않는다(그림 10-14).

척추측만증에 대한 수술 치료는 성장이 많이 남아 있는 10대에서 40~45도 이상의 만곡이 관찰되거나, 보조기 치료에도 불구하고 계속 진행하는 만곡, 성장이 끝난 10대에서 50도 이상의 만곡을 가진 환자에서 시행한다. 수술 방법에는 Harrington 기기나 C-D기기, 척추경 나사못을 이용한 후방 고정술, 전방 고정술, 전후방 고정술 등이 있다.

수술적 치료의 원칙은 시상면 및 관상면 모두에서 정상에 가까운 삼차원적인 교정을 얻고, 안정대 내에 상부 및 하부 유합 척추가 균형 있게 위치하며, 추체의 회전 변형을 줄이고, 유합 범위를 최소화하여 가동 분절을 가능하면 많이 유지하고, 견고한 유합을 얻는 것 등이다. 유합 범위의 결정은 만곡 유형에 따른 정확한 판단이 우선되어야 하며, 그러기 위해서는 만곡의 크기, 유연성, 회전 변형과 시상면상 모양 등 제반 요소를 모두 고려해야 한다. 원칙적으로 중립 척추 및 안정 척추를 기준으로 위, 아래의 유합 범위를 결정한다. 척추경 나사는 고정력이 강하기 때문에 척추측만증 수술 시에 주로 사용된다. 분절 척추경 나사 고정

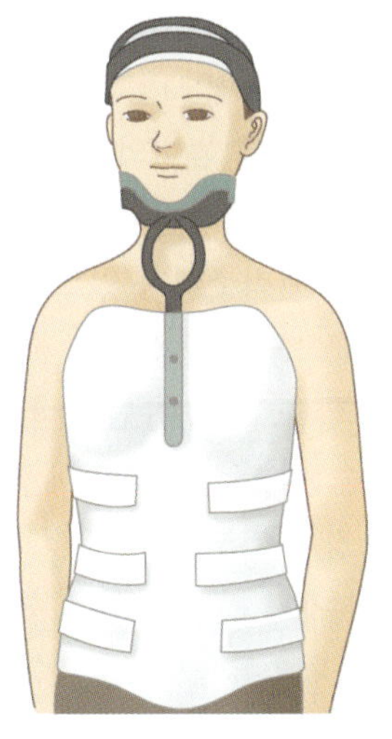
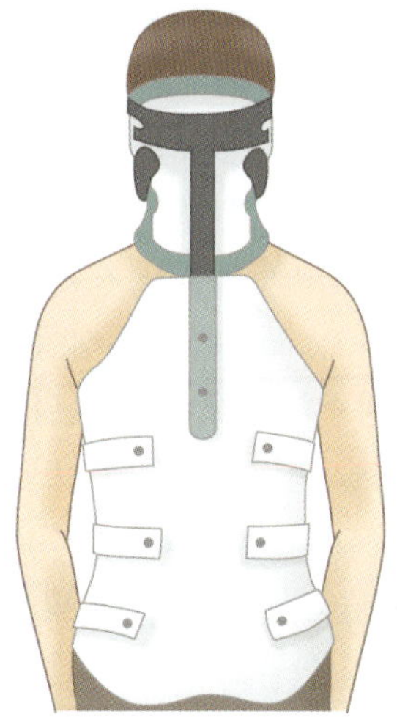

그림 10-14 ▸ 척추 측만증을 위한 보조기들. 측만증 변형의 위치와 정도에 따라서 보조기 선택이 다르다.

술에 의하여 시상면과 관상면상의 교정을 얻고, 유지가 가능하다. 척추측만증 수술 후 합병증에는 체간중심축 상실 *decompensation*, 신경 합병증, 경막 손상, 염증 등이 있을 수 있으며, 이에 대한 적절한 대비가 필요하다.

10.7.2 선천성 척추측만증 _*Congenital scoliosis*

선천성 척추측만증은 척추골의 발생학적인 이상에 의하여 초래된 측만증으로써, 척추 좌우 양측의 길이 성장 불균형이 변형의 원인이다. 척추의 기형은 출생 시부터 존재하지만 만곡이 항상 출생 시부터 나타나지는 않는다. 선천성 척추측만증은 전체 척추측만증의 8~9% 가량을 차지하며, 여아가 남아에 비해 2.5배 많다. 선천성 척추측만증의 유전 양상에 대해서는 명확히 알려져 있지 않다. 가족력을 나타내는 경우는 척추늑골 이형성증 *vertebrocostal dysplasia*으로 열성 유전과 우성 유전 모두 함께 보고되고 있다.

선천성 척추측만증의 변형은 유연성이 적어 교정이 어렵고, 자연 경과의 예측이 어려워 치료가 까다롭다. 첨부 척추의 위치에 따라 후두경추측만증, 경추측만증, 경흉추측만증, 흉추측만증, 흉요추측만증, 요추측만증, 요천추측만증 등으로 분류한다. 분절 부전이나 형성 부전에 따른 척추 기형에 따라 분류하기도 한다. 선천성 척추측만증은 척추 이외의 장기에도 선천성 기형을 동반하는 경우가 있다. VATER 연합증은 척추 기형, 항문 직장 기형, 심장 결손, 신장 혹은 요골 이형성증 등 여러 가지 이상을 동반하는 기형증이다.

치료 선천성 척추측만증의 치료는 척추 보조기로 시작한다. 보조기의 사용 목적은 만곡의 진행을 늦추고, 유연성을 유지하고, 척추 기둥이 수술이 가능한 크기로 성장할 때까지 시일을 얻는 데에 있다. 수술 치료는 만곡변형의 각도를 줄이고, 불균형적인 척추 성장을 균형적인 성장으로 바꿔주기 위함이다. 수술 방법은 환자의 연령, 기형의 종류와 부위, 기형의 자연 경과, 만곡의 종류, 척추 이외의 기형 유무와 종류에 따라 결정한다. 선천성 측만증의 진행 정도는 척추기형의 형태에 따라 차이가 있어서 모든 선천성 측만증이 수술을 필요로 하는 것은 아니다. 척추 전체의 몸통 균형이 어느 정도 맞아있고, 외관상 표시가 드러나지 않는 경우에는 관찰한다. 몸통의 균형이 잘 맞지 않고 어깨 높이의 차이 등 외관상 표시가 들어나면 반척추체 *hemivertebra*의 제거 등, 수술적 방법을 고려한다.

척추측만증 진행의 예후가 가장 나쁜 유형은 한쪽에 반척추체가 있으면서 반대쪽 척추마디가 분리되지 않고 유합된 형태이다. 이 유형은 진행속도가 빨라서 수술이 필요한 경우가 많다. 수술 방법의 종류로는 현 위치에서의 후방 유합술, 후방 유합술 후 캐스트에 의한 고정, 후방 유합술 및 견인 후 캐스트 고정, 후방 유합술 및 내고정 기구에 의한 고정, 견인 고정 후 후방 유합술 및 내고정, 전후방 유합술과 내고정 또는 캐스트 고정, 전후방 건측 유합술, 골단 유합술, 반척추 절제술 및 유합술 등의 여러 가지 방법이 있다. 최근에는 수술기법과 고정 기기의 발달로 반척추체를 제거하고 위아래 척추를 고정하는 수술법이 많이 시행되고 있다. 수술의 시기는 척추 뼈가 수술이 용이할 정도로 커지고, 기형이 심하게 진행되지 않은 시기가 적기이며, 대개 3~5세경에 해당한다.

10.7.3 신경섬유종성 척추측만증 _*Neurofibromatous scoliosis*

신경섬유종증 *nuerofibromatosis*이 있는 환자의 약 25% 정도에서 척추측만증이 발생한다. 신경섬유종증에서 측만증이 발생하는 원인은 아직 확실히 밝혀져 있지 않다. 원인으로 의심되는 것은 신경섬유종의 척추 뼈 침범, 내분비계의 이상, 뼈, 근육 인대 등을 만드는 중배엽의 이형성 등이다.

증상 신경섬유종 측만증은 흉추 부위에 잘 발생한다. 측만증의 발현 시기는 보통 20세 이전이다. 11~15세 사이에 발견되는 예가 50% 이상이며, 간혹 50대에 발견되는 예도 있다. 신경섬유종에 의한 측만증은 성장 시에 급격히 진행하고, 성장종료 후에도 진행을 멈추지 않고 진행한다. 신경섬유종에서는 경추 후만증이 흔히 발생하므로 신경섬유종의 진단 시에 경추 X선촬영을 하여서 경추의 변형을 확인해야 한다(그림 10-15).

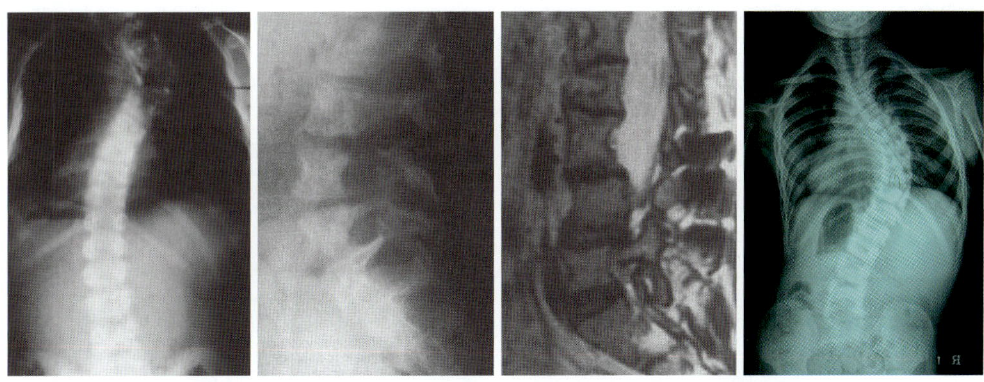

그림 10-15 ‣ 신경섬유종증 환아의 방사선 및 MR소견. 자기공명영상검사상 종괴가 발견되는 경우가 흔하고, 척추가 비대상성으로 휘어진 경우가 많다.

신경섬유종측만증에 의한 척추만곡변형은 X선상에서 6마디 정도로 짧고, 급하게 휘어지고, 척추체가 각이 진 모양을 띠며, 추체의 설상 변형(wedging), 부채꼴 변형, 추간공의 확대, 늑골의 연필끝 모양 변화, 척추 횡돌기의 방추형 변화 등을 특징적으로 보여준다.

치료 신경섬유종측만증은 이영양성 측만증 *dystrophic scoliosis*과 비이영양성 척추측만증 *non-dystrophic scoliosis* 두 가지로 분류된다. 이영양성 측만증은 척추 뼈의 회전변형이 심하여 척추기둥이 뒤틀리고, 진행이 빠른 경향이 있다. 또한 허리가 뒤쪽으로 불룩 나오는 후만증이 동반되는 경우가 있는데, 이 경우 진행이 매우 빠르고 경과 중에 척추신경의 마비가 오기도 한다. 이런 이유로 이영양성 측만증은 보조기 치료 등의 보존적 치료보다는 가능하면 이른 시기에 수술을 해서 더 이상 진행이 심하게 되지 않도록 하는 것이 권장된다. 이영양성 측만증의 수술 시 섬유종이 침범된 척추의 척추경이 작아서 나사못 삽입이 어렵고 고정력이 약하기 때문에 변형의 범위를 넘는 긴 고정이 필요하다. 비이영양성 측만증은 비교적 양호한 경과를 밟는다. 측만 변형이 심하게 진행하는 경우가 많지 않고, 키 성장이 끝나면 측만증이 더 이상 진행하지 않는다. 또한 보조기 치료에 반응하기 때문에 각도가 20~40도

이면 보조기로 치료한다. 간혹 비이영양성 측만증으로 보이던 예가 이영양성 측만증으로 밝혀지는 경우가 있으므로 주의를 요한다.

10.7.4 신경근육성 척추측만증_Neuromuscular scoliosis

신경근육성 척추측만증은 뇌, 척수, 말초신경 등의 신경질환이나 근육의 질환과 연관되어 발생하는 척추측만증이다. 척추측만증을 동반하는 대표적인 신경질환에는 뇌성마비, 소아마비, 척수근위축증, 척수수막류, 다발성 경화증 *multiple sclerosis* 등이 있고, 근육관련 질환으로는 근이영양증 *muscular dystrophy*, 샤코-마리 병 *Charcot-Marie disease* 등이 있다.

증상 신경근육성 척추측만증은 경직성과 이완성으로 나뉜다. 경직성 척추측만증은 뇌성마비 환아에서 흔히 나타난다. 뇌성마비는 근육의 힘을 적절하게 조절하지 못하고 흔히 경직된다. 척추근육 또한 경직되는데, 심하면 척추기둥이 균형을 잃고 휘어진다. 이완성 척추측만증은 척추를 지탱해주는 근육의 힘이 약해서 척추가 붕괴되듯이 휘어지는 것으로 근이영양증, 척수근 위축 등이 대표적인 원인 질환이다(그림 10-16).

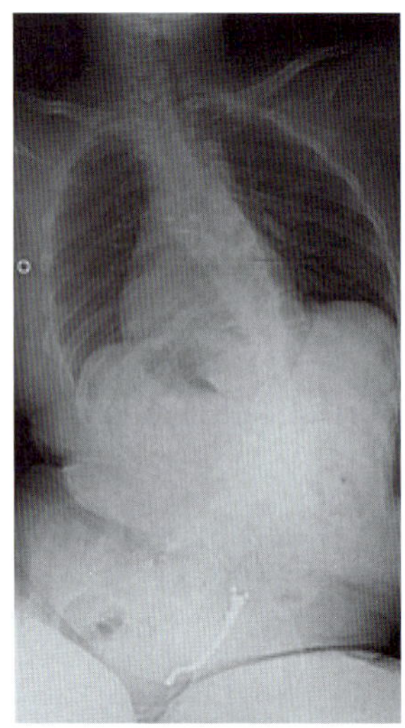
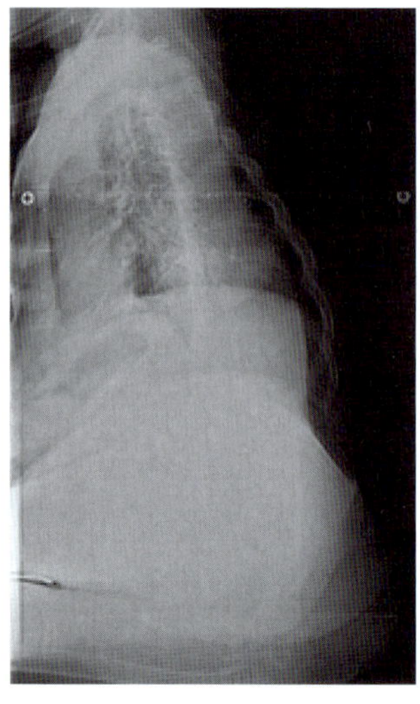

그림 10-16 ▸ 신경근육성 측만증은 요추 혹은 흉요추부의 긴 C-자형 만곡을 보이는 경우가 흔하다.

신경근육성 척추측만증은 원인이 되는 신경과 근육의 병변에 따라 조금씩 차이가 있으나 변형이 어린 나이에 시작하고, 진행이 빠르고, 또 진행이 지속적이라는 공통점을 가진다. 변형이 심해지기 때문에 심폐기능의 저하도 피할 수 없다. 대부분은 C자형의 긴 만곡이다. C-자형 만곡은 척추의 아래 부분인 요추 또는 흉요부에 주로 발생하기 때문에 골반이 기울어진다. 골반이 기울면 혼자 바로 앉는 것이 불가능해지고, 이차적으로 고관절 탈구가 올 수 있다. 근육의 조절이 일부 가능한 경우에는 몸의 중심을 유지하려는 보상작용으로 C-자형 외에 S-자형 휨도 볼 수 있다.

10.7.4.1 뇌성마비에 동반한 척추측만증

뇌성마비에 의한 척추측만증의 유병률은 20~60% 정도로 다양하게 보고된다. 정신지체가 심하지 않고 보행이 가능한 경증 환자에서는 측만증 발생률이 낮아 10% 정도에 그친다. 그러나 정신지체가 심하고 사지마비형과 같은 중증에서는 발생률이 높아 측만증의 빈도가 65%에 이른다(그림 10-17).

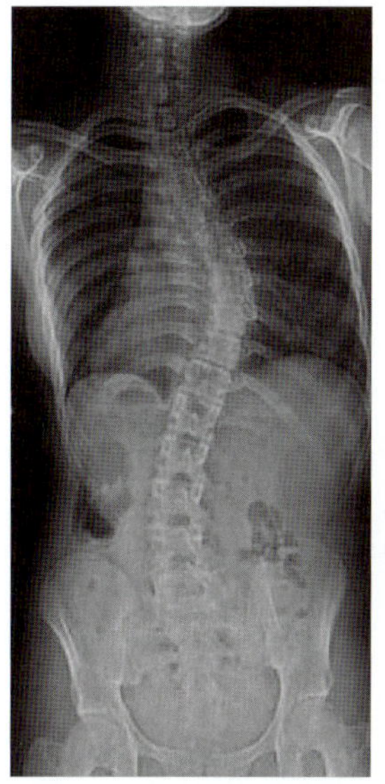
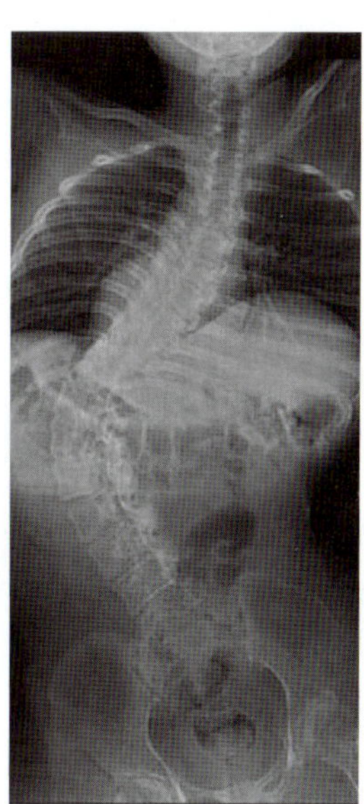

그림 10-17 ▸ 뇌성마비에 의한 만곡의 X선 소견(A, B). 좌측은 대상성으로 체간 균형이 유지되고 있으나, 우측은 비대상성 만곡으로 체간 균형이 무너져 있다.

치료 뇌성마비에 의한 척추측만증 치료의 주된 목적은 균형 잡힌 척추를 유지하여 앉는 자세와 보행 기능을 향상시키는 데에 있다. 만곡 각도가 20도 이하인 예에 대해서는 근육을 이완시키는 스트레칭, 물리치료 등의 보존적 치료법을 시행한다. 만곡각도가 20~40도 사이이고 만곡의 진행이 관찰되는 경우는 보조기를 착용 시켜 만곡의 진행을 억제한다. 수술은 만곡이 40도 이상으로써 몸통의 균형이 상실되고, 진행의 위험성이 높은 예에 대하여 고려된다. 수술의 목적은 만곡의 진행을 억제하고, 몸통의 균형을 맞추고, 앉은 자세를 가능하게 하고, 요통을 완화시키고, 호흡기능을 개선하는 것 등이다(그림 10-18).

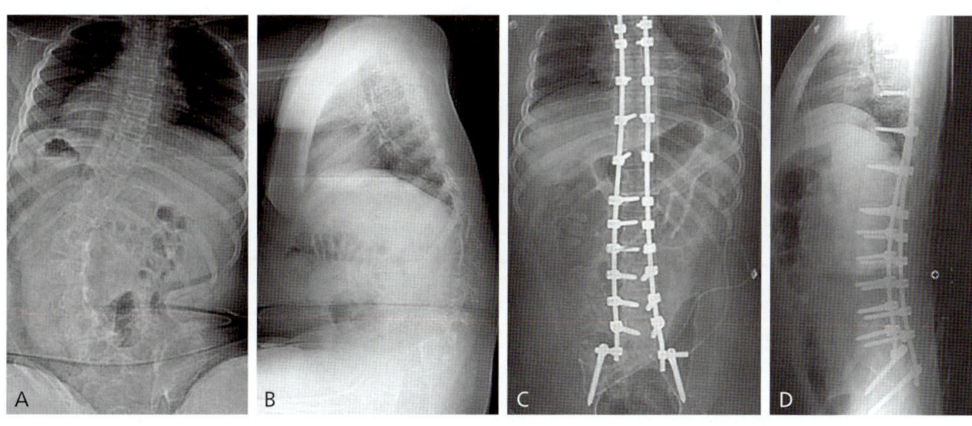

그림 10-18 ▸ 신경근육성 측만증의 방사선 소견. 수술 전(A, B)과 수술 후(C, D)

10.7.4.2 근이영양증에 동반한 척추측만증

근이영양증은 근막의 안정을 유지하는 데 기여하는 디스트로핀 단백의 이상으로 근막이 불안정해져 점차적으로 근육이 퇴화되고 섬유화되는 질환이다. 근이영양증에는 듀센형 *Duchenne dystrophy* 이외에 베커형 *Becker type*, 지대형 *limb girdle type*, 안면견갑상완형 *fascioscapulohumeral type* 등이 있다. 이 중 가장 중증 이영양증은 듀센형이다.

듀센근이영양증은 일명 가성비후성형근이영양증이라고 하며 근육의 퇴화, 소멸로 팔다리의 운동력이 상실되어 거동이 불가능해지는 병이다. 몸통의 근육도 이환되어 척추측만증이 생기며, 호흡근 및 심장 근육의 침범으로 10대에 사망에 이르는 위중한 질환이다. 성염색체로 유전되기 때문에 남아에서 주로 발현되고, 여성은 보인자로 남는다. 발병률은 3,500명 출생당 1명 정도이다.

증상은 2~5세경부터 나타나기 시작한다. 끊임없이 진행하여 10세경에 휠체어 생활을 시작한다. 이 시기부터 허리가 휘기 시작하여 매년 10도씩 증가한다. 척추측만증은 듀센근이영양증 환자의 95%에서 발생하며, 형태는 요추 및 흉요부에서 C자형을 취한다(그림 10-19).

듀센형 근이영양증에서 만곡의 크기가 40도 이상이 되면 앉는 자세를 유지하기 위하여 몸통을 기대거나 팔을 이용해야 하기 때문에 두 손을 자유롭게 쓸 수 없다. 척추가 휘어짐에 따라서 호흡기능도 나빠진다. 만곡이 10도 증가할 때마다 호흡기능 *FVC*이 4% 정도씩 감소한다. 척추측만증을 방치할 경우 계속 진행하여 만곡이 100도 이상에 이르기도 한다. 만곡의 정도가 심하면 앉은 자세의 균형을 잃고, 복부장기가 압박되어 호흡하기가 힘들어진다.

듀센형 근이영양증에 의한 측만증에서 심하지 않은 경우 보조기를 사용할 수 있으나 흉곽의 호흡활동을 방해하여 호흡기능을 제한하는 단점이 있다. 보조기 치료가 어려운 경우 조기 수술이 필요하다. 듀센형 근이영양증에서 만곡의 각도가 20도 이상이면 수술 치료가 권장된다. 수술의 목적은 척추의 균형을 맞춰 앉은 자세를 유지하고, 두 손을 자유롭게 사용

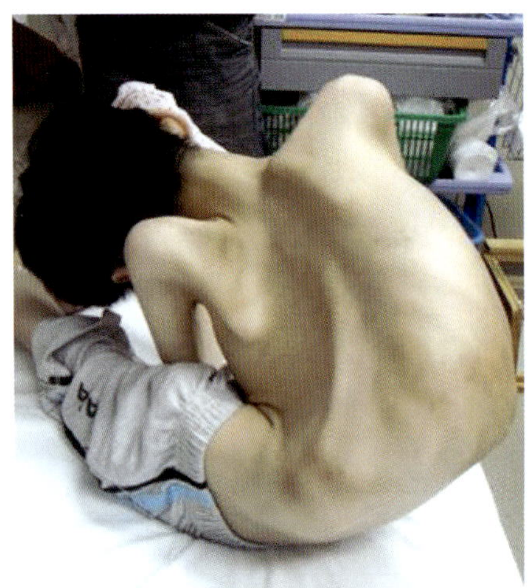

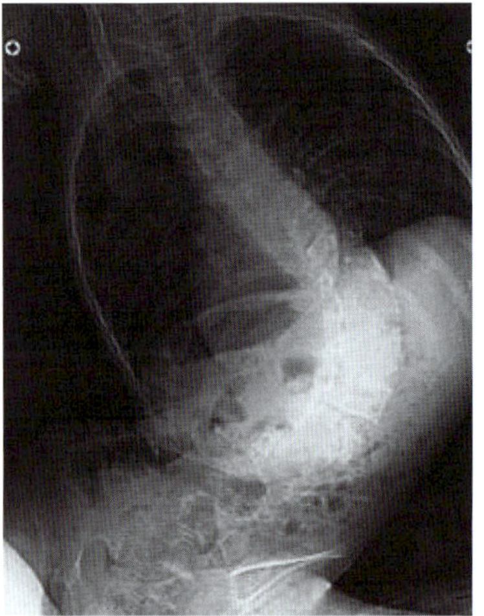

그림 10-19 ▸ **듀센 근이영양증의 임상소견과 X선 소견.** 긴 C자형 만곡을 보이고 있으며, 몸통의 균형이 무너져 있다.

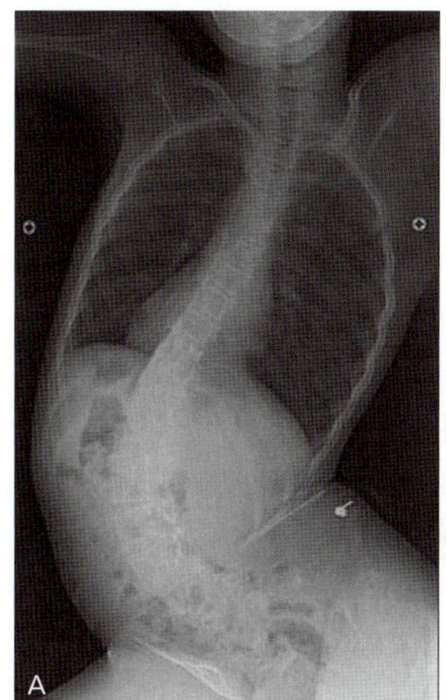

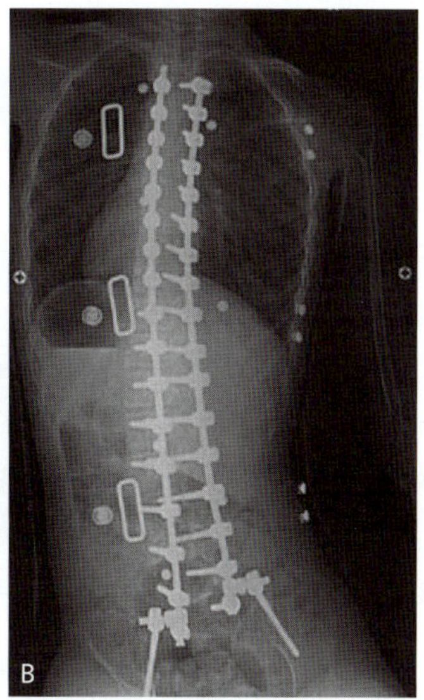

그림 10-20 ▸ 골반이 15도 이상 기울어져 있으면 골반을 포함한 긴 고정을 시행하여야 한다(A). 수술 후 골반이 교정되었다(B).

할 수 있도록 하며, 복부내 장기압박을 해소하여 호흡기능을 보존하는 것이다.

근이영양증에 의한 측만증 수술은 무너진 척추를 받쳐서 유지하는 개념으로 흉추부 상부에서 제5요추, 또는 골반까지를 포함하는 긴 고정을 요한다. 일반적으로 골반이 15도 이상 기울어져 있으면 골반을 포함하여 고정한다(그림 10-20). 수술 시의 문제점은 심폐기능 저하, 심한 골다공증, 다출혈, 수술 후 감염, 악성 고열증 등이다. 수술 후 호흡관련 속발증을 줄이기 위해서는 강제폐활량*FVC*이 30% 이상 되어야 한다. 근이영양증 환자에 대한 수술 중에 악성 고열증*malignant hyperthermia*이 발생할 수 있는데. 가능성은 *halothane*과 같은 흡입마취제나 *succinylcholine*같은 탈분극성*depolarizing agent* 약제 사용 시에 더 높은 것으로 알려져 있다.

10.7.4.3 척수근위축증에 동반한 척추측만증

척수근위축증*spinal muscular atrophy*은 척수 전각 세포*anterior horn cell*와 하부 연수 내 운동 핵 신경원의 진행성 만성 퇴행성 변화가 원인으로써, 근육에 운동 신호를 전달하지 못하여 발생하는 근위축이다. 하부 운동 신경병증*lower motor neuron disease* 또는 말초신경병증으로 분류된다. 상염색체 열성(AR)으로 유전되며, 발생률은 100,000명당 4~7.8명꼴이다. 근육 마비는 대칭성으로 발현하고, 진행성 마비이며 증세의 정도, 발병 나이 등은 매우 다양하다. 척수근위축증은 하지가 상지보다, 근위부가 원위부보다 심하게 마비된다. 그러나 감각 신경은 침해되지 않는다. 척수근위축증은 운동신경단백의 생성에 관여하는 유전자 SMN1*survival motor neuron1*의 결핍 또는 변이에 의해 발생하는 것으로 밝혀졌다. 진단은 혈액검사에 의한 SMN1유전자의 결핍여부로 가능하다.

척수위축증 환자의 유전적 문제점을 해결하기 위하여 2016년 미국식품의약국은 SMN2 유전자에서 기능적 SMN 단백질의 합성을 증가시키는 주사 제제 Nusinersen (Spinraza®)를 승인하였다. 이후 2020년 동일한 효과가 있으나 경구제 Risdiplam (Evrysdi)도 승인하였다. 2019년 FDA 승인된 SMN1 유전자 대체요법제제 *onasemnogene abeparvovec (Zolgensma)*는 2세 미만의 척수근위축증 환자 중 심한 근력약화가 없는 환아에게 사용이 가능하다. 이는 척수근위축증 환자에서 근육의 유지에 필요한 survival motor neuron (SMN) 단백질을 만들어내는 survival motor neuron 1 (SMN1) gene을 직접적으로 제공하는 첫 유전 치료제이다. Zolgensma는 단일요법 *one-time dose*이라는 장점이 있다. 3개월 미만의 환아에게 주사할 경우 치료 효능이 증가하는 것으로 알려져 있으며, 주요 부작용으로는 간독성이다. 약제의 장기적인 효과 및 약제 부작용은 좀 더 평가가 필요하지만 Nusinersen (Spinraza®)에 비하여 비용 효과적이다.

치료 척수근위축증에 동반되는 척추측만증은 C자 형태의 마비성 형태를 취한다. 척수근위축증에 의한 척추측만증은 진행을 하는 경우가 대부분이고, 보조기 착용에 한계가 있어 궁극적으로 수술이 필요한 경우가 많다. 측만각이 40도 이상 진행하면 후방교정을 하여 척추를 고정해주는 것이 권장된다. 수술은 가능한 한 10세 이후에 하는 것이 좋다. 수술의 목적은 척추를 바르고 균형 있게 하여 앉은 자세를 유지하고, 동통을 해소하고, 호흡기능의 저하를 방지하는 것이다. 척추고정 범위는 일반적으로 상부 흉추(제2,3흉추)에서 제5요추, 또는 골반까지 고정한다. 골반 고정은 골반의 기울기가 5도 이상일 때 시행한다. 척수근위축증 환자와 같은 마비성 환자는 호흡기능이 많이 저하되어 수술 후의 폐렴 및 호흡부전과 같은 합병증이 발생할 수 있다. 수술 후에 호흡관련 속발증을 예방하기 위해서는 수술 전 폐기능 검사에서 강제 흡입 폐용량 *forced vital capacity*이 30% 이상 되어야 한다.

소아마비 *infantile paralysis*는 일명 급성 전각 척수염 *acute anterior horn poliomyelitis*이며, 효과적인 예방접종에 의하여 이제는 새로운 증례가 보고되지 않을 정도로 발생빈도가 급격히 줄었다. 소아마비를 과거에 앓았던 후유증 환자의 약 20% 정도에서 척추측만증이 발생하였다. 측만증 형태는 대개 C자형이며, 변형 각도는 남아있는 근력과 관계가 있다. 일부에서 요추나 흉추를 포함하는 다른 만곡의 형태로 나타나기도 한다.

소아마비에 의한 측만증의 치료에는 보조기가 사용되기도 하나 병의 특성상 한계가 있어 성장기에 있는 아동에 한한다. 만곡의 크기가 40도가 넘는 경우 척추교정 및 고정 수술이 필요하다. 수술의 시기는 가능하면 10세 이후에 하는 것이 좋다. 수술의 목적은 균형 잡힌 척추를 만드는 것으로, 가능하면 골반이 수평을 이루고 척추의 중심이 중앙에 위치할 수 있게 한다. 수술의 범위는 체간 및 하지 근육의 마비 정도와 환자의 운동 능력을 고려해서 결정한다. 골반의 고정은 가능하면 피하는 것이 좋다. 이는 골반고정이 보행능력을 감소시키기 때문이다. 척추측만증을 동반한 소아마비 환아에서 복근 및 늑간근의 마비가 있으면 호흡기능이 저하된다. 그러므로 수술 전에 폐기능 검사가 필수적이다.

10.7.5 증후군성 척추측만증 _Syndromic scoliosis

증후군성 척추측만증은 증후군성 질환에 동반되어 나타나는 척추측만증이다. 흔한 증후군성 척추측만증으로는 신경섬유종, 말판증후군, VATER 증후군, 레트증후군, 프래더윌리 증후군, 골형성부전증 등이다.

10.7.5.1 마판 증후군 _Marfan syndrome

마판 증후은 결체조직의 이상에 의하여 발생하는 상염색체 우성 질환으로 75%가 유전, 25%는 변이로 발생하며, 발생률은 1~2/10,000명이다. 뼈나 근육, 눈, 피부, 심장과 심혈관계 등의 이상 발육에 의하여 키가 매우 크고, 마른 체형에 팔다리 및 손가락, 발가락이 가늘고 길다. 외견상 특징으로 드러나며, 15번 염색체 장완에 위치한 fibrillin-1 유전자(FBN1)의 돌연변이가 원인이다. 관절이 유연하고, 척추의 관절 또한 유연하여 약 50% 정도에서 척추측만증이 동반된다. 특발성 척추측만증에 비하여 어린 연령에서 발견되기 때문에 만곡의 진행 가능성이 크다. 척추의 측만은 흉추 만곡이나 삼중 만곡이 많고, 후만 변형이 동반되는 경우가 많다. 특발성 척추측만증이 여성에서 흔하게 관찰되는 반면에 마판 증후군에 동반된 측만증은 성별에 따른 차이는 없다.

치료 마판 증후군에 동반된 척추측만 변형은 대부분 경미하다. 각도가 20도 이상이면 보조기를 착용한다. 보조기의 효과는 좋지 않아서 대부분 수술적 치료가 필요하게 된다. 만곡이 40~50도 이상으로 진행하면 척추고정 수술이 필요하다. 심장이나 대동맥 등의 주요 장기에도 이상이 있는 경우가 많으므로 수술 전에 타과와의 협진이 필요하다. 수술법은 특발성 척추측만증과 같다. 수술의 결과는 특발성 척추측만증에 비하여 불유합, 수술 후악화 효과*add on effect*, 감염 등으로 재수술의 빈도가 높다. 특히 척추관절이 유연하여 척추고정 범위가 짧을 경우 비고정 분절에서 꺾이면서 휘어지는 현상이 발생하기 때문에 척추고정은 안정적인 척추분절까지 포함해야 한다. 척추경의 폭이 좁고 경막 확장증*dural ectasia*이 동반된 경우 수술 중 경막 손상과 뇌척수액 누출 등의 위험성에 주의해야 한다.

10.7.5.2 프래더 윌리 증후군 _Prader Willi syndrome

프래더 윌리 증후군은 15염색체의 기능 결여로 발생하는 유전성 질환으로써 신생아 초기에 근긴장도 저하, 저체중, 발달 지연을 보이다가 아동기 이후에는 비만, 저신장, 성선기능저하증, 정신지체, 근긴장저하 등 여러 가지 증상을 보인다. 발병률은 출생아 1/10,000~20,000명이며, 남녀 간의 유병률은 비슷하다.

치료 소아기 이후에는 시상하부의 기능이상에 의한 식욕 증가와 포만감 결여로 인한 비만이 문제가 된다. 비만증은 75%에서 나타나며, 1/3에서는 정상체중의 200% 이상 되는 경우도 있다. 프래더 윌리 증후군 환자에서 척추측만증의 발생률은 40~90% 정도이며, 15% 정도에서 보조기나 척추고정 수술을 필요로 한다. 척추측만의 발현은 4세 이전이나 10세경에 흔하다. 4세 이전에는 근긴장도의 저하 때문에 C-자형으로 휘고, 15% 정도에서 수술이 필요하다. 10세 이후에는 특발성 척추측만증과 유사한 S-자형으로 바뀐다. 프래더 윌리 척추측만증에서 척추체의 회전이 특발성 척추측만증에서 보다 적기 때문에 각도에 비하여 드러나는 변형이 심하지 않다. 따라서 발견이 늦어지는 경우가 많다. 각도가 20도 이상인 경우에는 보조기 치료를 시행한다. 만곡이 50도 이상이면 척추고정 수술이 필요하다. 성장이 많이 남아 있는 경우에는 연장형 강봉 *rod*을 이용하며, 척추의 고정 범위는 일반적으로 제3,4흉추에서 제3,4요추까지이다.

프래더 윌리 척추측만증은 경흉추 이행 부위에서 후만변형이 있는 것이 특징이기 때문에 흉추부의 후만변형을 과교정하면 경흉추의 후만변형이 악화될 수 있으므로 주의해야 된다. 척추의 영구적인 고정은 특발성 척추측만증과는 달리 성장이 멈춘 후에도 진행하는 경향이 있기 때문에 50도 이상이면 척추고정을 해줘야 하며, 고정시기는 성장호르몬 치료로 성장판이 닫히는 시기가 지연되는 경우가 많아서 여아는 12세, 남아는 14세 이후에 하는 것이 좋다. 척추고정 시에 후만변형을 과교정하면 경흉추부에서 후만변형이 이차적으로 악화될 수 있으므로 제3,4흉추보다 위 부위까지 고정하는 것을 삼가해야 한다. 호흡기능 저하로 수술 후 폐렴의 발생 위험에 대하여 주의가 필요하고, 골다증으로 인한 고정 기기의 이완 위험이 있으므로 수술 전에 골다공증 검사를 시행하고, 가능하면 분절마다 나사못 등의 고정 기기를 사용하는 것이 좋다.

10.8 척추후만증 _Kyphosis

척추후만증은 흉추부의 후만이 정상보다 증가되어 있거나 경추부나 요추부같이 전만되어 있어야 될 부위에 후만 변형이 보일 때를 말한다. 흉추부의 정상 후만각은 성장기 아동에서 20~40도로써 비교적 범위가 넓다. 경추부와 요추부에서는 경도의 척추 후만이 보이면 모두 비정상으로 생각한다.

척추후만증은 등이 급하게 솟아있는 예각 척추후만증 *acute anglular kyphosis*과 완만하게 솟아나오는 원형 척추후만증 *round kyphosis*으로 구분된다. 예각 척추후만증의 대표적인 예는 선천성 척추후만증과 척추 결핵에 의한 척추후만증이 있으며, 원형 척추후만증에는 쇼이에르만 병 *Scheuermann's disease*과 강직성 척추염이 있다. 척추후만증의 가장 흔한 형태는 자세성 척추후만증 *postural kyphosis*으로 청소년 급성장기에 불량한 자세가 원인이다. 자세성은 변형이 심하지 않고 의식적으로 자세를 바르게 하면 후만증이 교정된다. 자세성 후만증이 오래 지속되면 척추의 방사선적 변화가 일어날 수 있다.

10.8.1 선천성 척추후만증 _Congenital kyphosis

선천성 척추후만증은 선천적인 척추 기형에 의하여 발생하며 형성 부전, 분절 부전, 복합형으로 나뉜다. 선천성 척추후만증에서 하지 마비가 특별한 외상 없이, 또는 가벼운 외상으로 나타날 수 있다. 치료는 척추 후만의 진행을 예측할 수 없기 때문에 변형이 심해지기 전에 수술을 시행하여야 한다. 5세 이전의 소아에서는 후방 유합술을 주로 시행한다. 5세 이후의 소아에서는 후만각이 55도를 넘지 않을 때에는 후방 유합술을 시행하고, 후만각이 그 이상일 때는 전방 및 후방 유합술을 병행한다.

10.8.2 청소년기 후만증 _Adolescent kyphosis, Scheuermann's disease

청소년기 척추후만증은 10대의 청소년기에 주로 발생하는 후만 변형으로써 하부 흉추, 흉요추부에서 주로 나타난다. 몇 개의 척추 골단환 *vertebral ring apophysis*에 발생한 무혈성 괴사가 원인이다. 척추 골단환의 무혈성 괴사를 Scheuermann 변화라고 한다(그림 10-21). 정확한 원인은 아직까지 알려져 있지 않다. 이환부위와 증상을 기준으로 1, 2형을 나눈다. 제1형은 흉추 후만증을 보이고 방사선상 Scheuermann 변화가 흉추부에서 관찰되고, 제2형은 Scheuermann 변화가 흉요추부나 요추부에서 관찰되고, 후만보다는 요통이 주증상이다.

청소년기 척추후만증은 X선상에서 이환된 척추체 종판의 불규칙한 음영, 척추체의 설상 변형, Schmorl 결절 등을 동반한 경한 척추후만증이 특징이다. 치료는 흉요추부의 청소년기 후만증은 예후가 양호하여 특별한 치료가 필요없다. 70도 이하의 후만 변형으로 아직 성장이 완료되지 않고, 이환된 척추체들의 설상 변형이 10도 이하인 경우 밀워키 보조기로 치료하고, 후만변형 각도가 70도 이상인 경우에는 수술 치료를 고려한다. 드물게 신경 기능 장해가 있을 수 있는데, 이 증상은 기존의 청소년기 척추후만증에 추간판 탈출이 병발한 경우일 수 있으므로 MRI 촬영 등으로 그 원인을 파악해야 한다.

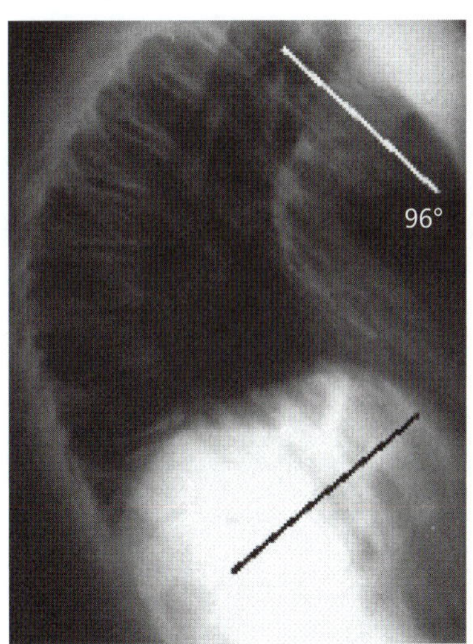

그림 10-21 ▸ **Scheuermann 척추후만증.** 심한 흉추부 후만변형을 보이고 있다.

참고문헌

1. 석세일: 척추외과학, 제4판, 최신의학사, 2017.
2. Bisson DG, Sheng K, Kocabas S, Ocay DD, Ferland CE, Saran N, Ouellet JA, Haglund L. Axial rotation and pain are associated with facet joint osteoarthritis in adolescent idiopathic scoliosis. Osteoarthritis Cartilage. 2023 Aug;31(8):1101-1110.
3. Eagle M, Bourke J, Bullock R, Gibson M, Mehta J, Giddings D, Straub V, Bushby K. Managing Duchenne muscular dystrophy--the additive effect of spinal surgery and home nocturnal ventilation in improving survival. Neuromuscul Disord. 2007 Jun;17(6):470-475.
4. Kim HJ, Chang DG, Lenke LG, Pizones J, Castelein R, Trobisch PD, Watanabe K, Yang JH, Suh SW, Suk SI. Rotational Changes Following Use of Direct Vertebral Rotation in Adolescent Idiopathic Scoliosis: A Long-term Radiographic and Computed Tomography Evaluation. Spine (Phila Pa 1976). 2024 Aug 1;49(15):1059-1068.

5. Modi HN, Suh SW, Fernandez H, Yang JH, Song HR. Accuracy and safety of pedicle screw placement in neuromuscular scoliosis with free-hand technique. Eur Spine J. 2008 Oct 1.
6. Modi HN, Suh SW, Song HR, Fernandez HM, Yang JH. Treatment of neuromuscular scoliosis with posterior-only pedicle screw fixation. J Orthop Surg. 2008 Jun 10;3:23.
7. Murata K, Takahashi J, Hirabayashi H, et al. Long-term outcomes of spinal fusion in patients with neuromuscular scoliosis. Eur Spine J. 2022 Jul;31(7):1709-1718.
8. Park SC, Son SW, Yang JH, Chang DG, Suh SW, Nam YJ, Kim HJ. Novel technique for adolescent idiopathic scoliosis: minimally invasive scoliosis surgery. J Clin Med. 2022 Oct 2;11(19):5979.
9. Sarwark J, Sarwahi V. New strategies and decision making in the management of neuromuscular scoliosis. Orthop Clin North Am. 2007 Oct;38(4):485-496.
10. Tsirikos AI, Lipton G, Chang WN, Dabney KW, Miller F. Surgical correction of scoliosis in pediatric patients with cerebral palsy using the unit rod instrumentation. Spine. 2008 May 1;33(10):1133-1140.
11. Wong TT, McClendon J, Schulz JF, Skaggs DL. Spinal deformity in neurofibromatosis type 1: update on management. J Pediatr Orthop. 2021 Sep 1;41(8):e707-e713.

CHAPTER 11

골종양

Tumors and Tumor-like Lesions

골종양이라 일컫는 병소에는 신생물 *neoplasm* 뿐만 아니라 방사선상에서 이상소견으로 보이는 이형성증과 성장판의 발달이상도 포함된다. 섬유성 이형성증 *fibrous dysplasia*과 단순골낭종 *simple bone cyst* 등이 후자의 예이다. 소아에서 골종양은 우연히 만져지는 덩어리, 특정 부위의 통증, 파행, 병적골절 등과 같은 증상들이 계기가 되어 발견된다. 양성종양의 일부는 다른 목적으로 촬영한 X선 상에서 우연히 발견되기도 한다.

골종양은 진단별로 자주 발생하는 나이, 성별, 발생장소를 달리하는 특징을 보인다. 골종양의 일부는 유전성을 가지고, 또 내분비계의 영향 하에 있음이 분명하다. 소아에서 자주 관찰되지만 성인에서는 거의 찾아볼 수 없는 단순골낭종, 성장판을 넘지 않는 연골아세포종, 사춘기 여아에서 호발하는 섬유성 골이영양증, 청소년기에 대퇴골과 경골의 골간단 *metaphysis*에 자주 발생하는 골육종, 가족력이 뚜렷한 골연골종증 등이 좋은 예이다.

병소의 위치는 진단에 도움이 된다. 상완골의 어깨 쪽 골간단에 발생하는 단순 골낭종, 골단에 국한되어 발생하는 연골아세포종, 손가락 뼈에 다발성으로 발생하는 내연골종, 비골 골두에 자주 발생하는 동맥류성 골낭종, 경골과 대퇴골의 무릎 가까운 쪽 골간단에 발생하는 골육종 등이 좋은 예이다. 병소의 크기는 대개의 경우 단순촬영에서 알 수 있으며 양성, 악성을 판단하는 한 가지 기준이 된다. 병소의 크기와 함께 고려되는 것은 커지는 속도이다. 갑자기 커진 병소는 악성일 가능성이 크다.

골종양들의 개성을 이해하고 방사선 소견을 이해하면 대개의 경우 진단은 어렵지 않다. 단순 방사선 촬영은 뼈 종양의 진단을 위한 정보의 보고이다. 정확히 얻어진 방사선상은 병소의 위치, 범위, 성장속도, 양성/악성 여부 등 중요한 정보를 내어준다. 단순 방사선 촬영은 병소에 초점이 맞고, 서로 90도를 이루는 두 장 이상의 영상을 가지고 판독한다. 필요하면 그 외의 각도에서 촬영한 영상과, 또 반대 측의 영상과 비교한다. 단순 X선 영상을 판독할 때에는 병소의 위치, 크기, 경계, 내부 음영, 골막반응, 피골 *cortex*의 파괴여부 등을 꼼꼼히 따져본다.

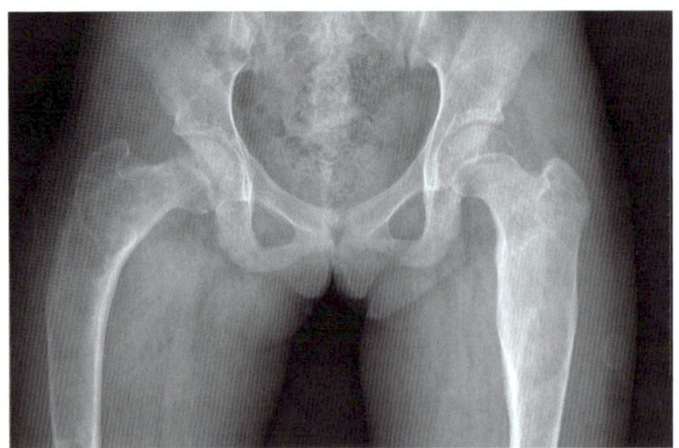

그림 11-1 ▸ **섬유성 골이영양증(fibrous dysplasia)의 X선 사진.** 병소가 반투명 유리처럼 보인다(ground glass appearance). 섬유조직을 바탕으로 미성숙 골소주들이 흩어져 있는 병소의 특성이 반영된 음영이다.

단순촬영상에서 병소의 경계는 매우 중요한 판단 근거가 된다. 병소의 경계가 분명히 그려지면 양성이고, 경계가 모호하면 악성일 가능성이 크다. 병소 내부의 음영은 뼈 조직이 파괴, 흡수되고, 그 공간을 대신 채운 병 조직의 그림자이다. 병 조직이 연골성이면 석회 침착을 반영하는 불규칙한 흰 점들이 보인다. 섬유성 이형성증은 병소 내에 깔려있는 미성숙 골주들을 반영하는 반투명 음영 *ground-glass appearance*을 보여준다(그림 11-1). 골수조직에서 출발한 종양들처럼 뼈가 주로 파괴, 흡수되면 병소 내의 음영이 감소하고, 골육종에서와 같이 병적인 유골조직 *osteoid*이 생성되면 병소 내부의 음영이 불규칙하게 증가한다.

종양에 의하여 뼈가 침범되는 양상은 음영에 반영된다. 음영이 감소하는 유형은 지도형 *geographic*, 충식형 *moth-eaten*, 침식형 *permeative*으로 분간할 수 있다. 지도형은 경계가 분명하고 주변에 반응대를 가지는 병소들로써, 양성일 가능성이 높다. 충식형은 크기를 달리하는 음영감소가 흩어져 있고, 경계가 불분명하고, 뼈의 겉모양이 커지기도 하고 작아지기도 하는 병소이다. 침식형은 뼈의 겉모양은 대체로 유지되나 자세히 들여다보면 미세하고 비교적 일정한 크기의 음영감소가 피골과 내부에 흩어져 있는 병소이다. 충식형과 침투형은 감염증과 감별이 필요하고 종양일 경우 악성일 가능성이 높은 유형이다(그림 11-2).

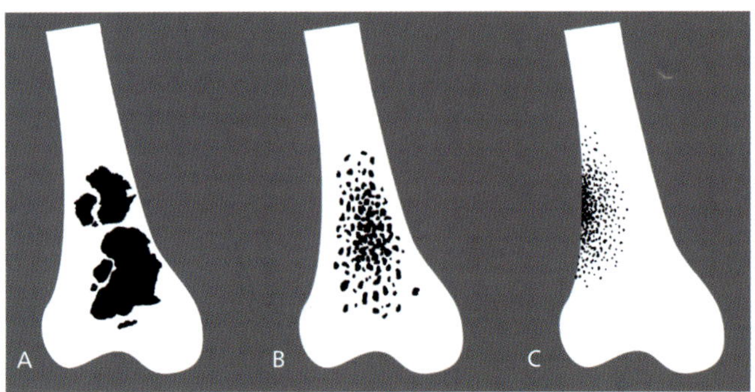

그림 11-2 ▸ **뼈가 파괴, 흡수되는 X선상의 양상개념도.** 지도형(geographic type, A), 충식형(moth eaten type, B), 침식형(permeative type, C). 지도형은 병소들의 경계를 분명하게 그릴 수 있는 양상이고, 충식형은 크기가 일정하지 않고 불분명한 병소들이 흩어져 있는 양상이고, 침식형은 미세한 음영감소가 피골과 내부에 흩어져 있어 뼈의 윤곽이 모호해지는 양상이다.

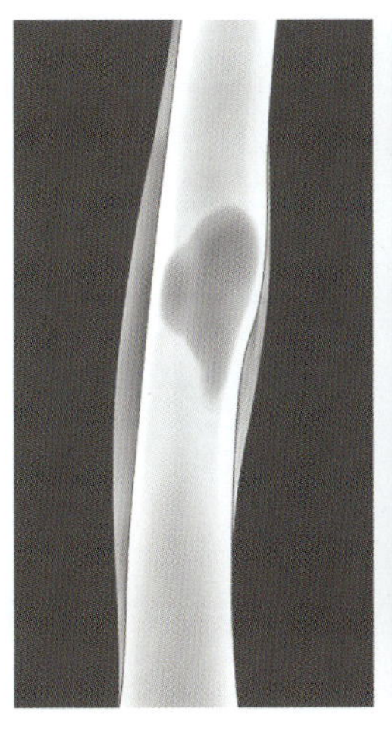
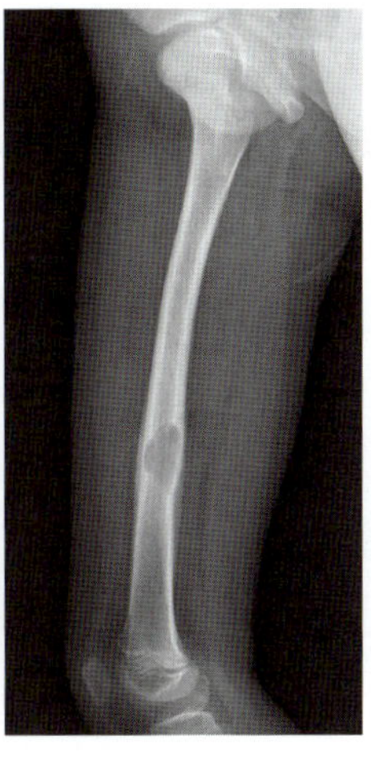

그림 11-3 ▸ **견고형 골막반응(solid type).** 골막이 피골 표면으로부터 분리되면 뼈를 만든다. 골막 아래에 침착된 새 뼈가 X선 상에서 하얀 선으로 보이는데, 이 선이 끊어지지 않고 연속되며(uninter-rupted) 점차 확실해진다. 양성종양, 골절, 염증 등에서 자주 볼 수 있다.

종양이 단순촬영상에서 보이는 골막반응은 피골의 침투를 반영하는 소견이다. 피골은 내부의 병소를 국한시키고 뼈의 물리적 기능을 유지하려는 노력을 한다. 종양이 양성일 때에는 피골은 결코 뚫리지 않고 저항하여, 오히려 피골을 두껍게 한다. 그러나 병 조직이 악성일 경우에는 피골을 뚫고 뼈 밖으로 터져 나간다. 단순촬영상에서 피골의 불연속성은 감염증에서도 볼 수 있지만, 악성종양의 특성 중의 하나이다. 병 조직이 피골을 뚫고 나오면 골막을 들어 올린다. 피골에서 분리된 골막은 뼈를 생성하는 생리적 기능을 갖고 있기 때문에 피골 위에 새 뼈가 만들어진다. 피골 위에 생성된 새 뼈는 단순촬영상에서 선으로 보이는데, 이것이 골막반응이다. 천천히 자라는 양성의 병소는 한 겹의 끊김이 없는 uninterrupted 골막반응을 보이는 데 비하여, 빨리 자라는 악성 병소의 골막반응은 전에 생긴 골막반응 위에 새로운 골막반응이 덧씌워지기 때문에 여러 겹 *lamellated*이 되고, 또 군데군데 뚫리어 불연속성 *interrupted*을 보이기도 한다(그림 11-3~11-5).

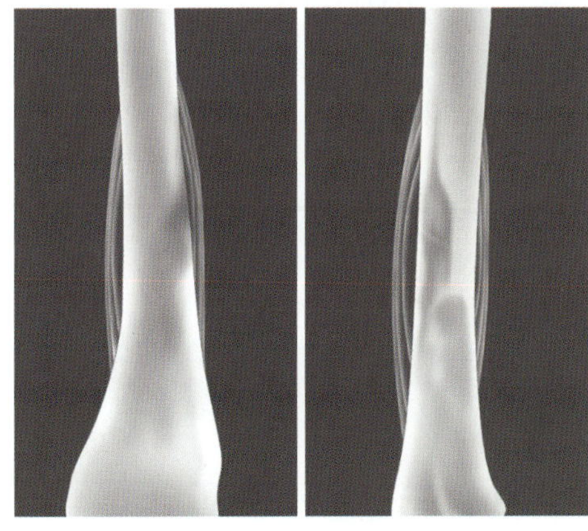
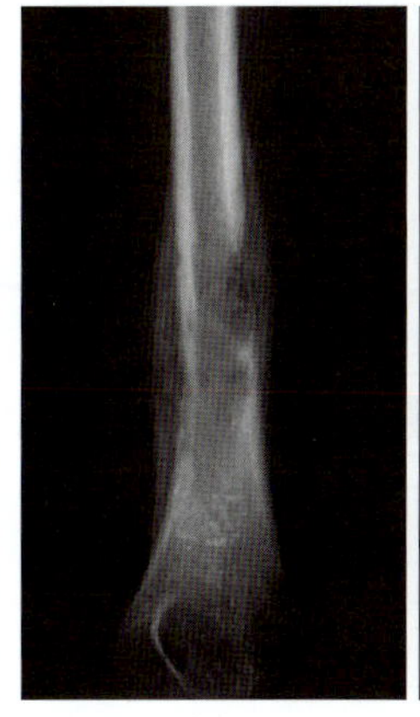
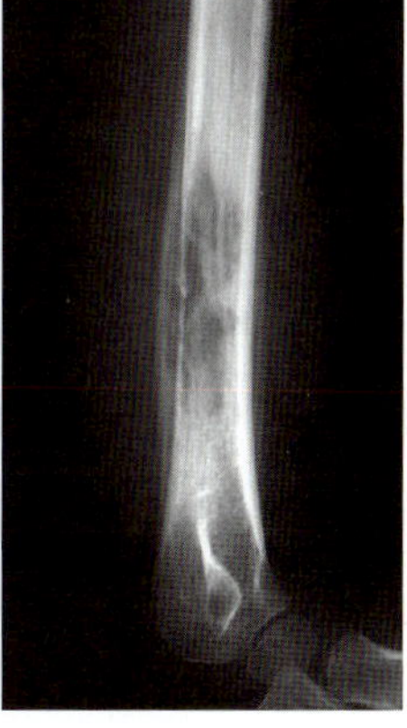

그림 11-4 ▸ **양파껍질형 골막반응(onion-skin type).** 종양이 커지면서 여러 겹의 골막반응을 보인다(lamellated type). 악성종양, 예를 들면 유잉육종에서 자주 보인다. 골수염에서도 볼 수 있고, 대퇴골처럼 체중을 많이 부담하는 뼈에 생긴 양성병소에서도 볼 수 있다.

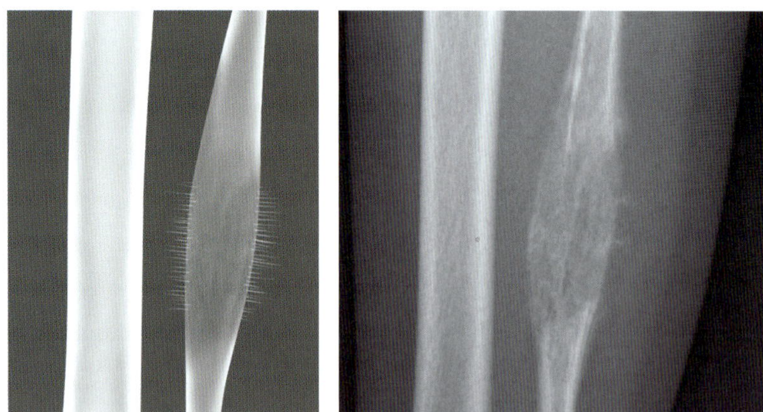

그림 11-5 ▸ **햇빛 모양형 골막반응(sunburst type).** 뼈를 만들면서 급하게 커지는 종양에서 볼 수 있다. 골육종의 특징적인 소견이다.

단순 방사선 촬영 다음의 영상진단 방법에는 골주사 *bone scanning*, 컴퓨터단층촬영 *computed tomography, CT*, 자기공명영상 *magnetic resonance imaging, MRI* 등이 있다. 골주사는 방사선 동위원소를 이용한 영상진단 방법으로써, 국소에 혈류가 증가하거나 뼈가 생성되는 곳에 동위원소가 많이 섭취되어 까맣게 보인다. 이 음영의 차이는 이상이 있고 없고를 말해주는 예민성 *sensitivity* 은 매우 높으나 무슨 병인가를 말해주는 특이성 *specificity* 은 없다. 뼈를 만드는 골단선에 섭취가 증가하는 것은 정상적이며, 좌우 대칭적이다. 그러나 그 밖의 부위에 섭취가 증가하는 것은 병적일 가능성이 높다. 외상, 감염, 종양 등이 모두 섭취를 높인다. 단순촬영상에 나타나지 않는 초기의 병변도 골주사에서는 예민하게 나타나기 때문에 숨은 병소를 찾는 데 자주 쓰인다. 골주사는 원발성은 물론 전이성 병소를 찾는 데에 더욱 유용하다. CT는 병소의 범위와 경계를 밝히는 데 도움이 된다(그림 11-6).

양성의 병소는 뼈와 연부조직 모두 경계가 분명하고, 병소를 둘러싼 반응대가 뚜렷한 데 비하여 악성 병소는 그렇지 않다. CT는 병소의 악성도를 말해주는 피골의 파괴 여부를 특히 잘 보여준다. 3차원 CT는 입체적인 정보를 줌으로써 외과의에게 도움을 준다. MRI는 골격에 생긴 종양의 범위와 병 조직의 종류, 구획을 넘은 확산 유무를 잘 보여준다. MRI는 방사선에 노출되지 않는 장점과 고비용의 단점이 있다. 나이 어린 소아에서 CT와 MRI는 잠을 재워야 촬영이 가능하다.

11.1 양성골종양 _Benign Bone Tumors

11.1.1 골이형성증성 종양 _*Dysplastic bone tumors*

11.1.1.1 단순골낭종 _Simple bone cyst, Unicameral bone cyst

단순골낭종은 종양보다는 이형성 *dysplasia*에 속하는 양성의 병소이다. 소아, 청소년기에 생기며 호발부위는 상완골근위부, 다음으로 대퇴골 근위부이다. 병소 내부에 호박색의 액체를

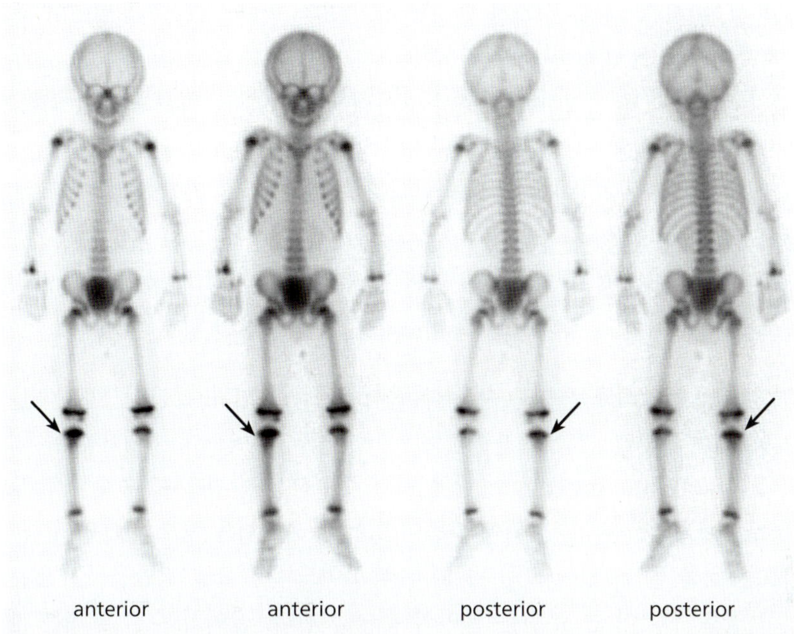

그림 11-6 ▸ 골주사(bone scan)는 뼈의 이상 유무를 일찍 알려주는 예민한 진단방법이다. 환아의 우측 경골 근위부에 동위원소의 섭취가 비대칭적으로 증가하여 있어 이상이 있음을 알 수 있다. 장관골의 양쪽 끝부분의 좌우 대칭적 섭취증가는 뼈 성장판의 것으로써 정상소견이다.

담고 있기 때문에 진정한 의미에서 유일한 골낭종이다.

환아가 병원을 찾는 이유는 흔히 작은 외상으로 발생한 병적골절이다. 대퇴골 근위부의 골간단에 생긴 것은 골절이 생기기 전에 경미한 파행을 보이기도 한다. 진단은 단순 방사선 촬영으로 가능하다. 해당 부위에서 경계가 뚜렷하고, 둥그런 음영감소를 볼 수 있다. 병적 골절이 있는 경우 병소 내에 뼛조각이 떠 있는 것 *fallen leaf sign*을 볼 수 있고, 또 수면 *fluid level*을 볼 수도 있다. 간혹 의심이 가는 경우 MRI를 촬영하면 병소를 가득 채우고 있는 액체를 볼 수 있다. 감별진단은 단순 방사선상에서 낭포성으로 보이는 질환들, 섬유성 이형성, 동맥류성 골낭종 등이다(그림 11-7).

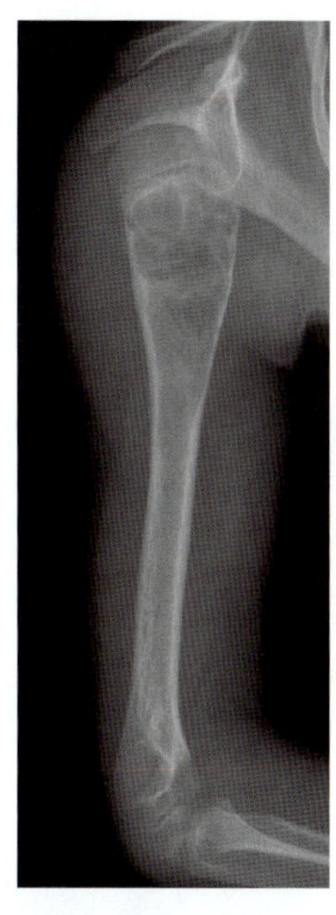

그림 11-7 ▸ **상완골 근위부에 자주 생기는 단순골낭종(simple bone cyst, unicameral bone cyst).** 병소의 음영이 감소하고, 경계가 뚜렷하다. 증상이 없기 때문에 병적골절을 일으키기 전까지는 모르고 지내는 수가 많다.

단순골낭종은 성년에는 거의 볼 수 없기 때문에 저절로 낫는 병소로 생각된다. 또 골절된 병소는 골절의 치유와 함께 크기가 줄어들거나 낫는 것을 볼 수 있다. 그러나 병소 부위가 골절되면 일상생활에 지장을 주고, 비슷한 경험이 수년간 반복될 수 있다. 또 대퇴골 경부는 체중이 집중되는 곳이기 때문에 골절의 위험성이 있고, 만약 골절되는 경우 불유합, 변형, 단축 등 심각한 문제를 야기할 수 있다. 그러므로 병소의 예후가 좋다 하더라도 적극적 치료의 대상이 된다.

단순골낭종의 치료를 결정하기 위해서 고려해야 하는 것은 병적 골절의 위험성과 예후, 그리고 재발 가능성이다. 병소가 작으면 골절이 일어날 위험성이 낮고, 크면 위험성이 높다. 상완골은 체중 부담이 적고, 대퇴골 경부는 체중 부담이 크다. 골절의 위험성이 낮고, 골절이 일어나더라도 후유증 없이 잘 낫는 곳은 관찰의 대상이 되고, 반대로 병소가 커서 골절의 위험성이 있거나 골절 후의 후유증이 염려되는 곳은 치료의 대상이 된다. 상완골 상부의 작은 병소는 전자의 예이고, 상완골의 큰 병소나 대퇴골 경부의 병소는 후자의 예가 된다.

치료 단순골낭종의 치료는 병소 내 스테로이드 주사요법과 골이식 *bone graft* 수술이다. 병소내 주사요법은 활동성 병소와 골절의 위험이 인정되는 병소에 시행한다. 주사요법은 메칠 프레드니솔론 80~160 mg을 병소 내에 직접 주입하는 방법으로, 수개월 간격으로 2~3회 반복한다. 주사요법을 하고 난 뒤에 반응이 있는 증례에서는 병소의 음영이 증가하고, 크기가 줄어드는 것을 볼 수 있다(그림 11-8). 스테로이드 주사요법에 반응하지 않는 경우, 활성도가 낮고 골절 위험이 큰 부위는 골이식 수술을 한다. 골이식 수술 후에는 재발여부를 감시해야 한다.

단순골낭종의 치료 후 재발 가능성은 병소의 활동성 *activity* 에 의하여 좌우된다. 활동성은 환아의 나이와 단순 방사선 촬영상으로 판단한다. 환아의 나이가 어릴수록 병소는 활동성이 높고, 반대로 나이가 많을수록 활동성이 낮다. 단순촬영상에서 병소가 골단선에 가깝게 위치하면 활동성이 높고, 골단선에서 멀리 떨어져 있으면 활동성이 낮다. 활동성이 높으면 앞으로 병소가 커지고 적극적인 치료, 예를 들자면 골이식 수술을 하는 경우 재발 가능성이 높다. 활동성이 낮으면 병소는 자연치유의 과정에 들어간 것으로 생각되며, 관찰해도 되고 골절의 위험성이 인정되는 경우에는 골이식 수술을 해준다.

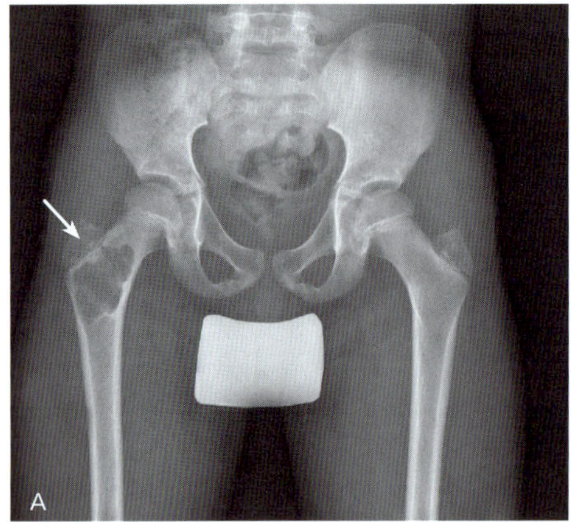

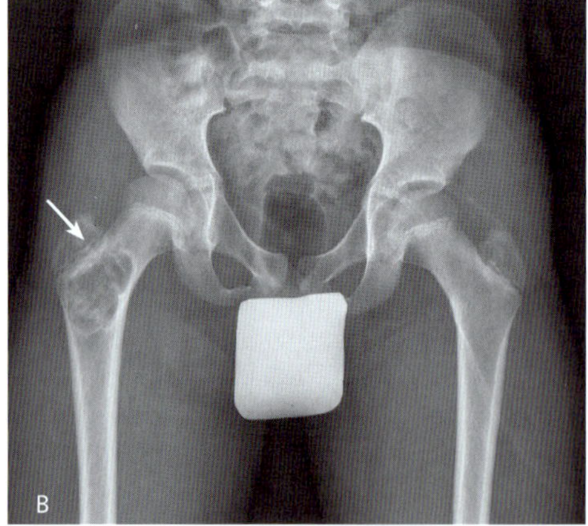

그림 11-8 ▸ **8세 남아, 우 대퇴골에 발생한 단순골낭종(A), 6개월 간격으로 3회의 스테로이드 주사 후(B).** 주사 후에 병소가 더 이상 커지지 않고, 오히려 작아졌고, 내부의 음영이 증가하였다. 치유 효과를 보인 것으로 생각된다. 수년간의 추시가 더 필요하다.

11.1.1.2 비골화성 섬유종 _Non-ossifying fibroma

비골화성 섬유종은 긴뼈의 골간단부에 둥그렇게 보이는 음영감소이며, 경계가 분명하다. 골간단부의 해면골이 섬유조직으로 대체된 병소이다. 증상이 없기 때문에 방사선 사진에서 우연히 발견되는 예가 대부분이다. 수개월 간격으로 몇 차례 추시하여 방사선상에서 변화가 없으면 두고 본다. 병소가 크거나 증상이 병소와 연관되어 보이면 소파 후 골이식 수술을 해줄 수 있다. 예후는 매우 좋다(그림 11-9).

11.1.1.3 섬유성 피골결손 _Fibrous cortical defect

섬유성 피골결손은 방사선상에서 긴뼈의 한쪽 피골에 치우친 음영 결손이다. 피골의 일부가 뼈가 아닌 섬유성 조직으로 대체된 병소인데, 뼈 안쪽으로의 경계는 분명하다. 병리적으로 비골화성 섬유종과 같다. 대퇴골과 경골에서 우연히 발견되는 예가 대부분이다. 임상적으로 문제되지 않기 때문에 대부분 관찰의 대상이다(그림 11-10).

11.1.1.4 섬유성 골이형성 _Fibrous dysplasia of bone

섬유성 골이형성은 단순 방사선 촬영 상에서 지도형 *geographic pattern* 으로 보이는 음영결손으로써, 비교적 자주 볼 수 있는 양성, 활동성 병소이다. 소아 청소년기의 대퇴골 상부, 경골, 늑골 등에서 자주 관찰된다. 뼈 한 군데에만 있기도 하고, 여러 뼈에 있기도 하다.

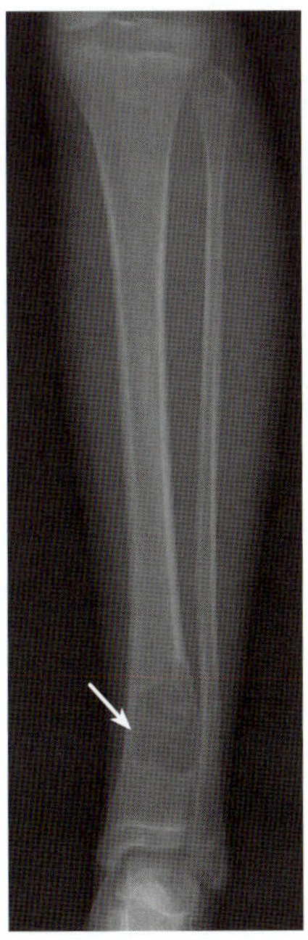

그림 11-9 ▸ 비골화성 섬유종(non-ossifying fibroma)의 X선 사진. 경계가 뚜렷한 음영감소를 보인다. 증상이 거의 없기 때문에 우연히 발견되는 예가 많다.

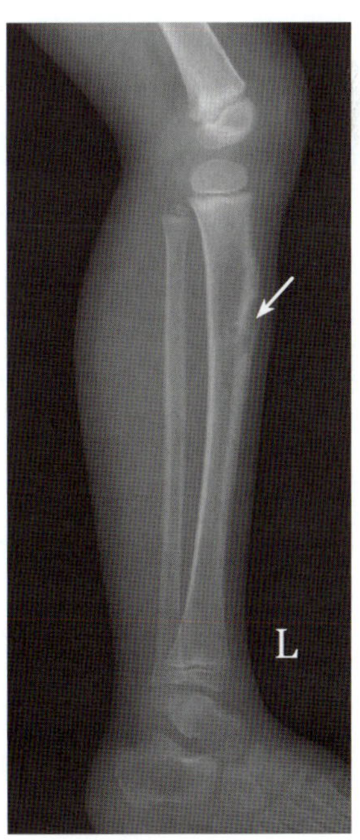

그림 11-10 ▸ 섬유성 피골결손(fibrous cortical defect)의 X선 소견. 증상이 전혀 없어 우연히 발견된다. 진단이 확실하면 치료가 필요없다.

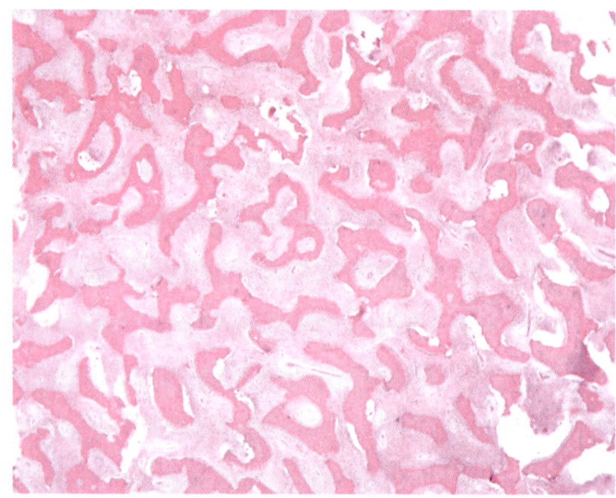

그림 11-11 ▸ 섬유성 골이형성증(fibrous dysplasia)의 조직 소견. 뼛속에 섬유조직이 증식하고, 이 증식된 섬유조직에 성숙하지 않는 골소주(spicule)들이 산재하여 있다. 골소주들의 주변을 둘러싸고 있는 세포들은 조골세포가 아니라 섬유아세포(fibroblast)들이다.

병소는 뼛속에 미숙한 섬유조직들이 증식하고, 이 병적인 조직들 속에 불규칙한 모양의 미성숙 골소주들 *spicules*이 흩어져 있는 양상을 보인다. 이 양상은 현미경 하에서 영문 알파벳을 흩트려 놓은 것 같기도 하고, 미성숙 골소주에 칼슘이 침착하여 마치 닭장의 철망 *chick-enwire*처럼 보이기도 한다. 미성숙 골소주들은 조골세포에 의하여 만들어진 것이 아니고, 병적인 섬유조직에서 직접 만들어진 *fibroosseous metaplasia* 비정상적인 것이며, 시일이 지나도 성숙골이 되지 않는다(그림 11-11).

섬유성 이형증 병소를 가진 뼈는 골내막에 의한 뼈 만들기는 지장을 받지만 골외막, 즉 골막에 의한 뼈 만들기는 지장을 받지 않으므로 두꺼워진다. 같은 이유로 피골이 뚫리는 일은 없다. 뼈는 병소 때문에 물리적으로 약하다. 그 결과 골막의 노력에도 불구하고 지속되는 체중부담을 견디지 못하여 조만간 구부러진다.

섬유성 골이형성증은 성장기에는 활동성을 띄며, 따라서 병소가 커지고 모양이 변하기도 한다. 뼈의 내부는 병적 상태에 있더라도 외부, 즉 피골 위의 골막은 정상적이기 때문에 병소 겉으로는 새 뼈를 계속 덧붙여 뼈의 폭이 넓어진다. 병소부위에 가해지는 물리적 부하는 뼈를 구부러지게 하고, 크고 작은 병적골절은 상태를 더욱 악화시킨다. 이러한 병적 역학이 가장 심한 곳이 대퇴골 상단으로써, '목자의 지팡이 *shepherd's crook*'가 전형적이다(그림 11-12).

증상 섬유성 골이형성증은 병소부위의 통증, 다리길이 차이, 파행 등으로 병원을 찾는다. 때로는 병적 골절이 함께 있기도 한다. 피부에 다갈색의 반점을 갖기도 하고, 여아의 경우 성적 조숙을 보이기도 한다. 섬유성 공이형성과 피부 반점, 성적 조숙을 가지고 있으면 올브라이트 증후군 *Albright syndrome*이라고 한다. 감별진단은 방사선상에서 낭포성으로 보이는 질환들이다. 단순골낭종, 비골화성 섬유종, 부갑상선 기능항진에 의한 갈색종 등이 그 예이며, 병리적으로는 골육종도 포함된다(그림 11-13).

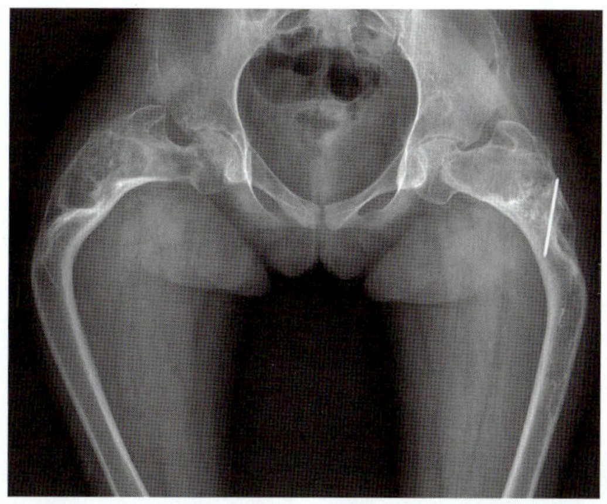

그림 11-12 ▸ **섬유성 골이형성증.** 대퇴골 근위부의 변형(shepherd crook deformity)이 특징적이다.

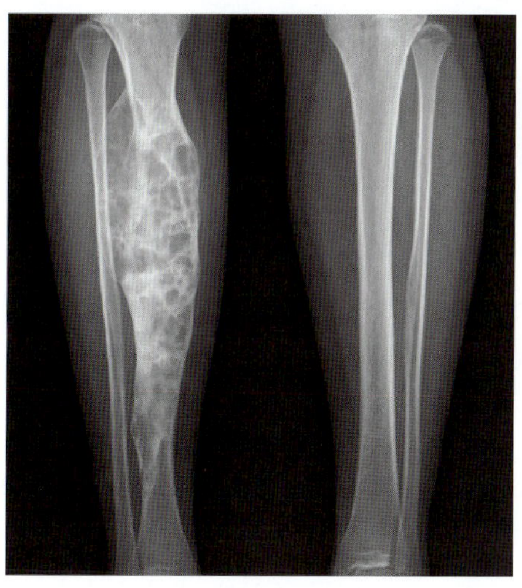

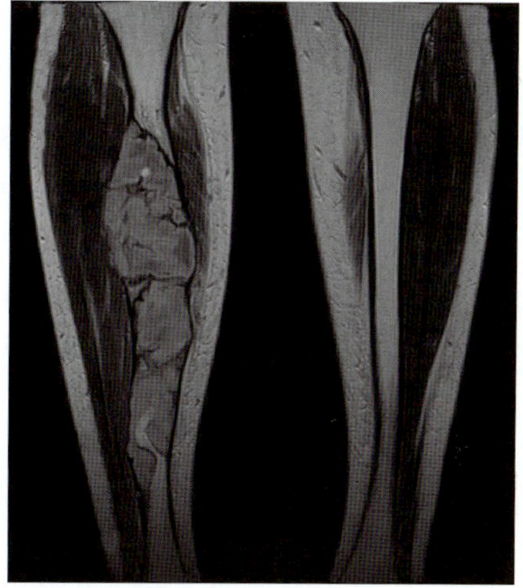

그림 11-13 ▸ **섬유성 골이형성증과 감별을 요하는 골화성 섬유종(ossifying fibroma)의 X선 사진(여, 17세).** 7세 때에 골이식수술을 받음. 그 뒤 병소가 폐쇄된 듯 보이다가 다시 재발하여 현 상태를 10년간 유지하고 있다. 환자는 종아리가 굵어진 것 외에는 증상이 없고, 일상생활에 제약을 받지 않는다.

치료 섬유성 골이형성증의 치료는 병소의 위치, 크기, 임상증상 등을 고려하여 결정한다. 병소가 작고 증상이 없으면 관찰한다. 그러나 대퇴골 상부처럼 체중부담이 크고 구부러진 변형을 보이면 수술치료의 대상이 된다. 수술은 병소의 소파후 골이식이 기본이다. 병소가 크면 수술 중에 병적골절이 오지 않게 주의해야 하며, 수술 후의 안정성을 위하여 내고정이 필요하다. 대퇴골과 경골의 골간부에 광범위하게 분포한 다발성 병소는 관찰의 대상이다. 환아가 성년기에 이르면 병소들이 안정되어 임상적으로 호전된다.

11.1.2 뼈의 연골형성 종양 _*Cartilage-forming tumors of bone*

11.1.2.1 골연골종 _Osteochondroma

골연골종은 뼈에서 가장 흔한 양성종양으로서, 뼈의 표면에서 솟아나는 덩어리를 만든다.

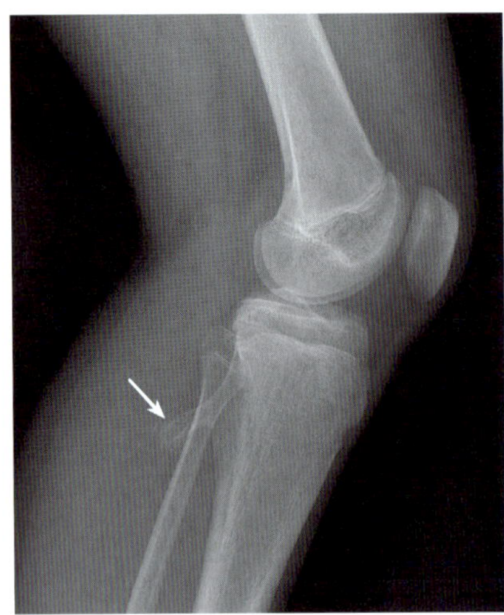

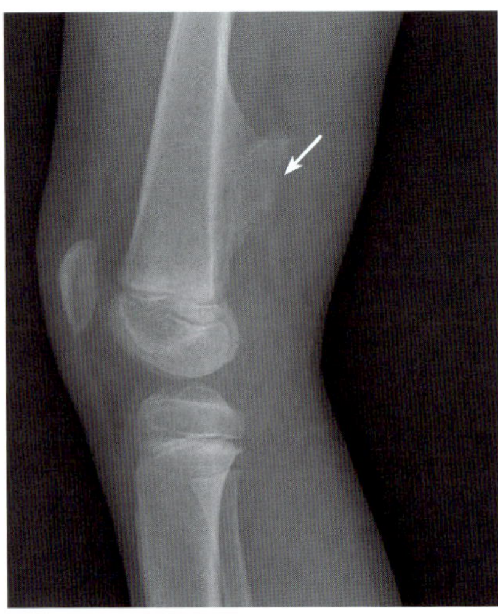

그림 11-14 ▸ **골연골종(osteochondroma)의 유형.** 송이버섯처럼 자루가 있는 유형(pedunculated type)과 전복 껍질처럼 퍼져있는 유형(sessile type). 후자는 뼈 성장판과의 간격이 분명치 않기 때문에 수술 시에 주의가 필요하다.

자주 발견되는 부위는 대퇴골, 경골, 상완골 등 장관골의 골간단 *metaphysis*이다. 늑골, 견갑골에서도 간혹 발견된다. 만져지는 뼈 덩어리와 단순 방사선으로 쉽게 진단할 수 있다. 종양의 형태는 버섯처럼 자루가 있는 것 *pedunculated*과 넓게 퍼져 있는 것 *sessile* 두 가지이며, 전자의 경우 끝이 골간 *diaphysis*을 향한다. 병리적으로 종양은 정상 뼈 조직이며, 연골덮개 *cartilage cap*로 덮여 있다. 연골덮개는 종양의 성장판 역할을 하는 구조로써, 성년에 이르면 모두 소진되어 더 이상 자라지 못한다(그림 11-14).

치료 골연골종의 치료는 종양의 크기와 나이에 따라서 정한다. 종양이 작으면 두고 본다. 종양이 커서 만져지고, 겉으로 드러나면 떼어낸다. 무릎 근처에서는 근육의 건들과 충돌하여 통증을 느낄 수 있고, 종괴가 부러질 수도 있다. 이들 증상에 대하여 수술이 필요하다. 별 증상을 느끼지 않고 성년에 이르면 방임해도 된다. 절제할 때 연골덮개를 모두 제거해야 한다. 종양과 인접한 골성장판 사이의 간격이 확보되어야 절제할 때에 성장판 손상을 피할 수 있다. 간격은 방사선상에서는 보이나 육안으로는 잘 보이지 않기 때문에 그 사이가 너무 가까우면 수술시기를 늦추는 것이 안전하다. 이 점은 넓게 퍼져있는 형태에서 더욱 그렇다. 예후는 매우 좋다. 악성으로 변할 가능성이 있다고 하나, 매우 희귀하다.

골연골종증 *osteochondromatosis* 골연골종이 여러 곳에 다발성으로 발생하면 골연골종증이라 한다. 골연골종증의 종양 하나 하나의 소견은 골연골종과 같으나 전체적인 임상 양상은 매우 다르다. 골연골종증은 상염색체 우성유전을 하는 강한 유전성 질환이며 팔, 다리의 변형, 단축, 관절운동제한, 왜소증 등을 가져올 수 있다. 이러한 증상은 대퇴부와 전완부에서 자주 본다. 전완부에서 짧은 요골과 긴 척골이 조합된 변형은 특히 눈에 띈다. 육종으로 변화할 가능성은 골연골종에 비하여 높다고 알려져 있으나 확실한 보고는 없다. 치료는 종양 덩어리의 제거보다는 팔다리의 변형, 단축 등을 교정하는 데에 목표를 둔다. 수술 방법은

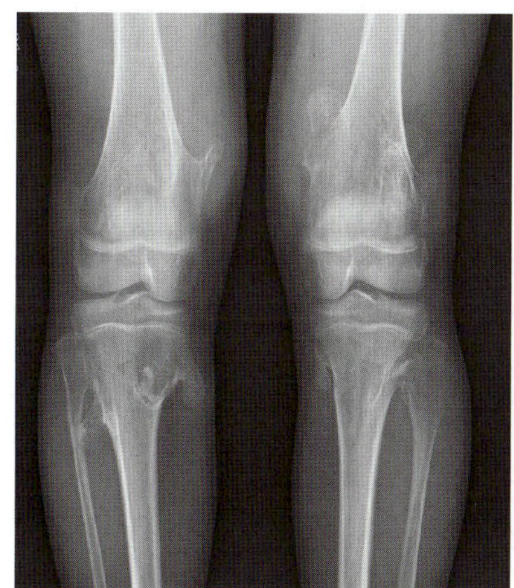

그림 11-15 ▸ 다발성 골연골종(골연골종증, osteochondromatosis) X선 사진. 상염색체 우성유전을 한다.

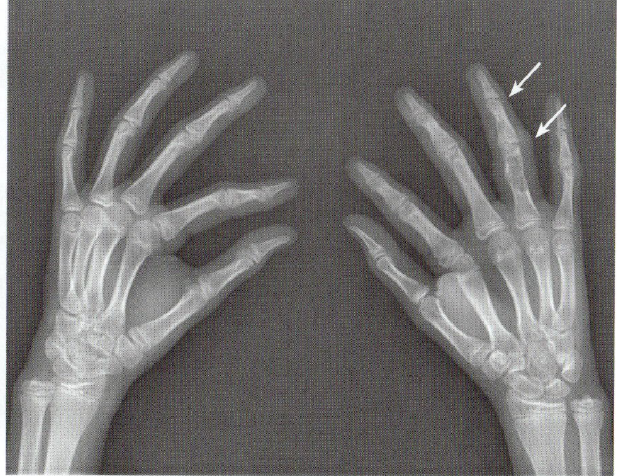

그림 11-16 ▸ 손의 다발성 **내연골종**(enchondroma), 좌 제4수지의 근위, 중위 지골들에 병변이 보인다. 피골이 얇기 때문에 병적골절이 오기 쉽다.

절골술, 골연장술 등이다(그림 11-15).

11.1.2.2 내연골종증 _Enchondromatosis

내연골종은 뼛속에 연골덩어리가 자리 잡는 양성종양이다. 몸속 여러 군데에 있는 경우 내연골종증이라고 한다. 또 팔다리 등 긴뼈의 내연골종증은 올리어 병 *Ollier's disease*이라고도 한다. 골성장판에서 떨어져 나온 연골세포들이 어떤 이유로 이형성 *dysplasia*을 일으킨 것이라는 의견도 있고, 골막에서 생겨난 연골세포의 과오종 *hamartoma*이라는 의견도 있다. 유전성은 없다. 내연골종이 자주 발생하는 곳은 손가락 뼈이며 골반골, 대퇴골 상부가 그 뒤를 따른다. 손에 발생한 내연골종은 다발성일 때가 많다(그림 11-16).

증상 내연골종증의 증상은 손에서는 손가락이 부분적으로 커지는 외형상의 변형, 병적골절 등이고, 대퇴골의 것은 무릎의 외반 혹은 내반변형, 다리길이의 차이 등이다. 전완부에서도 비슷한 변형을 보일 수 있다. 진단은 방사선 사진으로 어렵지 않게 내릴 수 있다. 손가락의 내연골종은 수지골이나 중수골에서 보이는 경계가 분명한 음영감소, 내부의 희끗희끗한 석회침착, 마늘 모양의 팽창 등이 전형적 소견이다. 손가락 뼈 여러 곳에 있으면 진단은 더욱 확실하다. 골반골이나 대퇴골 등 큰 뼈의 내연골종은 경계가 좀 흐릿하게 보이기도 하나 병소 내부의 불규칙한 석회침착으로 알 수 있다. 감별진단은 섬유성 골이영양증, 비골화 섬유종, 골연골종, 연골육종 등이다.

치료 내연골종증의 치료는 부위와 증상에 따라서 결정한다. 가장 흔한 손가락 뼈의 내연골종은 작은 것은 두고 보고, 큰 것과 골절된 것은 병소를 긁어내고 골이식을 해준다. 손가락 뼈의 수술은 인접한 관절이 굳어지지 않도록 주의해야 한다. 수술부위의 고정을 3주 이내로 하고, 빨리 움직여야 한다. 대퇴골의 병소는 동반된 변형과 단축이 치료의 대상이 된다. 외반슬을 교정하기 위하여 대퇴골 절골술을 시행하고, 허용범위 이상의 파행을 보이는 짧은 뼈는 연장술 등 뼈 길이를 같게 하는 수술을 고려한다. 연장수술을 하는 경우에는 지연유합의 가능성이 있다.

큰 뼈에 생기는 내연골종증은 연골육종으로 악성변화를 일으킬 수 있다. 성인이 된 뒤에 갑자기 통증을 느끼거나 방사선상에서 커지면 악성변화를 의심해야 한다. 편측의 내연골종증에 혈관종이 겹치면 마푸치 증후군 *Maffucci's syndrome*이라고 하며, 악성변화의 가능성이 높다. 그러나 내연골종증의 악성변화의 빈도는 아직 정확하게 집계되어 있지 않다.

11.1.2.3 연골아세포종 _Chondroblastoma

주로 10대의 청소년기에 장관골의 골단 *epiphysis*에 생기는 양성종양이다. 드물게 발생하며 호발부위는 상완골 상단, 대퇴골 상, 하단, 경골 상단 등이다. 방사선상에서 이들 뼈의 골단에 경계가 분명한 원형의 음영감소로 나타나며, 종양 내부에 불규칙한 석회침착을 볼 수 있다. 골단 내에 국한되어 있는 것이 진단에 도움이 된다. 그러나 간혹 골단선의 경계를 넘는 경우가 있는데, 이 경우 감염과 감별이 쉽지 않다(그림 11-17).

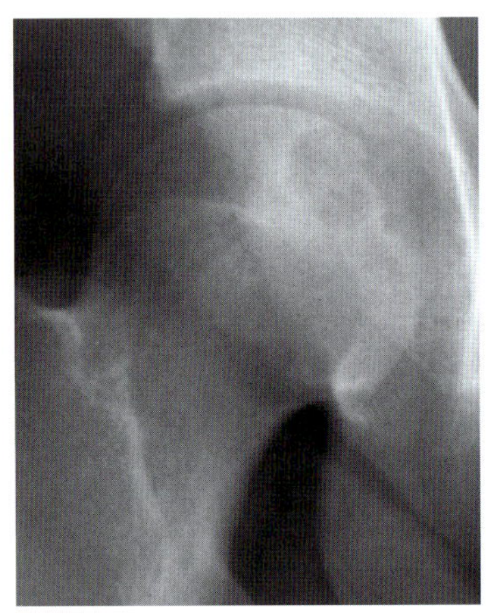

그림 11-17 ▸ 연골아세포종(chondroblastoma)의 X선 소견. 골단(epiphysis) 내에 국한되는 것이 특징이다.

연골아세포종은 밀집한 연골아세포 *chondroblast*와 이들 종양세포가 생성한 유연골 *chondroid*, 그리고 출혈의 흔적이 섞여있는 덩어리이다. 증상은 인접관절의 증상으로 나타난다. 관절의 통증과 긴장이 주 증상이고, 오래되면 근위축도 올 수 있다. 치료는 아주 작은 병소는 두고 보고, 지속되는 병소는 소파 후 골이식을 해준다. 소파를 할 때에 성장판을 다치지 않도록 주의해야 한다.

11.1.3 뼈형성 종양 _Bone forming tumors

11.1.3.1 유골골종 _Osteoid osteoma

유골골종은 뼛속에 자리 잡은 유골조직 *osteoid*의 작은 덩어리이며, 경화된 뼈가 주변을 둘러싼는다. 주로 청소년기에 발생하는 양성종양으로써 하지의 경골, 대퇴골 등에서 자주 본다. 척추골에도 간혹 발생한다. 병소부위의 통증이 주 증상이다. 통증은 낮보다 밤에 더하고(night pain), 아스피린에 잘 듣는다. 경골처럼 표재성의 뼈는 병소부위의 뼈가 불룩하니 두꺼워진 것을 만질 수 있다. 대퇴골, 척추 등의 병소는 밖으로 드러나지 않는다.

유골골종의 방사선 소견은 특징적이다. 뼈의 한쪽이 심하게 두꺼워지고, 그 내부에 작은 음영감소를 볼 수 있다. 작고 둥그런 모양의 음영감소는 유골조직의 덩어리이며, 마치 눈알 혹은 핵 *nidus*처럼 보인다. 주변의 경화가 심하여 전형적인 소견이 감춰져 있을 때에는 CT가 도움이 된다. 척추 등 쉽게 보이지 않는 부위의 병소를 찾는 데에는 골주사가 도움이 된다. 감별진단은 만성 골수염, 피로골절, 골육종 등이다(그림 11-18).

치료 유골종의 치료는 병소의 외과적 절제이다. 주위의 뼈가 굉장히 두껍고, 육안으로 병소를 찾는 것도 쉽지 않기 때문에 당황하는 수가 있다. 수술장에서 방사선 촬영을 할 수 있어야 하고, 떼어낸 뼛조각에 종양이 들어 있음을 확인해야 한다. 수술 중과 수술 후에 골절이 일어나지 않도록 특별한 주의가 필요하다. 떼어낸 부위에 스트레스가 집중되지 않도록 완만하게 처리하는 것이 중요하다. 대퇴골 경부처럼 절제 후에 골절이 특히 염려되는 곳은 병소를 완전히 떼어내는 대신 대전자 외측 피골에서 출발하는 드릴을 이용해서 병소를 분쇄하고, 그 자리에 이식골을 넣어주는 것도 방법이다.

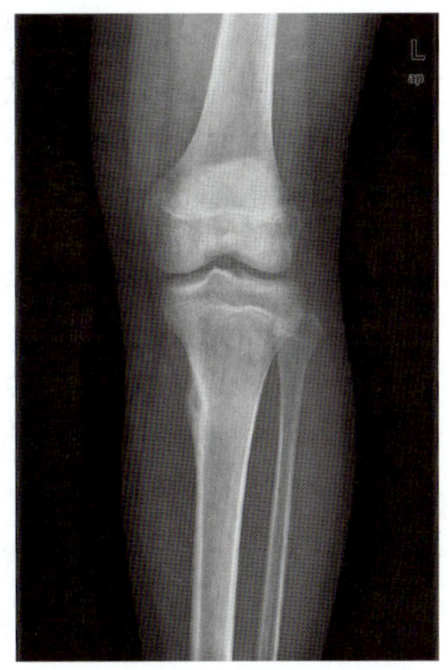

그림 11-18 ▸ **유골골종(osteoid osteoma)의 X선 소견.** 뼈 안에 작은 골 음영 저하가 있고, 그 주위를 반응대가 하얗게 둘러싼다. 이 핵심(nidus)이 마치 눈알처럼 보이기도 한다.

11.1.3.2 골아세포종 _Osteoblastoma

골아세포종은 유골골종과 비슷하나 크기가 다르다. 병소는 유골조직의 불규칙하고 왕성한 증식이며, 이 병소를 경화된 반응대가 둘러쌓는다. 반응의 정도는 유골골종만큼 심하지 않다. 방사선상에서 음영감소로 비치는 병소의 크기가 2 cm 직경을 넘는다. 뼈에 국한되지 않고, 뼈 밖으로 커나가기도 한다. 자주 발생하는 뼈는 대퇴골, 경골, 척추골 등이다(그림 11-19).

골아세포종의 증상은 통증이며, 일반적으로 유골골종보다 덜 아프다. 뼈 밖으로 커졌을 때에는 그에 따른 압박증상이 동반된다. 척추골의 후궁에 생긴 것이 대표적인 예이다. 이 경우, 척추의 긴장성 측만과 신경 압박 증상이 올 수 있다. 치료는 병소의 절제이다. 체중을 받는 곳이면 골이식이나 관절의 유합을 통하여 국소를 물리적으로 안정시켜야 한다. 원격전이는 하지 않으나 발생장소에 따라서는 완치하기 어려운 경우도 있다. 감별진단은 유골골종, 동맥류성 골낭종, 골육종 등이다.

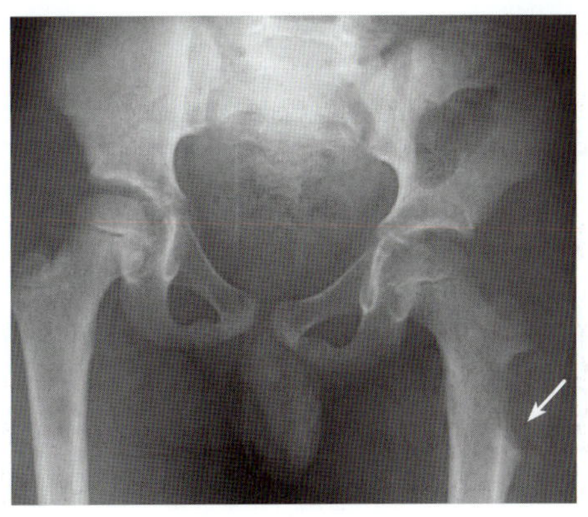

그림 11-19 ▸ **골아세포종(osteoblastoma)의 X선 소견.** 음영감소를 보이는 병소 주위를 골 경화가 둘러싼다. 유골골종과 유사하나 병소의 크기가 2 cm 이상으로 큰 편이다.

11.1.4 기원이 불분명한 양성종양들 _Benign tumors of uncertain origin

11.1.4.1 동맥류성 골낭종 _Aneurysmal bone cyst

긴뼈의 끝부분이 풍선처럼 팽창하는 낭종이며, 청소년기에 생기는 양성종양이다. 비골의 골두, 요골 하단 등에 많고 늑골, 척추골, 골반골 등에서도 관찰된다. 병소는 응고되지 않는 혈액으로 차 있고, 그 주변을 얇은 뼈가 둘러쌓는다. 뼈 조직은 혈액에 직접 노출되면 용해되는 성질을 가진다. 혈액을 담고 있는 낭종은 주변의 뼈를 흡수하면서 커진다. 비골 골두에 생긴 동맥류의 경우 골두가 마치 풍선처럼 부풀어 오른 것을 볼 수 있다. 증상은 통증과 만져지는 덩어리 등이다. 달걀껍질처럼 얇아진 피골이 골절되는 경우 심한 통증을 느낄 수 있다(그림 11-20).

동맥류성 골낭종의 치료는 병소의 완전한 소파와 골이식이다. 떼어내도 기능적으로 큰 이상이 없는 곳에서는 절제한다. 수술할 때에 주의할 것은 병소가 다른 질환의 이차적인 변화가 아닌가, 확인하는 점이다. 골육종, 뼈의 거대세포종 등이 병소 내에 출혈을 일으키면 방사선상이나 현미경 하에서 매우 흡사한 소견을 보일 수 있기 때문이다. 척추 후궁이나 무릎 주위처럼 중요한 신경이나 혈관에 근접한 병소는 외과적인 어려움이 더해진다.

11.1.4.2 랑게르한스 조직구증 _Langerhans histiocytosis

랑게르한스 조직구증은 청소년기의 뼈에 발생하는 유사종양이며, 조직구세포와 호산구세포가 범벅이 되어 증식하면서 뼈를 흡수하는 병이다. 두개골, 척추골, 대퇴골 등 조혈작용이 활발한 부위에 자주 발생한다. 뼈를 흡수하면서도 주위의 반응을 동반하지 않기 때문에 마치 구멍이 뻥 뚫린 *punched out* 모양을 한다. 이 특징적인 소견은 두개골에서 전형적으로 나타난다. 대퇴골처럼 체중을 부담하는 뼈에서는 골막반응을 동반한다. 골막반응이 여러 겹으로 나타나면 골수염이나 악성종양을 닮아 보이기도 한다. 척추에 발생하면 추체가 납작해진다.

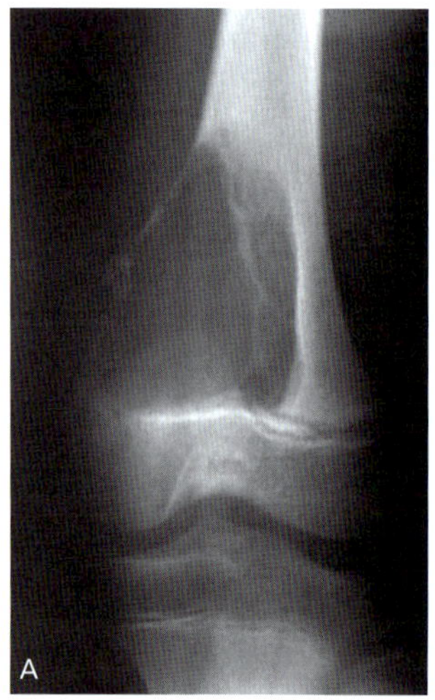

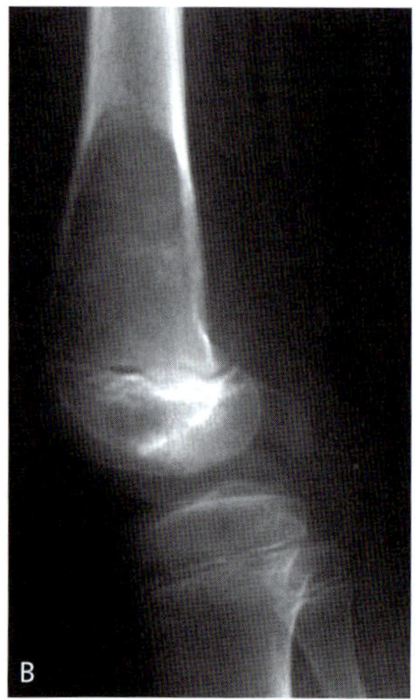

그림 11-20 ▸ 동맥류성 골낭종(aneurysmal bone cyst)의 X선 소견. 마치 부풀어 오른 풍선처럼 한쪽으로 치우쳐 있다(A). 장관골의 끝부분이나 척추 후방 구조에 자주 생긴다. 간혹 뼈의 거대세포종(giant cell tumor of bone)이 병소내에 출혈을 일으켜서 비슷한 모양을 보인다(B). 감별이 필요하다.

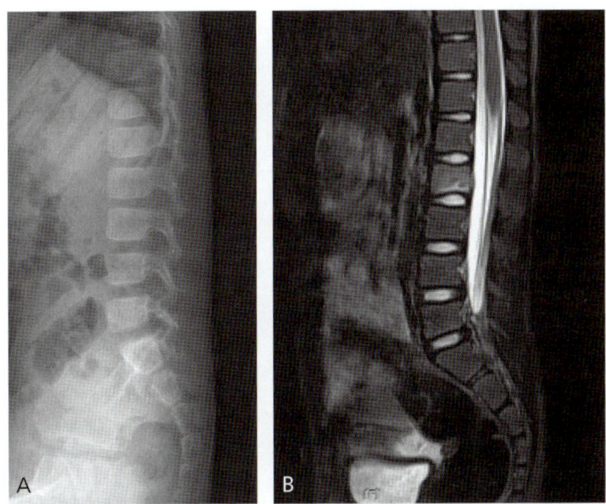

그림 11-21 ▸ 5세 남아의 랑게르한스 조직구증(Langerhans histiocytosis). 처음에 요통을 호소하였으나 단순촬영상에서 특이소견이 없다(A). MR상에서는 제2요추의 신호강도의 변화가 보인다(B). 후방으로부터 척추경(pedicle)을 통하여 삽입한 생검 천자로 조직을 얻어서 진단을 확인하였다.

이 상태를 편평척추 *vertebra plana*라고 한다. 편평척추는 척추결핵과 다르게 인접한 척추간 관절의 간격이 좁아지지 않는다. 이것은 척추간판이 건재하기 때문이다(그림 11-21, 11-22).

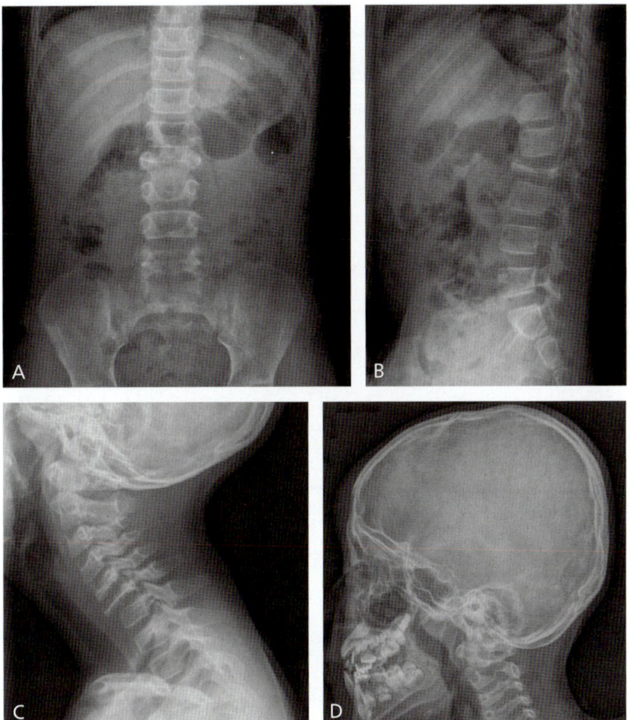

그림 11-22 ▸ 위 환아의 2년 3개월 후 사진(A, B). 제2요추의 편평화(vertebra plana)가 보이나 인접관절의 간격은 유지되어 있다. 그 후에 제5,6경추에 비슷한 변화가 왔다(C). 두개골(frontal bone)에도 같은 변화가 보인다(D). 보조기와 소염제 외에는 특별한 치료 없이 통증이 가라앉고 환아는 임상적으로 정상을 되찾았다.

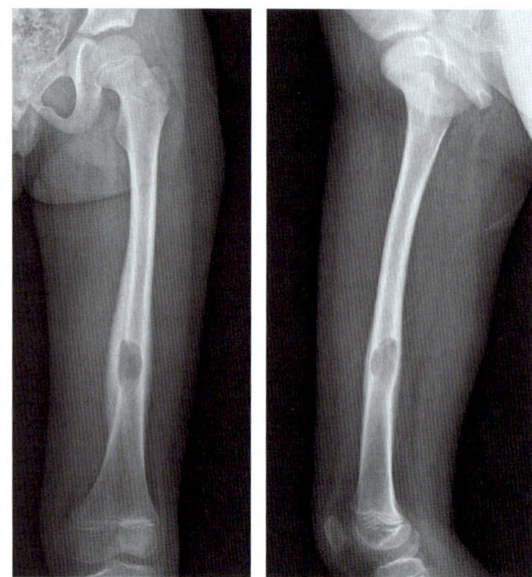

그림 11-23 ▸ **대퇴골에 발생한 랑게르한스 조직구증.** 두개골의 병소는 주위의 반응이 없는 것이 특징(punched out lesion)이다. 그러나 하지의 뼈는 체중부담을 하는 물리적 이유 때문에 양성의 골막반응을 보인다.

증상 랑거한씨 조직구증의 증상은 병소부위의 통증이다. 통증은 일반적으로 심하지 않다. 척추의 병소는 통증, 근 긴장과 함께 후만변형도 보인다. 그러나 신경증상은 없다. 임상적으로 세 가지 유형이 있다. 병소가 소수에 그치고 임상증상이 경미한 만성형, 병소의 수가 많고, 비장 등이 만져지는 아급성형, 아급성 증상에 고열 등 심한 전신증상까지 동반하는 급성형 등이다. 이들 유형은 각각 호산구성 육아종 *eosinophilic granuloma*, 한트–슐러–크리스티안 병 *Hand-Schuller-Christian disease*, 레터러–씨유 병 *Letterer-Siwe disease*이라고 한다. 만성은 자기제한적으로 예후가 좋으나 급성은 매우 위중하다.

치료 랑거한씨 조직구증의 치료는 진단이 확실하면 관찰한다. 방사선상에서 비슷하게 보이는 질환들, 예를 들면 아급성 골수염, 유잉육종 등과의 감별이 필요하다. 감별진단을 위하여 골주사촬영, MRI 등이 도움이 된다. 진단이 확실하지 않으면 생검을 한다. 대퇴골의 병소는 병적골절의 위험이 있기 때문에 진단을 확인할 겸 조심스럽게 소파한 후 골이식을 해줄 수 있다. 전신증상이 심한 경우 화학요법도 고려해야 한다(그림 11-23).

11.2 악성골종양 _*Malignant Bone Tumor*

11.2.1 골육종 _*Osteogenic sarcoma*

골육종은 소아기로부터 10대의 청소년기에 발생하는 악성종양으로서, 원발성 뼈암으로서는 노년층에서 보는 골수종 다음으로 빈도가 높다. 자주 발생하는 부위는 대퇴골 원위부, 경골 근위부, 상완골 근위부처럼 빨리 자라는 쪽의 골간단이다(그림 11-24). 현미경 하에서 악성의 특징을 가진 기질세포와 이들 세포가 생성하는 유골조직의 덩어리, 그리고 이 덩어리가 빨리, 그리고 뼈 안팎으로 커지는 양상을 볼 수 있다(그림 11-25).

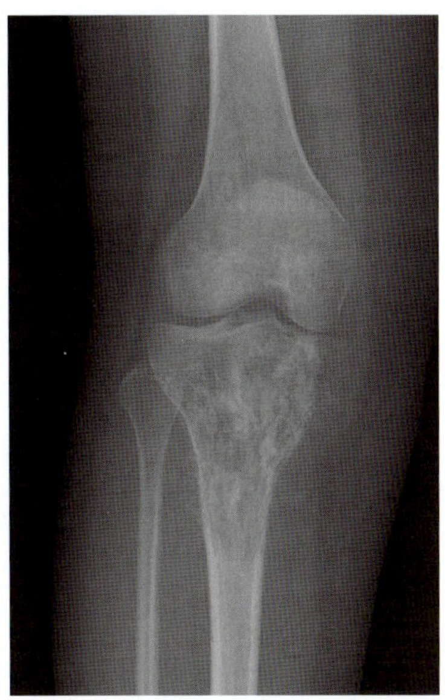

그림 11-24 ▸ **경골 골간단에 발생한 골육종(osteosarcoma)(남, 12세).** 피골에 수직으로 퍼져나가는 햇빛 모양(sunburst type)의 골막반응이 보인다. 골육종의 특징적인 소견이다.

증상 골육종의 증상은 초기에는 병소 부위의 둔통, 부어오른 느낌 등 비교적 경한 것들이 일반적이다. 운동 후에 일시적인 증상으로 오해하는 수가 많다. 촉진해 보면 해당 부위에 뼈가 커지고, 압통이 있음을 알 수 있다. 단순 방사선 촬영상에서 뼈를 생성하는 악성종양의 소견이 보인다. 병소 부위에 경화와 음영감소가 불규칙하게 혼재되어 보인다. 경화 *sclerosis*는 생성된 종양골을, 그리고 음영감소는 출혈과 뼈 흡수를 반영한 것이다. 더 중요한 것은 종양 덩어리가 뼈 밖으로 터져나갔음을 의미하는 피골의 파열과 골막반응이다. 골막반응은 연속되지 않고 끊어져 *interrupted* 보인다. 골막반응은 변두리에서는 피골 표면에 평행하지만 안쪽에서는 피골 표면에 수직으로 나타난다. 후자를 떠오르는 해로부터 퍼져나가는 햇빛 모양 *sunburst appearance*이라고 하며, 골육종의 특징적인 소견이다(그림 11-26). 방사선 소견은 병소의 병기 *stage*, 부위별로 다양하게 나타나기 때문에 좋은 조건에서 여러 각도로 촬영해야 특징적인 소견을 볼 수 있다. 골주사, CT, MRI 등은 종양의 분포와 원격전이에 관한 추가 정보를 제공한다. 골육종은 폐에 일찍 전이하기 때문에 폐 CT가 필요하다(그림 11-25).

치료 골육종의 치료는 생존이 첫째 목표이고, 다음이 지체의 기능 보존이다. 확립된 대

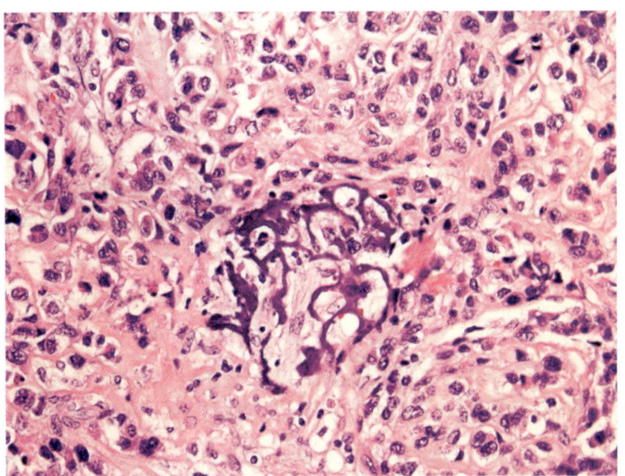

그림 11-25 ▸ **골육종(osteogenic sarcoma)의 조직소견.** 불규칙한 모양의 악성종양세포와 이들 종양세포에 의하여 만들어진 유골(osteoid)이 깔려 있다.

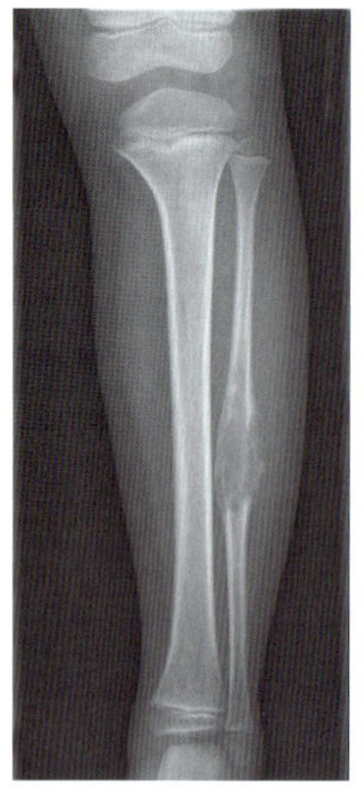
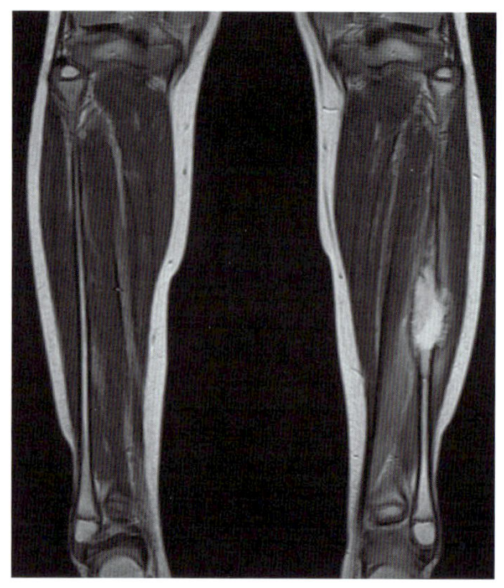

그림 11-26 ▸ **비골 간부에 생긴 골육종(5세 남아).** 단순 X선상과 MR 상에서 햇빛 모양으로 커지는 종괴를 볼 수 있다.

형기관의 보고들에 의하면 적극적인 치료를 했음에도 불구하고 5년 생존율이 60% 전후에 머무는 점을 유념해야 한다. 암종 수술의 원칙에 부합되는 정확한 생검을 하고, 생검의 조직소견과 MRI 소견, 전이여부 등을 모두 고려하여 치료방침을 정한다. 치료는 수술 전 항암요법, 수술, 수술 후 항암요법, 그리고 재활치료이다. 수술은 절단과 구조수술*limb salvage* 두 가지로 나뉜다. 후자는 병소부위를 완전히 제거하고, 그 자리를 동종골이식으로 채우거나 원래의 뼈를 멸균 처리하여 제자리에 다시 넣거나, 인공대치물을 대신 넣어서 지체의 기능을 보존하는 방법이다. 근래의 보고들에 의하면 절단수술과 구조수술의 생존율이 비슷하다(그림 11-27).

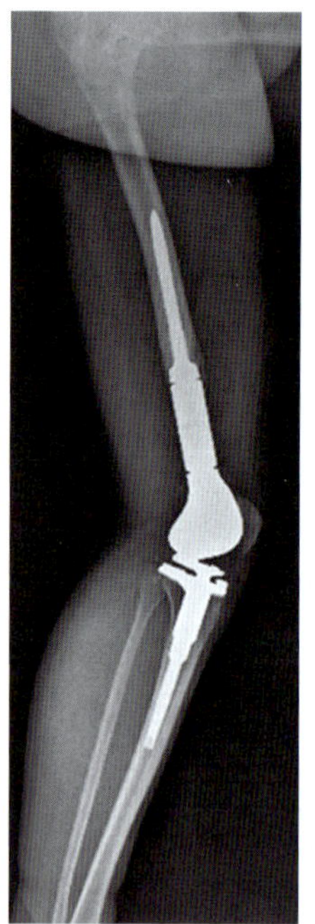
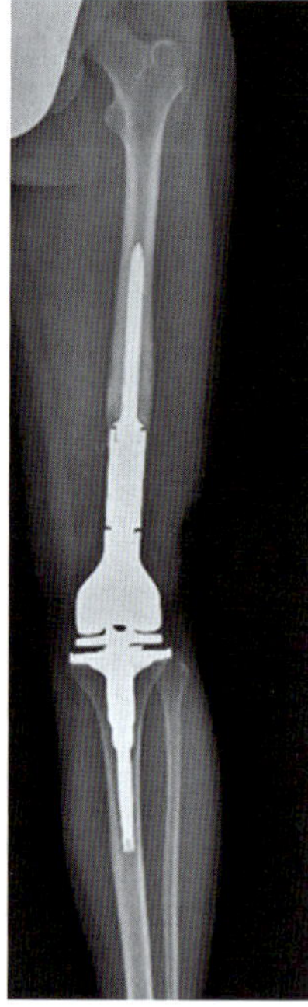

그림 11-27 ▸ **대퇴골 원위부에 발생한 골육종에 대한 사지구조수술(limb salvage).** 5년 생존율에서 구조수술의 결과가 절단술의 결과와 비슷하다.

11.2.2 유잉육종 _*Ewing's sarcoma*

유잉육종은 10대 청소년기의 골수조직에서 발생하는 악성도가 매우 높은 종양이다. 발생빈도는 원발성 뼈 암 중에서 골육종 다음으로 높다. 자주 생기는 뼈는 사지의 긴뼈뿐만 아니라 척추골, 골반골 등이며 활동적인 골수를 가진 뼈라면 어디에서도 가능하다. 긴뼈에서는 골간부가 골간단보다는 더 많다. 현미경 하에서 작은 원형세포가 포도송이들처럼 고밀도로 박혀 있고, 배경에 기질이 없다. 낮은 배율의 시야에서 출혈과 괴사가 섞여있는 매우 공격적인 소견을 볼 수 있다.

증상 유잉육종의 증상은 병소 부위의 통증과 관절의 움직임 제한 등이다. 미열과 함께 검사상에서 염증성 소견을 보이기도 한다. 부위를 만져보면 압통과 함께 덩어리를 느낄 수 있다. 덩어리 느낌은 뼈가 커진 것일 수도 있고, 뼈 밖으로 터진 종양의 연부조직 덩어리일 수도 있다. 연부조직 덩어리는 유잉육종에서 흔한 소견으로써, 감별진단에 도움이 된다.

유잉육종의 단순 방사선 촬영은 빨리 커지는 골수 종양의 특징적 소견을 보여준다. 병소 부위의 뼈가 파괴되어 음영이 불규칙하게 감소하고, 이미 피골을 뚫고 나간 종양 덩어리도 볼 수 있다. 골막반응은 여러 겹 *lamellated*이고 들어 올려진 골막 끝부분, 아직 피골과 접촉을 유지한 부위에 작은 삼각형의 골막반응을 보이기도 한다. 전자의 소견을 양파껍질 모양 *onion-skin appearance*이라 하고, 후자를 코드만 삼각형 *Codman's triangle*이라고 한다. 이들 반응은 유잉육종만의 특징적인 소견은 아니다. 종양의 병기와 부위에 따라서 소견이 감춰질 수 있고, 또 다르게 보일 수 있기 때문에 방사선 촬영은 여러 각도에서 정확히 촬영된 것이어야 한다. 골주사와 CT, MRI 등이 병소의 상태와 전이 여부를 구명하는 데 도움이 된다(그림 11-28).

치료 유잉육종의 치료는 생검에 의한 정확한 진단이 전제된다. 현미경 하에서 비슷한 소견을 보이는 종양들, 예를 들면 랑그한 조직구증, 전이된 신경아세포종 *neuroblastoma*, 림프종 등과 감별이 쉽지 않음에 유념해야 한다. 치료는 항암 화학요법은 필수적이고, 병소를 어떻게 처리하느냐가 선택의 문제이다. 병소부위를 넓게 절제 *marginal excision*하고 방사선 치

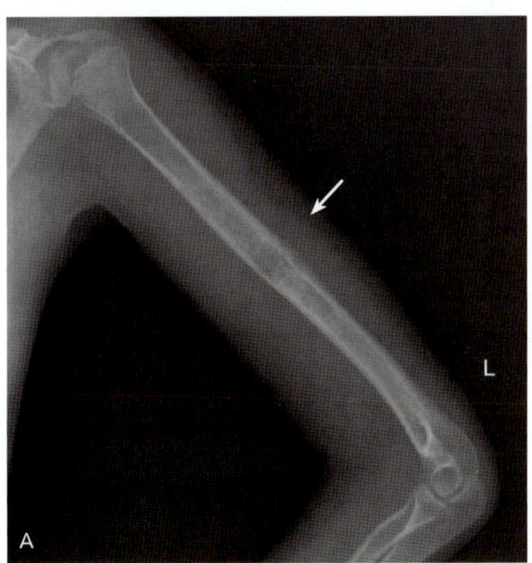

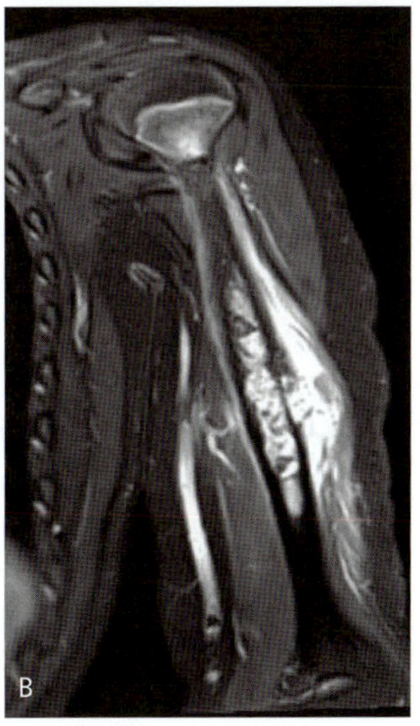

그림 11-28 ▸ 유잉육종(Ewing's sarcoma). 골 파괴와 함께 전형적인 여러 겹의 골막반응(onion skin type)이 보인다. 골막반응의 양쪽 끝에는 삼각형의 골막반응이 보인다(Codman's triangle). 후자는 대개 양성의 반응성 뼈(reactive bone)이다(A). MR 소견(B). 뼈 밖으로 터져나간 연부조직 덩어리가 보인다. 연부조직 덩어리를 일찍 만드는 것이 유잉육종의 특징 중의 하나이다.

료를 할 수도 있고, 지체구조수술을 할 수도 있다. 예후는 적극적인 치료에 의하여 조금씩 향상되어 근래의 보고에 의하면 5년 생존율이 60%에 접근하고 있다.

참고문헌

1. Alston ELJ, Ecklund K, Al-Ibraheemi A. Pediatric bone tumors. Surg Pathol Clin. 2025;18(3):581-595.
2. Campanacci M, Capanna R, Picci P. Unicameral and aneurysmal bone cysts. Clin Orthop Relat Res. 1986;204:25–36.
3. Enneking WF. A system of staging musculoskeletal neoplasms. Clin Orthop Relat Res. 1986;204:9–24.
4. Healey JH, Ghelman B. Osteoid osteoma and osteoblastoma. Clin Orthop Relat Res. 1986;204:76–85.
5. Lodwick GS, Wilson AJ, Farrel AJ, Virtama P, Dittrich F. Determining growth rates of focal bone lesions from radiographs. Radiology. 1980;134:577–583.
6. Makley JT, Carter JR. Eosinophilic granuloma of bone. Clin Orthop Relat Res. 1986;204:37–44.
7. Schwartz HS, Zimmerman NB, Simon MA, Wrobel RR, Millar EA, Bonfiglio M. The malignant potential of enchondromatosis. J Bone Joint Surg Am. 1987;69A:269–274.
8. Springfield DS, Copanna R, Gherlinzoni F, Picci P, Campanacci M. Chondroblastoma. J Bone Joint Surg Am. 1985;67A:748–755.
9. Springfield DS, Schmidt R, Graham-Pole J, Marcus RB, Spanier SS, Enneking WF. Surgical treatment of osteosarcoma. J Bone Joint Surg Am. 1988;70A:1124–1130.
10. Iacobellis G, Leggio A, Salzillo C, Lucà S, Ortega-Ruiz R, Marzullo A. Analysis and historical evolution of pediatric bone tumours: the importance of early diagnosis in the detection of childhood skeletal malignancies. Cancers. 2025;17(3):451.

CHAPTER 12

키와 성장

Stature and Growth

사회적으로 키가 큰 관심거리로 등장해 있다. 키는 심한 영양결핍, 외상 등과 같은 특별한 가해인자가 없는 한 예정된 만큼 자란다. 키가 자라는 속도는 매년 똑같지 않고, 완급이 있는 일정한 경향을 가진다. 키의 성장 속도는 cm/년으로 표시한다. 성장 속도의 추세를 나타내는 그래프에는 두 개의 봉우리가 있다. 첫 번째 봉우리는 출생부터 3~4세까지이고, 두 번째 봉우리는 11세부터 14~15세까지이며, 이 봉우리들을 각각 제1 급성장기 *growth spurt*, 제2 급성장기라고 부른다. 개인이 그리는 성장 곡선은 경향에 부합되면서도 조금씩 개인차를 보인다. 이러한 현상을 이해하고 대처하는 것이 중요하다.

성장 속도

신생아의 평균 신장은 50 cm이다. 신생아는 첫 1년 동안 25 cm 정도 자라서 첫 돌에 출생 시의 1.5배, 75 cm가 된다. 1~2세에는 1년에 평균 10 cm, 2~3세에서는 8 cm, 3~4세에서는 7 cm씩 자란다. 만 4세의 평균 신장은 남녀 모두 약 1 m가 된다. 신생아의 체중은 평균 3200 g이며, 1세의 체중은 평균 9~10 kg, 2세는 12 kg, 3세는 14 kg, 4세는 16 kg으로써, 4세까지의 체중증가는 매년 2~2.4 kg이다. 사춘기의 시작은 남아는 평균 11세, 여아는 9세로, 여아에서 약 1~2년 빠르게 시작한다. 여아에서 초경은 평균 12년 3개월에 나타나며, 초경 후에도 성장이 끝나는 14~15세까지 평균 6 cm 더 큰다. 제2 급성장기 동안에 키의 성장 속도가 가장 빠른 나이는 남아는 13세로써 연간 10 cm 자라고, 여아는 11세로써 연간 8 cm 자란다. 13세 전에는 대개 여아가 남아보다 키가 크다. 그러나 13세 이후에는 남아의 성장 속도가 빨라진다. 성인의 신장은 남자 173.4 cm, 여자 160.7 cm로 남자가 여자보다 약 12 cm 더 크다. 체중은 14세에서 남녀 거의 비슷하고, 성년에 이르면 남자가 여자에 비하여 10 kg 정도 많아진다(그림 12-1, 12-2).

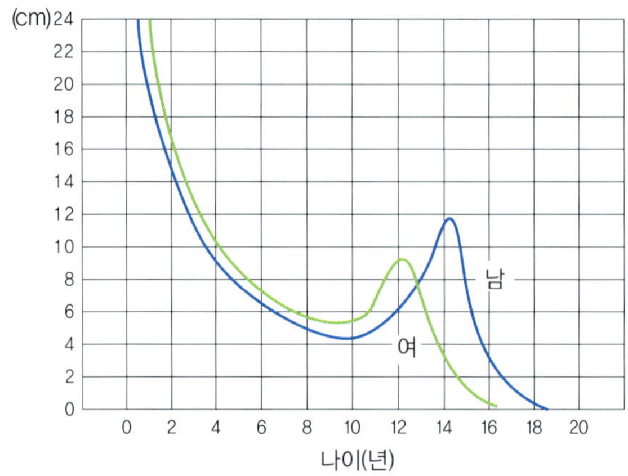

그림 12-1 ▸ **제2 급성장기(2nd growth spurt)에 해당하는 사춘기에 보이는 성장치(m/년).** 남녀별로 시작하는 해와 끝나는 해가 다르고, 성장치도 다르다.

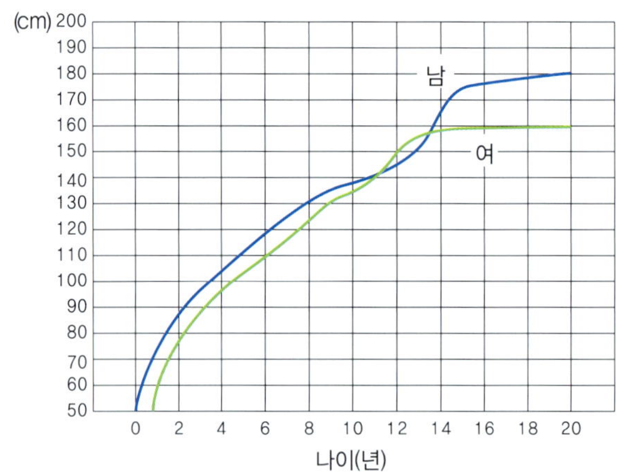

그림 12-2 ▸ **나이에 따른 신장 증가.**

뼈의 성장

뼈가 두꺼워지는 것은 골막의 막내골형성 *membranous bone formation*에 의하고, 뼈가 길어지는 것은 성장판의 연골내골형성 *enchondral ossification*에 의한다. 뼈의 성장은 성장호르몬의 영향을 받는다. 사지의 장관골이 성장하는 데 있어서 위아래 성장판의 기여도는 각기 다르다. 대퇴골은 원위 성장판에서 65%, 근위 성장판에서 35%의 비율로 자라고, 경골은 근위 성장판에서 55%, 원위 성장판에서 45%의 비율로 자란다. 인체에서 가장 많이 자라는 부위는 무릎 부위로써, 대퇴골의 원위 성장판은 1년에 1 cm, 경골의 근위 성장판은 1년에 0.7 mm씩 자란다. 상지의 상완골은 근위 성장판에서 80%, 원위 성장판에서는 20% 비율로 자라고, 전완골은 근위 성장판에서 20%, 원위 성장판에서 80%의 비율로 자란다(그림 12-3, 12-4).

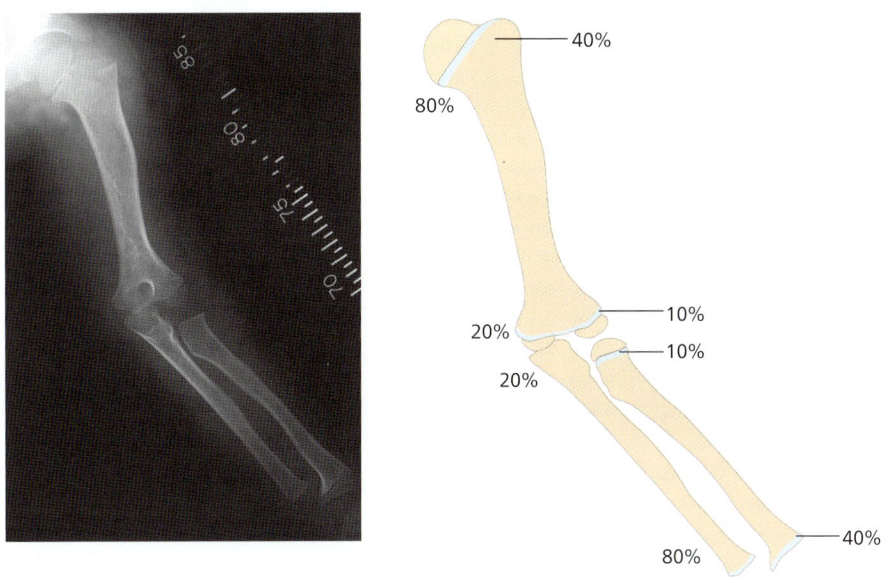

그림 12-3 ▸ 상지의 장관골에서 성장판의 성장 기여치(%). 좌측 수치는 각 뼈에서의 기여치이고, 우측 수치는 상지 전체에 기여치이다.

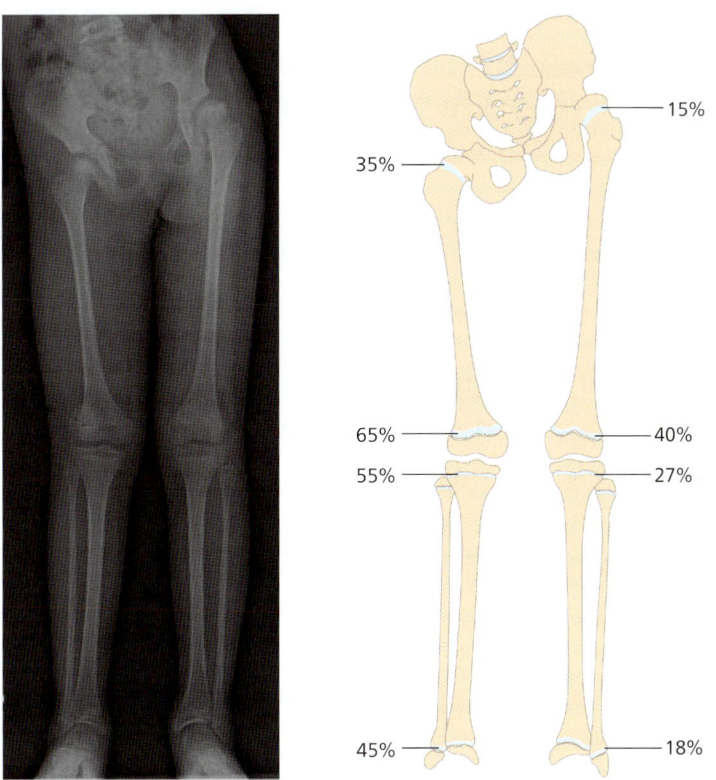

그림 12-4 ▸ 하지의 장관골에서 성장판의 성장 기여치(%). 좌측 수치는 각 뼈에서의 기여치이고, 우측 수치는 하지 전체에 기여치이다.

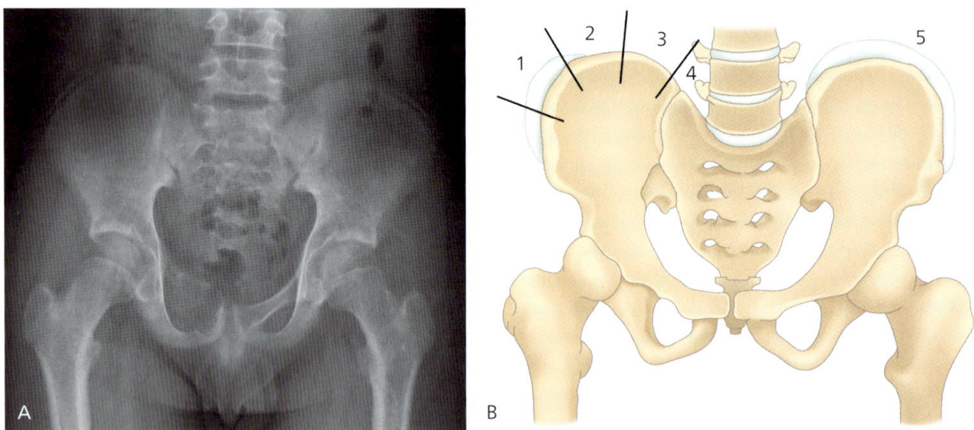

그림 12-5 ▸ **골격성장의 지표로서 주로 쓰이는 리써 등급(Risser sign).** X선 사진(A)과 개념도(B). 장골능(iliac crest)의 골단이 앞에서 나타나서 뒤로 연장되고 유합되는 과정을 5단계로 나누었다. 유합이 완료되면 더 이상의 성장이 없다고 판단한다.

성장판

뼈의 성장판은 사춘기가 시작하면서 닫히기 시작한다. 성장판의 닫힘은 남아의 경우 제2차 성징이 나타나기 시작한 후 2~3년, 여아의 경우 초경 후 2~3년에 완료된다. 성장판이 닫히면 더 이상 키가 크지 않는다. 상하지의 성장판이 닫히는 연령이 사람마다 다르지만 평균적으로 남아는 15~17세, 여아는 13~15세이다. 척추 뼈의 성장판은 상하지보다 2~3년 늦게 닫힌다. 성장판이 닫히는 과정은 X선상에 나타나며, 골반의 장골능골단 *apophysis* 에서 잘 볼 수 있다(그림 12-5).

12.1 저신장 _Short Stature

키가 작은 정도는 원인이 되는 질환의 종류와 이환 정도에 따라서 차이가 난다. 성장호르몬이나 갑상선 호르몬 결핍성에 의한 저신장은 작은 정도가 다양하다. 선천성 골격계 질환 중에서 연골무형성증의 키는 120~130 cm, 저연골형성증은 130~140 cm, 가연골무형성증은 100~110 cm, 다발성 골단이형성증은 140~160 cm 정도이다. 가족성 저신장은 부모의 키가 2SD(표준편차) 이하인 경우이며, 대개 아버지의 키가 160 cm 이하, 어머니의 키가 150 cm 이하인 경우가 해당된다. 특발성 저신장증은 원인 질환이 없고, 부모의 키도 정상인 경우에 해당된다. 특발성 저신장증은 전체 아동 중에서 3~10% 이하의 키에 해당되는 경우이며, 남자 162~166 cm, 여자 151~154 cm 전후의 키이다.

성장에 관여하는 호르몬은 성장호르몬, 갑상선호르몬, 인슐린, 성호르몬, 부신피질호르몬 등이다. 이들 호르몬 중 어느 한 가지라도 부족하거나 너무 많으면 성장장애가 일어날 수 있다. 성장호르몬 결핍으로 인한 성장장애는 10~15% 정도에 불과하다. 성장호르몬 치료로 키가 더 클 수 있는 질환은 성장호르몬 결핍증, 터너 *Turner* 증후군, 만성 신질환 등

표 12-1 저신장의 원인들

저신장의 원인들
성장호르몬의 분비가 저하된 뇌하수체질환
내분비질환으로 갑상선 기능저하증
비타민 D 결핍성 혹은 저항성의 구루병
염색체이상으로 인한 터너 증후군(Turner syndrome)
다운 증후군(Down syndrome)
프라더 윌리 증후군(Prader-Willi syndrome)
누난 증후군(Noonan syndrome)
레쎌-씰버 증후군(Russel-Silver syndrome)
연골무형성증(achondroplasia)
저연골형성증(hypochondroplasia)
가연골무형성증(pseudoachondroplasia)
다발성 골단이형성증(multiple ephyseal dysplasia)
가족성 저신장(familial short stature)
특발성 저신장(idiopathic short stature) 등

이다. 이 질환들도 동반되어 나타나는 다른 이상들을 동시에 치료해야 성장호르몬의 효과를 볼 수 있다. 그러기 위해서는 혈액검사로 성장에 관계된 호르몬들을 측정하고, 또 간 기능과 신장기능도 검사해야 한다. 뼈 나이를 측정하기 위한 방사선 촬영도 필요하다. 염색체 이상이 의심되는 경우에는 염색체검사가 필수적이다(표 12-1).

12.1.1 성장호르몬 결핍증 _*Growth hormone deficiency*

성장호르몬 결핍증의 원인은 두 가지, 즉 선천성과 획득성으로 나눌 수 있다. 선천성 결핍증은 난산 등으로 인해 뇌하수체가 손상된 경우와 아예 선천적으로 뇌하수체가 발달되지 않은 경우 등이다. 획득성 결핍증은 출생 후 뇌종양이나 결핵성 뇌막염 등의 질병, 방사선치료 등으로 시상하부 및 뇌하수체가 손상되어 성장호르몬의 분비장애가 유발된 경우이다.

증상 성장호르몬 결핍의 증상은 성장지연과 저신장이다. 출생 당시에는 정상으로 보이나 생후 6개월경부터 증상이 나타난다. 성장호르몬이 심하게 부족한 경우 일반적으로 키가 작고 통통하며 얼굴이 둥글다. 그 밖에 불안감을 떨치지 못하고, 활력이 줄어들며, 당분을 많이 먹는 현상이 온다. 또 정신적인 성숙이 이루어지지 않으며, 기억력도 좋지 않다. 선천적 결핍증에서는 신생아 때부터 저혈당 증상이 나타난다. 성호르몬도 뇌하수체에서 생성되므로 성호르몬 분비 장애가 동반될 수 있다. 이 경우 성기가 왜소하다.

진단 성장호르몬 분비 저하는 소아의 키가 성장곡선에서 제 또래의 아래 3% 구역에 있거나 한 해의 성장치가 4 cm 이하이면서 복부 비만, 음경 왜소, 근무력증 등이 있으면 의심해 보아야 한다. 성장호르몬이 정상적으로 분비되는지를 확인하기 위한 검사는 생리적인 자극검사와 약제에 의한 자극검사가 있다. 성장호르몬 결핍이 있으면 또 완전 결핍인가, 아니면 부분적 결핍인가도 알아야 한다.

기질성 질환에 의한 성장호르몬의 분비 장애는 확진을 위하여 부하실험을 시행한다. 부하실험으로는 인슐린 *insulin* 부하, 아르기닌 *arginine* 부하, 엘도파 *L-dopa*, 크로니딘 *clonidin* 부하, 글루카곤 *glucagon* 부하 등이 있다. 여러 가지 검사를 동시에 시행하는 이유는 정상적인 아동의 경우에도 10~20% 정도에서 성장호르몬 치수가 감소된 반응을 보일 수 있기 때문이다. 두 가지 이상의 검사에서 똑같은 이상을 보이는 경우는 정상에서는 극히 드물다. 성장호르몬의 혈중 농도가 7 ng/mL 이하이면 완전 결핍이고, 7~10 ng/mL이거나 다른 검사 방법에서 상반된 반응이 나타나면 부분적인 결핍이다.

치료 저신장의 원인이 성장호르몬의 결핍이면 성장호르몬 대체요법이 필요하다. 이 경우 성장호르몬 투여는 빠르면 빠를수록 좋다. 성장판이 닫히기 전에 투여하는 것이 중요하다. 성장판이 닫히고 난 뒤에는 성장호르몬 효과를 기대할 수 없기 때문이다.

12.1.2 가족성 저신장 _*Familial short stature*

가족성 저신장은 부모들로부터 물려받은 유전적인 요인 때문에 키가 자라지 않는 상태를 말한다. 어느 정도를 가족성 저신장으로 분류할 것이냐는 아직 일정한 기준이 없다. 그러나 보통 다 자란 키가 140 cm 안팎이고, 부모나 다른 가족들도 이 정도의 키에 속하면 가족성 저신장증으로 분류한다. 가족성 저신장증에 대한 성장호르몬 치료는 효과가 확실하지 않다. 가족성 저신장에 대하여 성장호르몬 결핍증 환자에게 투여하는 것보다 많은 양의 성장호르몬제를 장기간 투여하면, 성장 속도가 빨라진다는 보고가 있다. 그러나 성인이 되었을 때의 최종 키는 부모로부터 유전적으로 타고난 키의 범위를 능가하지 못한다는 의견이 지배적이다. 가족성 저신장증 어린이나 청소년에 대한 성장호르몬 치료는 아직 많은 연구가 필요한 단계이다.

12.1.3 체질성 성장지연 _*Constitutional growth delay*

체질성 성장지연은 4~5세경부터 또래들보다 자라는 속도가 눈에 띄게 처지고, 성장곡선에서 3% 이하의 범위에 속하고, 출생 나이에 비해 뼈 나이가 2~4년 정도 늦는 경우를 말한다. 또 사춘기도 늦게 시작한다. 대개 부모들도 늦게 자랐고, 부모들의 사춘기도 늦게 시작되었다는 가족력을 공통점으로 가진다. 그러나 최종적인 키는 정상 범위에 속하며, 성적인 발달이나 다른 신체 상태에도 별 이상이 없다. 이런 경우에 속하는 아이들에게 성장호르몬제를 투여해 치료하면 성장 속도가 빨라진다. 그러나 성장호르몬 치료를 중단하게 되면 성장 속도는 다시 느려진다. 또 최종적인 키에서 치료의 효과를 확실히 증명할 수도 없다.

12.2 과신장증 _Overgrowth Syndrome

과신장은 체중, 키, 머리둘레가 같은 나이의 평균보다 높은 2~3배의 표준편차에 해당되는 경우를 말한다. 과신장군은 정상인군에 비교하여 암의 발생률이 높은 것으로 알려져 있다. 과신장의 원인으로 여러 가지 질환들을 들 수 있다(표 12-2).

12.2.1 거인증 _Gigantism

거인증은 같은 성, 같은 나이의 평균신장의 표준편차보다 3배 이상 큰 경우이다. 거인증의 가장 흔한 원인은 뇌하수체성 거인증이다. 뇌하수체에서 성장호르몬이 정상보다 많이 분비되어 성장판이 닫히기 전에, 혹은 2차 성징이 나타나기 전에 성장판 및 관절연골의 연골세포가 많이 증식되어 거인증이 된다. 뇌하수체의 종양이 있는 경우 성선자극호르몬 *gonadotrophic hormone*의 분비부전을 일으켜 성장판의 폐쇄기가 늦어지면 키가 계속적으로 크게 된다. 뇌하수체성 거인증은 성장호르몬을 분비하는 뇌하수체 전엽의 호산성세포 *acidophilic cell*의 선종 *adenoma*에 의한 경우가 많다.

표 12-2 과신장의 원인들

Beckwith-Wiedemann Syndrome
Sotos Syndrome
Weaver Syndrome
Simpson-Golabi-Behmel Syndrome
Perlman Syndrome
Bannayan-Riley- Ruvalcaba -Smith Syndrome
Macrocefalia-Cutis marmorata telangiectatico congenito
Marshall-Smith Syndrome
Costello Syndrome
Non-syndromic overgrowth with mental retardation
Non-syndromic overgrowth without mental retardation
Isolated hemihypretrophy/hemihyperplasia
Proteus Syndrome
Klippel-Trenaunay syndrome
Parkes Weber syndrome
Sturge-Weber syndrome
Maffuci syndrome
Neurofibromatosis
Fragile X syndrome
성장호르몬 과잉분비증(거인증)

증상 거인증의 증상으로는 유아기에 이미 표준 이상의 발육징후를 보이며, 2차 성장촉진 시기인 10~15세에 현저하게 키가 자란다. 동체보다 사지의 장관골이 더 자라기 때문에 상반신에 비하여 하반신이 좀 더 길어진다.

치료 뇌하수체종양을 확인하기 위해서는 MRI와 CT scan이 필요하다. 치료는 조기에 종양을 적출하는 것인데, 종양이 너무 커져 수술이 불가능한 경우와 경증의 경우에는 수술 대신 방사선 요법이나 약물요법을 시행할 수 있다.

예후 성장이 종료된 이후에 성장호르몬의 과도분비가 계속되면 말단거대증 *acromegaly*이 나타난다. 손가락, 발가락 끝과 하악골 등 말단 부위가 두꺼워지고, 관절면에서는 불규칙한 연골증식이 일어나서 조기에 퇴행성 관절염을 일으킨다. 또한 당을 배설하는 역치가 낮아지면서 당뇨병 상태를 동반하기도 한다. 뇌하수체 종양을 치료하지 않고 방치하면 20세가 넘을 무렵부터 종괴가 뇌하수체의 다른 세포들을 압박하여 뇌하수체의 전반적인 기능저하 증상을 가져온다. 또 잦은 감염증과 진행성 쇠약 등으로 비교적 젊을 때 사망하는 경우가 많다. 혈액 중의 성장호르몬을 측정하면 이상증가를 볼 수 있다.

12.3 키 성장을 위한 치료

12.3.1 키 성장에 도움이 되는 음식

키의 성장은 연령에 맞게 필요한 영양소를 골고루 섭취하는 것이 중요하다. 우리가 섭취한 칼슘은 혈액 내에 칼슘농도가 높을 때에는 뼛속에 축적되어 키가 크는 데 도움이 된다. 그러나 섭취한 열량이 부족하거나 영양분이 균형을 이루지 못하여 칼슘농도가 낮게 되면 뼈의 성장이 저하되거나 부러지기 쉬운 약한 뼈를 만들게 된다. 균형 잡힌 식사를 하지 못하면 키가 크더라도 튼튼하지 못하여 충격을 받을 시에 골절이 되기 쉽다. 따라서 왕성하게 성장하는 어린이나 청소년들에게 우유나 해조류, 멸치 같은 칼슘이 풍부한 음식과 영양요소가 고르게 들어 있는 식단은 매우 중요하다.

12.3.2 키에 도움이 되는 운동

키가 자라기 위해서는 근육의 길이가 길어지며 근육의 긴장력이 증가될 수 있는 운동이 효과적이라고 알려져 있다. 운동종목으로는 스트레칭 체조와 조깅, 배구, 테니스, 중장거리 달리기, 수영, 농구, 에어로빅, 무용 등이 있다. 이런 운동들은 신체의 일부만을 편중되게 사용하는 것이 아니라 신체의 각 관절과 근육 및 인대가 늘어나는 결과를 가져오는 운동들이다. 이러한 운동을 규칙적으로 하면 근육의 양을 증가시켜 근력이 증진되며, 뼈가 튼튼해지고 근육과 인대의 움직임에 따라 성장판이 자극을 받아 성장이 촉진되고 키가 크는 데 실질적인 도움이 된다. 또한 운동은 키의 성장뿐만 아니라 강인한 근육을 형성하고, 몸 안의 체지방량을 적정한 수준으로 유지해주어 비만을 예방하기도 한다.

키 크는 체조의 원리는 신체 각 부위별 성장판을 자극하여 뼈의 세포분열과 증식을 도와 신체의 성장을 돕는 것이다. 그리고 근육과 관절을 충분히 움직여 유연성을 길러줌으로써 관절의 가동범위를 넓히고 동작을 반복하는 과정에서 근육과 탄력성을 길러준다. 소아들의 성장은 유전, 영양, 신체활동, 환경, 호르몬 등의 기타 요인에 의해서 조절된다. 이 중에서 영양과 운동의 역할은 후천적인 요소로서 조절 가능할 뿐만 아니라 비교적 쉽기 때문에 저성장에 대한 대책이 될 수 있다.

12.3.3 성장호르몬 _*Growth hormone*

저신장 환자의 성장호르몬 치료는 성장호르몬 부족으로 인해 발생하는 성장 지연을 보완하기 위하여 시행된다. 성장호르몬 치료는 간에서 IGF-1 생성을 촉진하며, 생성된 IGF-1은 성장판에서 새로운 골조직의 생성을 유도하고 조직의 형성 지원, 근육 성장을 촉진하는 역할을 한다. 이외 단백질 합성을 촉진하여 근육과 조직의 성장을 지원하며, 성장판의 골 성장을 도와준다.

12.3.3.1 성장호르몬의 제형

성장호르몬 제형은 크게 액상 제제와 동결 건조 분말 제제로 나눌 수 있다. 액상 제제는 용액의 형태로 만들어진 제품이며, 주사약을 준비하는 과정이 편리하고 휴대가 간편하다. 그 이외에 주사 시간 단축, 일정한 농도, 희석할 때 생기는 기포로 인한 약 손실이 적은 장점이 있다. 특히 펜 타입 주사제는 여러 번의 용량이 한꺼번에 준비되어 있고, 주사 시에 바늘만 끼우면 되기 때문에 연속 투여에 편리하다. 대표적인 펜 타입 주사제로는 노디트로핀 노디렛 펜 주와 유트로핀 펜 주가 있다. 동결건조 분말제제는 주사용 증류수 등을 사용하기 전에 직접 섞어서 용해를 시킨 후 사용하는 제품으로 대표적인 것에는 유트로핀 주, 유트로핀 플러스 주와 디클라제 주가 있다. 이러한 제제의 제품들은 주사기를 이용하여 바이알, 즉 작은 유리병 속에 들어있는 건조분말을 제품에 첨부된 용액으로 용해시킨 후 원하는 용량을 뽑아서 주사한다(그림 12-6).

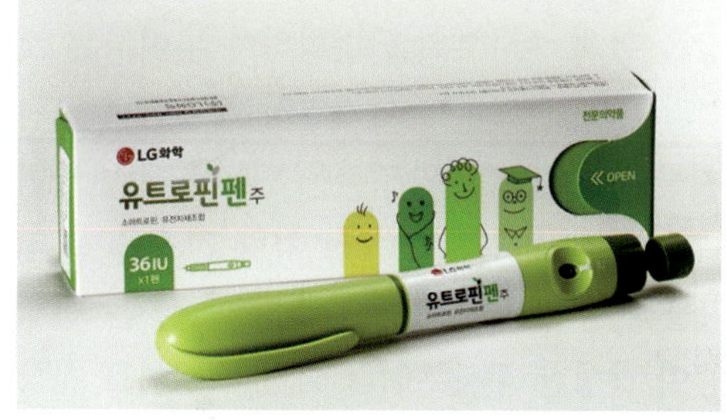

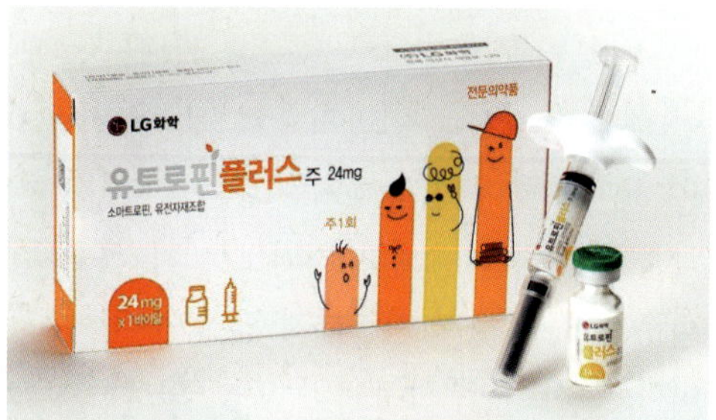

그림 12-6 ▸ **대표적인 성장호르몬 제형**. 좌측은 액상 제제, 우측은 동결 분말 제제이다.

12.3.3.2 주사용량

성장호르몬제 투여의 기준이 되는 것은 환아의 몸무게이다. 투여용량은 대개 몸무게 1 kg/1주일당 0.5~0.8단위이다. 일주일 동안의 용량을 5~6회로 나누어서 주사한다.

12.3.3.3 주사시간

일반적으로 성장호르몬은 자기 전 일정한 시간에 투여함이 권장되는데 이는 야간에 체내의 성장호르몬이 가장 활발하게 분비되기 때문이다. 그러나 이에 대한 명확한 근거가 부족하기 때문에 밤에 투여하는 것이 어려워서 투약을 건너뛰는 경우가 자주 발생한다면 투여하기 편한 시간을 임의로 정해 놓고 투여하는 것도 좋은 방법이다. 주사에 따른 통증이 거의 없기 때문에 보호자가 배워서 집에서 주사하는 경우가 많다.

12.3.3.4 주사부위

성장호르몬은 근육이나 진피가 아닌 피하조직에 주사해야 한다. 주사부위로는 주로 배에 주사할 때는 배꼽에 너무 가까이 주사하지 말고 배꼽을 중심으로 반경 2.5 cm 이상 떨어져 주사를 하는 것이 좋다. 주삿바늘은 45도나 90도 각도로 찌를 수 있으며, 펜을 사용하는 경우에는 90도로 찌르도록 한다(그림 12-7).

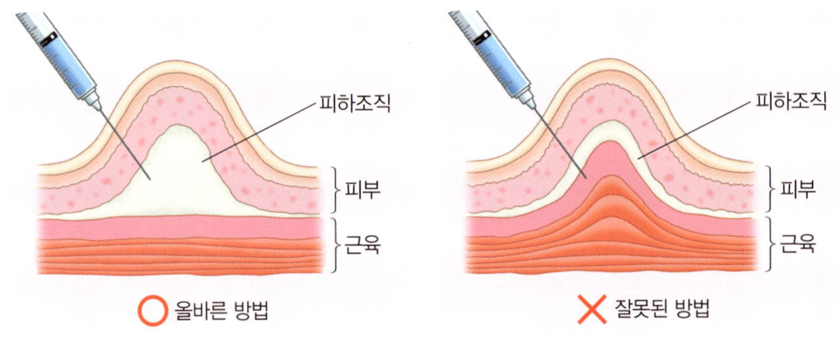

그림 12-7 ▸ 성장호르몬 주사는 근육이나 진피가 아닌 피하조직에 주사해야 한다.

반복적으로 주사를 투여할 때에는 피부 건강을 위해 주사부위를 순환하여 투여하는 것이 매우 중요한데 일반적으로 배, 엉덩이, 다리, 팔 등을 골고루 돌아가면서 시행한다(그림 12-8). 한 곳에 반복적으로 주사를 할 경우 상처를 유발하고 지방조직을 단단하게 만들어 약물의 흡수를 방해하게 되므로 각각의 주사부위는 일반적으로 2.5 cm 가량 간격을 둔다. 피부가 접착제에 민감하지 않으면 각 주사부위를 작은 밴드로 표시하는 것도 좋은 방법이다. 주사 후 주사부위의 부종, 화상, 발적, 염증이 발생한 주사부위나 이전의 투여로 손상된 부위는 피해야 한다.

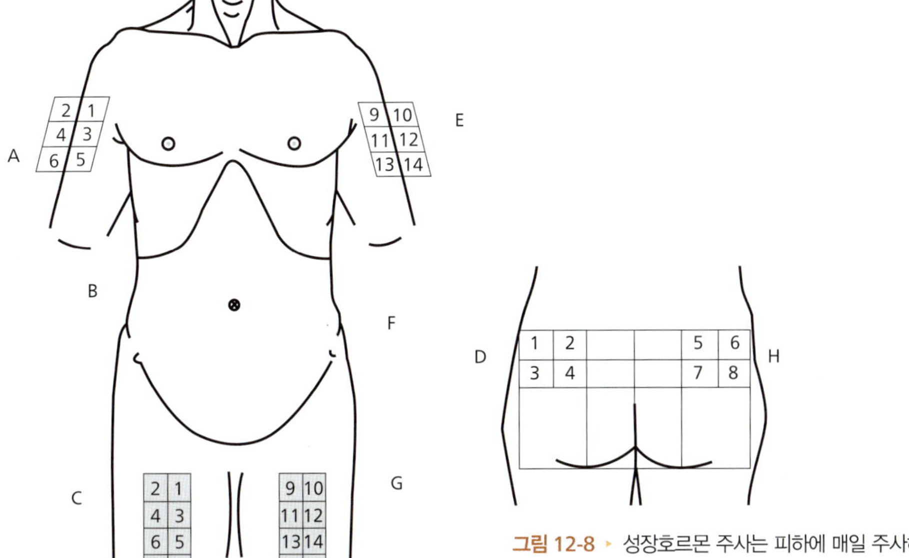

그림 12-8 ▸ 성장호르몬 주사는 피하에 매일 주사하며 매일 부위를 바꿔가면서 한다.

12.3.3.5 추적 관찰

성장호르몬으로 치료를 시작한 경우에는 2~3개월 간격으로 성장치를 추적한다. 성장호르몬제 치료의 평가기준은 명백하지 않다. 일반적으로 최종 신장 분포에서 하위 25% 범위까지 올라오면 성공적이라고 평가한다. 성장호르몬 치료를 하는 동안에 크는 키가 일 년에 7 cm 이하이면 재조사가 필요하다. 이럴 경우에는 갑상선 기능검사, 성장호르몬 항체 유무, 또 의사의 지시에 따라 성장호르몬제 주사를 정확하게 맞았는지 여부를 점검한다. 이들 가능한 원인의 점검에 이상이 없으면 성장호르몬제의 용량을 늘린다.

12.3.3.6 부작용

0.375 mg/kg 이상의 고단위처방을 지속할 경우 장기적으로 어떤 효과가 있는지, 또 어떤 부작용이 있는지에 대한 답은 아직 분명하지 않다. 성장호르몬 주사 시에 여성형 유방, 반점의 크기 증가, 특발성 두개내 고혈압이나 관절통 등이 있을 수 있고, 갑자기 키가 커지면서 고관절이나 무릎관절의 통증을 느낄 수 있다. 성장호르몬은 2형 당뇨병 발생과의 연관성은 낮은 것으로 보고되고 있으나, 항인슐린 효과가 있어 혈당을 증가시키는 작용이 있기 때문에 주기적인 혈당검사가 필요하다. 간혹 성장호르몬 치료와 암 발생의 연관성을 지적하는데, 치료 중 인슐린양 성장인자-I의 농도를 생리적 농도 이하로 유지하면 백혈병이나 종양 발생 등의 위험성은 없다. 이외에도, 성장판의 연골세포가 성장호르몬에 과민하게 반응하여 성장판 분리가 일어날 수 있다. 고관절에서 드물게 보는 대퇴골두 성장판 분리 *slipped capital femoral epiphysis*가 그 예이다. 성장호르몬이 척추측만증의 발생률을 증가시킨다는 증거는 없으나 신속한 성장을 경험한 소아에서 척추측만증이 진행할 가능성은 있다. 따라서 성장호르몬으로 치료 시에 척추측만증 환아는 측만각도의 진행 여부를 점검해야 한다.

12.3.3.7 치료 효과 평가

성장호르몬 결핍증에 대한 성장호르몬제 치료로 기대할 수 있는 성장치는 투여가 시작된 첫해 9~12 cm, 둘째 해 6~7 cm, 셋째 해 5~5.5 cm, 넷째 해 4.5~5 cm, 다섯째 해 4~4.5 cm 정도이다. 환아의 뼈 나이가 어릴수록, 투여기간이 길수록, 부모들의 키가 클수록 성장호르몬 치료의 기대효과는 크다. 성장호르몬제 치료는 성장을 촉진시킬 뿐만 아니라 근육량을 늘려주고, 지방조직은 감소시키며 활력을 갖게 해준다. 치료를 계속함에 따라 효과가 줄어드는 경향이 있는데, 그 이유는 확실히 알려져 있지 않다.

12.3.3.8 치료 기간

성장호르몬 치료의 기간은 아직 정해져 있지 않다. 치료의 목표 지점을 정해두는 것이 치료 기간을 정하는 방법이 될 수 있다. 성장호르몬제 치료의 목표는 이론적으로는 부모로부터 타고난 유전적인 키까지 다 자라도록 하는 것이다. 이것은 질병이나 다른 요인들에 의하여 자라지 못한 결핍치를 채워주는 것이다. 그러므로 성장호르몬제의 투여는 성장이 거의 끝났다고 판단될 때까지 지속한다. 성장이 끝났는지 여부의 판단은 출생 나이와 뼈 나이를 함께 참작한다. 여아들은 초경이 시작된 지 2년 정도면 성장이 완료되고, 남아들은 늦게까지는 20세까지도 성장한다. 이런 점을 참작해서 평균 성장치가 1년에 2~3 cm 이하로 떨어질 때까지 성장호르몬제를 투여한다.

특발성 성장호르몬 결핍증의 일부에서 사춘기가 지나면서 성장호르몬의 분비가 정상적으로 회복되는 예가 있다. 그러므로 사춘기가 되면 성장호르몬 분비 여부를 다시 검사해 보아야 한다. 뇌하수체 종양이나 수술, 방사선 치료 등으로 생긴 후천성 성장호르몬 결핍증은 성장호르몬이 자연적으로 회복되지 않는다. 후자의 경우 성장기는 물론, 그 이후 일생 동안 성장호르몬 치료를 받아야 한다. 성인이 되어서도 일정한 양의 성장호르몬이 필요하기 때문이다. 성년에서 성장호르몬이 부족하면 근육과 뼈가 약해지고, 지방축적이 늘어나고, 또 동맥경화에 의한 뇌졸중, 심근경색증이 늘어난다. 성장이 끝난 뒤의 성장호르몬 유지요법은 훨씬 적은 양을 요한다.

12.3.4 사지 연장술 *_Distraction osteogenesis*

12.3.4.1 일리자로프 수술 _Ilizarov surgical method

20세기 중반, 사람의 뼈를 인위적으로 부러뜨린 뒤 기구를 써서 서서히 늘리면 그 공간에 새 뼈가 생성되고, 결과적으로 뼈가 길어지는 현상을 발견하였다. 일리자로프 수술은 이 현상, 즉 뼈를 부러뜨리면 절골 간극에서 가골 callus이 생성되고, 이 가골을 조건에 맞추어서 천천히 늘리면 양쪽 뼈 끝으로부터 절골 간극의 중심을 향하여 뼈가 생성되는 현상을 이용하는 뼈의 연장술이다(그림 12-9).

사지 연장술의 대표적인 방법인 일리자로프 수술은 독창적인 원통형의 외고정기구를 이용하여 뼈를 늘리는 방법이다. 일리자로프 수술은 개인의 특수성에 따라 조금씩 차이가 있지만, 대개는 정해진 방법에 따른다. 우선 늘이고자 하는 부위의 뼈 바깥에 원통형의 외고정기

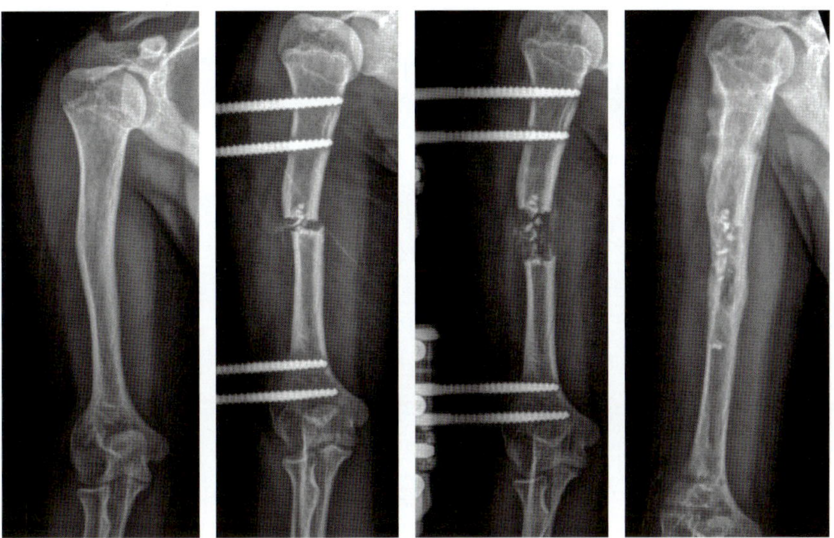

그림 12-9 ▸ **사지 연장술의 개념.** 절골 부위의 골막과 뼈끝 두 곳에서 생성되는 골조직이 인위적인 골연장을 가능하게 해준다.

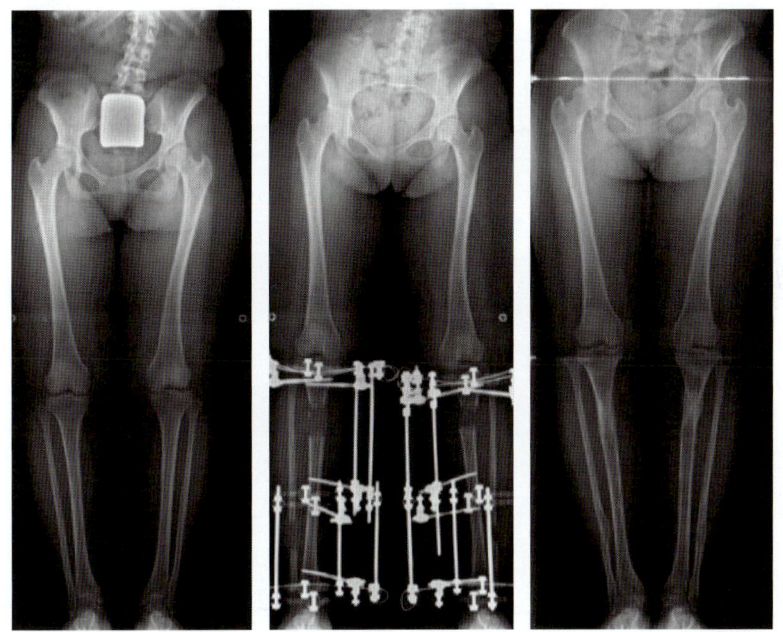

그림 12-10 ▸ **일리자로프 술식을 이용한 사지 연장술.** 인위적으로 뼈를 부러뜨린 이후 원통형의 외고정기구를 이용하여 조금식 뼈를 늘리는 방법이다.

구를 장착한다(그림 12-10). 다음으로 긴뼈의 넓은 부분을 인위적으로 부러뜨려서 외고정기구에 양쪽 토막을 각각 고정하고, 외고정기구의 나사를 이용하여 하루에 네 차례, 0.25 mm씩 모두 1 mm를 늘인다. 뼈가 길어지면서 신경, 혈관, 근육도 함께 늘어남으로써 지체가 길어지는 효과를 얻는다(그림 12-10).

일리자로프 수술의 출현으로 소아마비나 사고에 의한 지체 단축과 변형뿐만 아니라 저신장 장애인들까지 치료의 대상이 되었다. 그러나 일리자로프 수술은 외고정기구가 무겁고, 거동이 불편하고, 골연장 후 뼈가 완전히 굳을 때까지 장기간 외고정기구를 장착하고 있어야 하는 단점을 가진다. 일리자로프 기구를 조기에 제거하면 길어졌던 뼈가 다시 단축되거나 변형되는 부작용도 간혹 경험된다. 근래에는 골수강내에 골수정을 삽입하고 동시에 외고정을 시행하는 속성 연장술이 대안으로 시행되기도 한다.

12.3.4.2 속성 연장술 _Limb lengthening over an intramedullary lail

속성 연장술은 일리자로프 수술의 단점을 보완하고 거동이 용이하도록 하기 위하여 골수강내 골수정을 삽입한 후 일리자로프나 일자형 외고정기구로 고정하는 수술방법이다. 골유합이 완전할 때까지 기다리지 않고 조기에 외고정기구를 제거할 수 있어서 속성 연장술로 불린다 후에 개발된 일자형 기구는 외고정기구를 착용 중에도 환자들의 거동이 비교적 자유스러운 장점을 가진다(그림 12-11).

12.3.4.3 내고정 사지 연장술 _Intramedullary limb Lengthening

일리자로프 수술과 같이 외고정기구들을 사용하는 수술방법은 피부를 절개하여 나사와 핀을 피부 밖으로 노출시켜야 하는 것이 불가피하다. 피부 밖으로 돌출된 구조물이 있는 경우 다리를 움직이기 힘들며, 걸을 때 서로 충돌하기 때문에 보행이 어렵고 잠을 설치는 경우가 많다. 외고정기구를 착용하지 않고, 따라서 밖으로는 아무 표시도 없이 뼈 골수강 안에서

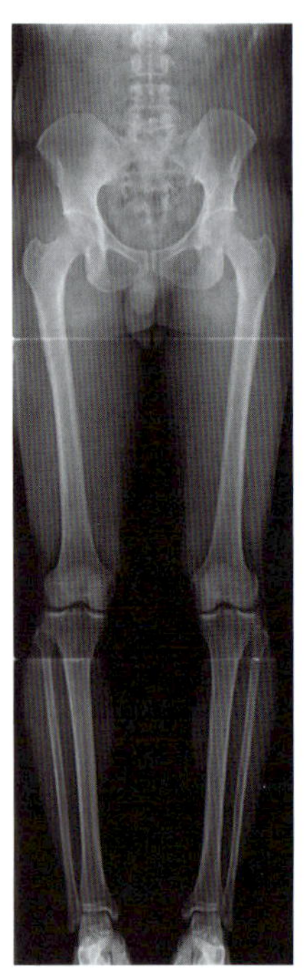
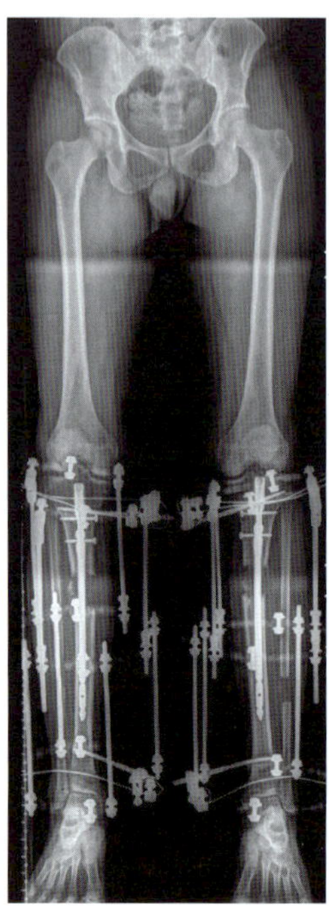
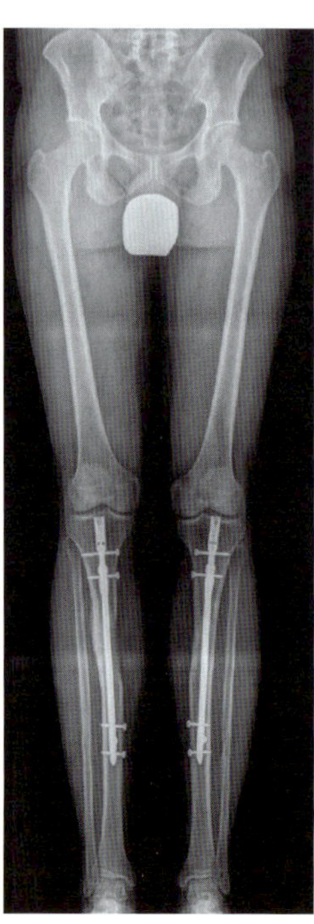
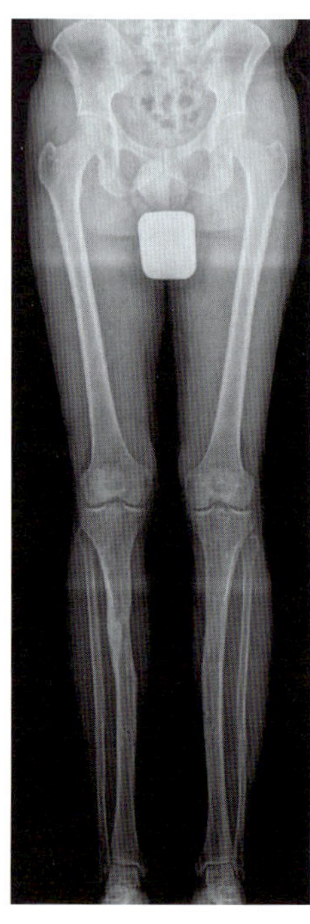

그림 12-11 ▸ 속성 연장술. 기존의 외고정기구에 추가하여 골수강내 골수정을 삽입함으로써 조기에 외고정기구를 제거할 수 있다.

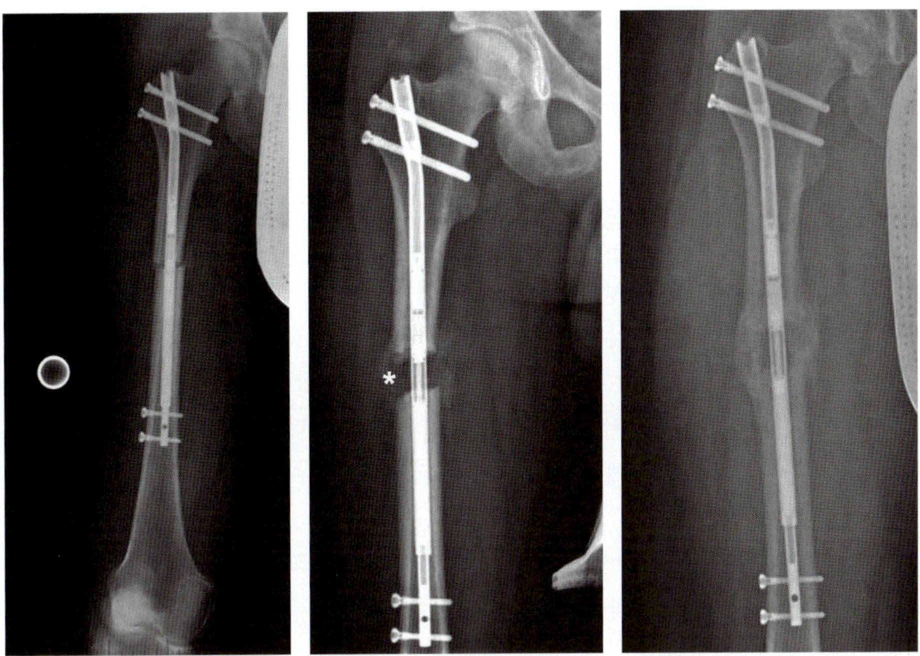

그림 12-12 ▸ **내고정 사지 연장술.** *표 부위에 외부에서 자성을 가함으로써 뼈를 늘릴 수 있다.

원하는 길이만큼 뼈를 늘리는 방법이 개발되었다. 내고정 사지 연장술은 외고정 없이 특별히 고안된 골수강내 골수정만으로 뼈의 길이를 늘리는 방법이다. 사용되는 골수강내 골수정은 자력이 가해졌을 때 길이가 늘어나도록 고안된 장치로써, 외고정의 단점을 보완한 방법이다. 내고정 사지 연장술은 골수정의 비용이 고가이고, 뼈의 연장 정도에 제한이 있는 단점이 있다(그림 12-12).

12.3.4.4 사지 연장술의 합병증

사지 연장술은 일반적인 정형외과 수술에 비하여 합병증과 후유증의 위험도가 높은 수술로서 수술 중 및 수술 후에 지켜야 할 주의사항을 준수해야 한다. 생길 수 있는 합병증은 다음과 같다.

골절. 사지 연장을 위하여 외고정기구를 사용할 경우 외고정기구의 제거 시기를 정하는 일이 쉽지 않다. 장기간 착용해야 하기 때문에 기구를 빨리 제거해달라고 재촉하는 환자들을 자주 경험하게 된다. 이럴 경우에는 외고정기구를 뽑고, 캐스트 고정을 한다. 치료가 끝난 후에 늘어난 부위에서 뼈가 다시 부러지는 경우가 종종 있다. 이 경우 2차 수술이 필요하게 된다.

감염. 외고정기구 착용 중에 생기는 핀 주위의 피부 염증은 가장 흔한 합병증이다. 치료는 창상부위에 드레싱을 자주 하고, 건조시키고, 항생제를 복용시키거나 피부에 직접 주사한다. 심하면 핀을 뽑고 다른 부위에 옮겨서 삽입하기도 한다. 뼈 자체가 감염되는 골수염은 핀이 삽입된 부위에서 생길 수 있으며, 대개는 핀을 뽑으면 치료된다. 심한 경우에는 뼈 안에 삽입된 금속정을 제거하고 뼈를 늘리는 수술을 중단할 수도 있다.

신경 및 혈관 손상. 외고정기구의 핀을 잘못 삽입할 경우 핀이 지나가는 경로의 신경이나 혈관을 다칠 수 있다. 이럴 때에는 핀을 옮겨 삽입해야 하고 필요한 경우, 손상된 신경이나 혈관을 이어주는 수술까지 해야 한다. 이러한 합병증은 드물게 발생하지만, 수술을 받는 환자도 가능성을 이해하고 있어야 한다.

관절 구축. 흔하게 나타나는 합병증으로써 뼈가 늘어나는 만큼 근육을 포함한 연부조직이 늘어나지 못하여 발생하는 증상이다. 경골을 늘리는 경우 발목관절이 첨족구축을 일으켜서 발뒤꿈치가 바닥에 닿지 않게 될 수 있다. 이런 경우 아킬레스건 연장수술이 필요하다. 대개 4~5 cm 정도 늘일 때에는 물리치료를 병행하여 예방할 수 있으나 5 cm 이상일 때는 수술하기 전에 미리 건조직을 이완시키는 수술을 하기도 한다. 대퇴골을 늘릴 때에는 무릎이 굽혀지지 않거나 관절이 아예 굳는 경우가 있다. 이런 경우 연부조직을 늘려주는 수술이 필요하다.

수술 흉터. 외고정기구를 사용하는 경우 핀 삽입부위에 크고 작은 흉터가 남는다. 핀 주위에 세균감염이 생겼을 경우에는 흉터가 더 커질 수 있다. 감염을 방지하기 위하여 핀을 정확히 삽입하고, 삽입구를 깨끗이 해야 한다. 외고정기구를 착용하고 있는 동안에 고정장치 전체에 처음의 긴장도를 유지하는 것이 중요하다. 1~2년 정도 지나면 1 cm 이하의 흉터는 희미해지는데, 예외적으로 큰 경우 환자의 불만요소가 될 수 있다.

참고문헌

저신장_*short stature*

1. Abrahams N, Palmert MR. Evaluation and Management of the Child with Short Stature. Pediatr Clin North Am. 2023;70(1):55–74.
2. Cytrynbaum CS, Smith AC, Weksberg R. Advances in overgrowth syndromes: clinical classification to molecular delineation in Sotos syndrome and Beckwith-Wiedemann syndrome. Curr Opin Pediatr. 2005;17(6):740–746.
3. De Luca F, Argente J, et al. Management of puberty in constitutional delay of growth and puberty. J Pediatr Endocrinol Metab. 2001;14(Suppl 2):953–957.
4. Grimberg A. HOX Deficiency and Other Genetic Causes of Short Stature: From Diagnosis to Therapy. Horm Res Paediatr. 2022;95(1):46–57.
5. Grimberg A, Allen DB. Growth Hormone Treatment for Children: The Benefit–Risk Balance. Trends Endocrinol Metab. 2020;31(11):852–865.
6. Mark H, Paul LH, Wayne SC. Growth hormone treatment in children: review of safety and efficacy. Paediatr Drugs. 2004;6(2):93–106.
7. Navarro R, Dunn JD, Lee PA, Owens GM, Rapaport R. Translating clinical guidelines into practice: the effective and appropriate use of human growth hormone. Am J Manag Care. 2013;19(4):281–289.
8. Plachy L, Deodati A, Tornese G. Editorial: Short stature: beyond growth hormone. Frontiers in Endocrinology. 2024;15:1403112.

성장호르몬 결핍증_growth hormone deficiency

1. Goldberg MJ, Yassir W, et al. Clinical analysis of short stature. J Pediatr Orthop. 2002;22:690–696.
2. Grimberg A. HOX Deficiency and Other Genetic Causes of Short Stature: From Diagnosis to Therapy. Horm Res Paediatr. 2022;95(1):46–57.
3. Grimberg A, Allen DB. Growth Hormone Treatment for Children: The Benefit–Risk Balance. Trends Endocrinol Metab. 2020 Nov;31(11):852–865.
4. Hogler W, Briody J, et al. Effect of growth hormone therapy and puberty on bone and body composition in children with idiopathic short stature and growth hormone deficiency. Bone. 2005;37:642–650.
5. Maniatis A, Wajnrajch MP, Thomas M, Chung S, Lee W-C. Somatrogon in pediatric growth hormone deficiency: a comprehensive review of clinical trials and real-world considerations. Annals of Pediatric Endocrinology & Metabolism. 2025;30(1):11-16.
6. Wit JM, Oostdijk W, van Trotsenburg AS, van Santen HM. Management of endocrine disease: Optimization of growth hormone treatment in children with growth disorders. Eur J Endocrinol. 2020 Feb;182(2):R27–R38.
7. Wit JM. Introduction: unresolved issues in the management of children with idiopathic short stature. Horm Res. 2009;71 Suppl 1:68–69.

가족성 저신장_familial short stature

1. Lanes R, Lee PA, et al. Are constitutional delay of growth and familial short stature different conditions? Clin Pediatr (Phila). 1980;19:31–33.
2. Lifshitz F. Patients with familial short stature: correction and clarification. Am J Dis Child. 1993;147:609.
3. Zhu J, Chen X, Wang Y, et al. Monogenic causes of familial short stature. Front Endocrinol (Lausanne). 2024;15:1506323.

체질성 성장지연_constitutional growth delay

1. Abrahams N, Palmert MR. Evaluation and Management of the Child with Short Stature. Pediatr Clin North Am. 2023 Feb;70(1):55–74.
2. Butenandt O, Bechtold S, et al. Final height in patients with constitutional delay of growth and development from tall statured families. J Pediatr Endocrinol Metab. 2005;18:165–169.
3. Harrington J, Palmert MR, Hamilton J. Use of testosterone therapy in adolescents with delayed puberty: A position statement of the Pediatric Endocrine Society. J Clin Endocrinol Metab. 2019 Jun;104(6):1868–1884.
4. Harrington J, Palmert MR. Distinguishing Constitutional Delay of Growth and Puberty from Isolated Hypogonadotropic Hypogonadism: Critical Appraisal of Available Diagnostic Tests. J Clin Endocrinol Metab. 2012;97(9):3056-306
5. Palmert MR, Dunkel L. Delayed puberty. N Engl J Med. 2012 Sep 6;367(10):e3.
6. Poyrazoglu S, Gunoz H, et al. Constitutional delay of growth and puberty: from presentation to final height. J Pediatr Endocrinol Metab. 2005;18:171–179.
7. Rapaport R. Adult height predictions for Constitutional Growth Delay, growth hormone treatment for idiopathic short stature and the FDA: are they related? Horm Res. 2006;65:197–199.
8. Soliman AT, De Sanctis V. An approach to constitutional delay of growth and puberty. Indian J Endocrinol Metab. 2012;16(5):698-705

9. Wehkalampi K, Vangonen K, et al. Progressive reduction of relative height in childhood predicts adult stature below target height in boys with constitutional delay of growth and puberty. Horm Res. 2007;68:99–104.

과신장증_*overgrowth syndrome*

1. Benke PJ, Alvarez JA, Sinkin JC. Marfan Syndrome: Current Perspectives. Pediatr Rev. 2022 Sep 1;43(9):477–488.
2. Cytrynbaum CS, Smith AC, et al. Advances in overgrowth syndromes: clinical classification to molecular delineation in Sotos syndrome and Beckwith-Wiedemann syndrome. Curr Opin Pediatr. 2005;17:740–746.
3. Prawitt D, Eggermann T. Molecular mechanisms of human overgrowth and use of omics in its diagnostics: chances and challenges. Front Genet. 2024;15:1382371
4. Tatton-Brown K, Weksberg R. Overgrowth syndromes. Semin Pediatr Neurol. 2020 Apr;34:100806.

성장호르몬_*growth hormone*

1. Fakir S. Growth hormone in disease and treatment (Review). Medicine Int. 2025;5:77.
2. Fernández-Garza LE. Growth hormone and aging: a clinical review. Front Aging. 2025;1549453.
3. Mark H, Paul LH, Wayne SC. Growth hormone treatment in children: review of safety and efficacy. Paediatr Drugs. 2004;6:93–106.
4. Michael B. Ranke, Jan M. Wit. Growth hormone – past, present and future. Nat Rev Endocrinol. 2018;14:285–300.
5. Navarro R, Dunn JD, Lee PA, Owens GM, Rapaport R. Translating clinical guidelines into practice: the effective and appropriate use of human growth hormone. Am J Manag Care. 2013;19:281–289.
6. Wit JM, et al. Personalized approach to growth hormone treatment: clinical use of growth prediction models. Horm Res Paediatr. 2013;79:257–270.
7. Yuen KCJ, Miller BS, Boguszewski C, et al. Growth Hormone Therapy in Adults With Growth Hormone Deficiency: An Endocrine Society Clinical Practice Guideline. J Clin Endocrinol Metab. 2019 Jun 1;104(6):1789–1809.

사지 연장술_*Distraction osteogenesis*

1. Adejuyigbe, B., Gharpure, M., Wahle, C. F., & Kallini, J. R. (2024). Distraction osteogenesis: A comprehensive review. Applied Biosciences, 3(4), 503–516.
2. Aldegheri R. Distraction osteogenesis for lengthening of the tibia in patients who have limb-length discrepancy or short stature. J Bone Joint Surg Am. 1999;81:624–634.
3. Antoci V, Ono CM, Antoci V Jr, Raney EM. Bone lengthening in children: how to predict the complications rate and complexity? J Pediatr Orthop. 2006;26:634–640.
4. Aronson J, Good B, Stewart C, Harrison B, Harp J. Preliminary studies of mineralization during distraction osteogenesis. Clin Orthop Relat Res. 1990;250:43–49.
5. Catagni MA, Lovisetti L, Guerreschi F, Combi A, Ottaviani G. Cosmetic bilateral leg lengthening: experience of 54 cases. J Bone Joint Surg Br. 2005;87(10):1402–1405.
6. Current techniques of limb lengthening. J Pediatr Orthop. 2022;42(Suppl 1):S9–S18.
7. Dahl MT, Gulli B, Berg T. Complications of limb lengthening: a learning curve. Clin Orthop Relat Res. 1994;301:10–18.

8. Doron K, Abdullah A, Mitchell B. Principles of Motorized Internal Lengthening of Long Bones. Tech Orthop. 2020;35(3):158–163.

9. Lin CC, Huang SC, Liu TK, Chapman MW. Limb lengthening over an intramedullary nail: an animal study and clinical report. Clin Orthop. 1996;330:208–216.

10. Radler C, Mindler GT, Stauffer A, Ganger R. Limb Lengthening With Precice Intramedullary Lengthening Nails in Children and Adolescents. J Pediatr Orthop. 2022;42:e192–e200.

11. Shyam AK, Song HR, An H, Isaac D, Shetty GM, Lee SH. The effect of distraction-resisting forces on the tibia during distraction osteogenesis. J Bone Joint Surg Am. 2009;91(7):1671–1682.

12. Song HR, Park KW. Simultaneous Knee and Hip Dislocation During Femoral Lengthening in a Patient with Congenital Short Femur. Limb Lengthening and Reconstruction Surgery Case Atlas. Springer; 2024.

13. Song MH, Song HR, Kim WS. Inter-limb difference of mechanical work in limb length discrepancy. Gait Posture. 2021 Feb:84:79-86

14. Vargas Barreto B, Caton J, Merabet Z, Panisset JC, Pracros JP. Complications of Ilizarov leg lengthening: a comparative study between patients with leg length discrepancy and short stature. Int Orthop. 2007;31:587–591.

CHAPTER 13

소아 골절
Fractures in Childhood

소아 외상은 발생 기전, 치료 방법, 합병증 등에서 성인과는 차이가 있다. 이러한 차이는 소아 골절의 해부학적, 생역학적 그리고 생리적 특징에 기인한다. 효과적인 치료를 위해서는 성인과는 다른 소아 골절만의 특징을 이해하는 것이 중요하다. 소아의 뼈는 두껍고 단단한 골막으로 쌓여 있고, 외력에 대하여 뼈 자체가 가지는 탄력성이 크다. 또한 왕성한 재형성 *remodeling* 능력이 있어 골절 치유 기간이 성인에 비하여 짧고, 골절의 정복 후에 허용되는 변형의 범위가 비교적 넓다.

13.1 소아 골절의 특징 _Characteristics of Children's Fracture

13.1.1 해부학적 특징 _Anatomical characteristics

장관골은 발생학적으로 연골모형 *cartilage model* 으로부터 시작한다. 연골모형의 중간 부분에 혈관이 침투하면, 이 혈관분포를 중심으로 일차 골화중심 *primary ossification center* 이 형성된다. 일차 골화중심이 연골모형의 양쪽 끝으로 커지면서 골간부의 연골조직이 뼈 조직으로 바뀌게 된다. 각기 정해진 시기에 장관골 양 끝에 이차 골화중심이 나타난다. 이 이차 골화중심이 골단 *epiphysis* 이다. 골단과 골간단 *metaphysis* 사이에 남아 있는 연골조직은 성장하면서 골단판 *epiphyseal plate, physis* 이 된다(그림 13-1).

13.1.1.1 골단판 _Epiphyseal plate

골단판은 연골성분 *cartilaginous component*, 골성분 *bony component*, 골단판을 둘러싸고 있는 섬유성분 *fibrous component* 등 3개의 해부학적 구성성분으로 이루어져 있다. 섬유성분은 란비에 조골구 *ossification groove of Ranvier* 와 연골주위환 *perichondral ring of La Croix* 으로 이루어져 있다. 란비에 조골구는 골단판이 횡으로 넓어지는 두께 성장을 담당하는데, 이에 필요한 세포는 연골주위환으로부터 공급받는다. 연골주위환은 성장판을 보호하는 물리적 역할도 담당한다.

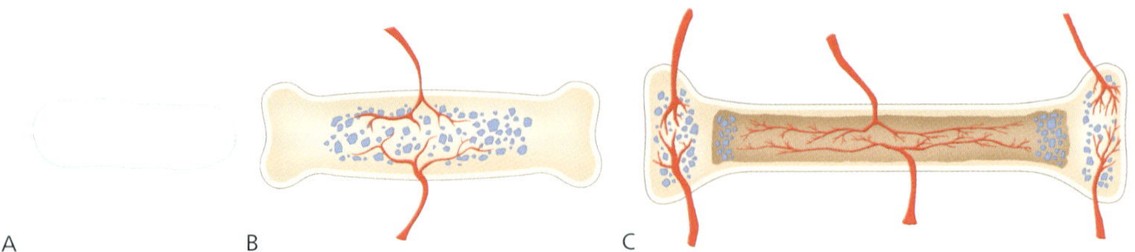

그림 13-1 ▸ **장관골의 발달(개념도).** 뼈는 처음에 연골모형(cartilage model)으로 시작한다(A). 연골모형의 중앙부에 혈관이 침투해 들어가면 높은 산소분압에 노출된 연골기질(chnondroid)에 석회침착이 일어난다. 석회화된 기질에 둘러싸인 연골세포들은 괴사하고, 나아가서 뼈 조직으로 바뀐다. 이것이 골간(disaphysis)의 일차 골화중심(primary ossification center)이다(B). 정해진 나이에 연골모형의 양쪽 끝에 혈관이 침투해 들어감으로써 같은 작업이 되풀이된다. 일차 골화중심보다 늦게 나타난 양쪽 끝의 골화중심이 이차 골화중심으로써 골단(epiphysis)이다(C). 골간의 끝, 즉 골간단(metaphysis)과 골단 사이의 연골층이 성장판(physis)이 된다. 정해진 나이에 성장판의 연골세포가 소진되고, 뼈로 이어지면 성장판 폐쇄(physeal closure)라고 하며, 뼈는 더 이상 늘어나지 않는다. 성장이 끝난 것이다.

골단판은 조직학적으로 층상 구조로 되어 있다. 층상 구조는 골단측으로부터 골간단측 방향으로 정지대 *resting zone*, 증식대 *proliferating zone*, 성숙대 *maturing zone*, 잠정 석회화대 *provisional calcification zone* 등의 4개 층으로 구성되어 있다. 정지대는 대사 작용이 미미한 연골아세포 *chondroblast*들의 층이고, 증식대는 활발하게 세포 분열을 일으키는 연골아세포들의 층이다. 성숙대는 수적으로 증가한 연골세포들이 성숙, 비후되는 층이며, 잠정 석회화대는 연골세포 주변의 기질에 석회침착이 일어나는 층이다. 연골기질이 석회화되면 내부의 연골세포들은 괴사한다. 석회화된 연골기질과 괴사한 연골세포의 덩어리는 골간단으로부터 올라오는 모세혈관에 의하여 침투된다. 모세혈관의 내피에서 생성된 골아세포 *osteoblast*들이 괴사한 연골층을 비계 *scaffold*로 사용하면서 연골조직을 골조직으로 대체한다. 이러한 층별 작업이 연속적으로 일어나면서 뼈는 길이성장을 하게 된다(그림 13-2).

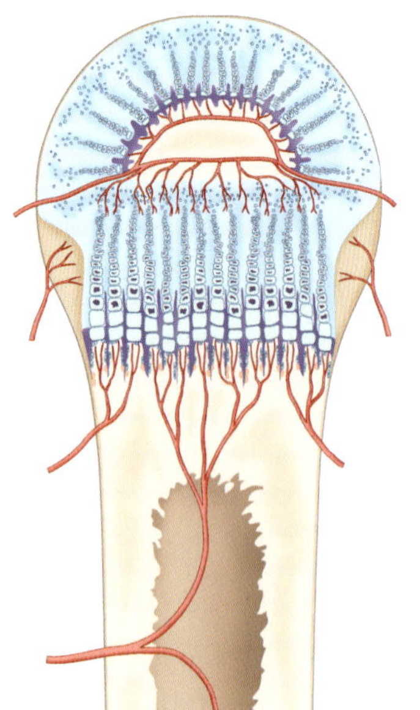

그림 13-2 ▸ **골단판(physis), 또는 뼈성장판의 구조(개념도).** 골단측으로부터 골간단측 방향으로 연골세포들이 정지대(resting zone), 증식대(proliferating zone), 성숙대(maturing zone), 잠정 석회화대(provisional calcification zone)의 4개 층으로 구성되어있다. 그 아래가 골간단이다. 골단판을 먹이는 혈관은 골단(epiphysis) 측으로부터 내려온다.

골단판의 혈액 공급은 골단동맥 *epiphyseal artery*에 의한다. 골단동맥이 이차 골화중심 *ossification center*에 혈액을 공급하는데, 그중의 일부가 골단 저변의 골판 *bone plate*을 통과한다. 골단판을 통과한 미세한 동맥 가지는 정지대를 지나서 증식대에 도달한다.

골단판은 딱딱한 고무 정도의 경도를 갖고 있다. 생역학적으로 취약한 골단판-골간단 경계부는 두터운 섬유조직으로 구성된 연골주위환에 의하여 보강된다. 외상에 의한 골단판 분리 손상은 가해지는 외력의 크기, 방향, 종류에 따라 차이가 있으나, 흔히 성숙연골대와 석회화연골대 사이에서 일어난다.

13.1.1.2 골막 _Periosteum

골막은 조직학적으로 두 층으로 이루어져 있다. 골막의 내측은 형성층 *cambium layer*으로써, 막내골형성 *intramembranous ossification*을 통하여 기존의 뼈 표면에 새로운 뼈를 덧붙인다. 그 결과 성장기의 뼈는 두께가 두꺼워지고 외상, 종양 등 병적인 조건에서는 골막반응을 나타내게 된다. 골막의 외측은 섬유층 *fibrous layer*이며, 뼈를 감싸고 보호하는 역학적 지지를 제공한다. 소아의 골막은 섬유층이 두껍고 강하여 불완전 골절이 잘 발생하고, 성인에 비하여 전위가 덜 된다. 또 찢어지지 않은 골막은 골절의 도수 정복을 위한 경첩 *hinge*으로 이용되고, 또 정복 상태를 유지하는 데에 도움이 된다.

13.1.2 생역학적 특징 _Biomechanical characteristics

소아의 피질골은 성인에 비하여 하버시안관 *Haversian canal*이 더 잘 발달되어 있다. 하버시안관이 많이 분포되어 있는 피질골의 단면은 다공성의 구조이다. 다공성 뼈는 물리적으로 약하기 때문에 소아의 뼈는 작은 외상에도 성인보다 쉽게 부러진다. 소아 골절은 특유의 형태를 취한다. 일측 피질골만 접혀지는 구김골절 *buckling fracture*, 뼈의 종축을 따라서 가해지는

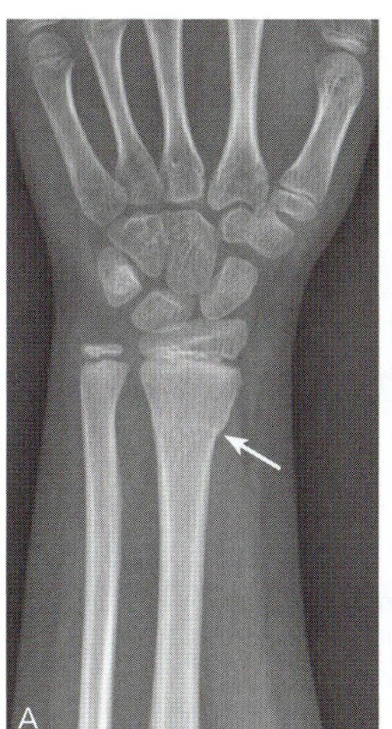

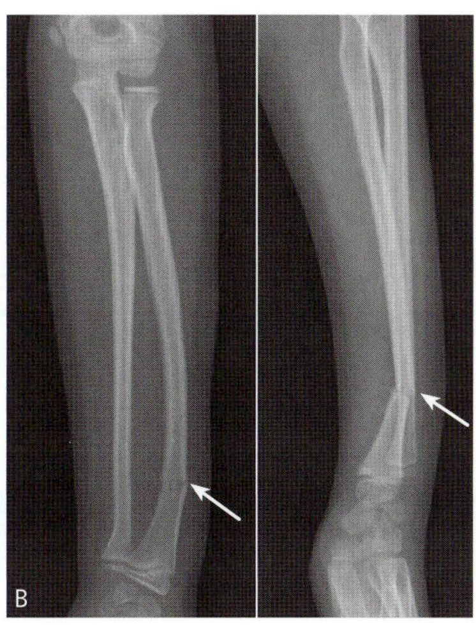

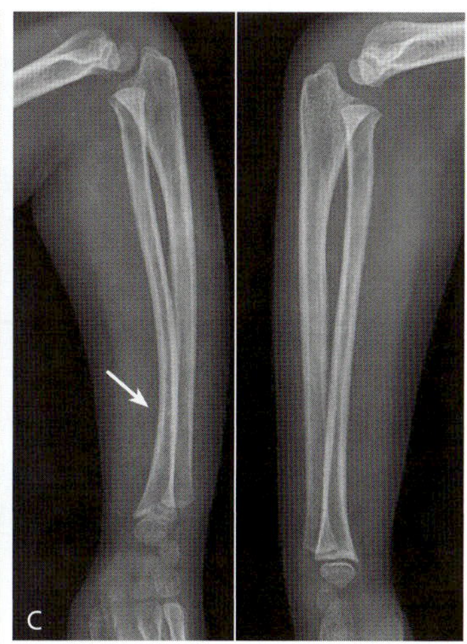

그림 13-3 ▸ **소아골절의 유형.** 한쪽 피질골만 구겨진 골절(buckling fracture, A), 한쪽 피질골만 파열되는 그린스틱 골절(greenstick fracture, B), 피골의 파열 없이 휘는 골절(plastic deformity, C). 모두 불완전 골절이다.

압박력으로 피질골 표면이 불룩해지는 환상융기골절 *torus fracture*, 일측 피질골은 파열되고, 반대측 피질골은 접혀지는 그린스틱 골절 *greenstick fracture*, 피질골의 불연속성 없이 뼈가 휘는 소성변형 *plastic deformation* 등이 그 예이다(그림 13-3).

소아의 관절막이나 인대는 골단판의 연골조직에 비하여 상대적으로 더 질기고 강하다. 이 물리적 특성은 관절에 가해지는 외력에 대하여 인대가 파열되어 발생하는 관절 탈구보다 골단판 골절 분리나 인대 주위의 뼈와 연골 부위의 골절, 견열골절 등이 쉽게 일어나게 한다.

13.1.3 생리적 특징 _Physiologic characteristics

외상 후 발생한 뼈의 변형은 스스로 교정되는 복원력을 가진다. 복원력은 소아에서 더 왕성하다. 이것은 울프의 법칙 *Wolff's law*과 성장기에만 존재하는 골단판의 비대칭적인 성장에 의하여 뼈의 재형성이 일어나기 때문이다. 골 간부에서의 재형성은 골절 부위에서 약 25%, 골단판에서 약 75%가 이루어진다. 재형성은 연령이 어릴수록, 성장판에 골절이 가까울수록, 변형의 평면 *plane*이 관절 운동 방향과 같을 때에 더 잘 일어난다. 소아의 골절은 웬만한 변형은 자연 교정되므로 부정유합 *malunion*을 허용할 수 있는 범위가 비교적 넓다.

대퇴골과 경골 같은 장골의 골간과 골간단 골절 후에는 과성장 *overgrowth*이 초래될 수 있다. 이는 골절부의 울혈에 따른 골단 동맥의 혈류 증가로 인하여 연골내 골화 *endosteal bone formation*가 증가하기 때문이다. 과성장은 대개 골절 후 1년 동안에 일어난다. 대퇴골 간부 골절의 경우 해부학적인 정복을 하면 약 1 cm 정도의 과성장이 일어나기 때문에 10세 이하의 연령층에서는 골절편의 끝이 1~2 cm 겹치게 정렬시키는 소위 총검병렬 *bayonet apposition*이 원칙이다.

근래에는 유연성 골수내정 고정술과 경피적 금속판 고정술이 소아골절에도 많이 사용되고 있어 총검병렬이 아닌 원래 길이로 정복하는 경향이 있다. 원래 길이로 정복한 후 과성장으로 인한 하지 부동 발생 여부에 대해서는 논란이 있다.

13.2 골단판 손상 _Physeal Injury

골단판은 물리적으로 취약하기 때문에 충격이 가해지면 주변의 뼈나 인대보다 먼저 손상된다. 골단판 손상은 소아 골절 전체의 15~33%를 차지하고, 연령별로는 청소년기에 가장 많다. 수지골이 가장 흔하며 그 외 호발 부위는 요골 원위부, 경골 및 비골 원위부, 상완골 외과, 대퇴골 원위부 등의 순서이다. 골단판 손상 후에는 성장 정지가 발생하여 골 단축이나 각 변형이 초래될 수 있다. 따라서 유합 후에 장기간의 추시가 필요하다. 또 성장 장애에 의한 변형, 단축 등 병발증이 있을 수 있음을 미리 설명해 두어야 한다.

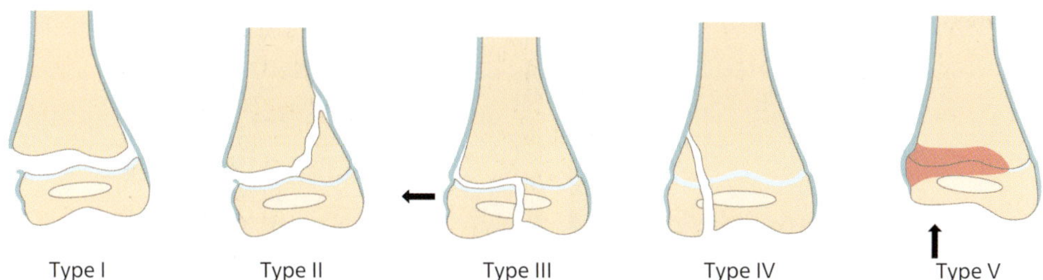

그림 13-4 ▸ 골단판 손상의 유형(classification of epiphyseal injury, Salter-Harris, 1963). 제I형은 골단선을 따라서 분리되는 유형. 제II형은 골단선을 따라가다가 골간단의 일부를 물고 분리되는 유형, 제III형은 관절면으로부터 시작하여 골단선에 이른 뒤에 골단선을 따라서 분리되는 유형, 제IV형은 관절면으로부터 시작하여 골단선을 건너서 골간단 일부를 물고 분리되는 유형, 제V형은 분리되지 않고, 위아래로 압궤(crushing)되는 유형. 성장에 관한 예후는 일반적으로 제I형이 제일 좋고, 제V형이 제일 나쁘다.

13.2.1 골단판 손상의 분류 _*Classification of physeal injury*

여러 가지 골단판 손상의 분류 체계가 발표되었지만 현재까지 가장 널리 사용되는 방법은 쏠터-해리스 분류 *Salter-Harris classification*(S-H 분류)이다(그림 13-4).

S-H 분류 제I형은 골절선이 골단판으로 통과하여 골단과 골간단이 분리되는 형태이다. 골단판의 여러 세포층 중에서 외력에 대한 저항이 가장 적은 비후대 *hypertrophic zone*를 지나가며, 골단판에서 증식층의 연골세포들은 골단측에 붙어 있다. 손상 기전은 전단력 *shearing force*, 또는 견인력 *avulsion force*에 의한 외상이다. 분만 손상, 영유아기 학대, 구루병, 골수염 등에서의 병적 골절에 흔하다. 골막은 대개 유지되어 있으므로 심하게 전이되는 경우는 드물고, 대부분 쉽게 도수 정복된다. 휴면대 *resting zone*와 증식대 *proliferative zone*의 혈액순환이 보전되므로 골단판의 성장 장애가 나타날 위험은 적지만, 대퇴골두나 요골두 같이 골단 전체가 관절내에 위치해 있는 경우에는 골단부의 무혈성 괴사가 나타날 위험이 있다.

S-H 분류 제II형은 가장 흔한 형태로써, 골절선이 골단판을 따라서 진행하다가 골간단 쪽으로 파급된 형태이다. 골간단의 일부가 원위 골절편에 포함된다. 방사선상에서 보이는 이 골간단 골편을 써스톤-홀랜드증후 *Thurston-Holland sign*이라고 하며, 전위가 거의 없는 손상에서 골단판 손상을 알 수 있게 해주는 소견이다(그림 13-5). 제I형과 마찬가지로 역시 전

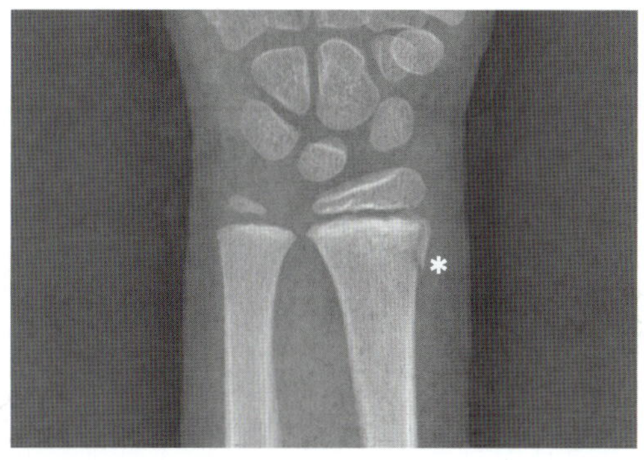

그림 13-5 ▸ S-H II형 골단판 손상에서 볼 수 있는 골간단의 골편(*, Thurston-Holland sign). 골단이 작거나 전위가 심하지 않을 때 골단판 손상과 전위의 방향을 알 수 있게 해준다.

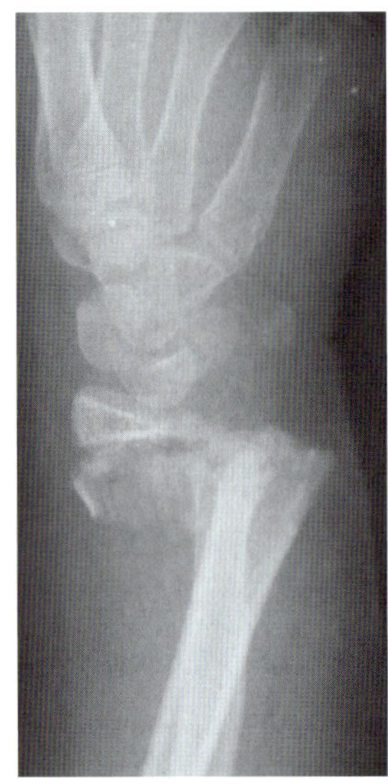
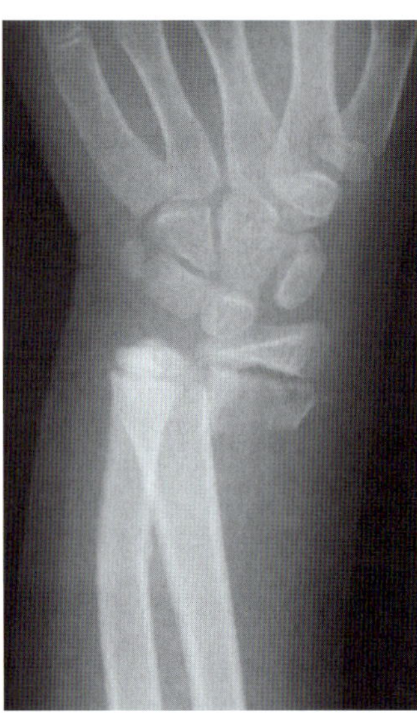

그림 13-6 ▸ **요골의 원위 골단판 손상. S-H II형.** 골단판 손상의 가장 흔한 유형으로써, 도수 정복을 반복하여 거듭 손상을 주지 않는 한 예후가 좋다.

단력이나 견인력에 의하여 발생한다. 각 변형이 있는 경우 볼록한 측*convex side*의 골막은 파열되나 골단판 골편이 전위되어 간 오목한 측*concave side*의 골막은 대개 유지되어 있다. 유지된 골막이 도수 정복과 유지를 용이하게 한다. 골단판의 성장세포들은 골단측에 붙어 있어서 골절 이후 추가 손상이 없으면 성장 장애가 오는 경우는 드물지만, 반복적인 도수 정복 등으로 골간단세포층의 압궤가 발생할 경우, 영구적인 성장판 손상이 남을 수 있다(그림 13-6).

S-H 분류 제III형은 관절내 골절로서, 골절 선이 관절면에서 출발하여 골단판으로 진행하면서 골단의 일부가 떨어지는 형태이다. 관절내에 가해지는 전단력에 의해서 발생하는 비교적 드문 형태이다. 근위 또는 원위 경골에서 가끔 볼 수 있다. 사춘기에 발생하는 발목관절의 틸로골절*Tillaux fracture*이 대표적인 예이다. 관절내 골절이므로 정확한 정복이 요구된다. 관절면이 정확하게 맞지 않으면 외상성 관절염을 피할 수 없다.

S-H 분류 제IV형은 역시 관절내 골절로서, 골절선이 관절면에서 출발, 골단판을 통과하여 골간단으로 진행하는 형태이다. 상완골 외과 골절이 가장 흔한 형태이다. 그 외 수지 성장판 골절, 경골 원위부의 삼면 골절*triplane fracture*이 전형적인 예이다. 이 유형의 골절은 관절면뿐만 아니라 골단판도 정확하게 맞추어야 한다. 골단판이 외상 이전의 배열대로 정확하게 맞지 않으면 골단과 골간단의 뼈가 연결되어 골교*bone bridge*를 형성한다. 골단선을 가로지르는 골교는 골단선에서의 성장을 억제한다. 그러므로 제IV형이 골단판 손상 중에서 가장 정확한 정복을 요하는 유형이다. 조금만 전위되어도 관혈적 정복과 내고정을 요한다(그림 13-7, 13-8).

S-H 분류 제V형은 종적인 압박력에 의하여 골단판이 압궤 손상을 입는 경우이다. 수상

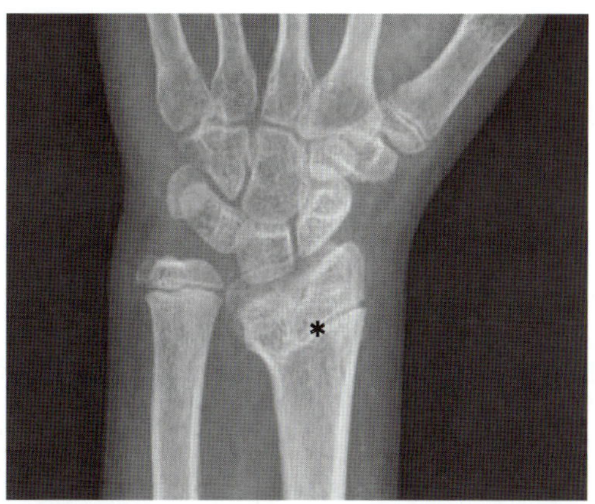

그림 13-7 ▸ 골단판 손상 후에 형성된 골교(bone bridge). 골단판이 부분적으로 폐쇄되었기 때문에 변형, 단축 등이 온다. S-H IV, V형의 후유증일 때가 많다.

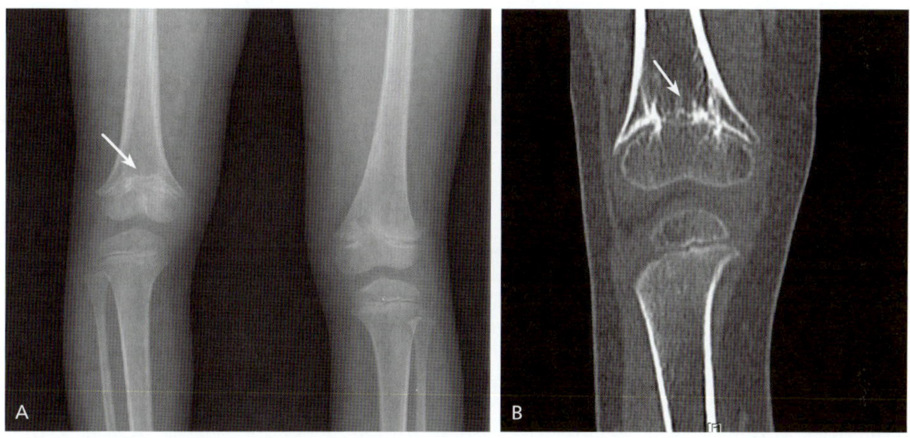

그림 13-8 ▸ 대퇴골 원위골단판의 S-H IV형 조기유합 X선 소견(A)과 CT (B). 골교(화살표)가 보인다. 이 부위의 골단선은 거꾸로 된 V자형이기 때문에 S-H IV, V형 손상이 자주 발생한다.

직후에는 단순 방사선 검사상에서 이상소견이 발견되지 않지만 나중에 골단판을 가로지르는 골교가 형성되어 성장 장애가 나타난다. 손목의 요골 원위부와 발목의 경골원위부에서 흔히 발생한다.

골단판 손상에 대한 S-H 분류가 광범위하게 사용되어 왔으나 근래 피터슨*Peterson, 1994*이 제시한 새로운 분류 체계가 도입되어 있다. 이 분류법은 광범위한 역학 조사를 토대로 예후가 양호한 순서대로 여섯 가지 유형으로 분류하였다. 제I형은 골간단의 횡골절과 그로부터 골단판까지 이어지는 종적 골절 선으로 이루어진 형태이다. 비교적 예후가 양호하지만 골단판 손상이 있는지 모르고 지나쳤다가 나중에 성장 장애가 나타날 수 있으므로 이러한 형태의 골절이 있을 수 있다는 것을 염두해 두어야 한다. 제II, III, IV, V형은 각각 Salter-Harris 분류의 제II, I, III, IV형에 해당하고, 제VI형은 개방성 골절에서 골단판의 일부가 소실된 유형이다(그림 13-9).

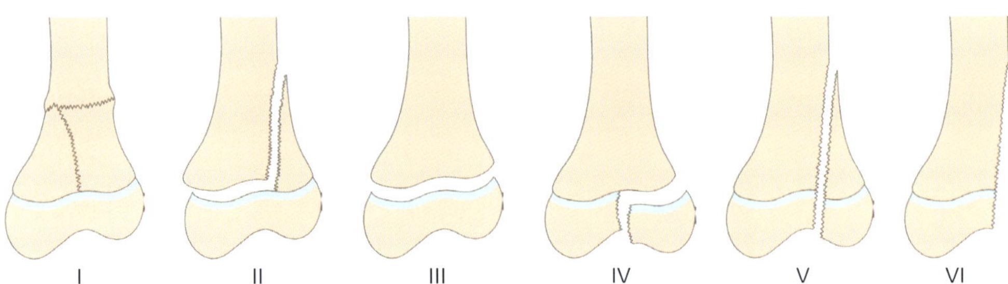

그림 13-9 ▸ **Peterson에 의한 성장판 손상의 분류.** 제I형은 골간단 골절에서 일부 골절선이 골단판까지 뻗쳐있는 경우이다. 제II형에서 V형까지는 각각 Salter-Harris 분류 제I형에서 제 IV형까지와 일치한다. Peterson 제VI형은 골단판의 일부가 손실된 것으로 교통사고 등 고에너지 손상에 의한 골절이 원인이 되며, 대부분 조기 성장판 폐쇄 등의 후유증이 발생하여 예후가 좋지 않다(Peterson's classification, 1994).

13.2.2 골단판 손상의 치료 원칙 _*Treatment of epiphyseal plate injury*

골단판 손상에 대한 치료의 목표는 유합을 통한 기능 회복뿐 아니라 해당 뼈의 성장이 정상적으로 이루어지도록 하는 데에 있다. 이를 위해서 정확한 정복을 얻는 것이 중요하다. 하지만 무리한 정복을 반복하여 골단판에 추가 손상이 발생하는 것이 더 해로울 수 있기 때문에 환아의 연령, 골절 부위, 골절의 유형, 골절 전위의 정도, 손상 후 경과 시간 등을 고려하여 정복 시도 여부를 결정해야 한다.

S-H 분류 제I형과 제II형은 관절 밖의 골절이고, 골절면이 넓으며, 남아 있는 골막이 안정성을 줌으로써 대부분의 경우 도수 정복 후 캐스트 고정으로 치료한다. 도수 정복은 근육을 이완시킨 상태에서 부드럽게 조작해야 하며, 전신마취 하에서 시행하는 것이 바람직하다. 정복이 불안정한 경우에는 추가적인 성장판 손상을 막기 위해 K강선 등을 사용한 내고정을 겸하여 해준다. 이때에는 골절형태상 골단판을 통과하여 내고정을 해야 할 경우가 많으며, 이때 성장판에 대한 손상을 최소화하기 위하여 골단판에 수직에 가깝게 삽입을 하고, 가능하면 빨리 제거한다.

S-H 분류 제III형과 제IV형은 관절면을 포함하는 골절이어서 정확한 정복이 필요하다. 전위된 골절인 경우에는 수술적 정복과 내고정술이 필요하다. 내고정을 할 때에 골단판을 가로지르는 금속 내고정물의 삽입은 피해야 한다. 그러나 K강선이나 Steinmann 핀과 같이 나사결이 없는 매끈한 고정물은 성장에 끼치는 나쁜 영향이 거의 없기 때문에 자주 쓰인다. 골단이 쪼개진 경우 골편끼리 나사못으로 고정할 수도 있다.

13.2.3 골단판 성장 정지 _*Physeal growth arrest*

골단판을 가로질러 골단과 골간단의 골 조직이 서로 유합되어 골교를 형성하면 그 부분의 골단판은 성장이 정지된다. 골단판 전체에 걸쳐서 성장이 정지되면 뼈가 상대적으로 짧아지고, 골단판의 일부분만 정지되면 내반, 외반과 같은 변형을 가져온다. S-H 분류 제4형 골절에서 골절편이 정확하게 정복되지 않았을 때에 발생할 수 있다. 제5형에서 나타나는 골교는 손상에 의해서 골단판의 증식 연골세포가 사멸되고 골 조직으로 대체된 것이다. 골단판의 성장 정지가 잘 발생하는 부위로 대퇴골 원위부, 경골 원위부, 경골 근위부 순이다.

골단판 손상 후 골단판의 성장 정지 여부를 조기에 알 수 있는 간단한 방법은 해리스 성장 정지선*Harris' growth arrest line*을 관찰하는 것이다. 해리스 성장 정지선은 질병이나 외상 등 인체에 어떤 스트레스가 가해져서 장관골의 길이 성장이 일시적으로 지연되었다가 다시 회복할 때에 나타난다. 성장이 일시 정지된 기간에 골단판에서 연골내 골화에 의해서 생성되는 골 소주들은 종적 배열을 하지 않고 횡적 배열을 하기 때문에 단순 방사선 검사상 음영이 증가된 선으로 보인다. 성장 정지선은 시간이 지남에 따라 골단판에서 골간부 쪽으로 이동하게 된다. 골단판 성장 정지가 없었으면 이 선이 골단판과 평행하게 되고, 부분적 성장 정지가 있으면 그 부분은 골단판과 붙어 있고 다른 부분만 이동하게 되므로 경사진 상태로 나타난다. 완전 성장 정지가 되면 이 선이 출현하지 않는다. 이러한 소견은 골절 후 6~12주부터 관찰할 수 있다(그림 13-10).

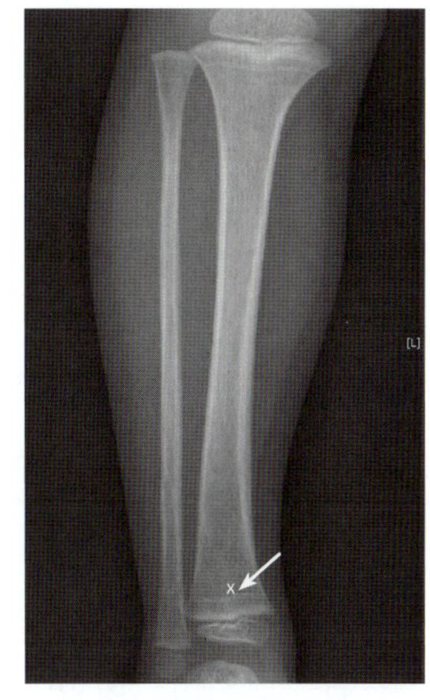

그림 13-10 ▸ **X선상의 성장 정지선(Harris growth arrest line).** 외상, 질병, 영양결핍 등을 겪을 때에 성장이 일시 정지되었다가 다시 자라기 시작하면 나타난다. 나무의 나이테 같은 성장의 흔적이다. 성장판이 침해되면 성장 정지선이 고르지 않다.

13.3 소아 골절의 진단과 치료

소아 골절은 환아의 협조를 구하기 어렵고, 융기 골절이나 굴곡굴절처럼 변형이 눈에 띄지 않는 경우가 흔하며, 방사선상에 골절선이 잘 보이지 않고 나이에 따른 차이가 많기 때문에 진단이 쉽지 않다. 신경손상이 없음에도 불구하고 통증 때문에 팔을 움직이려 들지 않는 가성마비*pseudoparalysis*만 있을 때도 있다(그림 13-11).

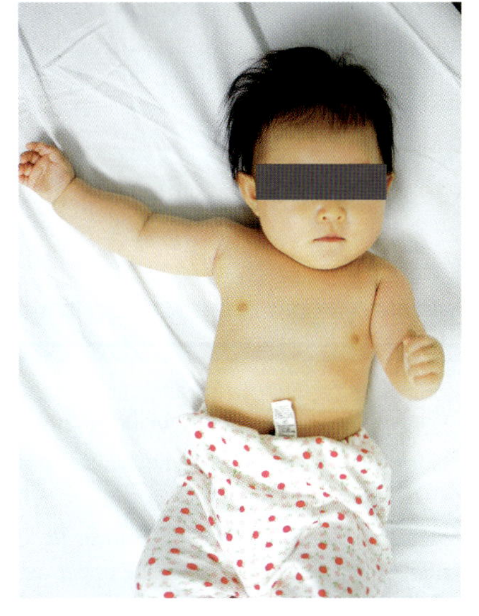

그림 13-11 ▸ **우 쇄골 골절에 의한 우 상지의 가성마비(pseudoparalysis).** 통증 때문에 움직이지 않는다. 신경마비가 아니므로 골절이 치유되면서 움직임이 되살아난다.

소아 골절이나 골단판 손상은 공통적으로 다친 부위의 통증과 압통, 그리고 해당 지체를 움직이지 않으려는 증상을 보인다. 압통 부위와 그 위, 아래 관절을 포함한 방사선 검사가 필요하다. 주관절에서와 같이 골화 중심들이 연령에 따라 나타나는 시기가 다르므로 반대편도 촬영하여 양측을 비교해 보는 것이 판단에 도움이 된다. 단순 방사선 검사상이 정상이지만 지속적

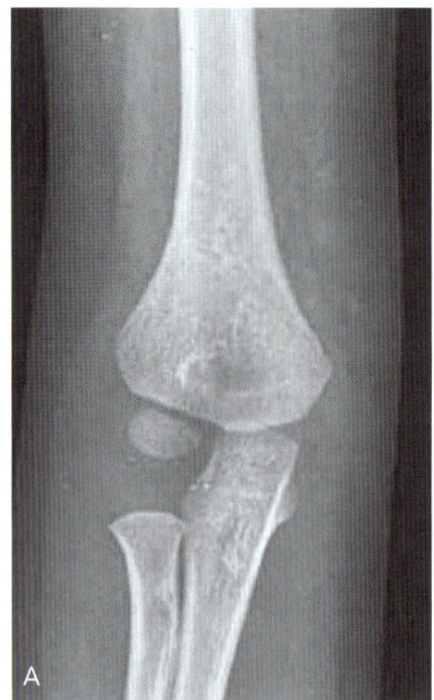

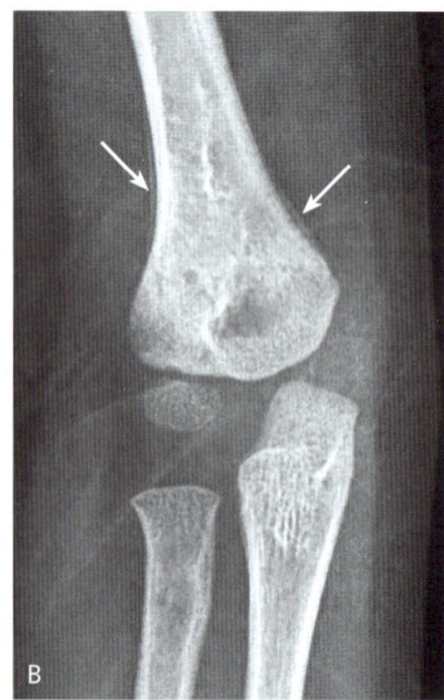

그림 13-12 ▸ **상완골 과상부 골절 X선 사진.** 외상 직후에는 소견이 없으나(A), 2주일 후에 찍은 사진에서는 골절선과 함께 골막반응이 보인다(화살표, B). 전위되지 않은 골절에서 흔히 보는 소견이다.

으로 증상을 호소하는 경우 부목을 대주고 1~2주 후에 다시 촬영해 보면 골절선이나 골막 반응이 뒤늦게 나타나기도 한다(그림 13-12).

근위 경골, 원위 대퇴골, 비골 외과 등의 골단판이 분리되었다가 제자리로 정복되는 경우가 가끔 있다. 이 경우 증상만 있고 방사선상은 정상으로 보인다. 이때에 도움이 되는 것이 삼각형의 골간단 골편 써스톤-홀랜드 증후 *Thurston-Holland sign*이다. 스트레스 방사선 사진 촬영은 추가적인 손상을 줄 수 있기 때문에 꼭 필요한 경우 외에는 권장되지 않는다.

소아 골절을 치료함에 있어서 중요한 것은 골절이나 골단판 손상이 의심되는 경우 부목을 대고 거상시켜 더 이상의 손상이나 부종을 방지하는 것이다. X선 촬영상이 정상으로 보이더라도 골단판 주위에 압통이나 부종이 있으면 비전위된 골단판 골절로 간주하여 치료를 시작하는 것이 안전하다. 그리고 환아 부모에게 성장 장해 가능성을 설명하고, 손상 후 6개월 정도까지는 추적 관찰해야 한다.

참고문헌

1. Canale ST, Beaty JH. Campbell's Operative Orthopaedics. 14th ed. Philadelphia: Elsevier; 2020.
2. Currey JD, Butler G. The mechanical properties of bone tissue in children. J Bone Joint Surg Am. 1975 Sep;57(6):810–814.
3. Herman MJ, Boardman MJ, Hoover JR, Chafetz RS. Physeal fractures: Part 1. Evaluation and treatment of physeal fractures of the upper extremity. J Am Acad Orthop Surg. 2022 Jun 1;30(11):e785–e797.
4. Hynes D, O'Brien T. Growth disturbance lines after injury of the distal tibial physis. Their significance in prognosis. J Bone Joint Surg Br. 1988 Mar;70(2):231–233.

5. Lui JC, Andrade AC, Nilsson O, Baron J. Genetic and Epigenetic Regulation of Growth Plate Chondrogenesis. J Clin Res Pediatr Endocrinol. 2017;9(Suppl 2):S1–S7.
6. Rivas R, Shapiro F. Structural stages in the development of the long bones and epiphyses: a study in the New Zealand white rabbit. J Bone Joint Surg Am. 2002;84:85–100.
7. Rodriguez-Merchán EC. Pediatric skeletal trauma: a review and historical perspective. Clin Orthop Relat Res. 2005 Mar;(432):8–13.

CHAPTER 14

상지 골절

Fracture of the Upper Extremity

14.1 쇄골 골절 _Fracture of Clavicle

쇄골 골절은 신생아에서 가장 흔한 골절이다. 둔위태위 *breech presentation*와 신생아의 과체중 등이 위험요소이다. 대부분 증상이 뚜렷하지 않기 때문에 발견이 늦어진다. 골절 측의 상지를 전혀 움직이지 않는 소위 가성마비 *pseudoparalysis*를 나타내기도 한다. 생후 2,3주경 쇄골 부위에서 만져지는 결절로 발견되는 경우가 있는데, 이 경우 선천성 사경 *torticollis*과 감별이 필요하다.

치료 특별한 치료 없이도 골절의 유합과 재형성이 잘 되기 때문에 간단한 보존적 치료를 시행한다. 신생아는 견갑골 사이에 얇은 베개를 고여주고, 탄력 붕대나 윗옷의 팔 부분을 몸에 고정하여 주기도 한다. 고정은 2, 3주면 족하다. 소아 및 청소년기의 쇄골 간부 골절은 8자 붕대 치료가 표준이지만 전위가 심하지 않을 경우 팔걸이만 해주는 것도 가능하다(그림 14-1)

골편의 전위가 심하여 피부 괴사가 우려되거나 쇄골하 혈관의 압박, 개방성 골절, 쇄골

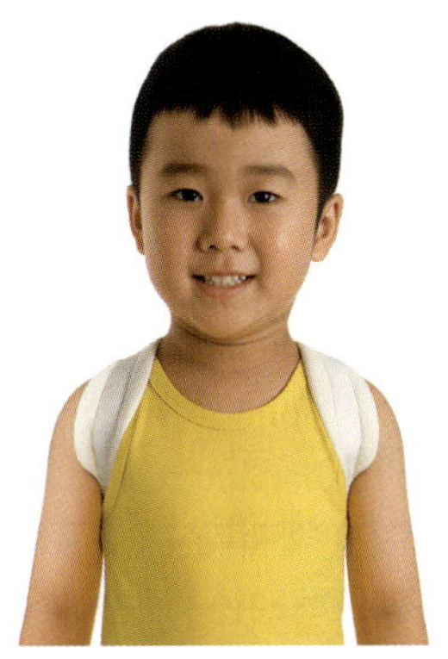
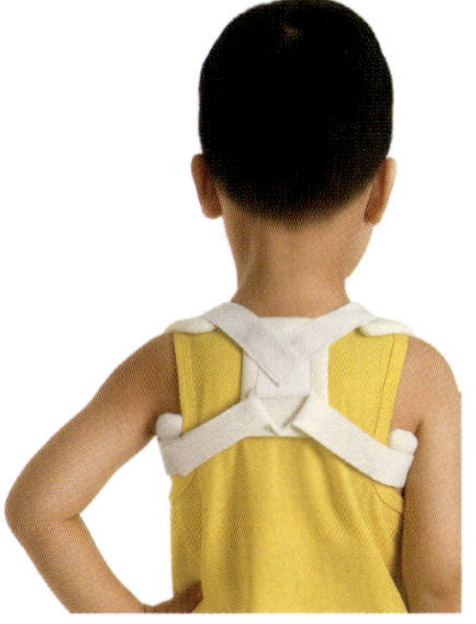

그림 14-1 ▸ 소아 쇄골 골절에 대한 8자붕대 치료.

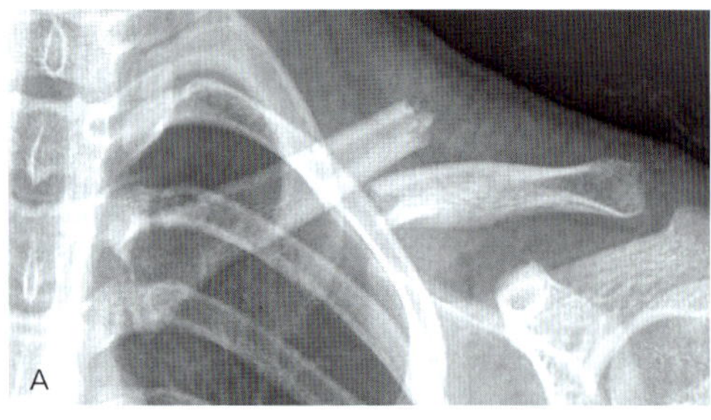

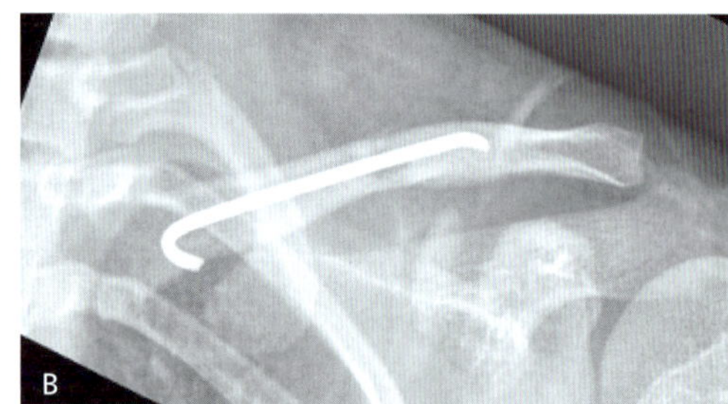

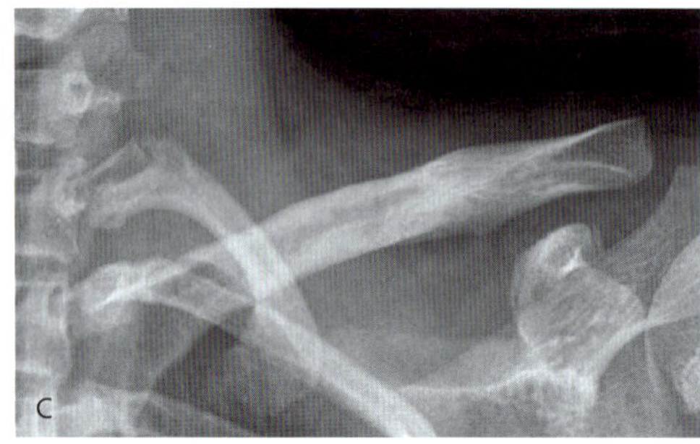

그림 14-2 ▸ 전이가 심한 쇄골 골절에 대한 관혈적 정복과 골수강내고정 치료의 예. (A) 수술 전, (B) K-강선 내고정 수술 후 유합된 상태, (C) K-강선 제거 후.

내측 골절 시에 발생한 골편의 후방전위가 도수 정복으로 정복되지 않는 경우에 수술 치료가 필요하다. 청소년기에 골편의 전위 및 각형성이 심한 경우에도 금속판이나 골수강내 핀을 이용한 내고정술을 시행할 수 있다(그림 14-2).

14.2 상완골 근위부 골절 _Fracture of the Proximal Humerus

상완골 근위부 골절은 출생 시부터 청소년기까지 넓은 연령대에 걸쳐 발생한다. 신생아의 진단은 특히 어렵기 때문에 항상 주의를 요한다. 신생아가 보채고, 일측 상지를 움직이려 들지 않는 경우 강하게 의심된다.

치료 소아의 상완골 근위부 골절 치료 시에 고려해야 하는 골절 부위의 특징이 있다. 첫째, 근위부 상완골 성장판에서 전체 팔 길이의 40% 정도의 성장이 일어난다. 따라서 환아의 나이가 어린 경우 성장 잠재력이 크고, 골 재형성 능력이 크기 때문에 전위가 많더라도 보존적 치료가 가능하다. 둘째, 손상의 형태가 대부분 S-H 분류 제1형 또는 2형으로 성장판 손상이 경미하다.

소아의 상완골 근위부 골절에서 나이가 11세 이상이고 1 cm 이상의 전위, 혹은 45도 이상의 각변형을 가진 전위 골절은 정복을 요한다. 정복은 전신마취 하에서 한두 차례 부드럽게 시도하고, 정복되면 부목을 대주거나 K-강선 고정을 한다. 비관혈적 정복을 여러 번 시도하여 성장판에 손상을 주는 것보다 관혈적 정복을 해서라도 부드럽게 정복하는 것이 좋다. 정복을 방해하는 원인은 원위부 골편이 상완 이두근이나 골막에 끼인 소위 단추구멍 효과*buttonhole effect*일 수 있다(그림 14-3).

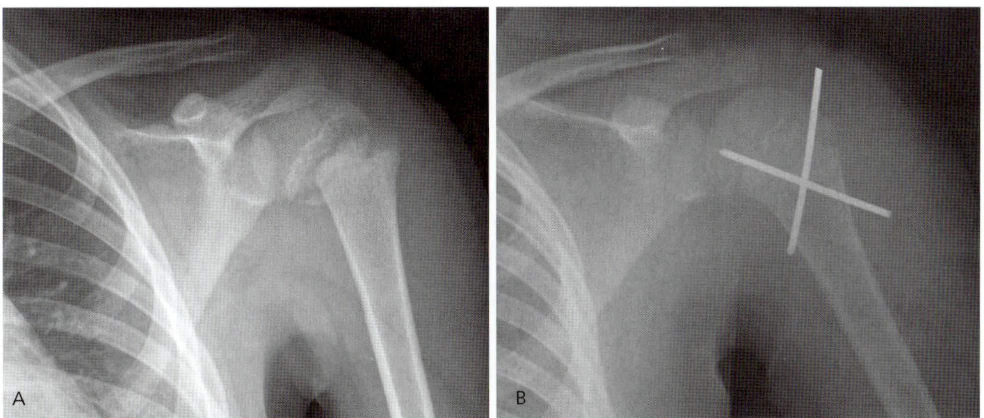

그림 14-3 ▸ **상완골 근위부 골절 X선 사진.** S-H type II (A) 전신마취 하에서 도수 정복 후 K강선 고정 사진(B).

14.3 주관절 주위 골절 탈구

_Fractures and Dislocations around the Elbow Joint

주관절에 참여하는 상완골, 요골 및 척골의 이차 골화중심이 나타나는 순서 및 시기는 정해져 있다. 상완골 소두 2세, 내상과 5세, 요골골두 5세, 주두 10세, 활차 10세, 외상과 12세 경에 나타난다. 소두, 주두, 외상과는 사춘기에 폐쇄되고, 내상과는 가장 늦게 17세에 폐쇄된다. 그러나 개인차가 있기 때문에 소아에서는 양측 X선 촬영으로 비교해 보는 것이 안전하다(그림 14-4).

상완골의 활차*trochlea*와 소두*capitulum*는 상완골의 장축과 약 30도의 각을 이루면서 전방에 위치하여 주관절 굴곡이 140도까지 가능하다. 활차는 도르래 모양으로 가운데가 오목

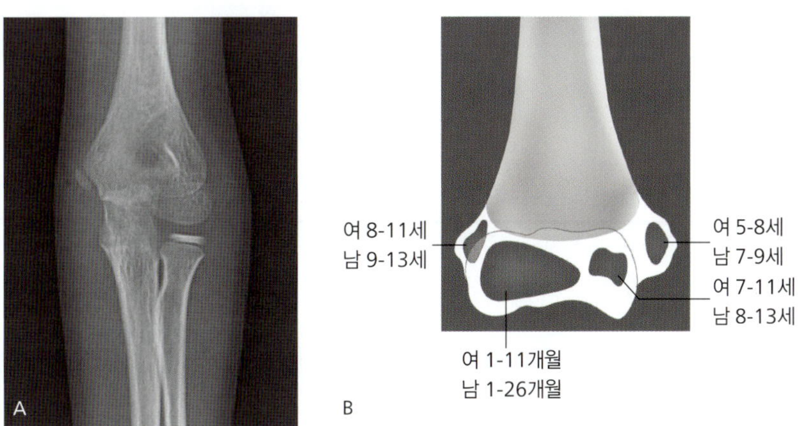

그림 14-4 ▸ **주관절 X선 사진(9세 남아).** 이차 조골중심(secondary ossification center)들이 많다(A). 성장판을 포함하는 외상의 진단이 쉽지 않은 경우가 많다. 반대측을 촬영하여 비교해 보는 것이 안전하다. 이차 조골중심 각각의 출현 시기(B)

하고 내측과 외측이 융기되어 있다. 활차는 내측 부위가 외측보다 하방으로 더욱 길게 돌출되어 있다. 주관절을 완전히 펴면 전완부가 상완부에 대하여 외반되는데, 이 각도를 운반각 *carrying angle*이라고 한다. 운반각은 주관절을 신전시키고 전박은 회외전 *supination*시킨 상태에서 상완부와 전완부의 장축이 이루는 예각이다. 정상 운반각은 X선상에서 약 10~15도이다. 운반각은 개인과 나이에 따라서 차이가 있으므로 양측을 비교해 본다.

요골 골두는 소두와 관절을 이루며 약간 오목하게 파여 있다. 요골 경부와 경계가 되는 부위, 즉 요골 골두 주변의 융기 부위의 두께는 일정치 않다. 이두조면 *bicipital tuberosity*의 직상부가 가장 넓으며 회외전 시에 이 부위가 외측에 위치한다. 윤상 인대는 요골 절흔 *radial notch*의 4/5를 둘러싸면서 요골두를 척골의 요골절흔에 고정시킨다. 윤상 인대는 하부가 상부보다 좁아 요골두가 아래로 빠지는 것을 방지한다. 상완골의 원위 관절면은 관절낭 내 구조이지만 내 · 외 상과 *epicondyle*는 관절낭 밖의 구조물이다. 주관절 앞뒤에는 2개의 지방체 *fat pad*가 관절낭과 원위 상완골 사이에 존재한다. 특히 후지방체는 주관절 주위 손상을 파악하는데 X선상 의미를 가진다. X선 사진에서 후지방체가 전위되면 골절선이 안보이더라도 주관절 주위 골절을 의심하여야 한다. 따라서 수일 후 X선 촬영을 다시 하여 골절 유무를 확인하는 것이 바람직하다(그림 14-5).

14.3.1 방사선 해부학 _Radiographic anatomy

상완골 과상부골절의 정복 후에 정복의 적정성을 판정하는 주요 기준 중 하나가 보만각 *Baumann angle*이다. 관상면 *coronal plane*의 정복 정도를 평가할 때에 운반각을 직접 측정하는 것이 가장 정확하다. 그러나 골절 정복 후에 취하는 주관절 굴곡 상태에서는 운반각을 측정하기 어렵기 때문에 보만각을 측정한다. 보만각은 내과 골단각 *medial condyle epiphyseal angle*

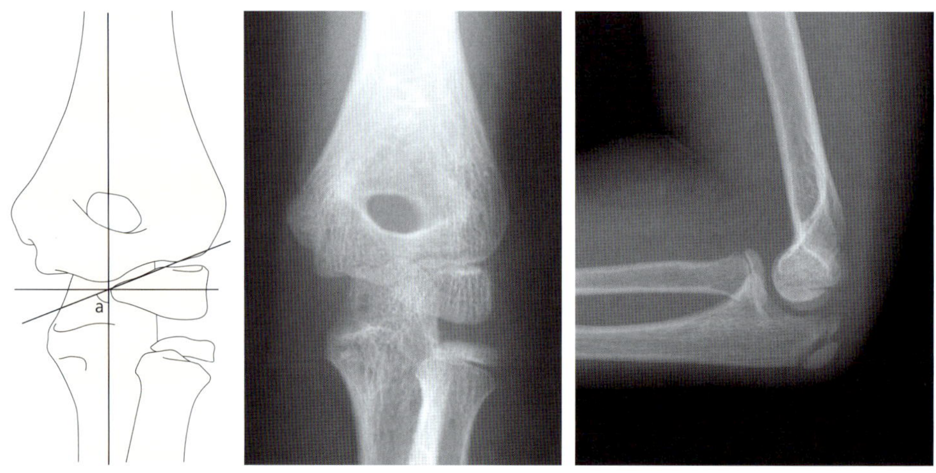

그림 14-5 • 주관절의 정상 X선 사진. AP 상에서 보만각(Baumann angle)은 상완골 종축에 직각인 선과 외과 골단선이 만드는 각(a)이며, 70도가 정상이다. Lat 상에서는 상완골 과부에 모래시계 모양(hourglass)이 그려지고, 외과가 상완골 전면과 45도 각도를 이룬다. 모래시계의 뒤쪽으로 작은 투명성이 있는데, 이것이 지방체 음영이다. 외상을 입으면 지방체가 뒤쪽으로 밀려난다(fat pad sign).

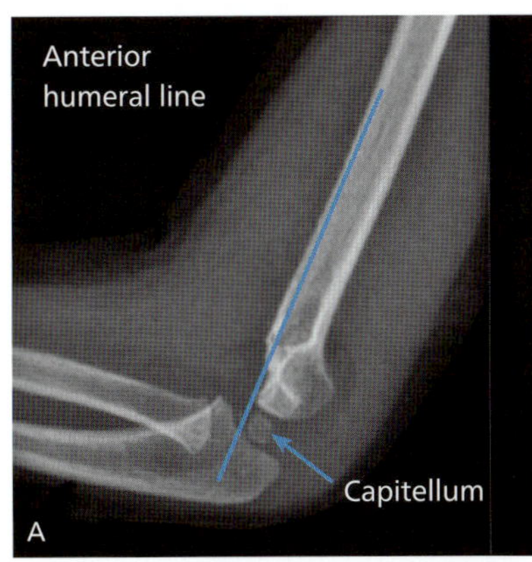

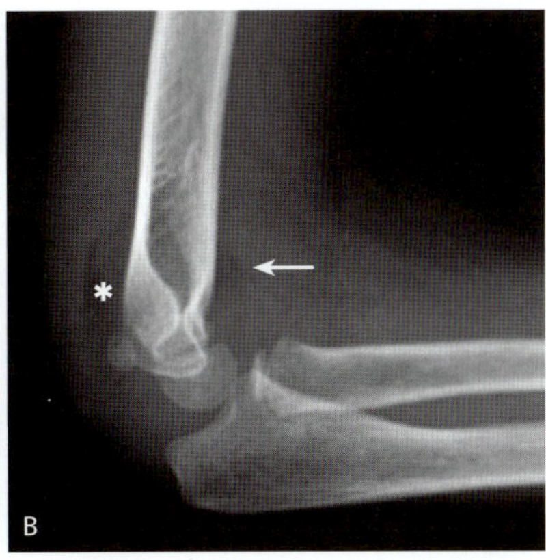

그림 14-6 ▸ 소아 상완골 과상부골절의 경우 전방 상완선이 소두의 중앙을 지나지 않는 경우가 많으며(A), 상완골 전후방에서 지방체가 뚜렷하게 보이기도 한다. 화살표: 전지방체, *: 후지방체(B).

이며, 내과 성장판을 따라 그은 선과 상완골의 장축이 교차하는 예각이다. 정상은 70도 전후이다. 내상과 골단각은 내상과가 골화되지 않은 소아에서 사용하며, 과상부골절의 정확한 정복 여부 판단에 도움이 된다.

X선 측면사진에서 원위 상완골의 골절을 진단할 때에 유용한 지표는 전방 상완선*anterior humeral line*과 후지방체이다. 측면사진에서 상완골의 전면을 지나는 선이 정상에서는 상완골의 소두 중앙을 지나간다. 이 관계가 깨졌을 경우 골절을 의심해야 하며, 이 선을 이용하여 도수 정복 후에 시상면상에서의 정복 상태를 판단할 수 있다. X선 사진상 골절선이 보이지 않는 경우 측면 사진에서 후방 연부조직의 음영 감소 소견이 보이면 골절 진단에 도움이 될 수 있다(그림 14-6).

주관절 손상의 진단이 어려울 때에 MRI, 초음파, 관절 조영술 등을 이용할 수 있다. 이들 추가적인 영상진단 방법은 아직 골화되지 않은 상완골 하단의 골절 유무를 밝히는 데에 도움이 된다.

14.3.2 상완골 과상부골절 _*Supracondylar fracture of the humerus*

상완골 과상부골절은 소아기 주관절 골절의 과반을 차지할 만큼 흔하고, 또 중요한 외상이다. 때로는 심각한 경과를 밟아서 의사에게 낭패감을 안겨주기도 한다. 수상 직후에는 전완부의 순환이 위태로울 수 있다. 이 위험성을 처음부터 의식하고 미리 대처하여 구획증후군*compartment syndrome*이 발생하지 않도록 하는 것이 무엇보다 중요하다. 골절은 잘 유합되는 편이나 내반변형이 후유증으로 자주 남기 때문에 정복의 정확성도 중요하다.

상완골 과상부골절은 4~8세의 소아에서 주로 발생하며, 손상기전은 미끄러지거나 떨어질 때에 주관절을 편 상태에서 손으로 바닥을 짚는 자기방어형 동작이다. 이렇게 다치는 유형이 신전형이고, 과상부골절의 99%를 차지한다. 나머지 소수가 굴곡형이다. 상완골 과상부는 원통형의 골간부가 골간단부로 이행되는 부위로써 앞뒤로 얇기 때문에 물리적으로 약하고, 또 외상력이 손목과 전완부에서 흡수되지 않고 통과하면 다음으로 집중되는 곳이기

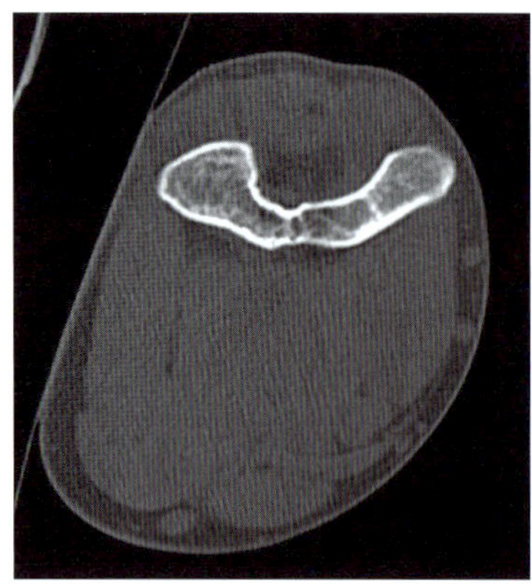
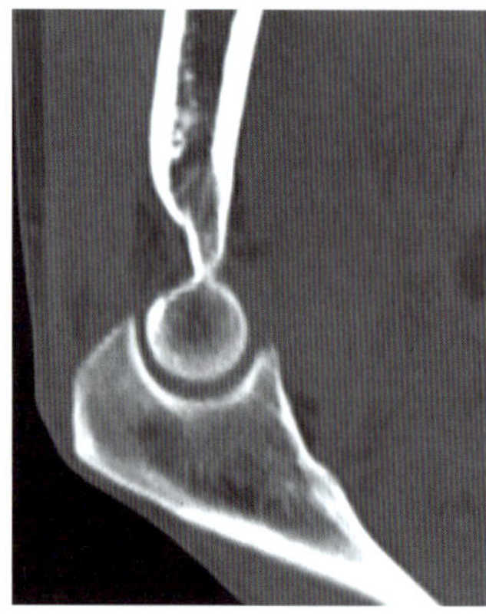

그림 14-7 ▸ 상완골 과상부는 얇고 C형 겸자(C clamp)처럼 생긴 주두의 반월상 절흔(semilunar notch)에 물려 있다. 상완을 통과하여 전달되는 외상력에 취약한 구조이다. 골절이 많은 이유 중의 하나이다.

때문에 골절이 자주 발생한다(그림 14-7).

증상 상완골 과상부골절의 증상은 주관절 부위의 통증, 부종, 변형 등으로써 이들 증상으로 진단이 어렵지 않다. 다친 팔을 반대편 손으로 받치고 움직이려 들지 않는 것이 전형적인 모습이다. 환아를 처음 보았을 때에 우선 편한 위치에서 부목을 대어서 골절편이 더 이상 움직이지 않게 하고, 손의 혈액순환을 점검하고, 방사선 촬영을 한다. 아픔이 덜하고, 피가 잘 통하는 위치는 주관절 30~60도의 굴곡위치이다.

방사선 촬영은 최소한 전후방과 측방 사진이 필요하다. 원위 골편의 위치와 방향으로 골절을 규정한다. 골절의 전위가 없는 과상부골절은 골절선만을 보이거나 측방사진에서 원위골절편이 살짝 뒤로 밀려있는 정도*anterior angulation*에 그치기도 한다.

과상부골절의 대부분을 차지하는 신전형의 경우 원위골절편이 근위골절편의 후방, 내측으로 전위되고 원위부 전체가 내회전된다. 굴곡형은 전위 방향이 신전형의 반대이다. 가끔 보이는 굴곡형의 상당수는 처음부터 굴곡형이 아니라 몇 번의 도수 정복 후에 전위가 그렇게 된 경우일 수 있다.

X선 촬영상으로 골절의 전위 정도와 안정성을 분류하고, 치료방법을 결정한다. 이를 위하여 가틀랜드 분류*Gartland classification*가 주로 사용된다. 전위가 없거나 2 mm 미만의 전위를 보이는 경우 가틀랜드 I형 골절, 전방 피질골은 골절되었으나 후방 피질골은 유지된 경우 가틀랜드 II형 골절, 전후방 피골의 완전한 골절이 발생한 경우 가틀랜드 III형으로 분류한다(그림 14-8).

치료 전위가 없거나 경미하면 주관절 80~90도 굴곡위치에서 장상지 부목을 대준다. 전완부의 통증이 계속되면 순환장해를 의심해야 한다. 안전하지 않으면 입원조치 하에 관찰한다. 전위와 내반변형이 있으면 정복이 필요하다. 도수 정복은 전신마취 하에서 하는 것이 안전하다. 통증을 느끼지 않고 근육이 충분히 이완되어 있어야 정복이 용이하기 때문이다. C-arm의 지원도 필요하다.

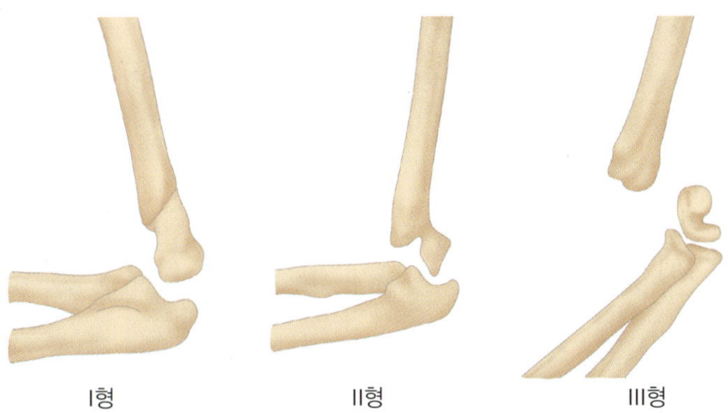

그림 14-8 ▸ 상완골 과상부골절의 분류 Gartland classification I형, II형, III형

과상부골절의 정복 조작은 골절 정복의 일반적인 원칙을 따른다. 정복의 첫 단계는 변형의 과장, 팔을 당기면서 주관절을 뒤로 젖힘으로써 골절편이 물려있는 것을 푼다. 다음 단계는 변형의 역전, 뒤로 약간 젖혔던 주관절을 외회전과 함께 굽혀줌으로써 골절편이 제자리로 들어가게 한다. 마지막 단계는 적정한 위치에서의 고정, 즉 골절 정복이 유지되면서 혈액순환이 확보되는 위치에서 부목을 댄다. 대부분의 경우 유지되어 있는 후내측 골막을 경첩*hinge*으로 이용한다. 고정 자세는 정복의 유지를 위해서는 90도 굴곡이 좋지만, 혈액순환을 위해서는 처음에 60~70도로 해놓았다가 2, 3일 후 부종이 줄고 순환이 안전해지면 90도로 바꿔주는 것도 좋은 방법이다.

과상부골절의 정복은 만족스럽게 얻어졌으나 80~90도 이상 굴곡시켜야 정복이 유지되고, 원위부의 순환이 위태로우면 K-강선 고정을 하고, 주관절을 60~70도로 펴준다. K-강선 고정은 외측에서 삽입한 2~3개로 족하지만, 때로는 내측에서 추가로 삽입하기도 한다. 골절에 의한 전반적인 부종과 척골신경의 주행이 강선의 삽입을 어렵게 하는 면이 있으므로 주와 *cubital fossa* 굴곡선의 양쪽 끝 지점, 상완골 내과, 외과의 돌출부, 주두 등과 같은 표지

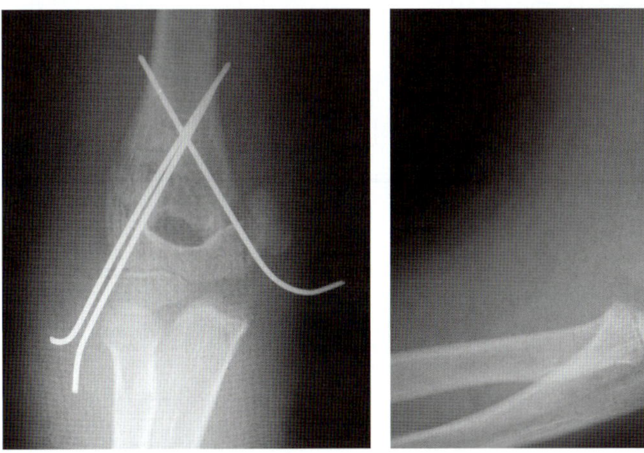

그림 14-9 ▸ **상완골 과상부골절 정복 후 X선 사진.** AP상에서 보만 각도가 80도로 증가하고, Lat상에서 모래시계 모양이 흐트러졌다. 중등도의 내반주(cubitus varus) 변형이 발생하였다.

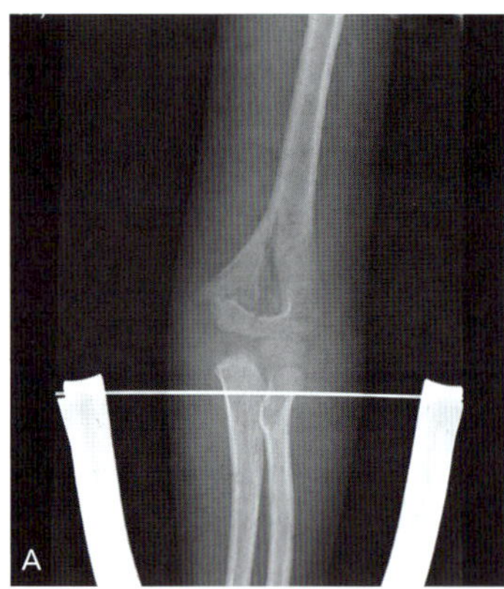

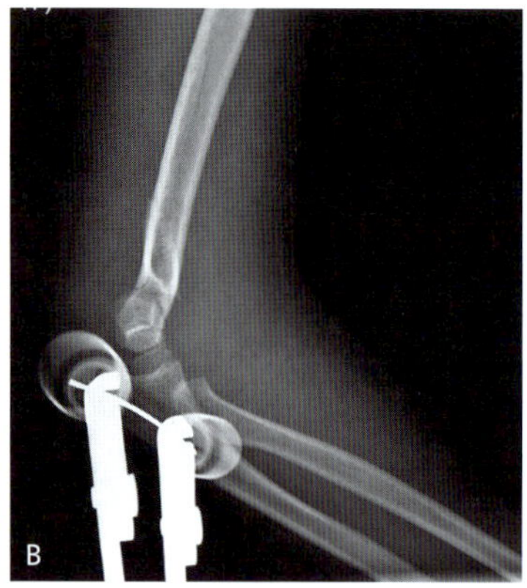

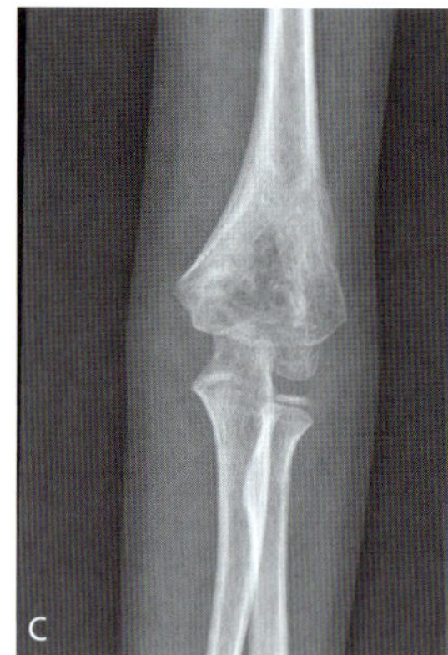

그림 14-10 ▸ 상완골 과상부골절 치료의 예. 심한 부종과 피부 물집 등 임박 구획증후군(impending Volkmann's ischemia)의 소견을 보여서 주두를 통한 골 견인으로 치료한 모습(A, B). 치료 후의 골절 유합상태(C), 구획증후군 증상이 해소되고 잘 치료되었다.

점을 확인하면서 삽입한다(그림 14-9).

주관절 주위에 부종과 함께 물집이 생기면 이미 순환장해가 심각함을 의미한다. 이러한 경우에는 정복 등 어떤 조작도 위험할 수 있다. 이때에 고전적인 방법이지만 골 견인 *skeletal traction*이 안전한 방법으로 이용될 수 있다. 골 견인은 주두에 K-강선을 꼽고, 이 강선을 통하여 수직, 혹은 측방으로 견인하는 방법이다. 골 견인 방법은 입원기간이 길어지는 단점이 있으나 위험한 경우에 좋은 결과를 얻어낼 수 있는 검증된 방법이다(그림 14-10).

예후 상완골 과상부골절은 구조적으로 안고 있는 위험요소 때문에 후유증이 자주 발생한다. 과상부골절의 후유증은 볼크만 허혈성 구축 *Volkmann's ischemic contracture, VIC*과 내반주 변형 *cubitus varus*이 대표적이다. 그 밖에 신경손상, 주관절 강직 등이 있다.

VIC는 상완골 과상부골절의 심각한 후유증이다. 순환장해를 알리는 중요한 증상은 통증이다. 가만히 있어도 전완부가 아프거나, 가만히 있을 때에는 통증이 없더라도 손가락을 펴 줄 때에 전완부에 통증을 느끼면 강한 의심을 가져야 한다. 요골동맥의 맥박 유무는 중요한 요소가 아니다. 가라앉지 않는 통증은 전완부 근육에 산소가 필요한 만큼 공급되지 않음을 알리는 긴박허혈 *impending VIC* 단계를 의미한다. 다음의 증상은 손이 차고, 손톱 밑이 창백하고, 손목에서 요골동맥의 맥박이 만져지지 않는 것 등이다. 과상부골절의 순환장해는 혈관의 직접 손상과 구획증후군, 두 가지 기전에 의한다. 혈관 손상은 골절과 함께 혹은 정복조작 중에 직접 일어나기도 하고, 전위가 심한 경우 골절편에 끼어서 일어나기도 한다. 그러나 혈관의 직접손상은 드물다. 상완골 과상부골절에 의한 순환장해는 대부분 구획증후군이다.

구획증후군 *compartment syndrome*은 매우 심각한 합병증이다. 전완부는 요골과 척골, 두 개의 뼈와 골간막 *interosseous membrane*, 그리고 두꺼운 근막과 피부로 둘러싸여 있는 제한된 구획들로 나뉘어져 있다. 구획 속에 담겨있는 조직은 모두 압력에 예민하지만 가장 취약한 조직은 근육이고, 다음이 신경이다. 외상과 순환장해에 의하여 근육 등 연부조직이 부어

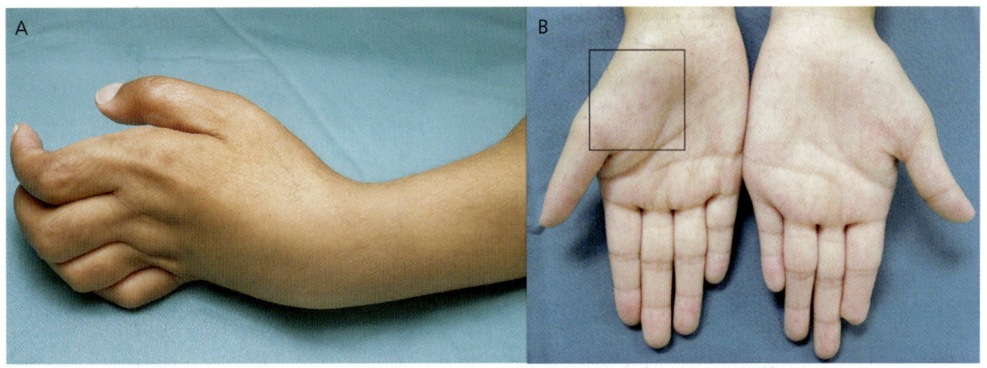

그림 14-11 ▸ **상완골 과상부 골절의 후유증-허혈성 구축 및 전완부의 구획증후군.** 손의 감각이 없어지고, 손가락이 구축되는 심한 형태로부터(A), 무지구(thenar eminence)가 납작해지는 정도(B)에 그치는 경한 형태까지 다양하게 나타난다.

오르고 구획 내의 압력이 높아지면 말초순환이 차단되고, 그 상태로 수 시간이 경과하면 근육이 괴사한다. 부종, 구획 압력증가, 순환장해는 악순환 고리를 형성하여 상태를 더욱 악화시킨다. 악순환의 종착점이 VIC이다. VIC에 빠지면 전완부의 근육과 신경이 불가역적으로 괴사하여 손목과 손가락이 뒤틀어지고, 감각이 둔해진다(그림 14-11).

상완골 과상부골절을 치료할 때에, 특히 첫날에는 구획증후군 증상을 감시하는 것이 중요하다. 악순환이 시시각각 진행하기 때문에 환아를 국소적으로, 그리고 전신적으로 계속 살펴보아야 한다. 병적 상태를 먼저 알려주는 전완부의 통증을 놓치지 않기 위하여 진통제는 투여하지 않는다. 구획증후군의 치료는 긴박 허혈 단계에 이르기 전에 구획 내 압력을

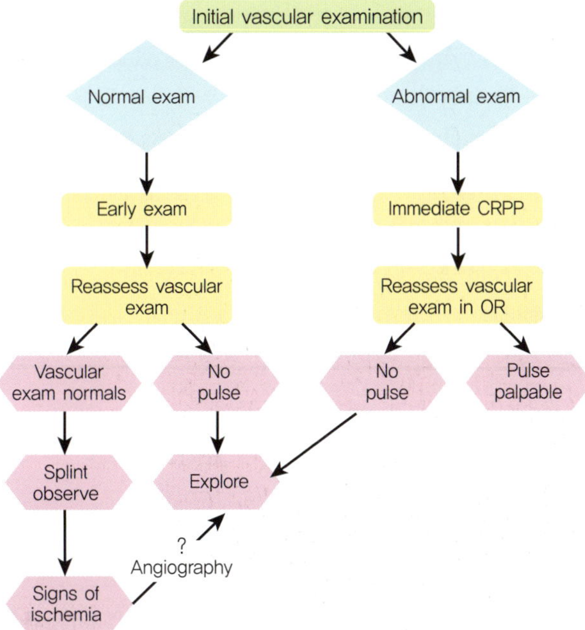

그림 14-12 ▸ **상완골 과상부골절 치료의 흐름(algorithm).** 치료의 갈림길에서 선택을 옳게 하는 것이 중요하다. 의심이 나면 좋지 않은 쪽을 선택하는 것이 안전하다.

떨어뜨려서 악순환이 시작되지 않도록 해야 한다. 구획 내 압력을 떨어뜨리는 방법은 90도 굴곡위치에 있는 주관절을 20~30도 펴주고, 겉을 단단하게 감싸고 있는 압박붕대를 풀어주는 것으로 시작한다. 상태가 선순환으로 돌아서지 않으면 골절치료보다 우선적으로 근막절개 *fasciotomy*, 피부절개, 혈관조영술 등을 필요한대로 주저 없이 해야 한다(그림 14-12).

상완골 과상부골절 후의 내반주는 비교적 흔한 후유증이다. 내반주는 기능에는 지장이 없으나 항상 팔을 옆으로 벌리고 있기 때문에 눈에 띈다. 내반주의 원인은 골절의 부정유합과 성장판의 성장장해 두 가지 기전으로 오는데, 그중에서 부정유합이 더 큰 원인이다. 부정유합은 내회전과 관상면 경사 *coronal tilting*가 교정되지 않은 것이다. 내반주 변형은 심하면 눈에 거슬려서 교정 수술의 대상이 된다. 수술의 적기는 7~10세, 방법은 외반 절골술인데, 실제 수술 방법은 여러 가지이다. 어떤 방법으로 하든지 원위 골편을 외회전시키는 요소가 들어가야 하고, K-강선 등을 이용한 내고정을 해서 수술 후 3주에 관절운동을 시작할 수 있어야 한다(그림 14-13).

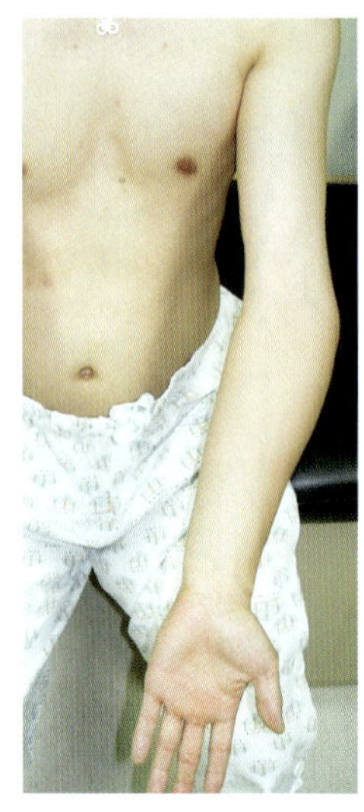

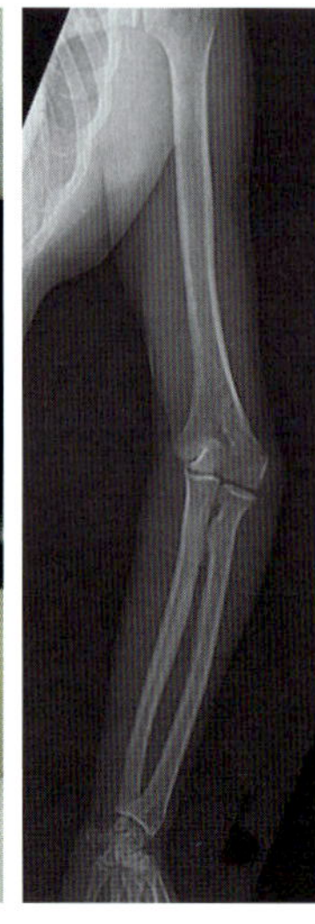

그림 14-13 ▸ 상완골 과상부골절 후의 부정유합에 의한 내반주 변형(cubitus varus, gunstock deformity). 상완골 외과골절의 후에 부정유합이 원인이다.

14.3.3 상완골 원위성장판 골절-분리 _*Fracture-separation of the distal humeral epiphysis*

상완골 원위의 성장판 골절-분리는 과상부골절 대신에 골단선 *epiphyseal line*에서 분리되는 외상이며 S-H I, II형에 속한다. 손상기전은 과상부골절과 같은데, 과상부골절보다 어린 2~3세 이하에서 발생한다. X선상에서 소견이 없거나 있는 경우에도 골간단의 골편이 손톱처럼 얇게 보이는 것이 전부일 때가 많다. 그러나 의심을 가지고 보면 상완골 과부 *condyle*가 전완골 전체와 함께 이동한 것을 알 수 있다. X선상에서 비슷한 다른 손상들과의 감별진단이 필요하다. 감별진단의 대상은 과상부골절, 외과골절 등이다. 과상부골절은 대개 환아의 나이가 좀 더 많고, 성장판 골절-분리에 비하여 골절부위가 높다. 외과골절이 더 흔하게 혼동된다. 외과골절은 주관절 전후방, 측방사진에서 요골두와 상완골 소두 *capitulum*의 관계가 깨지는 것이 성장판 골절-분리와 다르다. 성장판 골절-분리는 이 관계가 유지된다. 일반 X선 사진으로 구별하기 어려운 경우 관절조영술이나 MRI가 도움이 된다(그림 14-14).

치료 상완골 원위성장판 골절-분리의 치료는 비교적 용이하다. 과상부골절과는 달리 전위가 심하지 않은 안정 골절이 대부분이다. 전위가 경미한 경우 그대로 부목고정을 하고, 그 정도를 넘으면 전신마취 하에서 정복하고 부목을 대준다. 진단을 놓치지 않는 한 예후는 일반적으로 좋다.

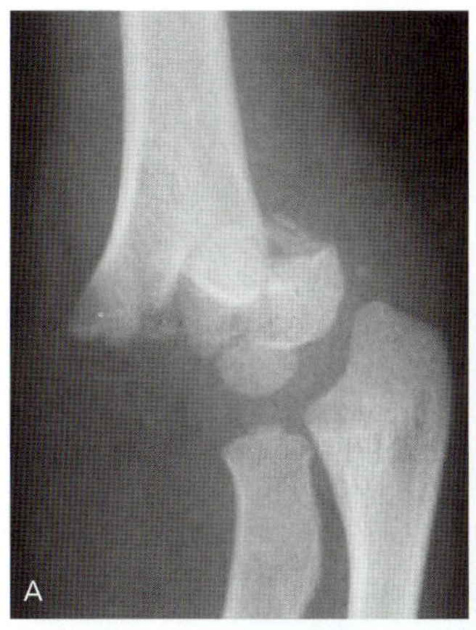

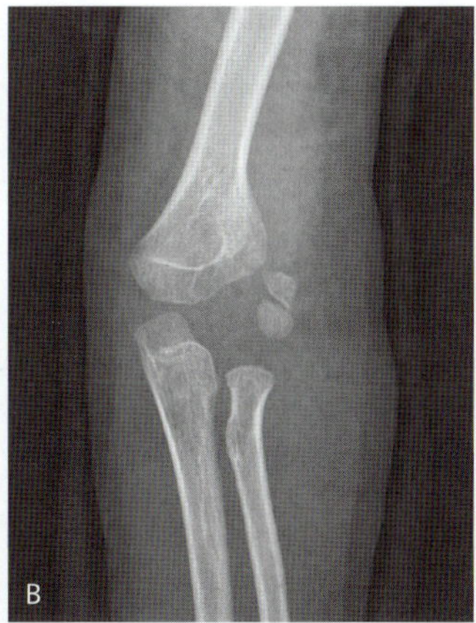

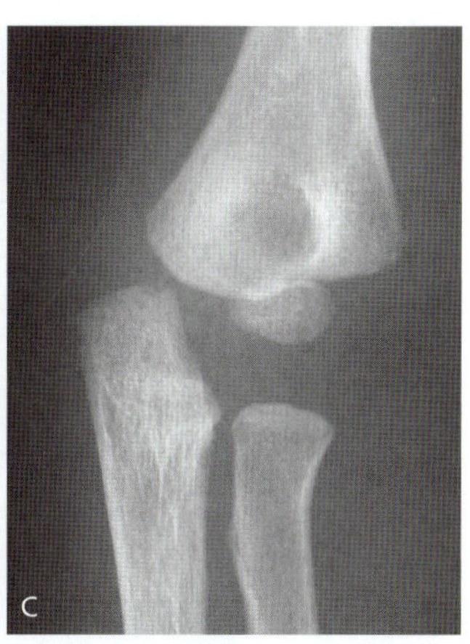

그림 14-14 ▸ **상완골 과상부골절, 외과골절, S-H II형 골절분리의 감별.** 과상부골절(A)은 대개 환아의 나이가 좀 더 많고, 골절부위가 높다. 외과골절(B)은 주관절 전후방, 측방사진에서 요골두와 상완골 소두(capitulum)의 관계가 깨진다. S-H II형 성장판 골절-분리는 이 관계가 유지되면서 전완부가 전체적으로 내, 후방으로 이동한다(C). 나이도 2~3세 이하로 과상부골절에 비하여 어리다. 일반 방사선 사진으로 구별하기 어려운 경우 관절조영술이나 MR을 시행할 수 있다.

14.3.4 상완골 외과골절 _*Fracture of lateral condyle of the humerus*

상완골 외과골절은 소아 주관절 외상 중에서 과상부골절 다음의 빈도를 보이며, 3~10세의 소아에서 주로 발생한다. 미끄러지거나 떨어질 때에 팔을 뻗어 바닥을 짚으면서 일어난다. 요골두가 외과를 치는 전단력과 외상과 *lateral epicondyle*에서 기원하는 신전근의 견열력, 두 가지 외상력 중 한 가지가 작용한 결과이다. 주관절의 성장판 손상 중에서는 가장 흔한 외상이며, 대부분 S-H분류 제IV형으로써 정확한 정복을 요한다. 정확하게 정복되지 않으면 골단의 뼈와 골간단의 뼈가 성장판을 가로질러서 연결되는 골교 *bone bridge*를 형성하거나 불유합이 될 수 있기 때문이다. 골교는 상완골 외과의 성장을 억제하여 외반주를 초래하고, 불유합은 통증은 없으나 악력이 약해지고 주관절 외측이 불룩해지는 주관절 변형을 초래한다.

치료 상완골 외과골절의 증상은 통증과 부종, 주관절 움직임 제한 등이다. 방사선상에서 상완골 소두를 포함한 골절편을 볼 수 있다. 골절편이 분리되어 상완골 원위부와 간격을 보이는데, 이 간격이 2 mm 이하에 그칠 정도로 매우 좁으면 전이가 없다고 판단하여 주관절 90도 위치에서 부목고정을 해준다. 만약 간격이 조금 더 벌어져 보이면 나중에 더 벌어질 염려가 크기 때문에 경피적으로, 혹은 관혈적으로 K강선을 이용한 내고정을 한다. 골절 간격이 넓거나 골절편이 돌아 있으면 처음부터 관혈적 정복과 내고정의 대상이다. 관혈적 정복할 때에 골절편에 붙은 연부조직들을 잘 보존해야 한다. 특히 골절편 후면의 연부조직들을 박리하면 골절편이 무혈성괴사에 빠지기 때문이다. 관절운동은 수술 후 3~4주에 시작한다. 골절은 6~8주에 유합된다(그림 14-15).

예후 상완골 외과골절 후에 올 수 있는 후유증은 불유합, 외반주 *cubitus valgus*, 지연성 척골신경마비 *tardy ulnar N palsy*, 내반주 등이다. 외과골절의 불유합은 주관절 외측이 불룩하고, 힘있게 쥘 때에 경미한 통증을 느끼는 것 외에 별 증상이 없다. 주관절의 외반, 굴곡변형이

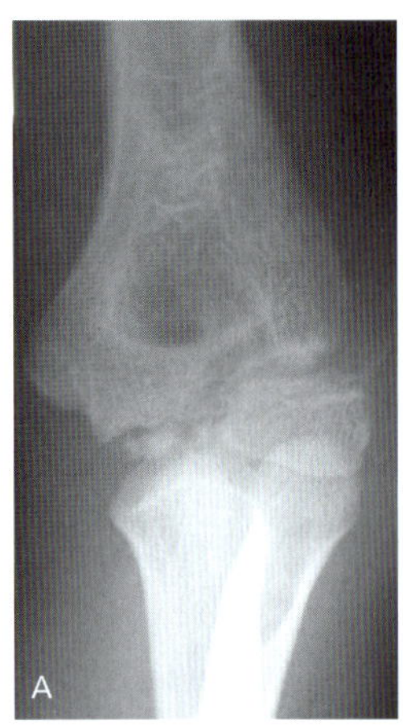

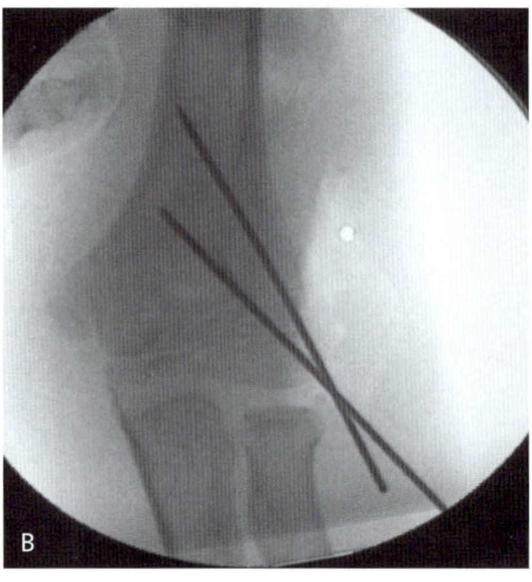

그림 14-15 ▸ 상완골 외과골절 X선 사진. 외과 골편이 심한 전위를 보인다(A). 수술 후(B). 외측에서 삽입하는 두 개의 K강선이 고정한다.

조금 올 수 있는데 이것도 별 문제되지 않는다. 치료 중 뒤늦게 간격이 벌어지면 관혈적 정복을 시도할 수 있으나 수술에 의한 손해도 올 수 있으므로 신중해야 한다. 확립된 불유합은 성장이 끝나기 전에는 두고 보거나, 나뉘어진 골간단 사이에 골교를 만들어서 장래 변형의 진행을 방지하는 술식을 할 수 있다. 지연성 척골신경 마비는 척골신경의 주행을 전방으로 옮겨주는 전방이전술의 대상이 된다.

14.3.5 상완골 내상과골절 _*Fracture of the medial epicondyle of the humerus*

상완골 내상과골절은 소아에서 주관절 골절의 11.5% 정도로 비교적 흔한 외상이다. 주관절의 일시적인 탈구에 동반되는 외상으로 이해된다. 내상과에서 기원하는 굴곡근의 견열에 의하여 내상과가 분리된다. 주관절의 내측부 인대손상과 척골신경 증상이 있는 경우가 있다(그림 14-16).

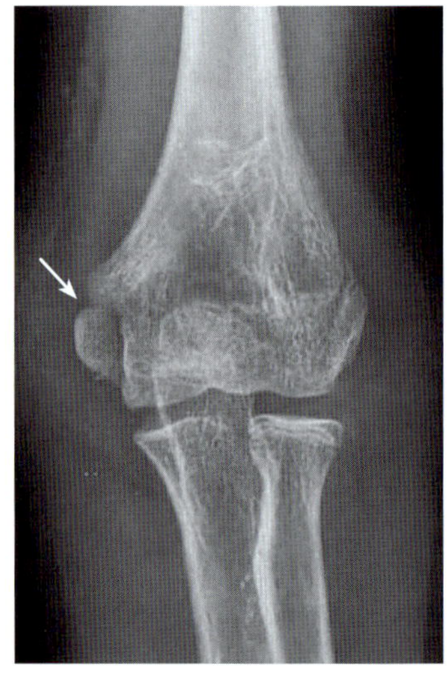

그림 14-16 ▸ 상완골 내상과골절(medial epicondylar fracture)의 X선 사진. 내상과는 관절에 참여하지 않고 상완골의 길이 성장에도 관여하지 않는다. 주관절의 일시적인 탈구에 동반되는 외상이다. 골절에 의한 틈이 벌어져 나와도 대부분 문제되지 않는다.

치료 상완골 내상과는 관절내 구조가 아니고, 상완골의 길이 성장에 기여하는 바가 없다. 따라서 내상과골절은 외과골절과는 치료의 원칙이 다르다. 몇 가지 예외를 제외하고는 대부분 보존적 치료를 시행하고 결과도 좋다. 내상과골절의 15~18%에서 골절편이 관절내에 들어가 감돈 *incarceration*된다. 이 경우에는 반드시 수술치료를 해서 골편을 끄집어내고, 내측부 인대에 대한 보강을 해야 한다. 불유합이 자주 발생하는데, 불유합의 경우에도 별 증상이 없다. 오히려 수술적 치료가 주관절의 운동 장애를 더 자주 남긴다는 보고가 있다.

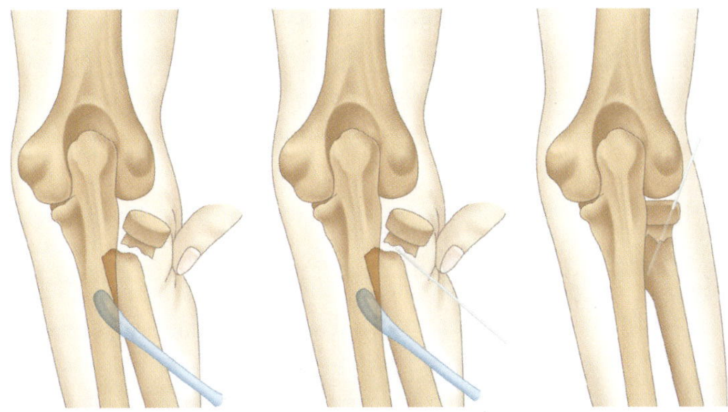

그림 14-17 ▸ 요골 경부 골절(radial neck fracture)의 정복. 각도가 30도를 넘으면 정복이 필요하다. 전완부를 외회전시킨 자세에서 시술자의 엄지 끝으로 골편을 강하게 누른다. C-arm하에서 금속 핀을 사용하여 정복하는 방법도 있다(joystick method).

14.3.6 근위요골골절 _*Fracture of the proximal radius*

소아에서 발생하는 근위요골 골절은 성인의 골절과 다르다. 성인의 근위요골골절은 골두를 침범하지만 소아에서는 요골의 경부*radial neck*와 성장판을 침범한다. 또 근위요골 골절에 그치지 않고 주관절 탈구, 몬테지아 골절-탈구 등 더 큰 외상의 일부일 수 있음을 의식해야 한다.

치료 치료를 결정하는 인자는 나이에 따른 재형성 능력과 골절 부위에 형성된 각 변형의 크기이다. 각 변형은 전완부를 완전히 외회전시킨 자세에서 촬영한 전후방 사진에서 측정한다. 개인차가 있으므로 반대측 사진과 비교해 본다. 각 변형의 크기가 작으면 보존적 방법으로 치료한다. 일반적으로 변형각이 30도 이하이면 주관절 90도 각도에서 부목을 대준다. 변형각이 30도를 넘으면 정복이 필요하다. 정복의 방법은 전완부 외회전 위치에서 요골두 부위를 엄지손가락으로 누르는 도수 방법, 전신마취 하에서 금속 핀으로 경피조작을 하는 소위 조이스틱 방법*joystick method*, 또 관혈적 정복 등이 있다. 어떤 방법으로 하든지 나중에 변형이 다시 돌아오는 경향이 있음을 알고 있어야 한다(그림 14-17).

14.3.7 요골두 아탈구 _*Subluxation of the radial head, pulled elbow*

요골두의 아탈구는 5세 미만의 소아에서 발생하는 흔한 주관절 손상이다. 요골두가 경부를 감고 있는 원형인대에서 아탈구되는 것이 원인이다. 대부분 보호자가 소아의 팔을 잡고 끌어당기면서 발생하며, 응급실로 내원하는 경우가 많다(그림 14-18). 환아는 주관절을 감싸고 전혀 움직이려 들지 않는다.

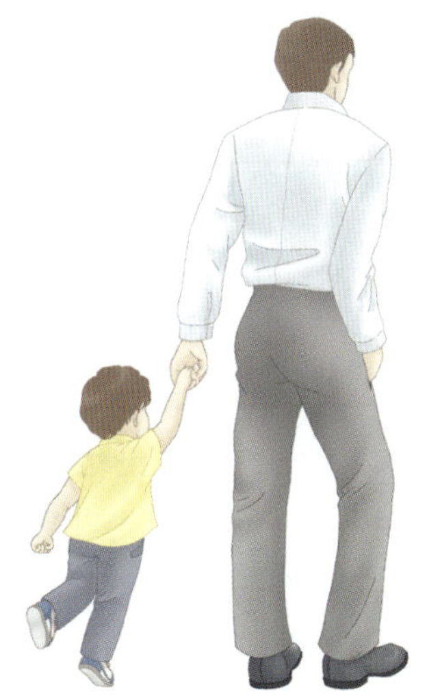

그림 14-18 ▸ 소아기의 요골두 아탈구(pulled elbow)는 손을 갑자기 잡아당길 때에 발생할 수 있다. 5세 이하의 소아들에서 자주 본다.

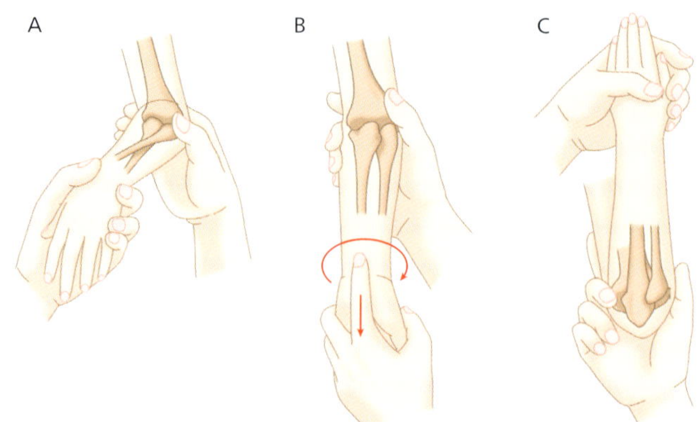

그림 14-19 ▸ **요골두 아탈구의 정복 방법.** 시술자가 환측 손을 악수하듯이 잡고, 반대측 손으로 주관절을 받치고 있는 자세에서 전완부를 외회전시키면서 요골두 부위를 살짝 눌러준다. 제자리에 들어가면서 딸깍하는 느낌을 준다.

치료 요골두의 아탈구는 환아를 안심시킨 상태에서 간단한 도수조작으로 정복한다. 시술자가 환측 손을 악수하듯이 잡고, 반대측 손으로 주관절을 받치고 있는 자세에서 전완부를 외회전시키면서 요골두 부위를 살짝 눌러준다. 제자리에 들어가면서 딸깍하는 느낌을 줄 때가 있다. 정복되면 즉시 팔은 자유로워진다. 주관절을 90도 굽힌 위치에서 팔걸이를 해준다. 정복되지 않으면 다른 외상이 아닌 것을 확인하고 팔걸이를 해준다. 팔걸이를 하고 있는 중에 저절로 정복되는 경우가 대부분이다(그림 14-19).

14.4 전완부 골절 _Fracture of the Radius and Ulna

14.4.1 몬테지아 골절-탈구 _Monteggia fracture-dislocation

몬테지아 골절-탈구는 척골의 골절과 요골두의 탈구가 같이 있는 비교적 심각한 외상이다. 전완부의 두 뼈, 즉 요골과 척골 중에서 한 뼈가 부러지거나 탈구되면 다른 뼈도 부러지거나 탈구되는 경향이 강하다. 이 현상은 기둥 두 개로 받쳐지는 구조물의 특성으로써, 전완골 골절에서 작동하는 개념이다. 임상적으로 중요한 점은, 척골 골절에 시선이 잡혀서 요골두의 탈구를 간과하기 쉬운 점이다. 진단과 치료에 주의를 요한다. 특히 척골의 소성변형 *plastic deformation*이나 그린스틱 골절 *greenstick fracture*이 있을 경우, 요골두의 위치를 항상 확인해야 한다.

골절의 각 형성 방향과 요골두의 탈구 방향에 따라서 세 가지 유형으로 나눈 바도 분류 *Bado classification*가 이용된다. 제I형은 요골두가 전방으로 탈구되며 70%로 가장 흔하다. 제II형은 후방탈구, 제III형은 외측탈구, 제IV형은 척골과 요골의 골절과 동시에 요골두가 탈구된 경우이다(그림 14-20).

진단 몬테지아 골절-탈구의 증상은 통증, 움직임 제한, 전완부의 회내전 변형 등이다. 전완부 X선 촬영상에서 요골이나 척골 중 한 뼈가 부러져 있는 경우 다른 뼈의 주관절이나

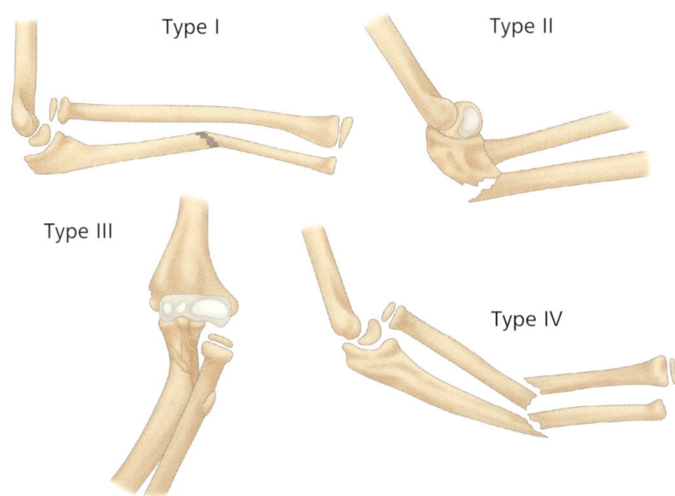

그림 14-20 ▸ 몬테지아 골절-탈구(Monteggia fracture-dislocation) 분류: Bado classification I, II, III, IV. 소아에서는 I형과 III형이 많다.

완관절에서의 탈구나 골절은 없는가 확인해야 한다. 이 목적을 위하여 주관절과 완관절을 포함하는 X선 촬영이 필수적이다. X선상에서 어느 방향으로 촬영하여도 요골 간부의 중심축과 요골두의 중심을 지나는 선은 상완골의 소두를 통과한다(그림 14-21). 이러한 요골두와 소두의 관계가 깨어지면 요골두의 탈구를 의미한다. 척골의 굴곡징후 *ulnar bow sign*는 전완부의 측면 X선 사진에서 척골의 후방 경계가 직선에서 벗어남을 말하며, 요골두의 탈구 혹은 아탈구를 의심케 하는 소견이다(그림 14-22).

치료 몬테지아 골절-탈구의 치료는 먼저 골절된 척골을 정복하여 원래 길이를 회복하고, 다음으로 요골두를 정복한다. 척골이 정복되면 요골두는 쉽게 제자리를 찾는다. 요골두가 정복이 되지 않는다면 척골이 부정확하게 정복되었거나, 윤상인대 *annular ligament*가 접혀

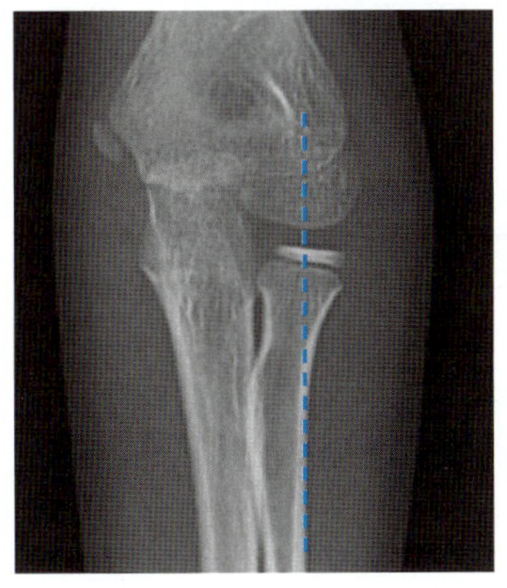
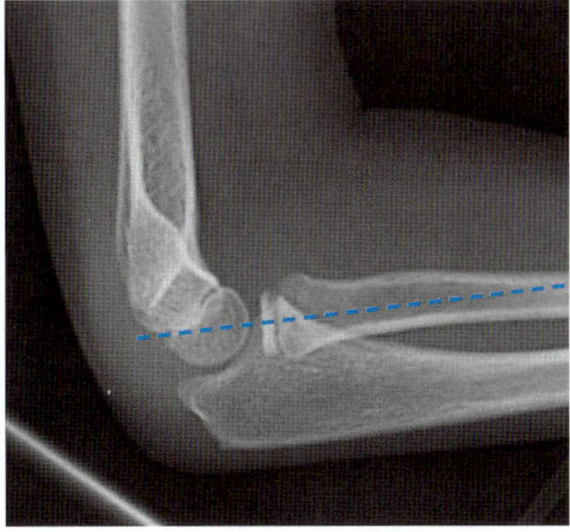

그림 14-21 ▸ **주관절의 정상 X선 사진.** AP, Lat상에서 요골경부의 중심축이 상완골 외과를 향한다. 몬테지아 골절-탈구는 이 관계가 깨진다.

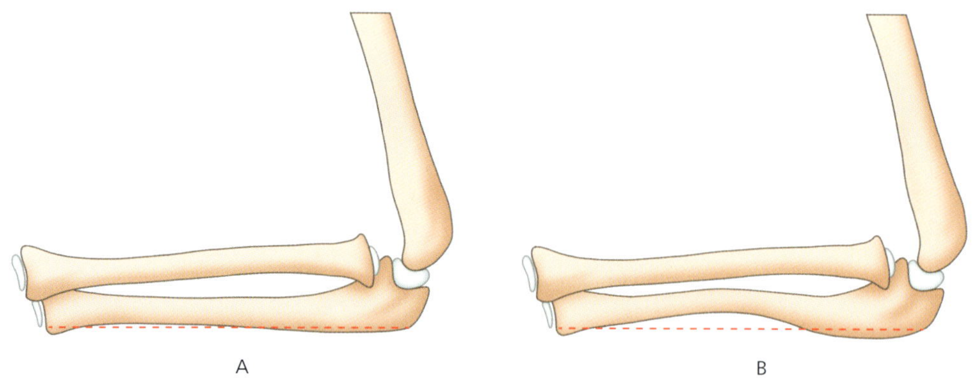

그림 14-22 ▸ **척골의 굴곡 징후(ulnar bow sign).** (A) 정상은 측면 사진상 척골의 후방 경계가 곧은 선을 그린다. (B) 후방 경계가 굽어지면 요골두의 탈구를 의심해야 한다.

들어간 것이 원인일 수 있다. 보존적인 치료는 정확한 정복과 정복의 유지가 힘들다. 관혈적 정복과 내고정이 확실한 치료이다. 정복이 확인되면 주관절 90도 위치에서 고정한다. 주관절의 강직이 올 수 있기 때문에 오래 고정해 둘 수 없다. 정복 후 3주 내에 관절운동을 시작한다.

14.4.2 요골 및 척골의 골간 골절 _*Fracture of the shaft of the ulna and radius*

요골과 척골의 골간부 골절은 나이 어린 소아에서 많이 발생한다. X선상에서 요골이나 척골 중 하나만 부러진 경우에 주의가 필요하다. 그 이유는 두 뼈 중에서 하나만 부러져 보이는 경우 완관절과 주관절의 아탈구, 혹은 척골의 소성변형 *plastic deformation*이 숨어있을 수 있기 때문이다.

치료 요골 및 척골의 골간 골절은 관절내 골절과 같이 엄격한 기준을 가지고 치료한다. 전완부는 회내전과 회외전 운동이 일어나는 부위이기 때문에 요골과 척골, 두 뼈가 원래의 길이대로 정복되어야 한다. 요골의 휘어짐과 척골의 곧음, 그리고 골간공간 *interosseous space*의 회복이 중요한 3요소이다. 10세 후로는 성인과 같은 기준이 적용된다. 만족스럽지 못한 정복 후 재형성을 기다리기보다는 관혈적 정복과 단순한 내고정을 하는 것이 권장된다(그림 14-23).

14.4.3 요척골 원위골간단 골절 _*Fracture of metaphysis of distal radius and ulna*

요골과 척골의 원위골간단 골절은 성장이 왕성한 청소년기에 잘 발생한다. 이 시기에 골 재형성이 광범위하게 진행되면서 원위 요골 골간단의 뼈가 약해지기 때문이다. 치료에서 중요한 것은 불안정성 골절에 대한 개념을 이해하는 것이다. 소아에서 발생하는 원위 요척골 골절의 불안정성은 캐스트붕대를 하고 기다리는 기간에 정복 상태를 유지하지 못하고 다시 전위되는 것이다. 원위 요척골 골절의 약 30%가 불안정성에 해당된다. 정복이 소실되는 원인은 잘못된 캐스트붕대, 총검 배열, 요골 직경의 50% 이상의 전위, 30도 이상의 장측 각 형

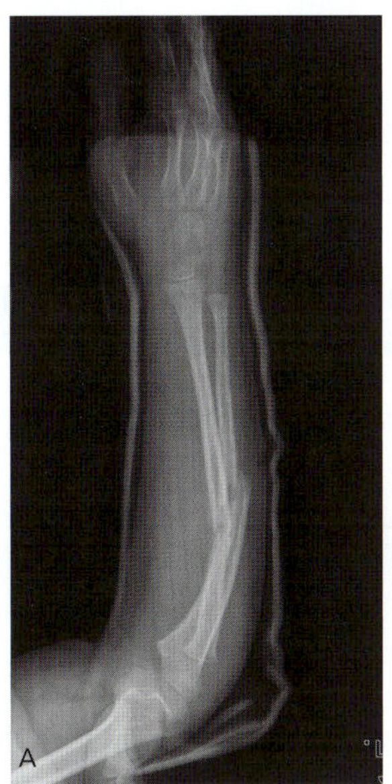

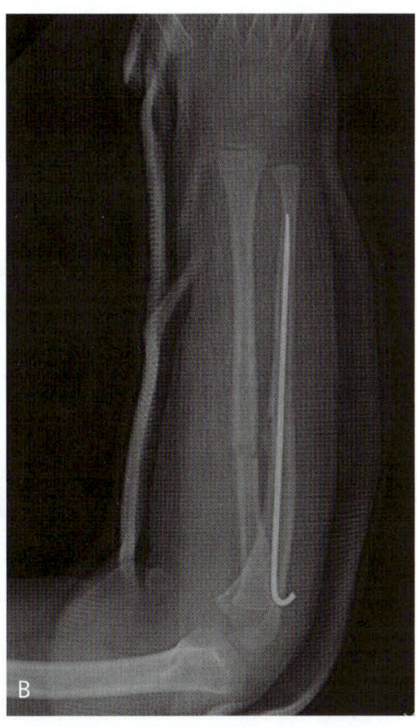

그림 14-23 ▸ 전완 골절의 X선 사진(A). 요골과 척골, 두 뼈의 길이와 골간공간(interosseous space)의 모양이 정확하게 회복되어야 전완의 회전운동이 제한받지 않는다. 이 목적을 위하여 골수정 내 고정(intramedullary nailing)이 자주 사용된다(B).

성, 요골 단독 골절, 같은 높이에 척골 골절이 동반된 경우 등이다.

요골 원위부는 상지의 길이성장이 왕성하게 일어나는 원위 성장판과 가까운 위치이기 때문에 각 형성에 대한 허용 범위가 크다. 나이가 어릴수록, 골절이 성장판에 가까울수록, 변형의 각도 방향*plane*이 관절운동의 방향과 같을수록 정상 모습을 되찾는 재형성 능력이 크다. 13세 이상에서는 성인에서와 같은 기준이 적용된다.

치료 일반적으로 불완전 골절이나, 10도 이상의 각이 형성된 완전 골절의 경우는 도수 정복 후 장상지 캐스트 고정을 4~6주 시행한다. 골절이 불안정하여 정복 소실의 가능성이 높거나 부종이 심하여서 신경과 혈액순환이 염려될 정도이면 도수 정복에 경피적 K-강선 고정술을 더해준다. 개방성 골절이나 도수 정복이 실패하였을 경우 관혈적 정복과 내고정이 필요하다. 합병증에는 부정유합이 흔하며, 그 밖에 불유합, 요척골 골결합*synostosis*, 재골절, 성장판 폐쇄, 신경 혈관 손상 등이 있다.

14.4.4 원위 요골, 척골 성장판 손상 _*Epiphyseal injury of distal radius or ulnar*

손목관절에 참여하는 요골의 성장판 손상은 소아 골절 중에 가장 흔한 골절이다. 나이에 따라서 다르지만 대개의 경우 S-H 분류 제2형의 골단판 손상이다. 미끄러지거나 넘어지면서 손으로 바닥을 짚을 때에 발생한다. 골편이 손등 쪽으로 전이되어 성인에서의 콜레스 골절 *Colles' fracture* 같은 변형을 보인다. 척골 원위부에서도 비슷한 변형을 보일 때가 많다. 원위부 요골 성장판은 골 재형성 능력이 뛰어난 부위이다. 골절면끼리 50%의 단단 접촉만 되어도 유합을 얻는 데 지장이 없고, 웬만한 변형은 재형성으로 완전 회복되기 때문에 예후가 좋다. 오히려 정확한 정복을 얻을 목적으로 정복조작을 여러 번 시행하는 것이 성장판에 손상을 줄 가능성이 많다. 정복은 가능한 한 수상 당일에 하고, 부드럽게 하며 한두 번에 그친다. 외상 후 10일이 지났으면 불완전 정복이라도 수용하는 편이 낫다.

참고문헌

1. Beaty JH, Kasser JR. Rockwood and Wilkins' Fractures in Children. 10th ed. Philadelphia: Wolters Kluwer; 2024.
2. Launay F, Leet AI, Jacopin S, et al. Lateral humeral condyle fractures in children: a comparison of two approaches to treatment. J Pediatr Orthop. 2004;24:385–391.
3. Mohan N, Hunter JB, Colton CL. The posterolateral approach to the distal humerus for open reduction and internal fixation of fractures of the lateral condyle in children. J Bone Joint Surg Br. 2000;82:643–645.
4. Omid R, Choi PD, Skaggs DL. Supracondylar humeral fractures in children. J Bone Joint Surg Am. 2008;90(5):1121–1132.
5. Shrader MW. Pediatric supracondylar fractures and pediatric physeal elbow fractures. Orthop Clin North Am. 2008;39(2):163–171.
6. Sibinski M, Sharma H, Sherlock DA. Lateral versus crossed wire fixation for displaced extension supracondylar humeral fractures in children. Injury. 2006;37(10):961–965.
7. Storm SW, Williams DP, Khoury J, Lubahn JD. Elbow deformities after fracture. Hand Clin. 2006;22(1):121–129.
8. Sullivan JA. Fractures of the lateral condyle of the humerus. J Am Acad Orthop Surg. 2006 Jan;14(1):58–62.

CHAPTER 15

하지 골절

Fracture of the Lower Extremity

15.1 고관절부 골절과 탈구 *_Fractures and Dislocations of the Hip Joint*

소아의 고관절부 골절은 대부분 대퇴골 경부 골절을 의미한다. 소아기의 대퇴골 경부 골절은 드물지만 매우 심각한 외상이다. 소아의 대퇴골 경부는 매우 단단한 피질골로 구성되어 있기 때문에 골절상은 추락, 교통사고 등과 같은 고에너지 손상에 의한다. 따라서 대퇴골 경부 골절이 있는 소아는 다른 외상을 동반하고 있지 않은가 확인해야 한다. 복부 장기나 두뇌 손상 등 생명을 좌우하는 큰 외상을 함께 가지고 있는 경우가 있다.

소아기 대퇴골두의 혈액순환 체계는 성장과 함께 큰 변화를 거치기 때문에 비슷한 충격이라도 결과는 사뭇 다를 수 있다. 특히 대퇴골 경부 골절은 골두의 혈액순환 장해를 가져

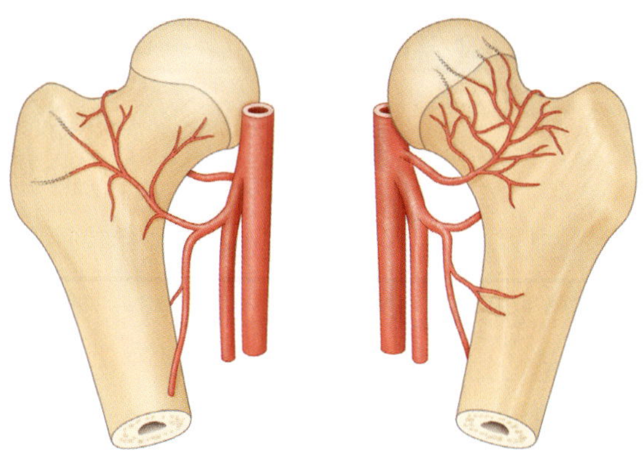

그림 15-1 ▸ **대퇴골 근위부의 혈관분포.** 심부고동맥(deep femoral artery)에서 출발한 앞, 뒤의 회선동맥(circumflex artery)이 주 공급원이 된다. 성장기에 전방 회선동맥(A)은 대퇴골의 대전자(greater trochanter)를 담당하고, 후방 회선동맥(B)은 골두를 담당한다. 후방 회선동맥으로부터 분지한 혈관들이 골단에 들어가는데 이 분지들이 외측 골단동맥(lateral epiphyseal artery, LEV)이다. 외측 골단동맥이 골단의 무혈성괴사와 연관성이 깊다. 성인이 되면 골단선이 폐쇄되기 때문에 이러한 구분이 없어지고, 골간단의 혈관들이 골두로 자유롭게 올라간다.

올 위험성이 크다. 대퇴골두의 혈액순환 체계의 변화는 다음과 같다. (1) 원인대 *ligamentum teres* 동맥은 8세까지는 대퇴골두에 침투하지 못한다. 따라서 일찍이는 기여하는 바가 없다. (2) 영유아기에 대퇴골두의 혈액순환은 경부를 통해서 올라오는 골간단 혈관 *metaphyseal vessels*에 의한다. (3) 골간단 혈관들은 대퇴골 경부에 골성장판이 자리잡는 3~4세 이후에는 기여도가 갑자기 떨어진다. (4) 3~4세 이후에는 외측 골단혈관 *lateral epiphyseal vessels, LEV* 이 발달하여 경부 외면을 타고 올라가서 골두에 순환한다. 외측 골단혈관은 내측 대퇴회선동맥 *medial femoral circumflex artery*으로부터 나온 두 개의 분지, 즉 후상분지와 후하분지를 말한다. 두 분지는 전자간고랑 *intertrochanteric groove*에서 지대 동맥체계 *retinacular arterial system*를 형성하고, 관절낭을 뚫고 들어가서 골두에 순환한다. (5) 사춘기를 지나면서 골성장판이 폐쇄되면 비로서 골간단 혈관과 원형인대를 통해서 들어온 내측 골두혈관으로 이루어진 골두의 순환체계가 완성된다. 대퇴골두 골단의 혈액순환은 3~4세부터 8~9세까지는 외측 골단혈관이 거의 전담하기 때문에 이 혈관의 손상과 관절내 압력의 상승은 골단의 순환에 치명적인 영향을 끼칠 수 있다(그림 15-1).

진단 대퇴골 경부가 골절된 환아는 고관절의 외회전 위치에서 꼼짝하지 않는다. 심한 통증 때문에 누가 손을 댈까 공포감을 갖기도 한다. 진단은 X선 촬영으로 가능하다. 치골유합부에 초점을 맞춘 양측 고관절 전후방 사진과 건측 다리를 들어 올려서 찍는 측방사진 *cross table lateral*이 기본이 된다. 이 골절이 의심되는 소아에서 통상적인 측방자세 촬영 *frog leg lateral*은 통증 때문에 불가할 뿐만 아니라 경부 골절을 전위시킬 수 있기 때문에 신중해야 한다. 2세 이하의 소아에서 보는 S-H 분류 제1형의 대퇴골 경부 골단선 분리골절이나 변형이 거의 없는 경부 골절은 단순사진에서 분명치 않을 수 있다. 이 경우에 CT가 도움이 된다.

소아 대퇴골 경부 골절은 델베 분류 *Delbet clssification*를 사용한다. 제1형은 대퇴골 경부의 골단선을 따라서 분리가 일어나는 골절분리, 제2형은 대퇴경부를 지나가는 골절, 제3형은 대퇴골 경부와 전자부의 경계를 지나가는 골절, 제4형은 전자부의 골절이다. 제1형은 다시 A형과 B형으로 나뉘는데 A형은 분리된 골두가 고관절 내에 있는 유형이고, B형은 분리된 골두가 고관절 밖으로 탈구된 유형이다(그림 15-2).

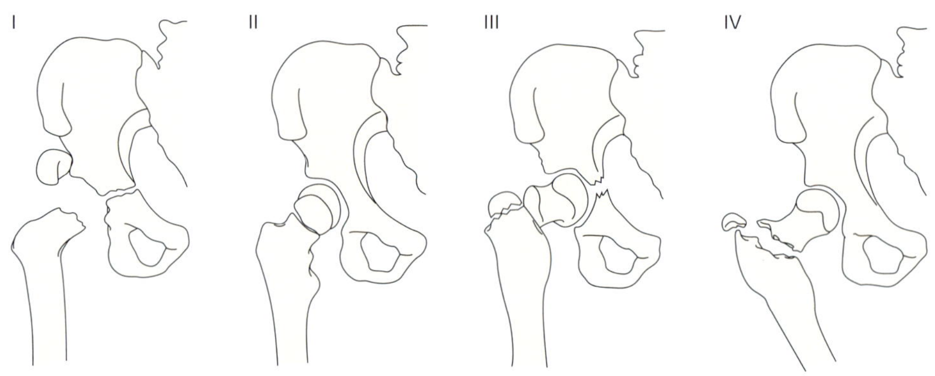

그림 15-2 ▸ 소아 대퇴골 경부 골절 분류 type I~IV (Delbet classification).

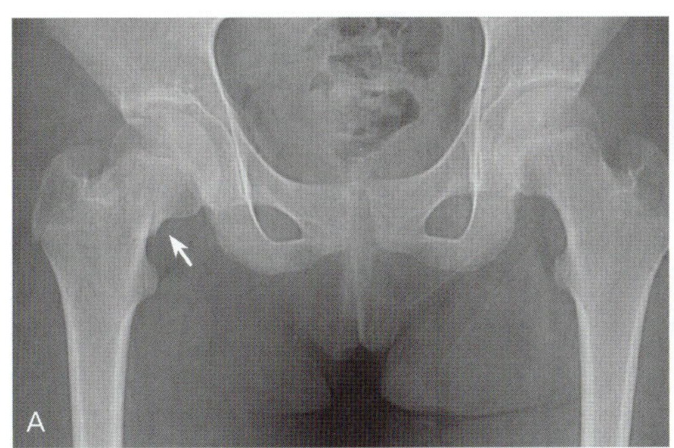

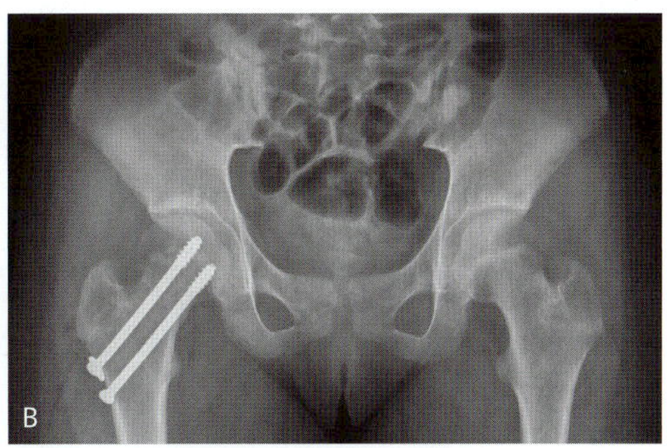

그림 15-3 ▸ 소아 대퇴골 경부 골절 X선 사진(A). 내고정 수술 후(B)

치료 대퇴골 경부 골절의 치료는 긴급성과 정확성을 요구한다. 경부가 골절되면 골두의 순환이 시각을 다툴 만큼 위급하다. 골두의 혈액순환은 혈관의 손상에 더해서 관절 내압을 증가시키는 혈종의 템폰효과 *tamponade effect*에 의하여 위협받는다. 빨리 정복하여 더 이상의 출혈을 막고, 압력을 떨어뜨려야 한다. 압력을 떨어뜨리기 위하여 관절낭을 절개하기도 한다. 또, 작고 단단한 경부는 정복을 어렵게 한다. 정확한 정복은 양보의 대상이 아니다. 전신마취 하에서 부드럽게, 그리고 정확하게 정복하고, 정복 후에는 골절면이 움직이지 않도록 내고정을 해줘야 한다. 내고정은 성장판에 피해를 주지 않는 매끈한 핀을 두세 개 사용하거나, 골단선 직전에서 그치는 골나사를 사용한다. 꼭 필요한 경우 나사 결이 두세 개 골단선을 물 수 있는데, 이 경우 수개월 내에 나사를 제거해주어야 한다. 정복이 정확하지 않으면 주저 없이 관절낭을 열고, 직접 보고 만지면서 하는 관혈적 정복을 해야 한다. 정복을 확인한 후 고수상 캐스트 *hip spica*로 고정한다. 영아에서 발생한 제I형 골절에서 전위가 적고 마취 하에서 쉽게 정복되면 고수상 캐스트, 혹은 파브릭 보장구 *Pavlik harness*로 치료할 수 있다(그림 15-3).

합병증 소아 대퇴골 경부 골절의 합병증은 대퇴골두 골단의 무혈성괴사, 내반고 *coxa vara*, 경부의 성장 정지, 불유합 등이다. 이 중에서 골단의 무혈성괴사가 제일 많고 심각하다. 대퇴골 경부 골절 후에 발생하는 무혈성괴사는 대퇴골두의 변형, 아탈구, 하지 단축, 조기 퇴행성 관절염 등의 원인이 된다.

대퇴골두 골단의 무혈성괴사는 수상 당시의 전위 정도, 혈액순환의 손상과 밀접한 관련을 가진다. 보고에 의하면 델베분류 제I-B형골절의 100%, 제II형 골절 52%, 제III형 골절 27%, 제IV형 골절 14%에서 무혈성괴사가 발생한다. 무혈성괴사의 증상은 파행, 관절운동 범위의 제한, 통증 등이다. X선 사진에서 괴사 초기에는 골두의 음영이 감소하고 관절 간격이 넓어져 보인다. 발생 후 6~9개월에 분절화 *fragmentation*와 골두의 붕괴가 나타난다. 괴사 소견은 일반적으로 수상 후 1년 이내에 나타나지만 간혹 2년에도 나타나기 때문에 그동안 지켜보아야 한다(그림 15-4).

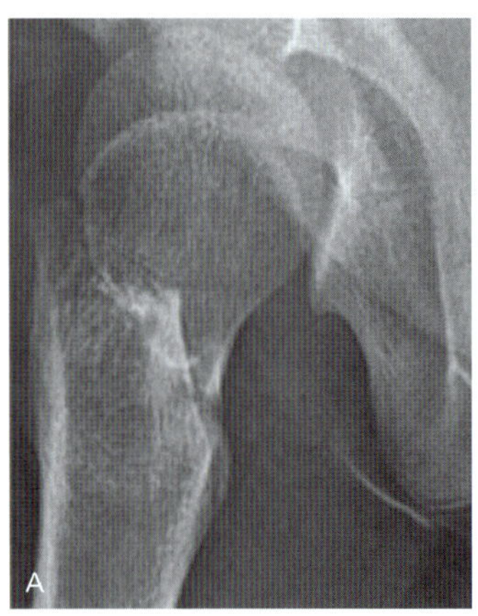

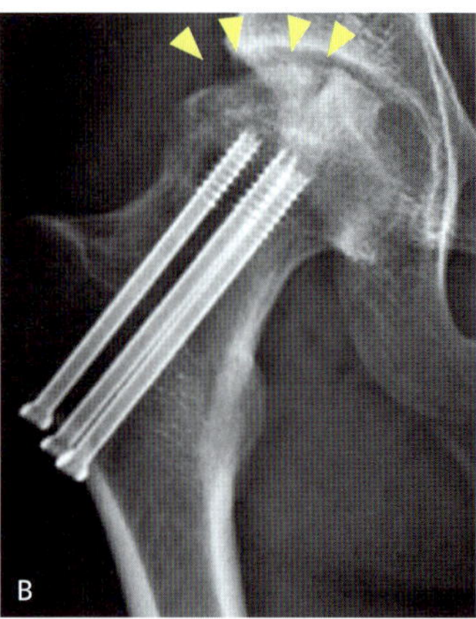

그림 15-4 ▸ **12세 남아.** 우측 고관절 대퇴골 경부 골절-탈구소견(A). 수술 후 2년 X선 소견. 경부 골절은 내고정수술 후 유합되었으나 골두가 무혈성괴사에 의한 분절과 붕괴를 보인다(B)

15.2 대퇴골 간부 골절 _*Fracture of the Femoral Shaft*

소아기의 대퇴골 간부 골절은 비교적 자주 발생하는 외상이다. 병적골절을 제외하면 추락이나 교통사고와 같은 큰 외상에 의하여 발생한다. 장기 손상이나 다른 부위의 골절이 동반되었는지 확인이 필요하다. 대퇴골 간부 골절은 출혈을 많이 하기 때문에 혈역학적 징후도 관찰해야 한다.

1세 미만 영아에서 발생한 대퇴골 간부 골절은 소아학대 *child abuse*에 의한 것은 아닌지 살펴보아야 한다. 보행이 아직 불가한 영아에서 큰 외력을 요하는 대퇴골 골절은 이례적이기 때문이다. 병력과 영아가 처한 환경을 챙겨보고, 외상의 시기를 달리하는 다른 외상은 없는지 확인하면 알 수 있다.

대퇴골 간부 골절은 골절의 위치에 따라서 근위부(18%), 중간부(70%), 원위부(12%)로 나뉜다. 중간부의 횡골절이 많다. 골절 부위에 따라서 골편은 특징적인 전위를 보인다. 대퇴골 근위부 1/3 골절은 근위골편이 굴곡, 외전, 외회전된다. 장요근과 외전근, 그리고 외회전근이 작용하기 때문이다. 중간부의 골절은 근위골편에 내전근과 신전근이 부착되어 있으므로 굴곡, 외전, 외회전 변형을 보이되 그 정도가 경미하다. 원위 1/3 부위의 골절은 근위골편에 미치는 근육의 힘이 균형을 이루어 근위골편이 중립위치에 놓인다. 대퇴골 하단의 과상부골절은 비복근 *gastrocnemius M.*의 영향으로 원위 골편이 과신전된다.

치료 소아기의 대퇴골 간부 골절은 나이, 골절의 위치, 전위 정도 등에 따라서 치료방침을 달리한다. 치료의 원칙은 근위골절편에 원위골절편을 맞추어 주는 것이다. 6개월 미만의 영아에서는 골막이 두껍기 때문에 골절이 대부분 안정적이고, 골절 유합 후의 재형성 능력이 크기 때문에 즉시 간단한 부목고정이나 파브릭 보장구로 치료한다(그림 15-5).

1~2세의 영유아는 수직견인 *vertical traction*으로 치료한다. 견인 추의 무게는 엉덩이가 살짝 들릴 정도인 1~1.5 kg이 적당하다. 합병증으로 하퇴부의 혈류 장해가 있으므로 2세 이

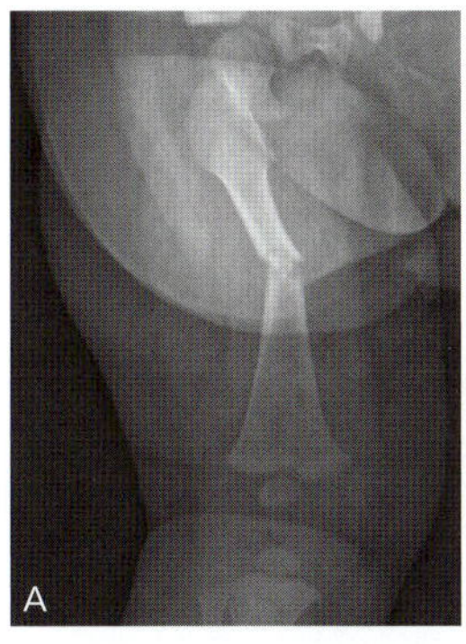

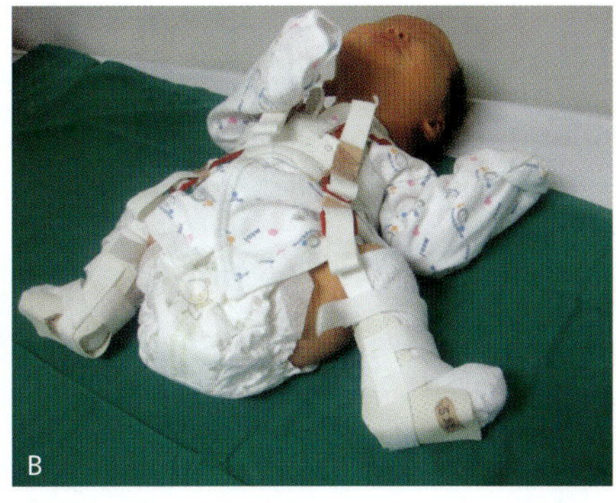

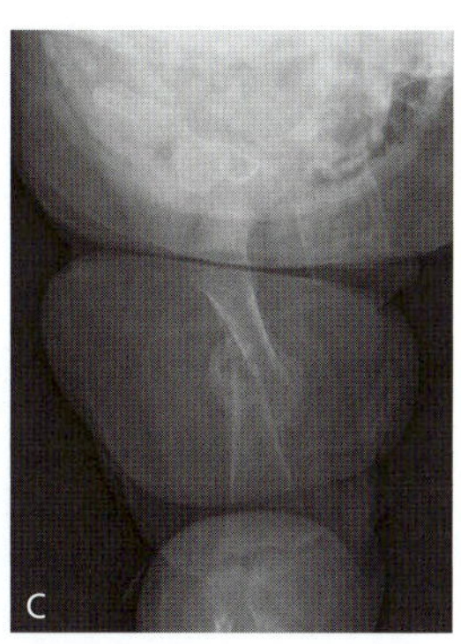

그림 15-5 ▸ 신생아의 대퇴골 간부 골절(A). 파브릭 보장구 치료(B). 3주 후 사진. 많은 가골(callus)을 형성하면서 유합되었다(C). 변형은 재형성되어 원형을 되찾는다.

하, 체중 9 kg 이하에만 할 수 있다. 발가락의 움직임과 색깔 등을 두세 시간마다 점검한다. 영유아들은 2~3주 안에 임상적으로 유합된다. 그 다음에는 자유롭게 움직이도록 허용한다. 웬만한 변형, 단축은 재형성되어 정상 모습을 되찾는다(그림 15-6).

3세 이후 8~9세 소아의 대퇴골 간부 골절은 러쎌 견인치료 *Russel traction* 으로 치료한다. 대퇴부 원위부와 하퇴부, 두 접점을 견인하여 원위골편을 근위골편의 방향과 맞추어 주는 방법이다. 추 무게의 약 2배의 견인력을 발생시킨다(그림 15-7). 근래에는 정렬을 유지하는 데 보다 용이한 분리형 러쎌 견인을 이용하기도 한다. 견인 3~4주 후 고수상 캐스트 *hip spica* 로 바꿔준다. 6세 미만에 전위가 경미하면 고수상 캐스트로 즉시 고정하기도 하는데, 경험이 필요하다.

대퇴골 근위 1/3 이상과 원위 1/3 이하의 골절은 견인 등 보존적인 방법으로 좋은 정복

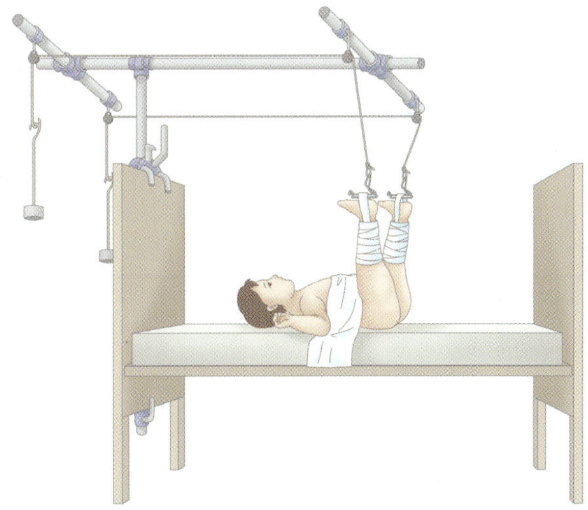

그림 15-6 ▸ **2세 이하 유아들의 대퇴골 간부 골절에 대한 견인치료(Bryant traction).** 추의 무게는 엉덩이가 살짝 들릴 정도, 1~1.5 kg이 적당하다. 합병증으로 하지의 혈류 장애가 있으므로 체중 9 kg 미만, 2세 이하에만 쓰인다.

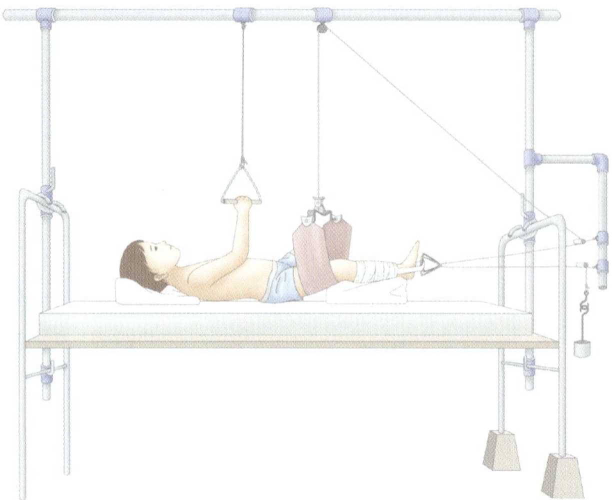

그림 15-7 ▸ **러셀 견인치료(Russel traction).** 3세부터 7~8세까지의 소아 대퇴골 간부 골절에 사용된다. 견인의 힘과 방향을 합산하면 목적하는 대퇴골의 정렬 방향이 된다. 대퇴골의 근위와 원위의 골절은 응용이 필요하다.

을 얻기가 힘들다. 이 부위의 골절은 부정유합의 가능성을 없애기 위하여 외고정치료 *external fixation*가 좋은 선택이 될 수 있다.

10~12세 이후에는 성숙 정도와 체중을 고려하여 성인에 준하여 치료한다. 소아의 체격이 크고 체중이 무거운 경우 부러진 대퇴골의 원위부나 경골 근위부에 K강선을 삽입하고, 이 강선을 이용한 골견인 치료를 할 수 있다. 골견인은 비교적 큰 견인력을 적용할 수 있고, 피부 견인 때보다 편안하게 느끼는 장점이 있다. 골견인 치료는 K강선의 삽입 위치가 정확해야 한다. 대퇴골 강선은 내전 결절 *adductor tubercle*의 1횡지 상부에서, 내측에서 외측 방향

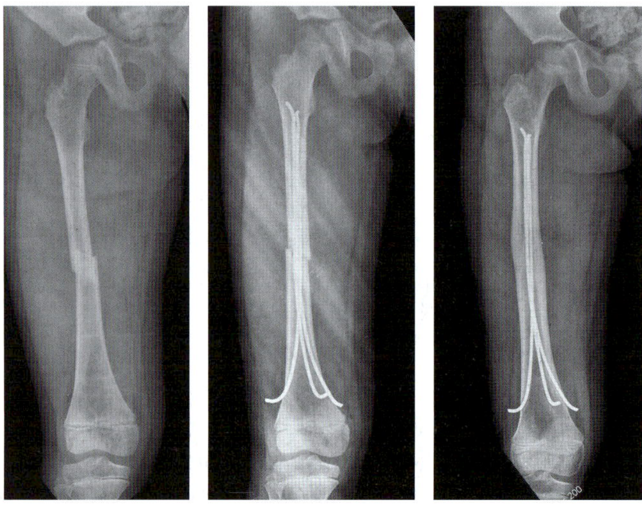

그림 15-8 ▸ **소아 대퇴골 골절의 연성골수정 내고정 치료(flexible nailing).** 러셀 견인치료 방법의 한계를 넘었거나, 3~4주간의 입원을 감당할 수 없거나, 다발성 외상으로 견인자세를 오래 유지할 수 없는 경우 등에 대하여 유용하게 쓰인다. 근위부에서 삽입하는 방법은 대퇴골두의 혈관을 다치게 할 염려가 있기 때문에 원위부에서 거꾸로 삽입한다.

으로 삽입한다. 강선을 슬관절 관절면에 평행하게 삽입하여야 내외반 각 형성을 방지할 수 있다. 강선 삽입 후 근위골편의 방향에 맞는 각도를 취하여 견인한다. K강선의 경골 근위부 삽입은 경골 결절 *tibial tubercle*의 성장판 손상으로 슬관절 과신전 변형을 초래할 수 있기 때문에 특히 정확한 위치가 강조된다. 골견인 치료는 환아의 협조가 필요하므로 나이 어린 소아에서는 사용할 수 없다. 근래에는 연식 골수강내 금속정 *flexible IM nailing*이나 금속판을 이용한 최소 침습 수술까지 선택의 폭이 넓어졌다(그림 15-8).

합병증 소아기의 대퇴골 골절은 치료가 끝난 후에 하지부동을 자주 겪는다. 대퇴골 골절 후에 일어나는 과성장 때문이다. 과성장은 2~10세 아동에서 흔하며 건측에 비하여 0.4~2.5 cm, 평균 0.9 cm 더 길어진다. 시기적으로는 골절 후 약 2년 동안의 현상이며, 골절 부위나 골절 형태와는 큰 관련이 없다. 따라서 2~10세 연령층에서 견인치료를 할 때에는 골절편의 양 끝을 1 cm 정도 중첩배열을 시켜 유지하는 것이 바람직하다(그림 15-9).

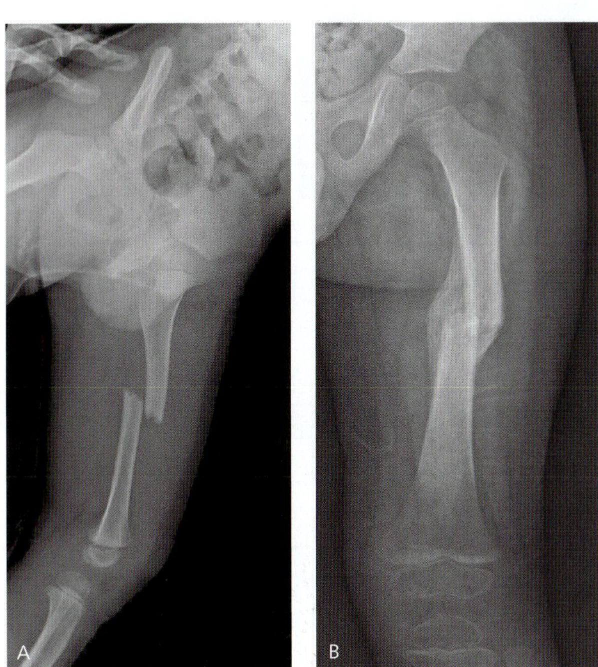

그림 15-9 ▸ **소아 대퇴골 간부 골절에 대한 견인치료는 총검배열(bayonet apposition)이 원칙이다.** (A) 러셀 견인 직후, (B) 견인 4주 후, 3~8, 9세까지의 소아 대퇴골 간부 골절은 끝을 맞추는 경우 1 cm 정도 과도성장하는 경향이 있기 때문에 그만큼 겹쳐 놓는다. 총검배열은 가골을 많이 생성하여 골절을 빨리 안정시키는 장점도 있다. 견인 3~4주 후 골절 부위에 압통이 없고 X선상 가골이 보이면 고수상 캐스트(hip spica)로 바꿔서 4~6주간 더 고정한다.

15.3 슬관절부 골절 및 탈구 *_Fracture and Dislocation of the Knee Joint*

15.3.1 대퇴골 원위골단판 골절 *_Fracture of the distal femoral physis*

대퇴골의 원위골단판은 대퇴골 성장의 70%, 하지 전체 성장의 40%를 담당한다. 대퇴골의 원위골단판 골절에서 골절편이 전위되는 경우 골단판의 조기폐쇄가 뒤따를 수 있기 때문에 치료에 특별한 주의가 필요하다. 임상적으로 슬관절 부위에 통증, 혈관절증, 변형, 하지 단축 등을 보이며, 돌출된 골편을 촉지할 수 있다. 대부분 과신전 *hyperextension* 손상이며, 골단이 골간단 전방으로 전위된다. 골편의 전위와 함께 후방에 존재하는 큰 신경과 혈관이 손상받기 쉬우므로 특별한 주의가 필요하다(그림 15-10).

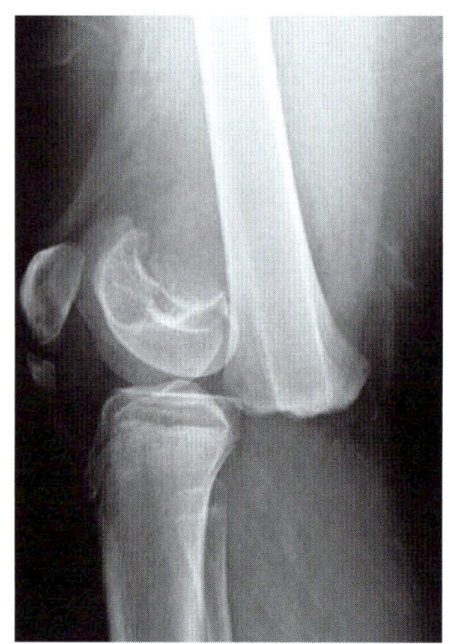
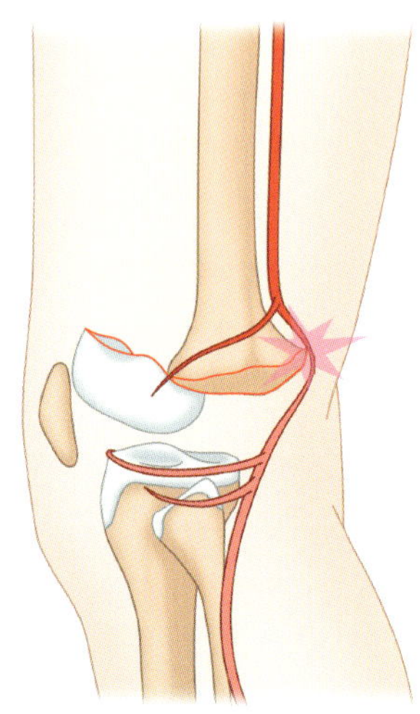

그림 15-10 ▸ **대퇴골의 원위골단판 골절.** 골단이 전방으로 전위되면서 후방의 신경과 혈관이 찢기거나 압박받을 수 있다.

치료 대퇴골 원위골단판 골절은 정확한 정복을 요구한다. 그렇더라도 도수 정복을 무리하게 반복하는 것은 해로울 수 있다. 10세 미만의 성장이 많이 남은 소아에서는 20도 이하의 후방 각형성은 재형성으로 흡수되기 때문에 수용할 수 있다. 골절 정복 후의 안정성은 대개 미흡하므로 K강선 등을 이용한 내고정술을 함께 해준다(그림 15-11).

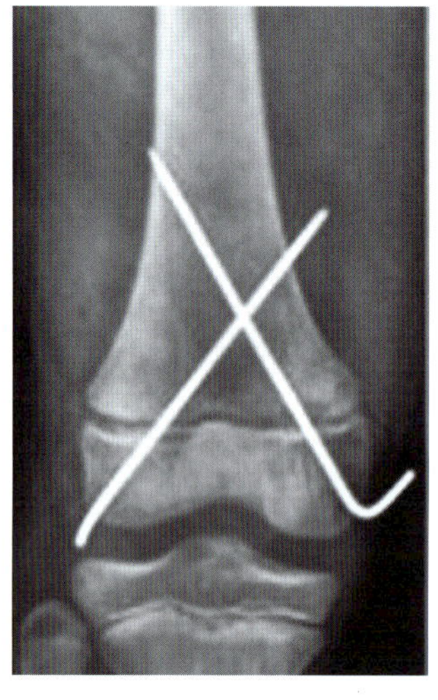
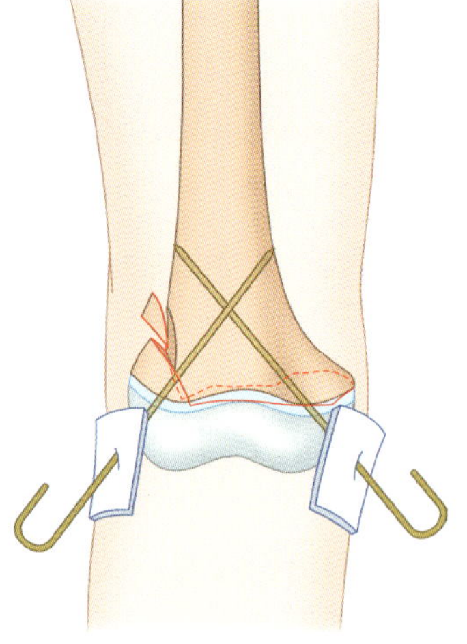

그림 15-11 ▸ **대퇴골 원위골단판 골절.** 정복 후에 재전위를 방지하기 위하여 K강선으로 고정한다.

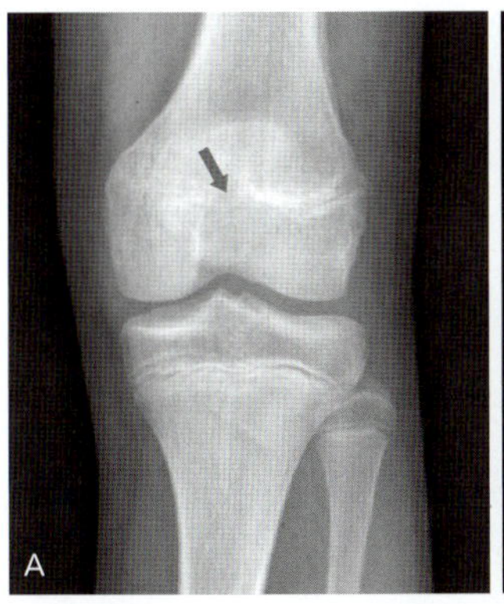

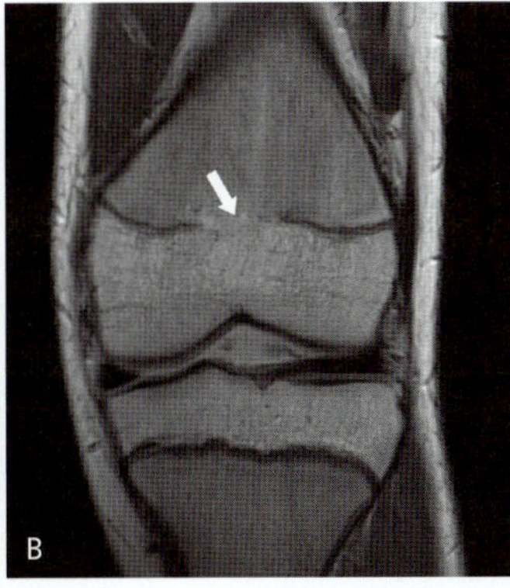

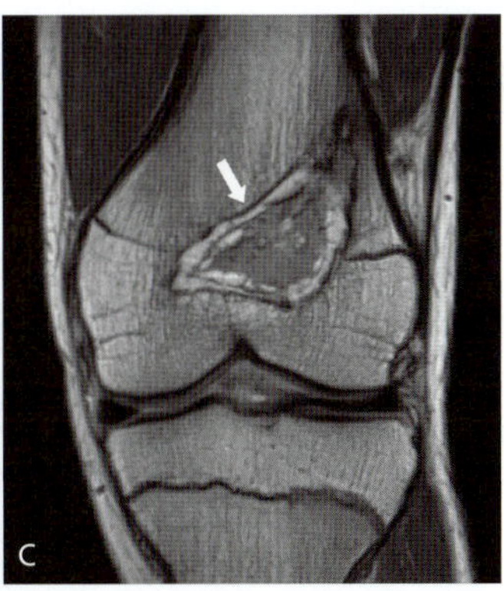

그림 15-12 ▸ (A) 대퇴골 원위골단판 손상 후 초래된 골단판의 부분폐쇄(화살표). (B) MRI 소견. (C) 폐쇄된 골단판 부분(골교)을 절제하고, 빈자리에 지방덩어리를 삽입하여 골단과 골간단의 뼈조직이 다시 유합되는 것을 방지한다. 수술 결과는 골교의 넓이에 의하여 많이 좌우된다.

합병증 하지 단축 및 각 형성에 의한 부정유합이 주요 합병증이다. 골교 *bone bridge*의 형성에 의한 성장장해로 단축, 내반, 외반 등의 변형을 초래한다. 정기적인 관찰을 통한 조기 발견이 중요하다. 단축과 변형의 정도, 잔여성장의 기대치에 따라서 골교 제거술, 반대편 대퇴골 원위 성장판 유합술, 하지 연장술, 절골술 등을 할 수 있다(그림 15-12).

15.3.2 경골 결절의 견열골절 _*Avusion fracture of the tibial tubercle*

소아기 경골 결절의 견열골절은 오스굳씨 병과는 다른 급성 외상이다. 경골 결절에는 슬개건이 부착되어 있어서 점프 시에는 사두고근의 동심성 수축력이 작용하고, 착지 시에는 편심성 수축력이 작용하여 심한 경우 견열, 분리되는 외상을 받을 수 있다. 주로 13~17세 사이의 남아에서 발생하는데, 이때가 경골의 결절을 포함한 이차 골화중심의 성장판이 유합되는 시기이다(그림 15-13).

경골 결절의 견열골절은 1, 2, 3형으로 분류한다. 제1형은 이차 골화중심이 견열된 경

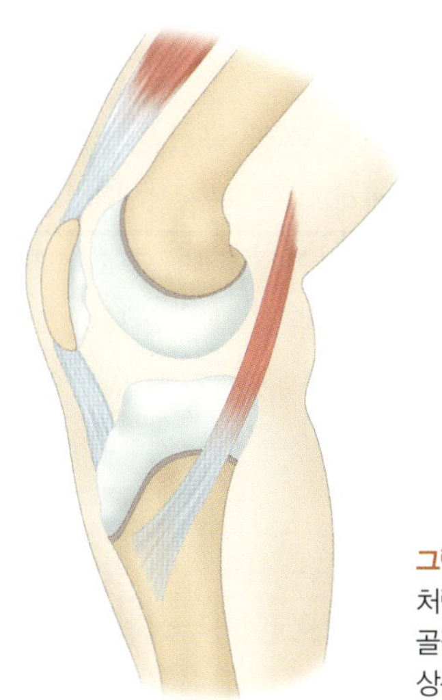

그림 15-13 ▸ **경골 근위부의 성장구조.** 경골 결절(tibial tubercle)의 성장판이 혀처럼 아래로 내려온다. 어린 나이에서는 이 부분이 X선상에서 보이지 않기 때문에 골절, 골견인 등에 의하여 다치는 경우에도 모르고 지나칠 수 있다. 경골 결절의 손상은 경골의 전반변형(recurvatum)을 가져온다. 치료하기 어려운 후유증이다.

우, 제2형은 일차 및 이차 골화중심의 경계부위에서 골절된 경우, 제3형은 경골 근위 골단을 통하여 수직의 골절 선이 관절면까지 연장된 경우이다. 이 골절 선은 경골극의 전방에 위치한다.

진단 소아기 경골 결절 골절은 대부분 스포츠 손상이다. 경골이 고정된 상태에서 대퇴사두근이 강한 수축을 하거나 사두근이 수축된 상태에서 슬관절이 급격하게 굽혀지는 경우에 발생한다. 외상 직후 심한 통증을 느끼고 잘 걷지 못한다. 결절이 견열되면 부종과 압통이 경골 근위부 전면에 나타나며, 떨어진 골편이 근위 경골부에서 촉지된다. 손상을 받은 슬관절은 슬굴곡근의 수축으로 20~40도 굴곡되고, 슬개골은 위로 전위된다. 슬개건은 경골 결절뿐 아니라 골간단 골막까지 넓게 부착되고, 또 내외측 슬개 지대가 경골 결절 주변의 경골과에 넓게 부착되어 있기 때문에 경골 결절의 골절이 있더라도 슬관절을 능동적으로 펼 수 있다. X선상에서 골편의 전위와 함께 슬개골이 위로 끌려 올라가 있는 소견으로 진단할 수 있다. 결절이 경골의 중앙보다 외측에 위치하므로 경골을 약간 내측으로 회전한 상태에서 측방 촬영을 하면 단순 X선상에서도 잘 볼 수 있다.

치료 경골 결절 골절의 치료는 골편이 작고 전위가 적은 경우에는 보존적 치료를 한다. 고관절을 굽히고 슬관절은 쭉 편 상태에서 정복하고, 장하지 혹은 원통형 캐스트 *cylinder cast* 고정을 한다. 제2형 및 3형은 관혈적 정복 및 내고정을 하며, 손상된 주위 연부조직도 철저히 봉합한다. 제3형의 경우 반월상 연골판의 파열이 동반될 수 있으므로 확인한다. 약 4~6주간 캐스트 고정 후에 근력 강화 운동 등의 재활 치료를 시행한다.

정복이 잘 된 경우에는 별다른 합병증 없이 잘 낫는다. 합병증으로는 전반슬 *genu recurvatum*, 슬관절 신전 장애, 대퇴 사두고근의 위축 등이 있다. 골절 치유는 성장판 유합의 형태로 이루어지지만, 대개의 경우 성장이 끝날 무렵 발생한 외상이므로 실제로 전반슬이 발생할 가능성은 낮다.

15.4 경골과 비골 골절 _Fractures of the Tibia and Fibula

소아기의 경골과 비골의 골절은 하지 골절 중에서 대퇴골 다음으로 흔한 골절로서 교통사고, 스포츠 활동 등에 의하여 주로 발생한다. 경골 골절의 30%에서 비골 골절을 동반한다. 4세 이상의 소아에서는 원위 혹은 중위 1/3 부위의 나선상 *spiral* 골절이 흔하며, 청소년기에는 족관절 골절 다음으로 흔하다. 경골의 간부나 골간단부의 골절은 주로 간접 외상에 의하여 발생한다. 직접적인 외상 시에는 횡골절이나 분쇄골절의 양상을 보이고, 간접 외상의 경우에는 사상 *oblique*이나 나선상 골절의 양상을 보인다. 경골 골절은 소아 학대에 의한 골절의 1/4을 차지한다는 보고도 있다.

하퇴부는 구획증후군의 위험성이 높은 부위이다. 하퇴부의 골절은 치료함에 앞서서 구획과 혈액순환 체계에 대한 이해가 중요하다. 하퇴부는 4개의 구획으로 나누어진다. 전방

구획 *anterior compartment*은 장족지 신전건, 장족무지 신전건, 전방 경골근과 전경동맥, 심비골 신경을 포함하고, 외측방 구획 *lateral compartment*은 장비골근, 단비골근과 천비골 신경을 포함한다. 천후방 구획 *superficial posterior compartment*은 가자미근과 비복근을, 심후방 구획 *deep posterior compartment*은 장족지 굴근, 장족무지 굴근, 후방 경골근, 후방 경골 동맥, 비골 동맥과 경골 신경을 포함한다. 이들 구획 중에서 전방구획이 구획증후군이 자주 발생하는 가장 예민한 부위이다. 이 구획은 경골과 비골이 양쪽 벽이 되고, 덮개는 강력한 근막, 바닥은 골간막이기 때문에 높은 압력을 수용할 여유가 별로 없다. 구획내의 내용물들, 특히 근육들이 압력에 매우 취약하다. 전방경골동맥 *anterior tibial artery*의 출현지점과 주행도 위험요소를 더한다(그림 15-14).

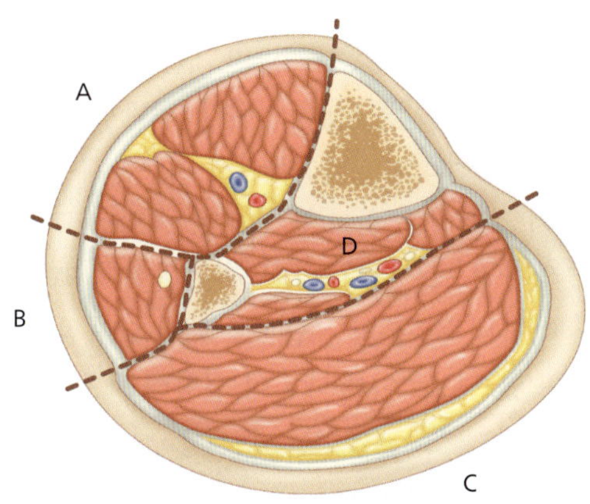

그림 15-14 ▸ 하퇴부의 구획들(compartments). 하퇴부 주위를 감싸는 강한 섬유막(deep fascia), 경골과 비골, 두 뼈 사이의 골간막(interosseous membrane) 등이 네 개의 구획을 만든다. 구획은 늘어날 여유가 매우 적어 내용물, 특히 근육들이 압력에 매우 취약하다. 골절, 염증 등으로 갑자기 내용물의 부종이 시작되면 구획증후군(compartment syndrome)이 올 수 있다. 구획증후군은 악순환의 고리를 형성하여 시간을 다투면서 악화된다. 그 결과 볼크만씨 허혈성 구축증(Volkmann's ischemic contracture)이 초래된다. 전방구획(A), 측방구획(B), 천후방구획(C), 심후방구획(D).

15.4.1 경골 근위골간단부 골절 _*Fractures of proximal metaphysis of the tibia*

경골의 근위골간단 골절은 3~6세에 자주 발생한다. 슬관절이 펴진 상태에서 외측으로부터 힘이 가해질 때에 내측 피질골이 장력을 견디지 못하여 발생하는 골절이다. 골절의 형태는 완전 골절이거나 내측 피질골만이 벌어진 그린스틱 골절 *greenstick fracture*이다. 비골은 대개 정상이되, 종종 소성변형 *plastic deformation*을 숨기고 있으므로 의식적으로 살펴보아야 한다. 경골의 내측 피질골이 벌어지면, 골절 원위부는 외반 변형이 된다. 환아는 골절부위의 통증과 부종, 압통을 호소하며 걸으려 하지 않는다. 단순 X선 검사로 골절을 진단할 수 있다.

치료 경골 근위골간단부 골절은 전위가 없으면 장하지 캐스트 고정으로 치료한다. 장하지 캐스트는 통상적으로 취하는 슬관절 30도 굴곡 위치로는 하지의 정렬상태를 정확히 알기 어려우므로 10도 굴곡 위치로 한다. 외반 변형을 보이는 전위골절은 마취 하에서 변형을 교정하고, 교정이 안 되는 경우 관혈적 정복을 한다. 관혈적 정복을 할 때에 골절편 사이에

낀 연부조직을 제거하고, 손상된 거위발건 *pes anserinus* 을 봉합해야 한다. 캐스트 고정 기간은 6~8주간이며, X선 추적 촬영을 하여 고정치료 중의 재전위를 놓치지 말아야 한다.

합병증 경골 근위골간단 골절의 흔한 합병증은 진행성 외반 변형이다. 외반 변형의 발생기전에 대하여 여러 가지 설명이 있다. 최근에 받아들여지고 있는 가설은 두 가지로, 첫째는 정상적인 거위발 건의 사슬 작용 *checkrein* 상실설이다. 즉 근위 경골의 성장판은 내측의 거위발 건과 외측의 비골 양측에서 붙잡고 있는 사슬 작용으로 균형을 이루며 성장하는데, 골절로 인하여 거위발 건이 파열되면 이로 인해 내측 사슬 작용이 없어져서 외반 변형이 온다는 설명이다. 둘째는 비대칭적인 골단 성장설로서, 골절 후 성장판 내측의 혈행이 증가하여 내측 성장판에서의 과성장이 일어난다는 설명이다. 비전위 골절에서 일부 외반 변형이 발생하고, 교정 절골술 후에도 외반 변형이 진행하는 증례들은 후자의 설명을 뒷받침한다.

경골 근위골간단 골절 후의 외반 변형은 수상 후 1년 동안 진행한다. 그러나 수년간의 장기추시를 해보면 상당수에서 자연교정이 이루어진다. 외반 변형에 대하여 보조기 치료는 자연 경과를 바꿀 수 없는 것으로 알려져 있다. 따라서 치료하기에 앞서 자연교정이 이루어질 때까지, 혹은 청소년기까지 추시하는 것이 원칙이다. 스스로 교정되지 않는 외반 변형은 수술적 교정술을 시행한다. 일반적으로 15° 이상의 외반 변형이 교정 절골술의 대상이 된다. 수술은 경골근위부의 성장판 중 내측부분의 유합술과 내반 교정절골술이다. 수술 시기가 이르면 변형이 재발할 가능성이 있으므로 이에 대하여 설명해 둘 필요가 있다(그림 15-15).

15.4.2 경골과 비골의 간부 골절 _*Diaphyseal fractures of the tibia and fibula*

소아기의 경골과 비골의 간부 골절은 추락, 스포츠, 교통사고 등과 같은 큰 외상이 주된 원

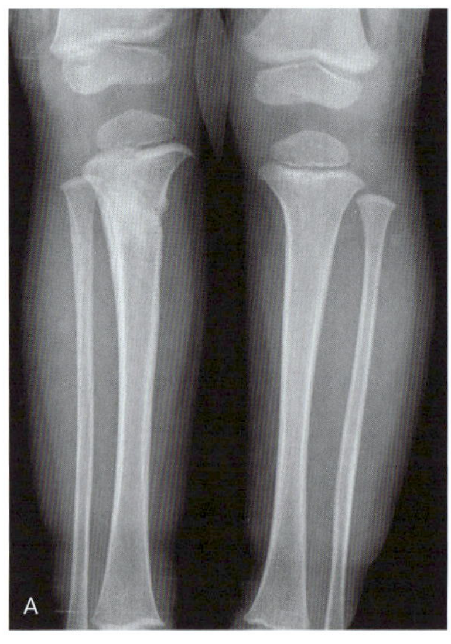

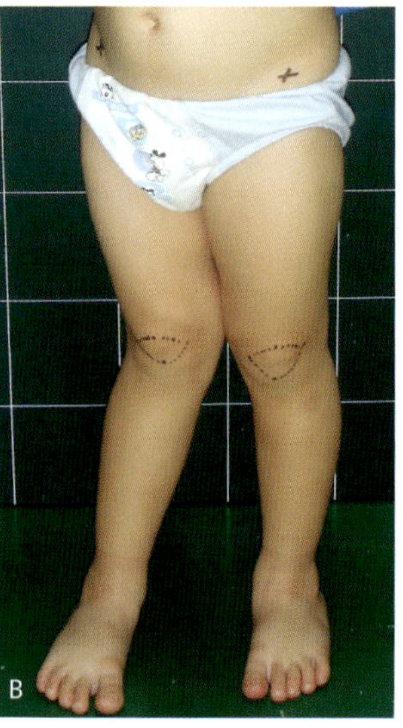

그림 15-15 ▸ 경골 근위골간단의 불완전 골절(A). 내측 피골은 파열되고 외측 피골은 유지된다. 이 골절은 뒤에 외반 변형을 가져온다(B). 3~4년을 더 기다리면 외반 변형이 줄어든다.

인이며 자주 발생한다. 증상은 해당 부위의 통증, 종창, 변형, 그리고 움직임 제한 등이다. 소아 특유의 불완전 골절과 비골의 소성변형 등은 X선상 전후방과 측방 사진에 나타나지 않을 수 있으므로 의심이 가는 경우, 45도의 사선 각도에서 찍는 두 장의 사진을 추가한다.

소아기의 경골과 비골 간부 골절은 특히 구획증후군 *compartment syndrome*의 빈도가 높다. 구획내 용적이 작기 때문에 작은 외상에도 구획증후군이 발생할 수 있다. 또 개방성 골절의 빈도도 상대적으로 높다.

치료 소아기의 경비골 간부 골절에 대한 기본적인 치료는 캐스트 고정이다. 전위된 골절은 캐스트 고정 전에 수술장에서 C-arm를 이용하여 정복한다. 정복은 골절면의 접촉이 50% 이상 되도록 하고, 각 면에서의 각 형성 5~10도 미만, 단축은 1 cm 미만이 되도록 한다(표 15-1).

캐스트 고정은 장하지 캐스트이고, 감는 자세는 슬관절 45도 굴곡, 발목관절 10~20도의 족저굴위 *equinus*가 좋다. 이 자세는 너무 이른 체중 부하를 막고, 또 골절부의 후방 각 형성을 방지하기 위함이다. 경골의 나선상 골절은 족지 및 관절의 장굴곡근의 영향으로 내반변형이 오기 쉽다. 이 변형도 슬관절 굴곡 및 족관절의 족저굴곡 고정으로 예방할 수 있다. 처음 캐스트를 할 때에 솜을 두껍게 감아서 골절 직후의 부종을 용납할 수 있게 하고, 필요하면 캐스트의 앞면을 종으로 쪼개어서 용적이 늘어날 수 있도록 한다. 2, 3주 후 부종이 감소하여 헐거워진 캐스트를 제거하고, 다시 캐스트를 알맞게 해준다. 골절의 위치가 낮고, 가골이 생기면 두 번째 캐스트는 단하지 캐스트나 슬개건부하 캐스트 *PTB cast*로 바꿔줄 수 있다. 캐스트 고정 기간은 대략 영아는 2~3주, 소아는 4~6주, 청소년은 8~12주간이다.

연부조직의 감입으로 정복되지 않거나 개방성 골절의 경우 수술 치료가 필요하다. 수술은 단순 핀고정부터 외고정, 연식 골수강내 금속정 삽입 등 여러 가지 방법이 시행된다. 수술치료는 전위된 골절을 정확히 정복하고, 또 정복을 유지하기가 쉬운 장점이 있지만 수술에 의한 일반적인 합병증이 올 수 있으므로 신중한 선택을 요한다.

만약 구획증후군의 전조증상이 나타나면 수술 준비 하에 다리를 올려놓고 자주 점검

표 15-1 Acceptable Alignment of a Pediatric Diaphyseal Tibial Fracture (Heinrich SD 2007)

Patient Age	<8 Years	≥ 8 Years
Valgus	5°	5°
Varus	10°	5°
Anterior angulation	10°	5°
Posterior angulation	5°	8
Shortening	10 mm	5 mm
Rotation	5°	5°

한다. 호전되지 않거나 진행되면 즉시 외과적 감압술을 시행한다. 피부와 근막을 개방하여 구획 내의 압력을 떨어뜨리고, 감염을 방지하는 조치를 취한다. 노출된 근육의 색갈이 회색으로 변하고 수축력이 없으면 근육이 괴사된 것으로 판단하여 부분절제까지 해야 한다. 구획증후군은 시각을 다투는 문제로써 결정이 늦는 것보다 이른 것이 낫다. 위기를 넘기면 개방창을 닫고, 골절치료에 전념한다.

15.4.3 경골과 비골의 원위골단판 골절 _*Fracture of the distal epiphyseal plate of tibia and fibula*

소아기 및 청소년기의 경골과 비골의 원위골단판 골절을 일으키는 외상은 성인의 족관절 골절과 비슷하다. 그러나 소아는 성장판을 가지고 있기 때문에 골절의 양상이 다르다. 성인에서 인대가 파열되는 염좌상을 입었을 경우에 소아에서는 인대가 성장판을 포함하는 골편을 물고 떨어지기 쉽다. 이것은 물리적으로 성장판의 연골층이 인대보다 약하기 때문이다. 인대와 관절낭에 물려 떨어지는 골편의 부위와 크기는 성장판 유합의 진도에 따라서 결정된다. 이러한 유형의 골절을 이행기 골절 *transitional period fracture*이라 칭한다.

경골 원위의 이차 골화중심은 생후 6~24개월 경에 출현한다. 7세경에 내과의 모습이 보이기 시작하고, 10세가 되면 완성된다. 원위 경골 성장판의 유합은 여자는 15세, 남자는 17세경에 이루어지며, 이 과정은 약 18개월 동안 진행한다. 유합은 성장판의 중앙부로부터 시작하여 내측, 외측 순으로 진행한다. 이러한 구조적 특성에 의하여 틸로골절 *Tillaux fracture*과 같은 이행기 특유의 골절이 발생한다. 원위 비골의 골화중심은 생후 9~24개월 경에 출현하며, 족관절과 같은 높이에 위치하고, 유합 시기는 경골보다 1~2년 늦다(그림 15-16).

연소기 틸로골절 *juvenile Tillaux fracture* 13~14세, 성장판의 내측이 폐쇄된 나이군에서 외회전하는 힘에 의하여 골단의 전외측 부분이 골편으로 분리된 골절이다. 골단판손상 S-H

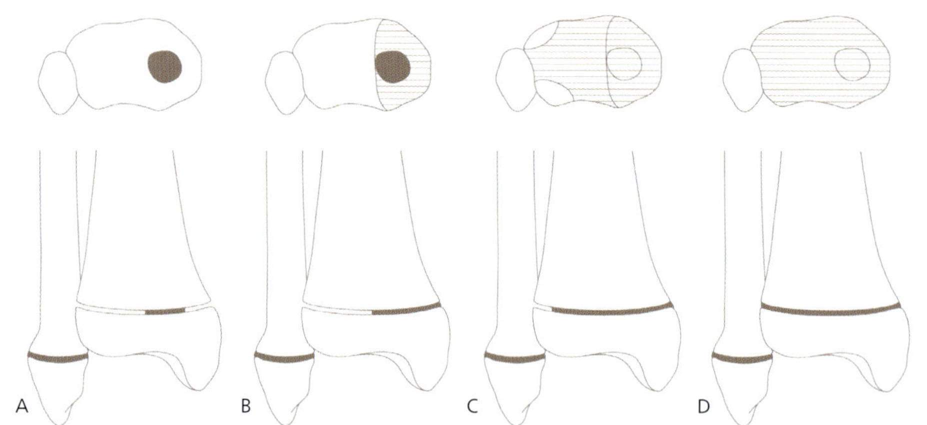

그림 15-16 ‣ 경골 원위 성장판의 성숙 과정. 중앙부(A)에서 시작된 융합이 내측(B)으로 이동한 후 외측으로 진행한다. 이후 전체가 유합된다. C 단계에서 발생하는 골절이 틸로골절(Tillaux fracture)이다.

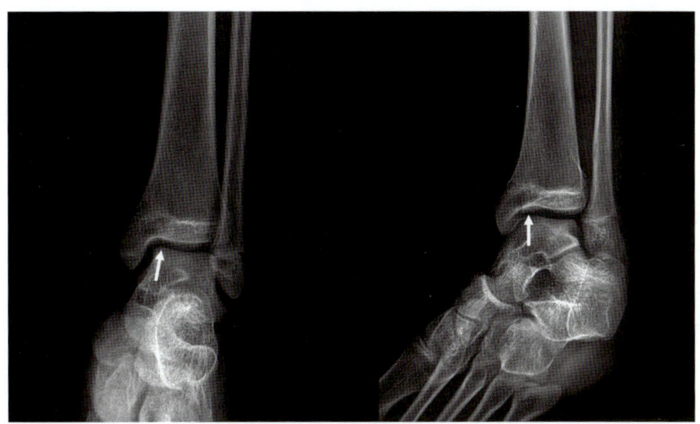

그림 15-17 ▸ **연소기 틸로골절.** 골단의 전외측 부분이 골편으로 분리된 골절이다.

분류 제III형, 관절면을 포함하는 골절이다(그림 15-17).

삼평면 골절 *triplane fracture* 틸로골절에 비하여 조금 어린 나이에서 발생한다. 골편이 3개로써 원위골단 전외측 골편, 나머지 골단과 후방 골간단 조각으로 이루어진 골편, 경골의 원위골간단 등 3개이다. 두 개의 골절편으로 이루어진 3평면 골절도 있을 수 있다. 이 골절은 전후방 사진에서는 S-H 분류 제III형, 측면 사진에서는 제II형 골절로 보인다(그림 15-18).

치료 틸로골절과 3평면 골절은 X선상에서 잘 보이지 않을 수 있다. 골절의 양상을 파악하는 데에 CT가 도움이 된다. 경골의 원위골단판 골절 치료는 관절면을 정확히 복원해야 하고, 이후의 성장이 저해받지 않도록 해야 한다. 관절면에서 보이는 1 mm 이상의 간격이나 1 mm 이상의 층은 허용되지 않으며, 그 이상은 관혈적 정복과 내고정의 대상이 된다. 관절면의 부조화는 곧 외상성 관절염의 원인이 되기 때문이다. 사춘기에 접어들면 경골 원위부에서의 성장 여분이 거의 없으므로 경골의 단축에 대한 염려는 적다.

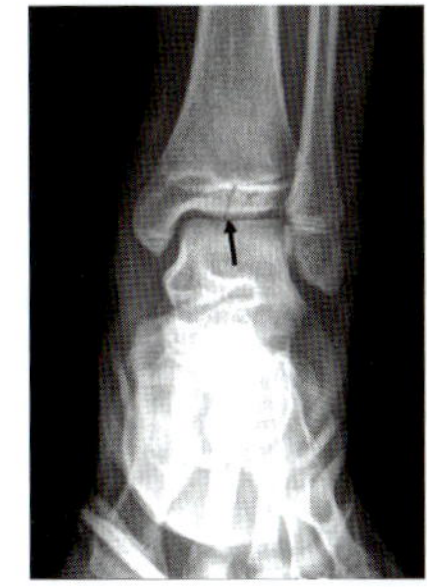
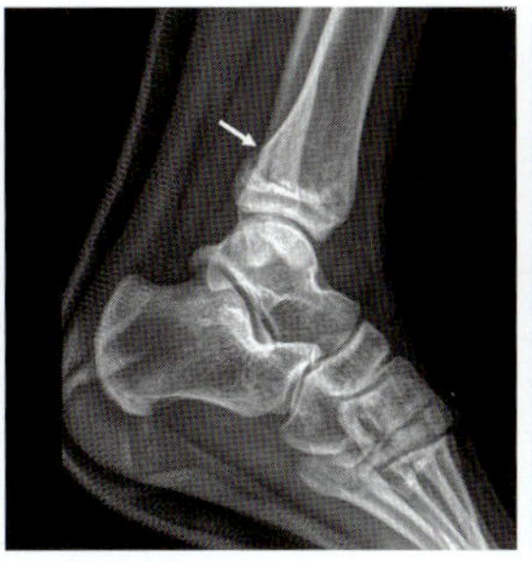
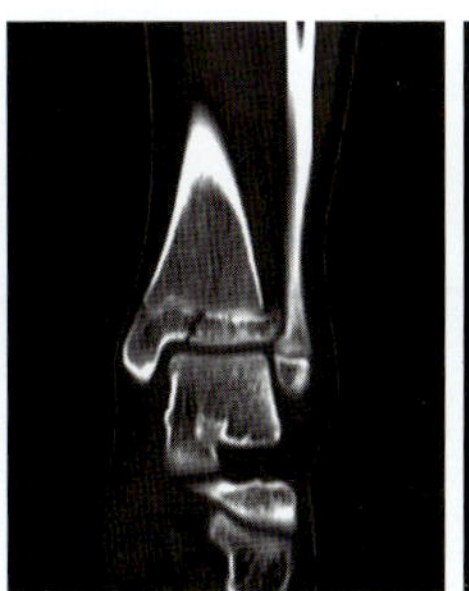
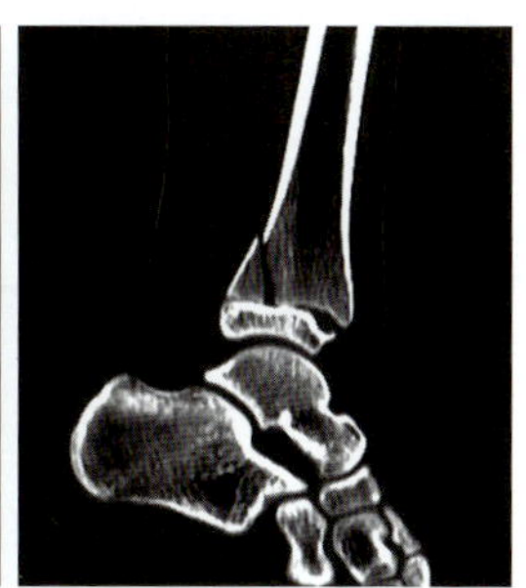

그림 15-18 ▸ **경골 원위골단을 포함하는 3평면 골절.** 원위골단 전외측 골편, 나머지 골단과 후방 골간단 조각으로 이루어진 골편, 경골의 원위골간단 등 골편이 3개이다. 전후방 사진에서는 S-H 분류 제III형, 측면 사진에서는 제II형 골절로 보인다. 정확한 정복을 요구한다.

참고문헌

1. Abrahams N, Palmert MR. Evaluation and Management of the Child with Short Stature. Pediatr Clin North Am. 2023;70(1):55–74.
2. Basener CJ, Mehlman CT, DiPasquale TG. Growth disturbance after distal femoral physeal fracture in children: a meta-analysis. J Orthop Trauma. 2009;23(9):663–667.
3. Boardman MJ, Herman MJ, Buck B, Pizzutillo PD. Hip fractures in children. J Am Acad Orthop Surg. 2009;17(3):162–173.
4. Dias LS, Tachdjian MO. Physeal injuries of the ankle in children: classification. Clin Orthop Relat Res. 1978;(136):230–233.
5. Grzelak P, Jaźwiec T, et al. Tibial tubercle fractures in children and adolescents: a contemporary multicenter review of 172 cases. J Pediatr Orthop. 2022;42(6):e555–e561.
6. Kocher MS, Kasser JR. Femoral shaft fractures in children. Instr Course Lect. 2005;54:625–633.
7. Luhmann SJ, Schootman M, Schoenecker PL, et al. Complications of titanium elastic nails for pediatric femoral shaft fractures. J Pediatr Orthop. 2003;23:443–447.
8. Patel NM, Heyworth BE, Kocher MS. Management of tibial eminence fractures in children and adolescents. J Am Acad Orthop Surg. 2021;29(13):574–583.
9. Randsborg PH, Gulbrandsen P, et al. Fractures in children: epidemiology and activity-specific fracture patterns. J Bone Joint Surg Am. 2013;95(7):e42.
10. Salisbury RD, Eastwood DM. Traumatic dislocation of the hip in children. Clin Orthop Relat Res. 2000;377:106–111.
11. Tolo VT. External fixation in multiply injured children. Orthop Clin North Am. 1990;21(2):393–400.

CHAPTER 16

기타 외상

Other Injuries

16.1 분만 골절 _*Birth Fracture*

분만 골절은 분만 도중에 일어난 골절을 말한다. 빈도는 쇄골, 상완골, 대퇴골 간부, 상완골 근위골단 분리, 대퇴골 근위골단 분리 등의 순서이다. 그중에서도 쇄골이 단연 많다(그림 16-1). 원인은 태아의 과체중, 둔위분만 등 산도를 통과할 때의 어려운 조건들이다. 분만을 돕는 중에 '뚝'하는 골절음을 느낄 때가 많다. 분만 시에 모르고 지나친 경우 다친 쪽의 팔이나 다리를 움직이지 않는 것으로 뒤늦게 진단되기도 한다. 이처럼 통증으로 움직이지 않는 상태를 가성마비 *pseudoparalysis*라고 하며, 신경손상에 의한 진성마비와 구별한다.

분만 골절의 치료는 어렵지 않다. 쇄골골절은 어깨가 편하게 놓이도록 견갑골 사이에 작은 베개를 종으로 넣어준다. 상완골 골절은 팔을 몸통에 느슨하게 묶어주고, 대퇴골 골절

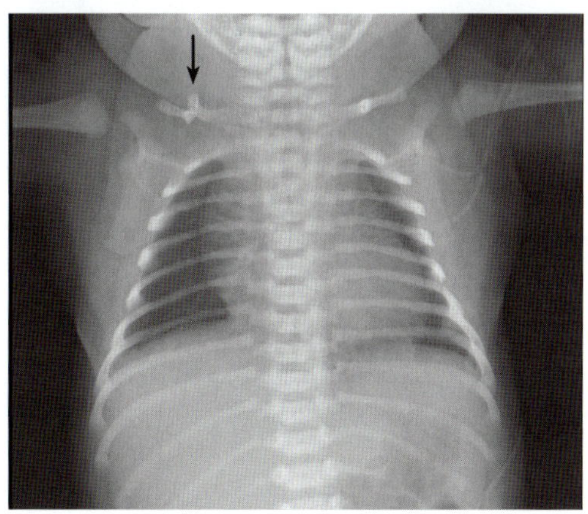

그림 16-1 ▸ **쇄골의 분만 골절.** 가장 흔하게 발생하며, 저절로 잘 낫는다. 부러진 쪽의 팔을 며칠간 움직이지 않는다(pseudoparalysis). 통각 자극을 주면 손을 움직이는 것으로 상와신경총 손상(obstetric palsy)과 감별된다.

은 파브릭 보장구를 착용시킨다. 2~3주면 유합된다. 상완골과 대퇴골의 골단 분리골절은 방사선상에서 잘 보이지 않으므로 간과하기 쉽다. 의심이 가는 경우 MRI가 도움이 된다. 신생아에서 발생한 경골 골절은 선천성 경골 가관절증 *congenital pseudarthrosis of the tibia*, 골형성부전증 *osteogenesis imperfecta* 등은 아닌가 감별해야 한다.

16.2 소아학대 증후군 *_Battered Baby Syndrome, Child Abuse*

소아학대 증후군은 가정이나 보호시설 등에서 가까운 보호자에 의하여 계속적으로 가해지는 물리적, 정신적인 학대에 의하여 생기는 외상 증후군이다. 근래에 큰 사회문제로 대두되어 있다. 전형적인 소견은 발생시기를 달리하는 다발성 외상과 골절이다. 연부조직 외상이 제일 흔하고 두개골 골절이나 뇌경막하 출혈, 늑골 골절, 대퇴골 골절 등이 뒤따른다. 이들 외상들이 조합으로 나타날 때가 많은데, 각각의 외상이 처한 치유과정이 다르다. 이는 여러 차례 가해진 외상의 흔적으로써, 소아학대 증후군의 특징이다. 환아는 외상뿐만 아니라 발육이 늦고 허약해 보이므로 대사성 질환이나 정신적 결핍아로 보일 수 있다.

소아학대의 치료는 외상에 대한 치료부터 시작한다. 의사와 의료기관은 의심스러운 증례를 접하면 즉시 관계당국에 보고할 의무가 있다. 피해아동이 처한 가정이나 사회적 환경을 개선하여 보호를 제공하고, 나아가서 재발을 방지하는 것이 외상치료 못지 않게 중요하다(그림 16-2).

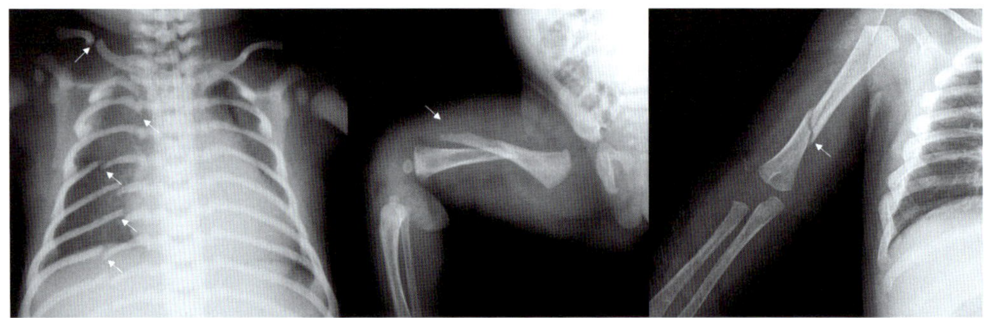

그림 16-2 ▸ 소아학대 증후군. 신체적 학대를 받은 소아의 엑스레이 영상으로, 상지와 하지를 포함한 여러 부위에서 서로 다른 시기의 골절 소견이 관찰된다. 이는 반복적 외상의 흔적으로, 소아학대에서 특징적으로 나타나는 영상학적 소견이다.

참고문헌

1. Khan F, Enríquez G, Restrepo R, Hill A, Pearson LS. Neonatal musculoskeletal birth injuries: a pictorial review. Pediatr Radiol. 2020 Nov;50(12):1745–1756.
2. Laskey AL, Sheridan MJ. Child physical abuse: diagnostic imaging and mimics. Pediatr Radiol. 2021 Apr;51(4):534–543.
3. McMahon P, Grossman W, Gaffney M, et al. Soft tissue injury as an indication of child abuse. J Bone Joint Surg Am. 1995;77:1179.
4. Morris S, Cassidy N, Stephens M, McCormack D, McManus F. Birth-associated femoral fractures: incidence and outcome. J Pediatr Orthop. 2002;22(1):27.
5. Oppenheim WL, Davis A, Growdon WA, Dorey FJ, Davlin LB. Clavicle fractures in the newborn. Clin Orthop Relat Res. 1990;250:176.

CHAPTER 17

스포츠 손상

Sports Injury

근래 스포츠 활동이 많아지면서 스포츠 손상의 빈도가 증가하고 있다. 특히 유소년 엘리트 선수들은 과도한 훈련과 경쟁에 노출되어 스포츠 손상의 위험성이 한층 더 높다. 미국 통계에 의하면 14세 이하의 운동선수층에서 매년 200만 건 이상의 스포츠 손상이 발생한다. 소아 청소년기의 스포츠 손상은 성장구조의 손상 위험성이 있으며, 이에 의하여 사지의 단축, 변형 등과 같은 성장 장해를 가져올 수 있다.

스포츠 손상의 종류에는 좌상 *contusion*, 인대 염좌 *sprain*, 근육 파열, 골절 등이 있다. 또 시기적으로 급성과 만성, 원인에 따라서 급성 외상과 과사용 *overuse* 에 의한 만성 손상, 손상 기전으로 신체적 접촉이나 장비와 관련된 접촉성 손상 *contact injury* 과 갑작스러운 방향 전환이나 비틀림 등으로 인한 비접촉성 손상 *non-contact injury* 등으로 나눌 수 있다.

스포츠 손상에서 급성 손상은 일반적인 급성 손상과 다름이 없으나 만성 손상은 특별한 이해를 요한다. 만성 손상은 스포츠 활동에 의하여 작은 외력이 축적되거나 지나친 동작에 의하여 서서히 진행되는 손상을 말한다. 단발적으로는 약한 힘이라 하더라도 반복적으로 전달되면 피해 조직의 회복 능력을 초과하게 된다. 소위 과사용증후군 *overuse syndrome* 이 만성 손상의 대표적인 예이다. 리틀 리그 엘보, 피로골절, 골막염, 정강이 동통 *saber shin* 등이 구체적인 사례들이다. 급성 손상뿐만 아니라 만성 손상을 줄이기 위하여 스포츠 참가자와 관련자들에게 적절한 훈련 강도와 올바른 훈련 습관, 부상 위험이 적은 훈련 환경의 중요성을 이해시키고, 유소년 운동선수의 보호를 위한 제도적 장치를 확대해 나가야 한다.

17.1 어깨 및 팔꿈치, 손목의 스포츠 손상 _Shoulder, Elbow, and Wrist Sports Injury

17.1.1 리틀 리그 어깨 _Little league shoulder

리틀 리그 어깨는 청소년층 야구 선수들에서 어깨통증을 가져오는 성장판 병변 *physeal lesion* 을 말한다. 과도한 공던지기, 특히 머리위 투구 *overhead throwing* 를 주로 하는 선수에서 자주 본다. 발생부위는 상완골 근위부이며 상완골두와 상완골 경부 사이의 근위 성장판 병변이다. 성장판에 당김과 비틀림 스트레스가 축적되어 발생한다. 시기적으로 성장판이 닫히기 전인 11~15세에 빈발한다.

증상 어깨 부위에 통증을 느끼기 시작한다. 통증은 어깨를 들어 올리고 바깥으로 돌리는 동작에서 심하다. 압통과 함께 어깨 관절운동의 범위가 감소한다. 투수의 경우 구속이 감소하고, 정확도가 떨어진다. 심한 경우 일상 생활에서도 불편을 느끼게 된다.

진단 X선 검사상 건측에 비하여 성장판이 불규칙하거나 벌어지고, 성장판 주위 음영이 줄어든 소견을 볼 수 있다(그림 17-1). MRI에서 성장판 주위의 골부종이 관찰되고, 외측 성장판의 간격이 넓어져 보이기도 한다.

치료 리틀 리그 어깨는 치료에 앞서서 예방이 중요하다. 예방을 위해서 선수, 지도자, 보호자의 교육이 필요하다. 공 던지기를 올바르게 하고, 공 던지는 횟수에 상한선을 두고, 충분한 휴식을 허용한다. 정기적인 검진을 통하여 일찍 진단하는 것도 잊지 말아야 한다.

리틀 리그 어깨의 치료는 3개월 정도의 충분한 휴식이 기본이다. 특히 던지는 활동을 피해야 한다. 운동 복귀는 증상의 호전에 따라 단계적이고 점진적으로 허용한다. 대체적으로 보존적 치료에 좋은 결과를 보인다. 10% 미만에서 재발 가능성이 있다. 재발을 거듭하면 어깨 내회전결핍증후군 *glenohumeral internal rotation deficit* 으로 진행될 수 있어 경계해야 한다.

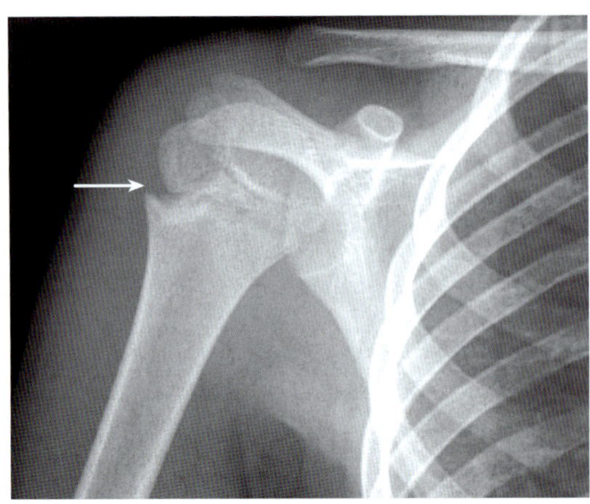

그림 17-1 ▸ **리틀 리그 어깨.** 우측 근위 상완골 성장판의 외측이 벌어져 있다.

17.1.2 수영선수 어깨 _Swimmer's shoulder

수영선수의 1/4 이상이 어깨 통증을 경험하는 것으로 알려져 있다. 수영 동작 중 내회전에서 최대 토크가 발생하는데, 이 동작을 반복하면서 과사용으로 인하여 증상이 발생한다. 병변은 전방 관절낭 이완으로 인한 불안정성 *anterior instability*, 상부관절와순 파열 *superior labrum anterior to posterior, SLAP*, 회전근염과 관련된 충돌 증후군 *impingement syndrome*, 견갑골 운동이상증 *scapular dyskinesia* 등이다. 특히 자유형 선수에게 회전근 병변이 흔하다. 예방을 위하여 적절한 수영 동작, 휴식 및 어깨 근육의 균형적 강화 운동이 중요하다.

17.1.3 리틀 리그 엘보 _Little league elbow

리틀 리그 엘보는 주관절의 내측부에 주어지는 반복되는 스트레스 때문에 발생한 내상과의 견인 골단 *apophysis* 병변을 말한다. 리틀 리그 어깨와 유사하게 유소년 또는 청소년 야구 선수에서 주로 발생하며, 과사용증후군의 하나이다. 발생율이 리틀 리그 어깨보다 높다. 9~12세 야구 선수에서 주관절 통증이 30%의 빈도로 경험되었다는 보고가 있다.

소아의 주관절 이차 골화 중심은 6개로 X선상에서 2세경부터 순차적으로 나타난다. 내상과는 평균 6세경 나타나서 16세경 융합된다. 내상과에 부착된 구조는 외반력에 저항하는 내측의 척골측부인대와 굴곡-회내근이다. 투구 시에 생성되는 생역학적 힘은 주관절 내측에 부하되는 외반력과 신연력이며, 이 힘은 공을 던지기 직전과 직후에 최대한에 이른다. 이에 반하여 팔꿈치 외측에 발생하는 힘은 요골두와 소두 *capitulum*에 가해지는 압박력이며, 심한 경우 관절 손상을 일으킬 수 있다.

증상 리틀 리그 엘보의 증상은 주관절 내측의 통증이다. 통증은 던지기 동작 시에 심하게 느낀다. 내상과 주위의 부종과 압통도 있다. 심한 경우 일상생활에서도 불편감을 느낀다. 야구 투수의 경우 투구 속도와 정확도가 떨어진다. 동반 병변으로 주위의 척골 신경의 증상이 나타날 수 있다. 골관절염이나 내반신전과부하증후군 *valgus extension overload syndrome*이 동반되는 경우 관절운동 범위가 제한된다. 이학적 검사상에서 압통의 부위, 불안정성의 정도를 평가하는 것이 중요하다.

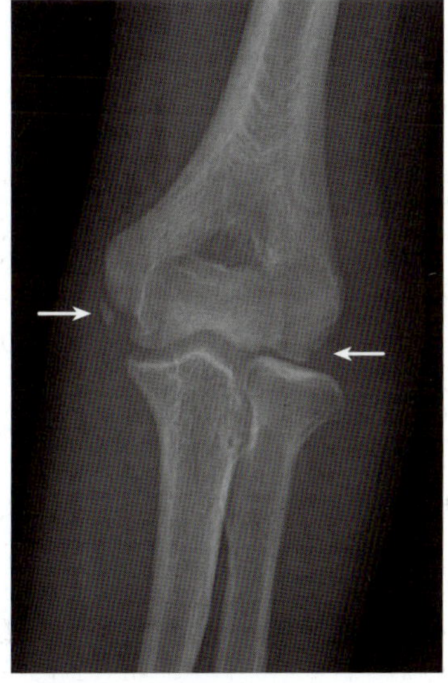

그림 17-2 ▸ 리틀 리그 엘보. 14세 남자 야구 선수(투수)로 내상과의 작은 골편과 소두의 박리성 골연골염 소견을 보인다.

진단 증상, 병력 및 이학적 소견과 함께 X선 검사가 필요하다. 상완골 내상과 부위에 이상소견이 나타난다(그림 17-2). 건측에 비하여 견인골단이 넓어지거나 내상과가 원위부로 전위되는 소견이 보인다. 내상과가 커지고, 모양이 불규칙해지거나 골편 형성 *fragmentation*을 보이기도 한다. X선상에서 아무 소견이 없는 경우도 흔하다. MRI에서는 내상과 부위의 골 부종과 음영변화가 보인다. 내측 팔꿈치 통증을 유발하는 다른 병변으로 내상과의 견열골절, 척부 측부인대 손상, 척골 신경염, 내상과염 및 경추 신경병증 등이 있으며, 감별진단이 필요하다.

치료 리틀 리그 엘보의 치료는 휴식과 투구 활동 제한이다. 6~8주간 증상에 따라 소염제와 물리 치료가 도움이 된다. 통증이 완화되면 주변 근육을 강화하고 유연성을 향상시키는 운동재활을 시작한다. 통증이 심한 경우 보조기나 부목으로 일시적으로 고정한다. 운동에의 복귀는 주관절운동이 회복된 이후 가능하다.

미국 야구의무자문위원회 *USA Baseball Medical and Safety Advisory Committee*는 1996년 유소년기 투수의 투구 수를 제한하는 가이드라인을 만들었다. 또, 리틀 리그 협회 *little league org.*는 최근 스마트 피치프로그램을 만들어 권장하고 있다. 이에 의하면, 경기당 최대 투구 수를 6~8세 50개, 9~10세 75개, 11~12세 85개, 13~16세 95개로 제한하였다. 또 1일 투구 수에 따라서 투구 후의 휴식 기간도 규정하여 과사용으로부터 어린 선수들을 보호하고 있다(표 17-1, 17-2).

리틀 리그 엘보는 예방이 가능하다. 병변이 발생한 경우에도 조기 진단과 적절한 치료를 하면 합병증 없이 치료된다. 투수가 내측 주관절에 통증을 호소하면 즉시 검사하고, 병변이 의심되면 치료를 늦추지 말아야 한다. 특히 야구 선수의 경우 투구 수와 구속의 조절, 시즌당 경기 수 제한 등 규정을 준수하는 것이 과사용으로 인한 손상을 방지하는 데 중요하다.

표 17-1 나이 기준 허용한 구종과 최대 투구 수(미국 야구의무자문위원회, USA Baseball Medical and Safety Advisory Committee, 1996년)

나이	가능한 투구	경기당 투구 수	주당 투구 수	시즌당 투구 수	연 투구 수
8~10	패스트볼	50	75	1000	2000
11~12	체인지업	75	100	1000	3000
13~14	커브	75	125	1000	3000
15~16	슬라이더, 포크, 스플리터	90			3000
17~18	스크루 볼	105			

표 17-2 투구 이후 휴식일 수(리틀 리그협회 little league org. U.S.A.)

나이 구별	1일 투구 수와 휴식일				
14세 이하	1~20	21~35	36~50	51~65	>66
14세 이상	1~30	31~45	45~60	61~75	>76
휴식일	0일	1일	2일	3일	4일

17.1.4 주두 견인골단염 _Olecranon apophysitis

척골 주두의 이차 골화중심은 평균 8세에 나타나서 16세 전후에 유합된다. 주두는 삼두건 *triceps brachii M.*의 부착부위로서 과도한 근 수축력이 축적되어 견인 골단이 손상될 수 있다. 견인골단염이 발생하면 주관절 후방에 통증을 느낀다. 야구 선수와 체조 선수에서 자주 발생한다. X선상 주두 견인골단이 넓어지거나 주두 모양이 불규칙하고, 골편 소견이 보인다. 충분한 휴식과 운동제한 등의 보존적 치료를 시행한다. 증상이 심한 경우에는 수술적으로 골단의 유합술을 시행할 수 있다.

17.1.5 주두 피로골절 _Stress fracture of the olecranon

주두의 스트레스 골절은 반복된 외상, 삼두건의 심한 인장력, 주두와 소두의 충돌 등으로 발생한다. 평상시에는 통증이 없고, 투구 시에 통증을 느낀다. 주두 견연골단의 분리와 주두 첨부의 견열골절과 감별을 요한다. 피로골절은 주두 중간부에 사선형으로 발생한다. 단순 X선에서는 안보이는 경우가 많기 때문에 CT 도움이 필요할 때가 있다(그림 17-3).

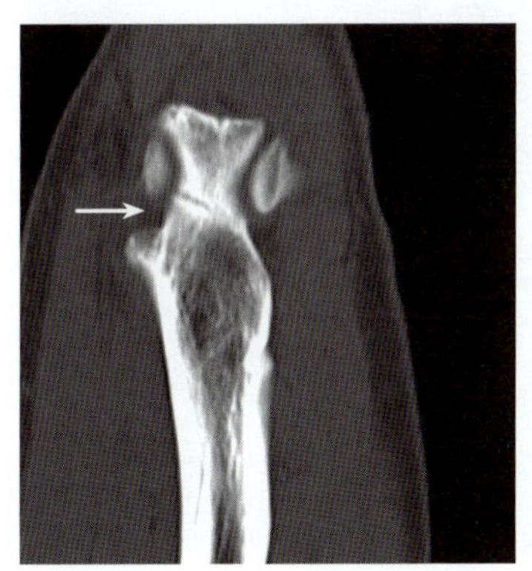

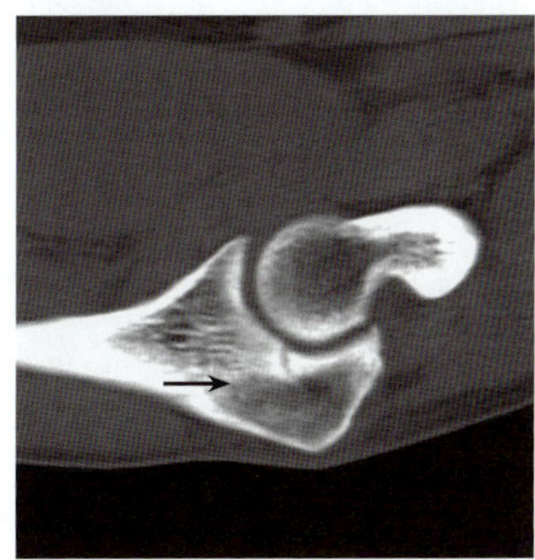

그림 17-3 ▸ **주두의 중간부에서 사선형으로 발생한 주두의 피로골절.** 단순 X선상에서는 잘 보이지 않고, CT에서 잘 보인다.

치료 주두의 스트레스 골절은 휴식과 주관절 고정 등, 보존적인 방법으로 치료한다. 서서히 재활을 하면서 8주 후에 투구운동에 복귀할 수 있다. 피로골절이 완전 골절로 진행한 경우 수술 치료가 필요하다. 수술은 골나사, 금속판 등을 이용한 내고정이며 예후는 좋다.

17.1.6 소두 박리성 골연골염 _Capitular osteochondritis dissecans, OCD

소두의 박리성 골연골염은 반복된 투구 동작으로 요골두-상완골 소두 관절에 압박력이 부하됨으로써 소두의 연골하골에 발생한 병변을 말한다. 치료하지 않으면 관절염으로 진행할 수 있어 주의가 필요하다. 야구 선수, 체조 선수에서 자주 발생한다.

진단 주증상은 주관절 외측부 통증이며, 투수의 경우 구속이 저하된다. 요골두 전단검사 *radial shear test*로 알 수 있다. 요골두와 소두를 압박시키면서 관절을 굽혔다 폈다 할 때에 통증과 마찰을 느끼면 검사 양성이다.

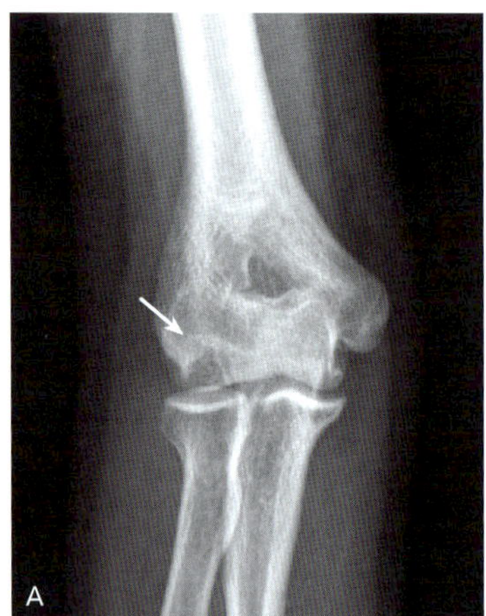

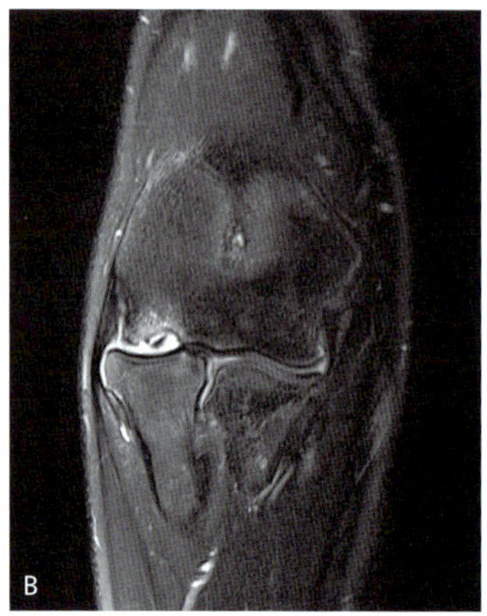

그림 17-4 ▸ 소두 박리성 골연골염. (A) 단순X선 소견-소두의 음영감소(화살표) (B) MRI-분리된 연골 병변을 볼 수 있다.

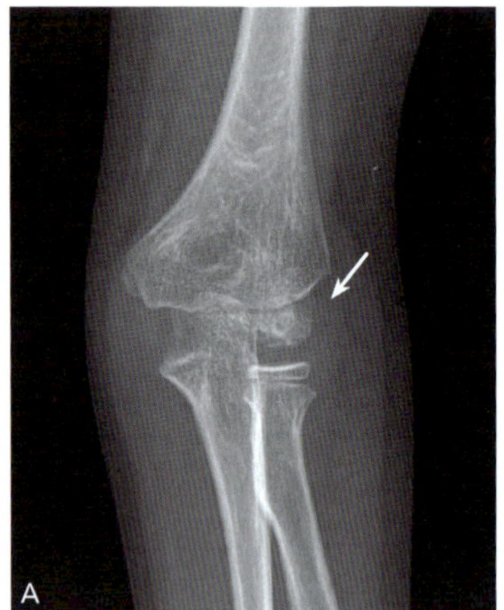

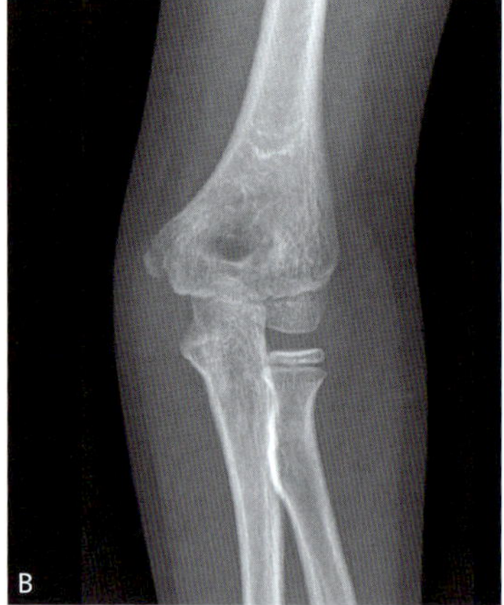

그림 17-5 ▸ 패너병. (A) 10세 남자 소두에서 분절소견(fragmentation)이 보인다. (B) 1년 후 소두의 윤곽이 회복되어 있다.

X선 소견상 병변의 진행 단계에 따라서 소두의 낭종변화, 편평화, 유리체 등이 관찰된다. 진행된 병변은 CT 및 MRI에서 병소의 분리를 관찰할 수 있다(그림 17-4). 감별진단으로 소두의 골연골증인 패너병 *Panner' disease* 이 있다. 패너병은 10세 미만에서 주로 발생하며, 자가 치료되는 경향이 있다. 예후는 양호하다(그림 17-5).

치료 소두 박리성 골연골염은 병변의 크기, 위치, 안정성, 나이와 성장판의 닫힘 여부, 관절 운동 제한 유무에 따라서 치료방법이 다르고, 예후도 다르다. 병변이 소두 내에 위치하는 중심형이고, 성장판이 열려 있고, 골연골편이 부착되어 있고, 관절 운동의 제한이 없는 경우에는 보존적으로 치료한다(그림 17-6). 병변이 외측으로 확장되었거나 골연골편이 떨어져 있는 경우, 성장판이 닫힌 경우에는 수술적으로 치료한다. 수술 치료는 관절경을 이용한 변연 절제술과 미세천공술이 주로 시행된다(그림 17-7). 소두의 병변이 크고, 외측으로 확대된 경우에는 자가골연골이식술 *osteochondral autologous transplantation surgery, OATS*을 시행할 수 있다.

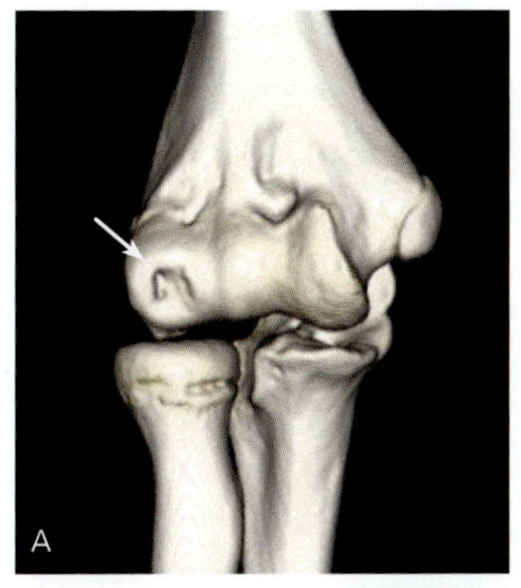
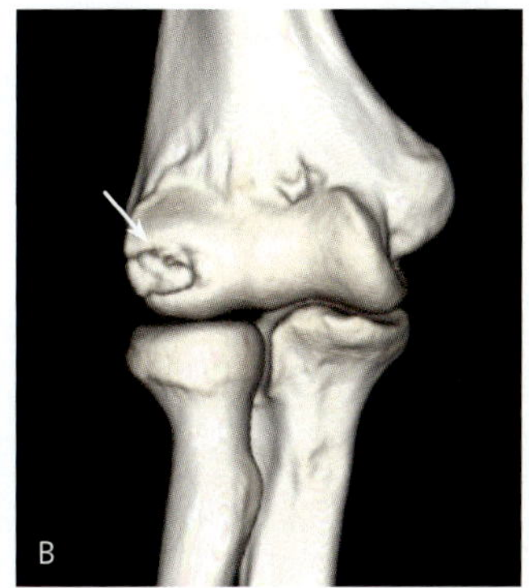

그림 17-6 ▸ **소두 박리성 골연골염의 3D CT소견.** (A) 중심형과 (B) 외측형.

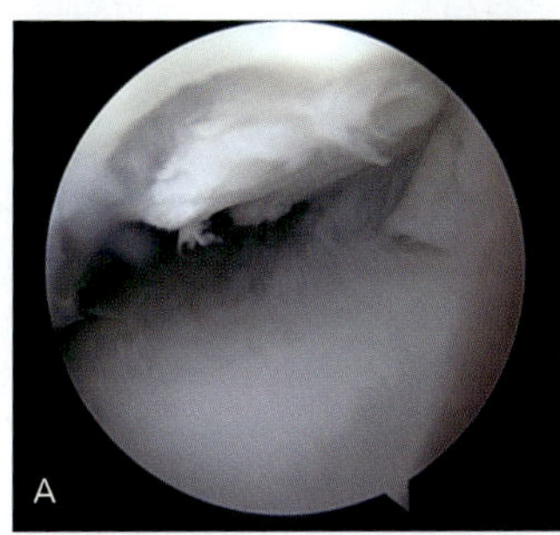
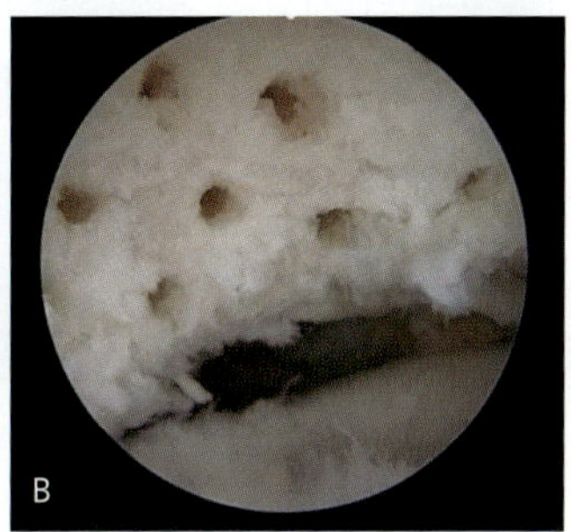

그림 17-7 ▸ **소두 박리성 골연골염.** (A) 관절경하 소견. (B) 관절경하 변연 절제술과 미세천공술 소견.

17.1.7 주관절 외반신전 과부하증후군 _*Valgus extension overload syndrome of elbow joint*

주관절의 외반신전 과부하증후군은 던지기를 주로 하는 운동선수에서 지속적인 외반력 *valgus force*이 축적되어 주관절 내측의 척골 측부인대가 이완되거나 파열되는 병변을 말한다. 주관절 후방에서는 주두의 후외측부와 소두 간의 반복적인 충돌에 의하여 골극을 형성한다. 팔꿈치를 쭉 펼 때에 특히 통증을 느낀다. 따라서 관절 운동범위가 감소된다. 동반 병변으로 척골 신경병증이나 척골 측부인대의 파열이 있을 수 있다. 골극의 크기나 위치는 CT영상에서 잘 보인다. 일차적 치료는 휴식, 소염제, 국소주사 등이다. 지속적인 통증이 있을 때에는 관절경 하에서 골극 제거수술을 할 수 있다(그림 17-8).

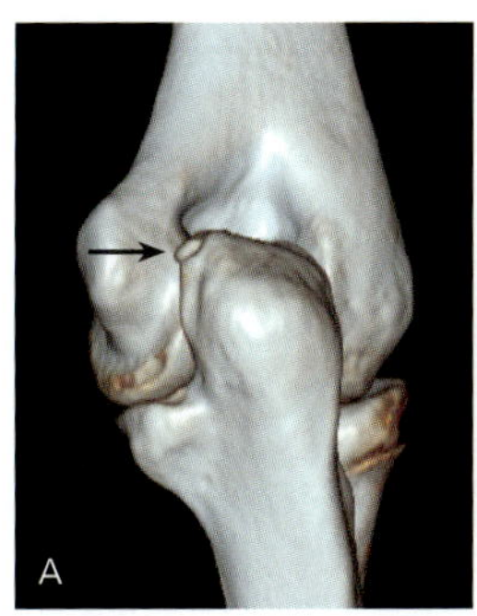
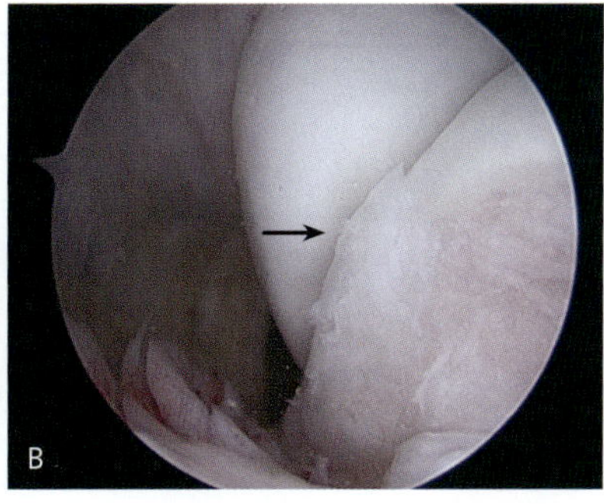

그림 17-8 ▸ **외반신전 과부하증후군 소견.** CT (A)와 관절경(B)에서 주두의 후내측 골극이 관찰된다.

17.1.8 체조 선수 손목 _Gymnast wrist

체조 선수 손목은 10~15세 나이의 체조 선수들에서 흔히 발생하는 과사용 손목관절 손상을 말한다. 요골의 원위 성장판에 가해지는 반복적인 압박력과 전단력에 의한 미세골절이 원인이다. 손목 주위의 통증, 압통 및 운동범위 감소를 보이며, 양측성일 때도 있다. X선 검사에서 요골 원위 성장판 간격이 불규칙해지거나 넓어진 소견을 보인다. 요골 원위 성장판이 조기 폐쇄되어서 정상적으로 성장한 척골이 요골보다 길어지는 척골 양성변이 *ulnar positive variance*가 될 수 있다. 동반 손상으로 요골 경상돌기 골절 *radial styloid fracture*, 주상골 골절, 월상골 감입 증후군 *lunate impaction syndrome*, 유두골 골괴사 *capitate osteonecrosis* 및 손목 인대 손상 등이 있다.

치료 체조 선수 손목의 치료는 휴식, 소염제, 상당기간의 운동 제한이다. 보존적 치료를 통하여 통증을 완화시키면서 X선상으로 추적 관찰한다. 요골 원위 성장판의 손상을 조기에 발견하는 것이 중요하다.

17.2 서혜부 및 대퇴부 스포츠 손상 _Groin and Thigh Sports Injury

17.2.1 골반골 견열골절 _Avulsion fracture of pelvic bone apophysis

소아의 견인골단 *apophysis*은 뼈의 말단 성장에 기여하는 이차 골화중심이다. 성장판에 의해 뼈의 나머지 부분과 분리되어 있으며, 근육의 부착부가 된다. 청소년기에 고관절의 과도한 신전이나 근육의 급작스러운 수축에 의하여 견인골단이 분리되는 견열골절이 발생하기 쉽다. 신체 여러 부위에서 볼 수 있지만 강한 신연력이 작용하는 골반 주변부가 제일 흔하게 발생하는 부위이다.

골반골에서의 발생 부위와 골편의 전위 정도는 특정 근육과의 연관이 높다. 장골능 *iliac crest*은 복근 *abdominal muscles*, 전하장골극 *anterior inferior iliac spine*은 대퇴직근 *direct head of*

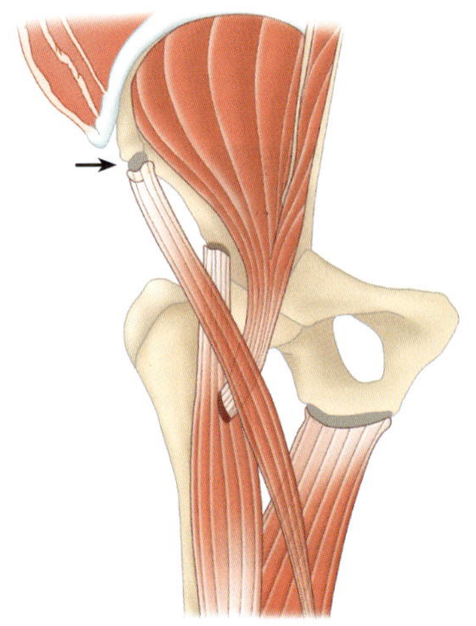

그림 17-9 ▸ 고관절 주위의 근육 기원점은 운동 중에 근육의 급작스러운 수축력에 의하여 견열골절을 일으킬 수 있다. 직근(rectus femoris M)의 기원점인 전하장골극 AIIS의 견열골절(jumper's fracture)이 대표적이다.

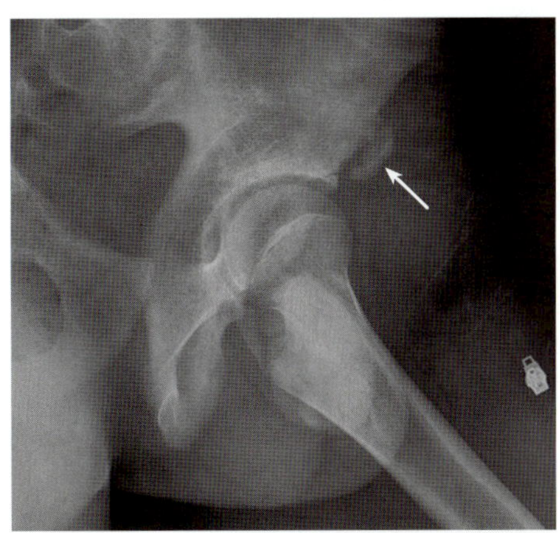

그림 17-10 ▸ **전하장골극 견열골절.** 대퇴직근 부착부인 전하장골극에서 떨어진 골편이 관찰된다.

rectus femoris M, 전상장골극 *anterior superior iliac spine*은 봉공근 *sartorius M*, 소전자는 장요근 *Iliopsoas M*, 좌골결절 *ischial tuberosity*은 햄스트링근 *hamstring muscles*의 강한 수축에 의하여 견열골절이 발생한다(그림 17-9).

진단 견열골절 부위의 통증, 압통, 고관절의 운동 제한이 있으며, 해당 근육이 이완되는 자세에서 통증은 감소한다. 단순 X선 촬영, CT로 진단이 가능하다(그림 17-10).

치료 대부분 비수술적 치료를 시행한다. 운동을 중지하고, 근육이 이완되는 자세에서 안정을 취하고, 목발을 사용한다. 4~6주 이내에 유합을 얻을 수 있다. 통증이 없고, 견열골절이 안정적으로 유합되면 해당 근육의 스트레칭과 근력 강화 운동을 시작한다. 통증이나 압통이 남아 있는 상태에서 운동에 복귀하면 치유가 지연될 수 있다. 드물게 유합되지 않고 통증이 지속되는 경우 수술 치료의 대상이 된다. X선상에서 골절의 간격이 보이되 통증, 압통이 없는 경우 충분한 기간이 경과하였으면 무증상 불유합으로 판단하여 일상생활을 허용한다.

17.2.2 서혜부 내전근염좌 _*Groin adductor muscles sprain*

서혜부 내전근의 염좌는 소아에서는 엘리트 스포츠 선수들에게서 주로 발생한다. 골반, 서혜부 및 고관절 부위에서 스포츠 손상을 자주 받는 근육은 내전근 그룹에 속하는 근육들, 즉 빗살근 *pectineus M*, 단내전근 *adductor brevis M*, 장내전근 *adductor longus M*, 대내전근 *adductor magnus M* 및 박근 *gracilis M* 등이다. 염좌는 주로 장내전근의 근위부, 근건 접합부 또는 치골 부착부에서 발생한다. 축구경기의 태클과 같이 고관절이 강제 외전될 때에 대퇴부 내측에 갑자기 통증을 느꼈다면 내전근 파열을 의심할 수 있다. 아이스스케이팅, 크로스컨트리 스키, 육상의 허들링에서처럼 강한 외전 및 내전 동작이 만성적으로 반복되면 비슷한 손상을 받을 수 있다(그림 17-11).

증상 서혜부 내전근이 과도긴장하거나 파열되면 통증을 느낀다. 부상이 크면 대퇴부 내

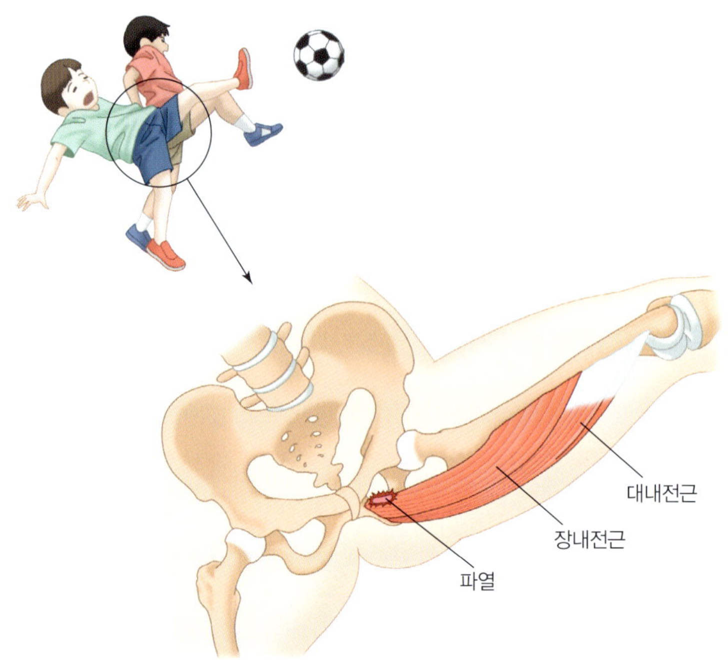

그림 17-11 ▸ 갑작스런 고관절 외전으로 발생하는 내전근 파열

측 원위부까지 통증이 내려간다. 운동을 계속하면 파열 부위가 붓고, 반상출혈이 나타난다. 완전 파열의 경우 원위부가 수축되어 대퇴부 하부에서 덩어리로 촉지되기도 한다.

진단 급성 외상 병력과 서혜부의 통증, 압통, 반상출혈이 있으면 내전근 파열일 가능성이 높다. X선 검사를 시행하여 골절 여부를 감별한다. 초음파, 또는 MRI로 파열 부위와 정도, 혈종 유무를 확인할 수 있다(그림 17-12).

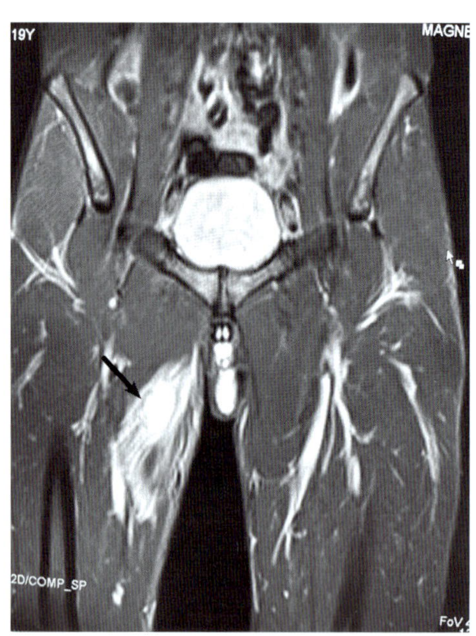

그림 17-12 ▸ **우측 서혜부 내전근 파열 MRI 소견.** 고신호강도 부위가 파열되어 혈종을 형성한 부위이다(화살표).

치료 서혜부 내전근의 염좌는 PRICE 원칙에 따라 치료한다. 외상 후 발생하는 염증반응은 중요한 치유 과정이다. NSAIDs는 염증반응을 억제하기 때문에 제한하거나 단기간만 사용한다. 대부분 비수술적 치료가 가능하다. 완전 파열의 경우에도 수술적 봉합 없이 치료할 수 있다. 파열된 근육이 치유되는 과정 중에도 나머지 내전근육 그룹에 의하여 내전 기능은 유지된다. 부상 후 발생하는 혈종은 파열된 근육의 조직화 과정을 촉진하므로 구획증후군이 발생하지 않는 한 제거할 필요가 없다.

조기 운동*mobilization*은 근육 치유에 도움이 된다. 외상 초기에라도 통증이 완화되면 곧 손상된 근육을 운동시킨다. 목표는 스포츠로 복귀하기 전에 정상적인 근육 길이와 근력을 회복하는 것이다. 고관절과 서혜부 근육의 균형 훈련은 통증이 허용하는 즉시 시작한다. 내전근에 대한 스트레칭과 등척성 운동*isometric exercise*으로 시작한다. 통증이 없고 건측 내전근만큼 유연성이 회복되면 근력훈련을 최대 부하로 늘릴 수 있다. 단, 재활이 너무 이르면 부상이 재발하거나 어떤 경우에는 만성 통증이 남을 수 있다. 합병증으로 골화근염*myositis ossificans*이 발생할 수 있는데, 혈종 부위에 재활치료를 활발하게 할 때에 증가하는 경향이 있다.

17.2.3 대퇴사두근 타박상 _*Contusion of quadriceps muscle*

대퇴부 타박상은 청소년기 엘리트 스포츠 선수에서 축구와 같은 접촉 스포츠에서 흔히 발생하며, 대퇴부 전내측 또는 외측에 가해지는 직접적인 충격이 원인이다(그림 17-13).

증상 대퇴사두근 파열은 출혈과 혈종 형성으로 대퇴부 전면이 부어오르고, 통증과 압통을 느낀다. 때로는 혈종 덩어리가 만져질 수 있다. 근육 경직으로 인하여 고관절과 슬관절의 움직임이 제한된다. 혈종이 크게 생기는 경우 급성 구획증후군*acute compartment syndrome*이 발생할 수 있다. 합병증으로 골화근염이 있다.

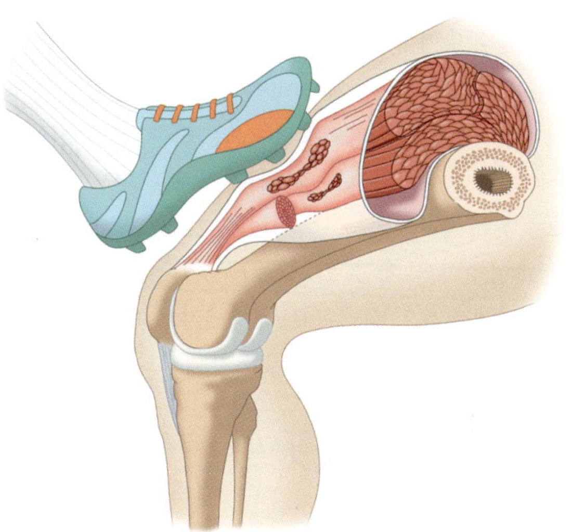

그림 17-13 ▸ 대퇴사두근 타박상 모식도

진단 병력, 대퇴부 전면의 부어오름, 압통, 반상출혈이 있으면 대퇴사두근 파열을 의심할 수 있다. X선 검사를 시행하여 골절 여부를 감별한다. 초음파 또는 MRI 검사가 감별진단에 도움이 된다.

치료 대퇴사두근 파열의 치료는 일반적인 원칙에서 내전근 염좌의 치료 방법과 동일하다. 대부분의 경우 비수술적 치료를 시행한다. 가벼운 부상은 휴식과 파열 부위의 압박, 냉찜질로 충분하다. 심각한 부상인 경우 짧은 기간 동안 대퇴사두근 스트레칭 자세로 대퇴부를 고정하는 것이 좋다. 고정 기간 이후에는 조기 가동에 중점을 두어야 한다. 통증이 감소하면 대퇴사두근의 스트레칭과 관절 운동을 시작하고, 단계적인 기능 회복 치료에 들어간다. 일반적으로 파열된 근육은 잘 치유되며, 예후도 좋다. 대부분 2~3주에 회복된다. 적절한 치료가 이루어지지 않고, 운동에 너무 일찍 복귀하여 재부상이 발생하면 심각한 운동 장애로 이어지는 경우가 있다.

17.3 무릎 스포츠 손상 _Knee Sports Injury

17.3.1 전방십자인대 손상 _Anterior cruciate ligament Injury

무릎관절 내 십자형태로 엇갈려 있는 전방십자인대*anterior cruciate ligament, ACL*와 후방십자인대 *posterior cruciate ligament, PCL*는 무릎관절의 안정성을 위하여 매우 중요한 구조물이다. 경골 부착부의 위치에 따라서 전방 및 후방십자인대로 명명되었다. 전방십자인대는 대퇴골에 대하여 경골의 과도한 전방전위 및 경골의 내회전을 제한한다.

전방십자인대 손상은 소아에서는 드물게 발생한다. 근래 스포츠를 즐기는 청소년이 많아지고, 엘리트 스포츠 선수들의 고강도 훈련과 경쟁적인 시합이 늘어나면서 전방십자인대 손상의 빈도가 증가하고 있다. 특히 축구, 농구와 같이 급격한 방향전환이나 축회전 동작이 많은 운동을 하는 중에 전방십자인대가 손상될 위험성이 높다(그림 17-14).

소아에서의 십자인대 손상은 몇 가지 특징이 있다. 성인에서 교원질 섬유는 샤피섬유 *Sharpey's fiber*를 통하여 뼈에 직접 붙는다. 그러나 소아에서는 인대의 교원질 섬유가 연골막을 통하여 골단에 붙어 있다. 그러므로 소아에서는 전방십자인대의 손상 시에 인대 자체의 파열보다는 경골 과간융기 *intercondylar eminence*의 견열골절로 흔히 나타난다(그림 17-15). 견열골절은 대퇴골보다는 경골부위에서 흔하며, 뼛조각의 견열 없이 연골만 분리되기도 한다. 후자의 경우 단순 X선상에서는 보이지 않는다. MRI가 도움이 된다.

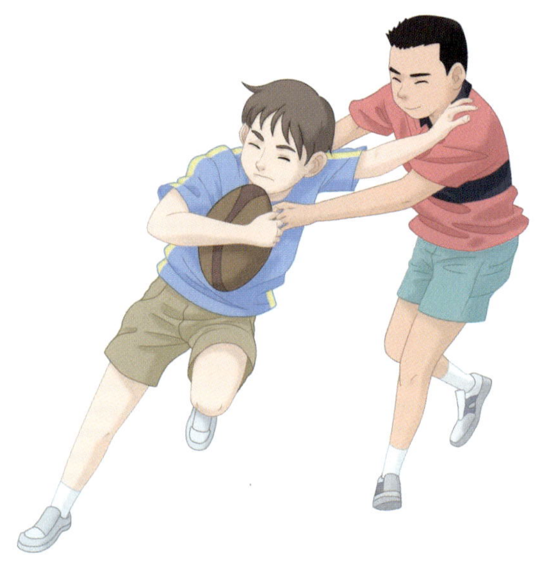

그림 17-14 · 급격한 방향전환이나 축회전이 많은 스포츠에서 전방십자인대 파열이 자주 발생한다.

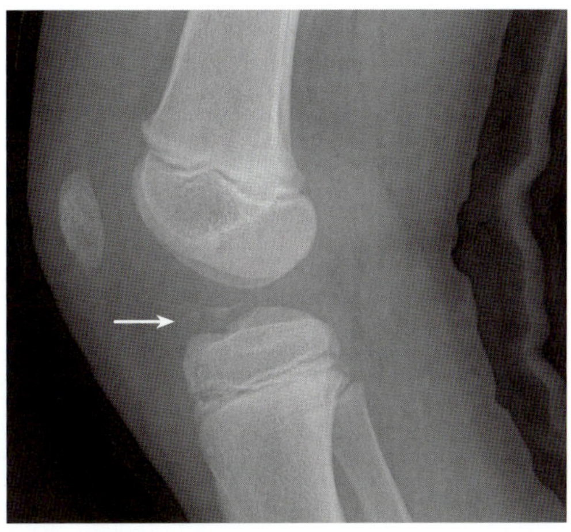

그림 17-15 ▸ **무릎관절 내의 경골융기(tibial eminence)의 견열골절.** 경골융기의 골절은 곧 전방십자인대 손상을 의미한다. 제자리에 붙이지 않으면 덩어리로 존재하면서 신전을 방해한다.

증상 갑작스런 방향전환이나 감속, 점프 후 한 발로 착지할 때에 강한 외반 및 회전력이 부하되어 전방십자인대가 파열될 수 있다. 흔히 부상 시에 '뚝'하는 파열음을 들었거나 무엇인가 빠졌다가 돌아오는 느낌을 받았다고 한다. 대부분의 전방십자인대 파열은 부상 후 몇 분 동안 통증이 극심하다. 다량의 혈관절증으로 관절이 심하게 붓고, 통증으로 관절을 움직이지 못한다. 부상 직후 운동을 계속할 수 없다. 부종은 경미하거나 지연되어 나타나는 경우도 있다.

전방십자인대 손상을 적절히 치료하지 않은 상태로 만성기가 되면 통증과 부기는 감소하지만 대퇴사두근의 위축과 무릎관절의 불안정성이 지속된다. 만성 불안정성은 이차적으로 반월연골판, 관절연골 손상을 가져온다. 일반적으로 소아는 증상에도 불구하고 운동을 지속하려는 경향을 보인다. 따라서 스포츠를 즐기는 소아의 경우 진단과 치료를 서둘러야 한다.

진단 이학적 검사만으로도 전방십자인대 손상을 진단할 수 있다. 이학적 검사에는 라흐만검사 *Lachman test*, 전방전위검사 *anterior drawer test*, 축이동 검사 *pivot shift test*가 있으며, 통증과 부종이 심한 급성기에는 라흐만검사가 가장 유용하다. 라흐만검사는 무릎을 30도 굴곡한 상태에서 경골의 전방전위의 정도와 종말감의 상태를 평가하는 검사로써 전방십자인대 완전 파열 시에 종말감이 느껴지지 않는, 즉 양성반응을 보인다(그림 17-16). 경골의 전방전위 정도는 개인 간의 변이가 있기 때문에 반드시 정상측 무릎과 비교한다. 축이동 검사 *pivot shift test* 양성은 전방십자인대 파열을 시사하지만, 내측측부인대와 장경대 *iliotibial band*가 정상이고 무릎을 완전 신전할 수 있어야 가능하다. 통증으로 관절 가동 범위가 제한되고, 환아가 긴장되어 있으면 전방전위검사와 축이동 검사는 시행하기가 어렵다. X선 검사에서 전방십자인대 부착부 견열골절, 골연골 골절, 성장판의 골절 유무 등을 확인한다. 급성기에 스트레스 방사선 검사는 통증을 유발하고 파열을 악화시킬 수 있으므로 시행하지 않는다.

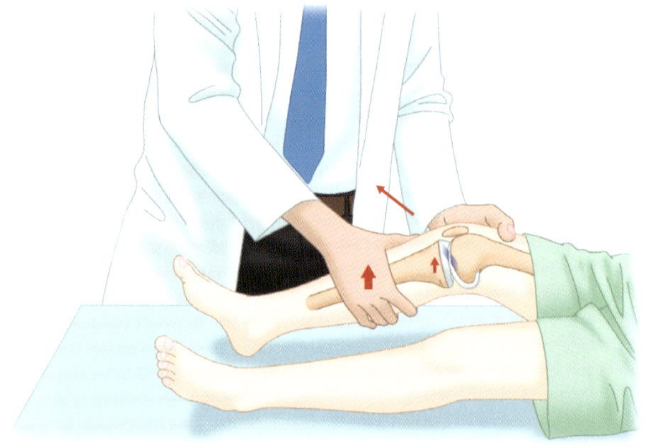

그림 17-16 ▸ **라흐만검사(Lachman test).** 무릎을 30도 굽힌 상태에서 경골의 전방전위의 정도를 평가한다.

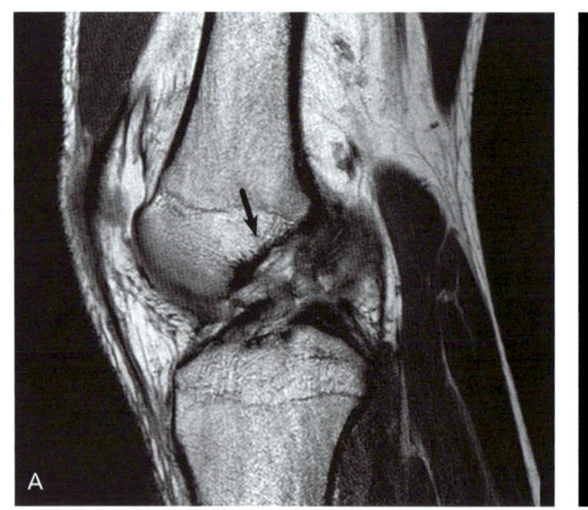

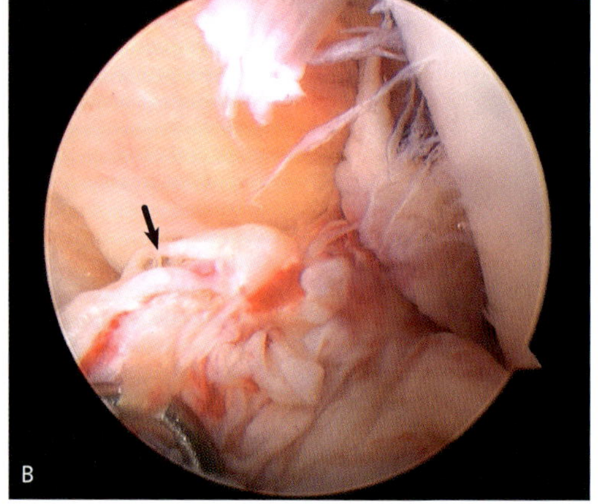

그림 17-17 ▸ **전방십자인대 파열(남 14세).** MRI (A), 관절경 소견(B)

MRI는 전방십자인대 파열의 진단 및 치료 방법을 결정하는 데 도움이 되며, 동반될 수 있는 반월연골판, 관절연골 손상을 확인하는 데에 매우 유용하다(그림 17-17).

치료 소아에서 전방십자인대 손상의 치료 목적은 성장 장해가 없이 관절의 안정성을 회복하는 것이다. 치료 방법은 잔여 성장을 고려한 나이, 파열 정도, 불안정성 정도, 동반 손상 유무에 따라 결정한다. 잔여 성장을 고려하는 것은 수술 중 대퇴골 원위부나 경골 근위부에 골 터널 *tunnel*을 만들어야 하는데, 이 조작이 성장판 손상을 줄 수 있기 때문이다.

전방십자인대가 부착하는 경골융기의 견열골절은 골절편 전위가 경미하고, 불안정성이 없으면, 무릎을 신전한 상태에서 부목 고정이나 보조기로 치료한다. 골절편 전위가 있고, 불안정성이 있으면 관절경을 이용한 정복과 고정으로 좋은 결과를 얻을 수 있다. 전방십자인대의 중간부, 즉 간질성 *substance* 파열은 자연 치유가 잘 되지 않기 때문에 적극적인 치료가 필요하다. 불안정성이 없는 부분파열의 경우, 수술하지 않고 보존적 치료를 시행할 수 있다. 이 경우에도 반월연골판의 종파열과 양동이손잡이형 *bucket-handle type* 파열이 동반된 경우에는 관절경을 이용한 반월연골판 봉합술을 시행한다.

전방십자인대 파열 중에서 심각한 불안정성이 있는 경우 수술 치료를 시행한다. 인대봉합술은 결과가 좋지 않아서 봉합술보다는 전방십자인대 재건술을 시행한다. 인대재건술은 과거에는 골 터널을 만들 때에 줄 수 있는 성장판 손상을 피하기 위하여 성장이 끝날 때까지 기다리는 것을 선호하였다. 그러나 뒤따르는 이차 손상의 빈도가 높아서 최근에는 기다리지 않고 성장판 손상을 최소화하는 방법으로 인대 재건술을 시행하는 경향이다. 키가 성인 키에 거의 도달하고 이차 성징이 뚜렷한 경우 성인과 같은 방식의 인대 재건술을 시행한다.

17.3.2 후방십자인대 손상 _Posterior cruciate ligament injury

소아에서 후방십자인대 손상은 드물다. 일반적으로 후방십자인대는 무릎의 굴곡 상태에서 경골 전방부의 직접 충격 *dash board injury*이나 무릎의 과신전 *hyperextension, back knee*에 의하여 손상받는다. 전방십자인대 손상이 있는 환자는 부상 시에 뚜렷한 '뚝' 소리 또는 '파열'의 느낌이 있었다고 하는 데 비하여 후방십자인대 파열은 통증, 불편함과 같은 모호한 증상이 대부분이어서 진단을 놓치는 경우가 많다.

진단 후방전위검사 *posterior drawer test*는 후방십자인대 파열 진단에 가장 민감한 이학적 검사이다. 무릎 90° 굴곡 위에서 경골을 후방으로 밀어 대퇴내과에 대한 내측 경골 고평부의 후방전위 정도에 따라서 1, 2, 3도 손상으로 구분한다(그림 17-18), 안정된 자세에서 정상 슬관절의 경골 내측 고평부의 전방부는 대퇴골 내과보다 약 1 cm 전방에 위치한다. 1도 손상은 경골이 대퇴골 내과 전방에 위치하지만 약간의 후방 전위를 보인다(0~5 mm 이완). 2도 손상은 경골이 대퇴골 내과와 같은 위치에 있다(5~10 mm 이완). 경골과 대퇴골의 위치 차이로 발생하는 내측 층형성 *medial step*이 없거나 대퇴골 내과보다 경골이 더 후방에 위치한다면 3도 손상이다(>10 mm 이완). 경골의 후방처짐 *posterior sagging*은 전방십자인대와 후방십자인대 파열을 감별하는 데 도움이 된다. 전후방 불안정성은 건측과 비교해 보면 더욱 확실히 알 수 있다. 소아에서는 인대의 간질내 파열보다 대퇴부 부착부의 견열골절이

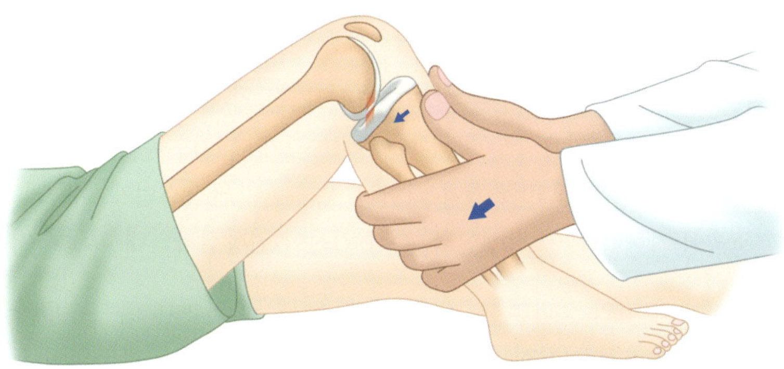

그림 17-18 ▸ 후방전위검사. 무릎 90° 굴곡상태에서 경골을 후방으로 밀어 대퇴내과에 대한 내측 경골 고평부의 후방 전위 정도에 따라서 1, 2, 3도 손상으로 구분한다.

많으므로, X선상에서 이를 살펴본다. 또 MRI를 시행하여 후방십자인대 간질내 파열과 함께 반월연골판이나 연골 손상은 없는가도 확인한다.

치료 후방십자인대 손상의 치료는 전방십자인대 손상과 원칙을 같이 한다. 간질내 파열이 드물어 인대 재건술을 시행하는 경우도 매우 드물다. 인대부착부의 견열골절은 불안정성이 있는 경우 수술적 고정을 시행한다. 비수술적 치료 시에 경골의 후방처짐을 방지하는 것이 중요하다. 무릎을 신전상태에서 단기간 부목 고정하고, 이후 보조기로 교체하여 3~4개월간 능동적 무릎 굽힘을 제한한다. 무릎 굴곡에 작용하는 햄스트링근의 길항근인 대퇴사두근 강화운동도 필요하다.

17.3.3 측부인대 손상 _*Collateral ligament injury*

소아 무릎관절의 측부인대는 대퇴골의 원위 골단에서 기원하여 경골의 근위 골단에 부착한다. 측부인대가 성장판보다 더 강하기 때문에 측부인대 손상 대신에 성장판 손상이 일어난다. 측부인대 손상은 간질손상보다 골단의 인대부착부 견열골절이나 골막분리 형태를 취한다. 측부인대 단독 손상은 드물고, 전방십자인대 손상에 동반되어 발생하는 경우가 대부분이다.

진단 측부인대가 손상된 부위에 뚜렷한 압통이 있고, 외반 또는 내반부하 검사에서 정상측에 비하여 관절의 이완을 느낄 수 있다. 측부인대는 관절 밖의 구조이므로 단독 손상일 경우 혈관절증이 없다. 혈관절증이 있으면 골절이나 전방십자인대 손상 같은 관절내 동반손상을 의심해야 한다. MRI가 진단에 도움이 된다.

치료 소아에서의 측부인대 손상은 보존적 치료를 시행하며, 예후는 좋다. 단독 손상보다는 전방십자인대 손상에 동반된 경우가 많으므로 전방십자인대 손상을 간과하지 않는 것이 중요하다.

17.3.4 반월연골판 파열 _*Meniscus tear*

반월연골판의 손상은 성인에서 흔하지만 소아에서는 드물다. 소아의 경우 비교적 큰 외력에 의하여 파열된다. 내측 반월연골판이 관절낭에 단단히 붙어 있어 가동성이 적고, 전단력에 취약하기 때문에 외측 반월연골판에 비하여 급성 파열이 더 흔하다. 외측 반월연골판은 원반형 반월연골판에 의한 문제들이 종종 있고, 반복적인 작은 외력에 의하여 서서히 파열되는 경우가 많아서 급성 파열보다는 만성 파열의 형태가 흔하다. 반월연골판의 파열은 운동 중 발이 지면에 고정되어 있고 무릎이 굽혀진 상태에서 급작스럽게 비틀리거나 축성압박*axial compression*이 가해질 때에 발생한다. 수상 기전이 전방십자인대 파열과 유사하다.

분류 파열의 형태에 따라 종파열*longitudinal tear*, 방사상파열*radial tear*, 수평파열*horizontal tear*, 복합파열*complex tear* 로 분류한다. 내측 반월연골판은 후각부 종파열의 빈도가 높고, 외측 반월연골판은 후각부 종파열이나 중앙부 방사상파열의 빈도가 높다. 반월연골판의 전각

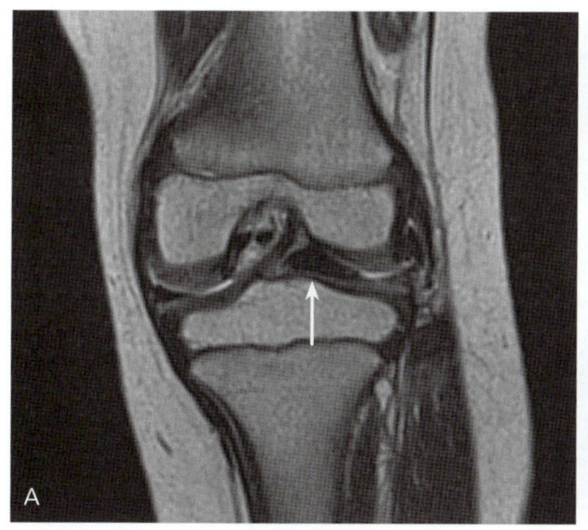

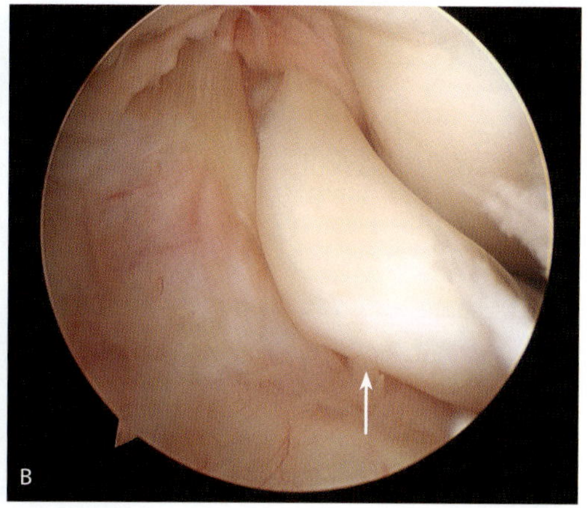

그림 17-19 ▸ **외측 반월연골판 손상(남, 12세), MRI (A), 관절경 소견(B).** 외측 반월연골판이 가장자리 부착부에서 파열되어 과간 중심으로 전위되어 있다.

에서부터 후각부까지 광범위한 종파열이 발생하면 파열된 반월연골판이 관절 중앙으로 전위가 될 수 있으며 이를 양동이 손잡이형 *bucket-handle type* 파열(그림 17-19)이라 한다.

증상 반월연골판이 파열되면 수상 초기에는 통증과 관절 부기가 있고, 관절선을 따라서 압통을 느낀다. 크기가 작은 파열은 즉시 증상이 나타나지 않을 수 있다. 양동이 손잡이형 파열인 경우에는 무릎을 다 펴지 못하거나 원위치로 정복되면서 덜컹거리는 느낌을 받을 수 있다. 전방십자인대 파열에 비하여 혈관절증은 소량이거나 없다. 시일이 경과하면서 통증은 감소한다. 그러나 파열된 반월연골판 조직에 의한 활막염으로 관절내 삼출액이 발생한다.

진단 무릎이 비틀리는 부상이 있고, 무릎관절의 신전 제한이나 잠김 증상이 있으면 반월연골판 파열을 의심해야 한다. 이학적 검사로 맥머레이 검사 *McMurray test* 나 애플리검사 *Apley test* 를 시행하는데, 급성기에는 통증 때문에 정확히 시행할 수 없다. 관절선 압통은 반월연골판 파열을 의심할 수 있는 이학적 소견이다. 만성 파열인 경우에는 대퇴사두근 위축을 보이며 간헐적인 부종, 보행 시 불안감 등이 흔한 증상이다. 단순 X선 검사는 성장판 손상이나 골절 등을 확인하기 위하여 실시한다. MRI 검사는 95% 이상의 정확도로 반월연골판 파열을 진단할 수 있다. 전방십자인대의 동반 손상이 있는 경우가 많기 때문에 주의 깊은 관찰을 요한다.

치료 반월연골판 손상의 치료는 파열의 형태, 위치, 증상에 따라서 결정한다. 통증과 부종이 경미하고 관절운동 제한이나 잠김 증상이 없는 1 cm 미만의 종파열, 안쪽 1/3에 국한된 방사상파열 등 안정적 파열은 비수술적 치료로 시작한다. 통증을 가져오는 활동을 우선 제한하고 통증이 완화되면 점진적으로 활동을 늘려나간다. 대퇴사두근의 위축을 막기 위하여 근력강화운동을 시행한다. 소아들의 경우 증상을 정확히 전달하지 못하기 때문에 MRI 검사가 도움이 된다.

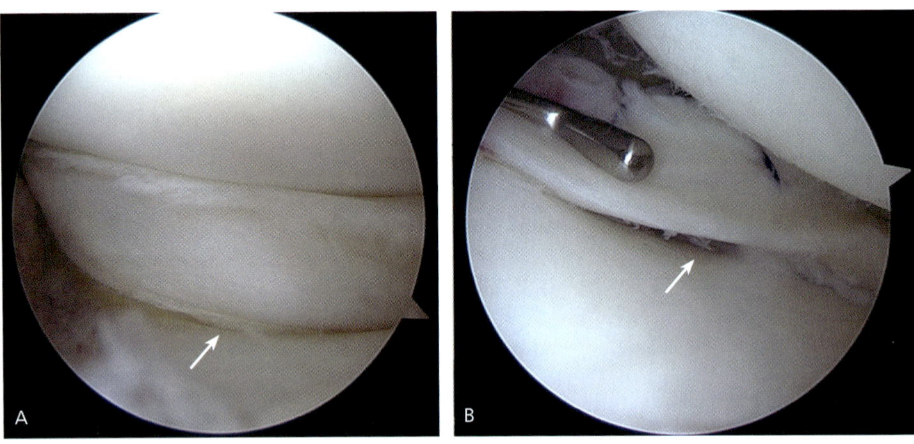

그림 17-20 ▸ 내측 반월연골판 양동이 손잡이형 파열(A), 관절경을 이용한 봉합술 후(B)

MRI 상에서 불안정파열이 확인되면 수술 치료를 시행한다. 수술은 합병증이 적고, 기능회복 치료가 용이하고, 회복이 빠른 장점을 가진 관절경 수술을 주로 한다. 급성기, 관절막 주위 변연부 종파열과 같이 봉합술의 적응증이 되는 경우에는 봉합술을 시행한다(그림 17-20). 혈관 분포가 적은 안쪽이나 만성 파열로 연골조직이 퇴행된 경우에는 부분 절제술을 시행한다. 절제를 많이 할수록 기능 보존이 어렵고, 조기에 퇴행성 관절염이 발생할 수 있기 때문에 가급적 반월연골판의 건강한 조직은 많이 남긴다.

17.3.5 박리성 골연골염 _*Osteochondritis dissecans*

무릎관절의 박리성 골연골염은 청소년기 남자 운동 선수들에서 자주 발생한다. 운동 중 가해지는 반복적인 외상이 중요 원인일 것으로 추정되고 있다[2장 2.5.9. 박리성 골연골염(p. 36) 참조].

17.3.6 급성 슬개골 골절 및 탈구 _*Acute patellar fracture and dislocation*

17.3.6.1 슬개골 골절

슬개골 전면에 가해지는 직접 충격이나 비접촉적 외상 *non-contact injury* 에 의하여 슬개골 골절과 탈구가 발생할 수 있다. 소아에서는 성인과 같은 슬개골 골절은 드물다. 무릎의 굴곡 자세에서 대퇴사두근이 갑작스럽게 수축하면 슬개골 하부 극에서 슬개건이 연골덩어리를 물고 떨어지는 소매 골절 *sleeve fracture* 의 형태가 흔하다. 골절편의 대부분이 골화되지 않은 연골이기 때문에 소매 골절은 X선 검사에서 잘 보이지 않는다. 임상적으로

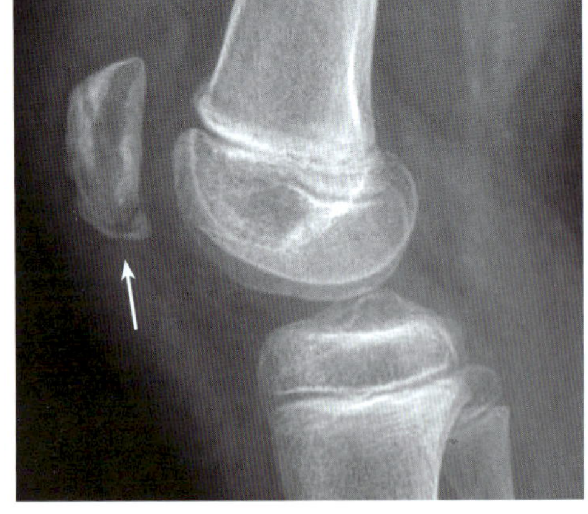

그림 17-21 ▸ 6세 남아, 슬개골의 소매 골절(sleeve fracture)

의심이 되고 X선에서 슬개골이 반대측에 비하여 고위에 위치하면 MRI로 확인한다. 대부분의 슬개골 소매골절은 수술적으로 고정한다. 진단을 놓칠 경우 불유합, 무릎 신전력 약화, 슬개골 괴사와 같은 심각한 합병증이 올 수 있다(그림 17-21).

17.3.6.2 슬개골 골연골 골절 _Osteocartilagenous fracture of the patella

슬개골 급성 탈구 시에 슬개골 내측연에서 골연골 골절이 발생할 수 있다. 슬개골이 외측으로 탈구 시 또는 자가 정복 시에 대퇴외과와 충돌하여 발생한다. 골연골 골절편은 외측도랑 *lateral gutter*이나 과간 절흔 *intercondylar notch*에 존재한다. 슬개골의 관절면을 포함하는 골연골 골절은 수술적 고정이 필요하다. 골연골편이 과간 절흔에 있어 무릎 신전에 제한을 주면 관절경을 이용하여 골편을 제거한다. 관절면을 포함하지 않고, 외측 도랑에 위치하여 관절 운동에 제한을 주지 않으면 수술하지 않고 경과 관찰을 한다(그림 17-22, 17-23).

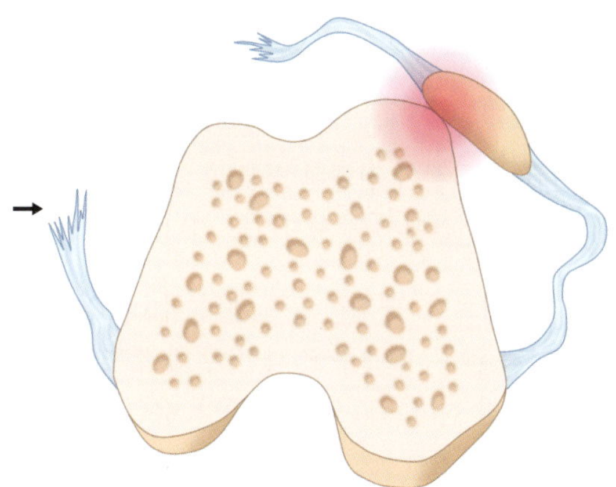

그림 17-22 ▸ **슬개골 외측 탈구 모식도.** 슬개골과 대퇴외과의 관절면이 충돌하여 골연골 골절이 올 수 있다.

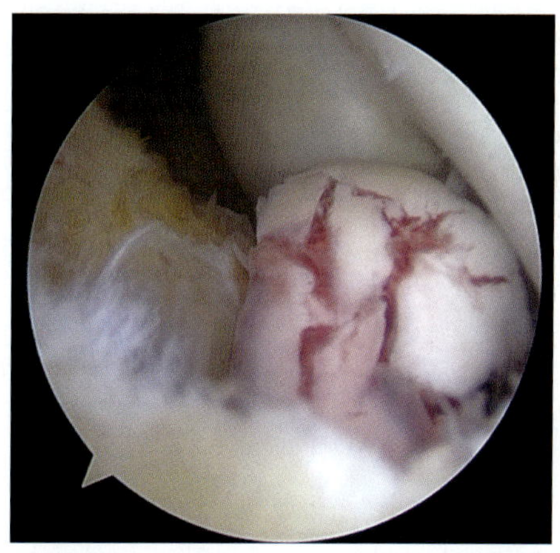

그림 17-23 ▸ **슬개골 골연골 골절편의 관절경 사진.** 유리체가 과간 절흔에서 보인다.

17.4 하퇴부 스포츠 손상 _Leg Sports Injury

17.4.1 피로골절 _Fatigue fracture, stress fracture

뼈 조직에 부하가 증가하면 정상적인 상황에서는 리모델링 과정을 통하여 적응한다. 그러나 활동량이 갑자기 증가하여 미처 적응할 시간이 없이 과부하가 지속되면 피로골절이 발생하게 된다. 피로골절은 정상 뼈 조직에 반복적인 과부하가 지속될 때에 발생하며, 뼈가 약해진 조건에서는 정상적인 부하에 의하여 발생하기도 한다. 피로골절은 체중 부하가 많이 되는 경골 근위부, 비골, 중족골 간부 외에 늑골 등에서 주로 발생한다. 행진골절 *March fracture*은 중족골의 피로골절을 말한다.

증상 특정 운동이나 활동을 상당 기간 계속하는 중에 발생한다. 초기 증상은 점차 심해

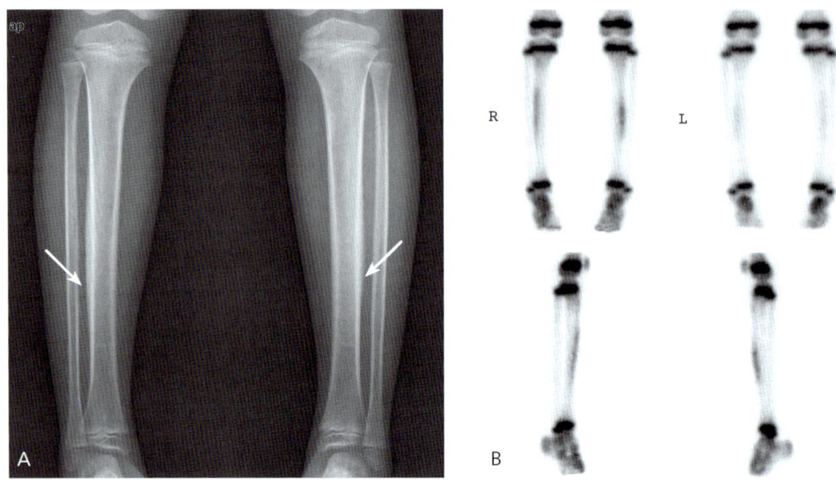

그림 17-24 ▸ **경골의 피로골절(stress fracture)의 예(10세, 남아).** 줄넘기를 3주간 열심히 한 뒤에 통증이 왔다. 단순 X선 촬영에서 양측 경골의 외측 피골이 두꺼워지고, 그 위에 골막반응이 보인다. 골 주사(우)에서 섭취가 증가되었다. 원인이 되는 운동을 그만두자 곧 증상이 없어졌다.

지는 국소 통증이며, 휴식을 취하면 증상이 호전된다. 골절이 진행된 경우 휴식 시에도 지속적인 통증을 느낀다. 피로골절 부위에 가골이 형성되어 겉에서 만져지기도 한다.

진단 X선 소견은 피로골절의 진행 정도에 따라 다르다. 대체적으로 뼈의 국소적인 경화 소견과 골막반응을 볼 수 있다. 초기에는 잘 보이지 않고, 2~3주 경과한 후에 뚜렷해진다. 골주사*bone scan* 검사는 초기에도 양성을 보인다. 감별 진단으로 악성 골종양, 유골종*osteoid osteoma*, 만성골수염 등을 들 수 있다. 2~3주 후에 재촬영한 X선 사진에서 가골의 성숙*maturation*이 보이면 피로골절일 가능성이 높다(그림 17-24).

치료 대부분 비수술적 치료의 대상이다. 반복적인 체중 부하를 없애고, 원인이 되는 운동이나 활동을 제한한다. 간혹 협조가 힘든 어린 운동선수들의 경우 목발 보행이나 캐스트 붕대 고정을 하기도 한다. 드물게 피로골절이 전위된 골절로 진행할 수 있다. 대퇴 경부의 피로골절이 전위되어 무혈성 괴사로 진행되는 경우가 대표적이다. 치유 기간은 보통 2~3개월이다. X선상 가골이 성숙되고, 통증이 없어지면 활동을 재개할 수 있다.

17.4.2 정강이 부목 _Shin splints

과도한 활동이나 운동 후에 경골 전면을 따라서 느끼는 통증을 통칭하여 정강이 부목*shin splint*이라고 한다. 주로 경골에 근육을 부착하는 결합 조직에 스트레스가 반복 가중되어 발생한 골막의 염증*medial tibial stress syndrome*에 의한 증상이다. 청소년기의 달리기 선수, 댄서에서 흔하다. 과도한 운동, 불편한 신발, 새로운 훈련 환경 등이 원인이 될 수 있다.

증상 경골 안쪽에서 느껴지는 통증, 압통, 경미한 부종 등이 주 증상이다. 원인이 될 만한 활동이나 운동을 중단하면 통증은 없어진다. 드물게 만성화되면 피로골절로 진행할 수 있다.

진단 증상과 이학적 검사로 임상적 진단을 한다. 피로골절이 발생하지 않는 한 단순방사선 소견은 대개 정상이다. 골막염이 동반된 경우 단순방사선 검사에서 골막반응이 보이고, 골주사 검사에서는 경골 원위부 후내측연을 따라 긴 섭취 증가를 볼 수 있다.

치료 대부분의 정강이 부목은 휴식, 냉찜질 및 자가 관리 조치로 치료한다. 우선 원인이 되는 운동이나 활동을 제한한다. 대개 4주 정도면 통증이 사라지고 점차 원래의 활동이나 운동으로 복귀할 수 있다.

17.5 발목과 발의 스포츠 손상 _*Sports Injury of the Ankle and Foot*

17.5.1 족관절 염좌 _*Ankle sprain*

족관절 염좌는 소아에서 가장 흔한 스포츠 손상으로써, 모든 스포츠 손상의 10~30%를 차지한다. 외측 인대 손상이 약 85%를 차지한다. 이는 외측인대가 내측 인대보다 약하기 때문이다. 반대로 강한 내측 인대의 손상은 드물긴 하지만 더 강한 외력에 의하여 일어나고, 치유에 더 오랜 시간이 소요된다. 인대손상에 동반되는 다른 부위의 손상, 예를 들어 비골의 원위 성장판 손상, 거골의 골연골 골절 등도 드물지 않다. 동반손상이 간과되는 경우 통증이 지속되고 장애까지 올 수 있다. 급성 외상뿐만 아니라 반복적 외상에 의한 미세한 손상들이 염좌 증상의 원인이 될 수 있다.

증상 손상 당시 발의 위치나 외력의 방향을 환자가 기억할 수 없는 경우가 많으므로 부종과 피하출혈, 압통의 위치를 세밀히 살펴야 한다. 심한 손상인 경우에는 상당수가 외측은 물론이고, 족관절 내과의 전방에 동통을 호소한다. 이러한 경우 족관절 골절이나 원위 경비인대결합 *syndesmosis*의 손상 가능성이 높다.

진단 족관절 X선 검사의 기본은 전후면, 측면 및 격자사진 *mortise view*이다. 격자사진은 관절을 15도 내회전시켜 촬영한다. 정상인 경우가 대부분이지만, 비골 원위부에 견열골절에 의한 골절편이 관찰되기도 한다. 만성, 재발성 염좌 환자의 경우 스트레스 X선 검사가 도움이 된다. 전방당김검사 *anterior drawer test*와 내반 스트레스검사 *inversion stress test*를 시행한다. 보통은 건측과 비교하여 4 mm 이상 더 전위되거나, 전위의 절대치가 10 mm 이상인 경우에 불안정성이 있다고 판단한다. 내반 스트레스 검사는 건측과 비교하여 4도 이상 차이가 있거나 절대치가 16도 이상일 때 심각한 불안정성으로 판단한다. 소아기에는 건측을 촬영하여 비교해 본다. MRI는 급성 염좌에서 인대 파열 유무를 비교적 정확히 보여준다. 실제로는 인대 파열을 진단하기 위한 목적보다는 비골건 손상이나 거골 원개 *talar dome*의 골연골 병변과 같은 단순방사선 소견상 볼 수 없는 손상을 감별 진단하기 위하여 촬영한다.

치료 소아에서 급성 족관절 염좌의 경우 대부분 보존적 치료를 시행한다. 급성기에는 PRICE (Protection, Rest, Ice, Compression, Elevation)라고 하는 기본적인 치료를 시행한다. 대개 손상 후 수일 동안이 이 시기에 해당한다. 통증과 부종이 심하지 않은 경우에는 기능적인 치료로써, 테이핑이나 보조기를 이용하기도 한다. 목적은 정상 운동을 방해하지 않으면서 인대를 외부에서 지지하고 보호하는 것이다. 그러나 통증과 부종이 심한 경우나 기능적인 치료 과정을 잘 따르지 않는 환자는 캐스트 고정도 좋은 치료 방법이다. 고정을 한 상태에서 체중 부하를 하여도 인대의 파열단이 벌어지지 않으므로 비교적 자유로운 체중 부하를 허용할 수 있는 장점이 있다.

캐스트 고정한 상태에서 통증 없이 걸을 수 있는 정도가 되면 캐스트를 제거하고 비골건 강화 운동 및 관절 운동을 시작한다. 이후에는 고유수용감각 *proprioception*을 회복하기 위한 기능적 운동치료를 하는 것이 중요하다. 눈 감고 서 있기, 한 발로 서기, 그리고 마지막으로는 기울어진 판 위에서 서 있기 등의 연습을 한다. 운동 복귀는 환아의 근력과 관절 운동이 완전히 회복한 후에 허락하는 것이 좋다. 보존적 치료의 결과는 대부분 만족스러우나 기능적 운동치료를 하지 않은 경우에 10% 정도가 만성적인 불안정성을 가진다. 족관절 염좌는 약 22% 정도에서 반복한다고 알려져 있으며, 과체중은 불리한 조건이다.

17.5.2 성장과 관련된 발과 발목 문제 _*Growth problems of the foot and ankle*

발과 발목에서 발생하는 스포츠 손상 중 성장과 관련된 문제는 주로 발과 발목에 발생되는 부골 *accessory bone*이나 족근골 유합 *tarsal coalition*과의 연관성이 높다. 비골하부골 *os subfibulare*, 경골하부골 *os subtibiale*, 삼각부골 *os Trigonum*, 부주상골 *accessory navicular* 등이 불편감, 통증의 원인이 될 수 있다. 거종 결합 *talocalcaneal coalition* 이나 거주상 결합 *calcaneonavicular coalition*도 만성통증의 원인이 될 수 있다. CT 촬영이 진단에 도움이 된다. 치료는 활동의 제한과 함께 보조기나 깔창을 사용한 보존적인 방법이 우선된다.

17.5.2.1 발과 발목의 과사용증후군 _*Overuse syndrome of the foot and ankle*

발과 발목의 과사용증후군은 제5중족골 스트레스 골절이나 주상골 스트레스 골절이 대표적인 진단이다. 골연골 골화중심에 발생하는 골연골증 *osteochondrosis*도 과사용에 의하여 발생할 수 있다. 족관절 거골에 발생하는 박리성 골연골염 *osteochondritis dissecans*, 종골에 발생하는 세버병 *Sever's disease*, 주상골에 발생하는 쾰러병 *Kohler's disease*, 제5중족골 기저부에 발생하는 이셀린병 *Iselin's disease* 등이 골연골증의 예이다. 초기에는 압통만 있고, X선 사진에서는 관찰할 수 없는 경우가 많아서 골주사검사나 MRI가 필요하다. NSAID 복용과 휴식 등의 보존적 치료에 반응한다.

참고문헌

1. Asokan A, Ayub A, Ramachandran M. Pediatric meniscal injuries: Current concepts. J Child Orthop. 2023;17(1):70–75.
2. Beck JJ, Richmond CG, Tompkins MA, Heyer A, Shea KG, Cruz AI Jr. What's New in Pediatric Upper Extremity Sports Injuries? J Pediatr Orthop. 2018;38(2):e73–e77.
3. Bednar ED, Kay J, Memon M, Simunovic N, Purcell L, Ayeni OR. Diagnosis and Management of Little League Shoulder: A Systematic Review. Orthop J Sports Med. 2021;9(7).
4. Cancino B, et al. Anterior Cruciate Ligament Rupture in Skeletally Immature Patients. JAAOS Glob Res Rev. 2022;6(5):e21.
5. Cruz AI, et al. Tibial spine fractures in young athletes. Clin Sports Med. 2022;41(4):653–670.
6. Ellis HB Jr, et al. Management of Pediatric Anterior Cruciate Ligament Injuries: A Critical Analysis. JBJS Rev. 2023;11(8):e22.
7. Greif DN, Emerson CP, Allegra P, Shallop BJ, Kaplan LD. Olecranon Stress Fracture. Clin Sports Med. 2020;39(3):575–588.
8. Klingele KE, Kocher MS. Little league elbow: valgus overload injury in the paediatric athlete. Sports Med. 2002;32(15).
9. Kraus E, et al. Stress Injuries of the Knee. Clin Sports Med. 2022;41(4):707–727.
10. Maruyama M, Takahara M, Satake H. Diagnosis and treatment of osteochondritis dissecans of the humeral capitellum. J Orthop Sci. 2018;23(2):213–219.
11. McInnis KC, Cruz AI. Shoulder Pain in the Pediatric and Adolescent Athlete. Clin Sports Med. 2023;42(2):265–280.
12. Parikh SN, et al. Patellar instability in young athletes. Clin Sports Med. 2022;41(4):627–651.
13. Peterson DC, Badon MA, Bedi A. Pediatric Elbow Injuries in the Overhead Athlete: Little League Elbow and Beyond. Clin Sports Med. 2023;42(2):297–311.
14. Sweeney E, Rodenberg R, MacDonald J. Overuse knee pain in the pediatric and adolescent athlete. Curr Sports Med Rep. 2020;19(11):479–485.
15. Zakieh O, et al. Paediatric anterior cruciate ligament injury. Br J Hosp Med. 2021;82(4):1–9.

부록

APPENDIX

A.1. 연령별 체중곡선
A.2. 연령별 신장곡선
A.3. 연령별 체질량지수(BMI) 곡선
A.4. 신장별 체중곡선

출처 : 질병관리청 2017년 소아청소년 성장도표

연령별 체중곡선

A-1. 남자 0-35개월 체중 백분위수

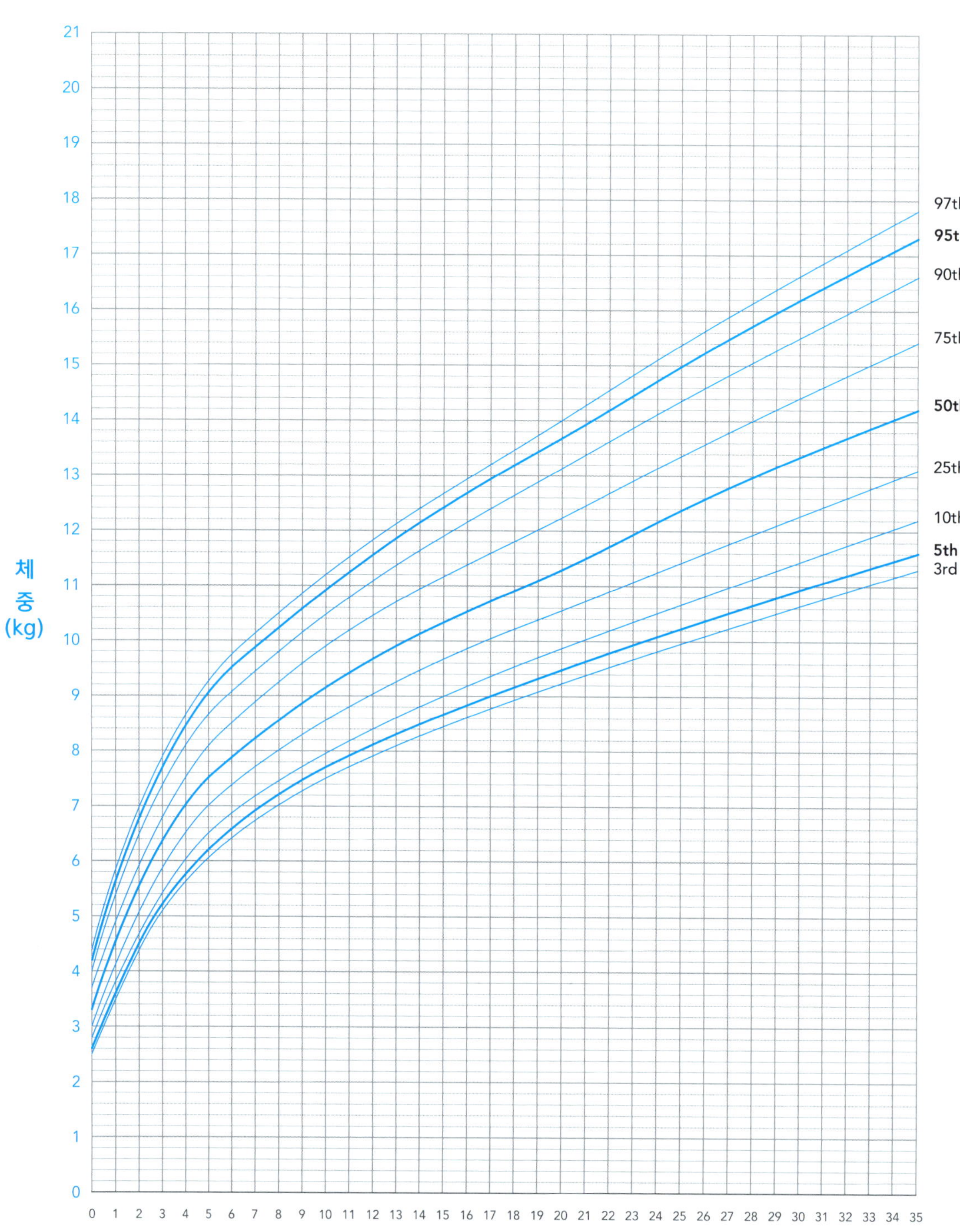

연령별 체중곡선

A-2. 여자 0-35개월 체중 백분위수

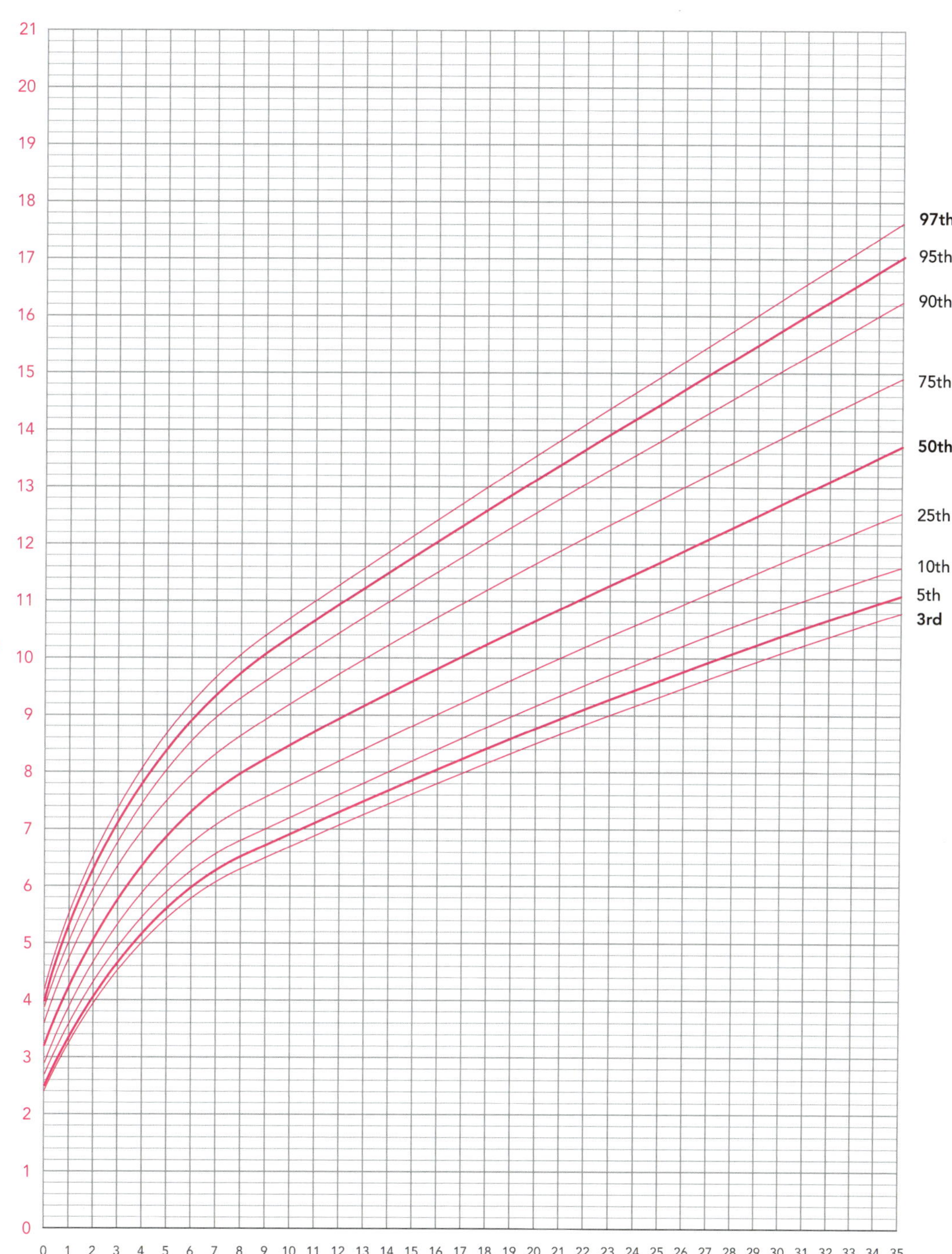

연령별 체중곡선

A-3. 남자 3-18세 체중 백분위수

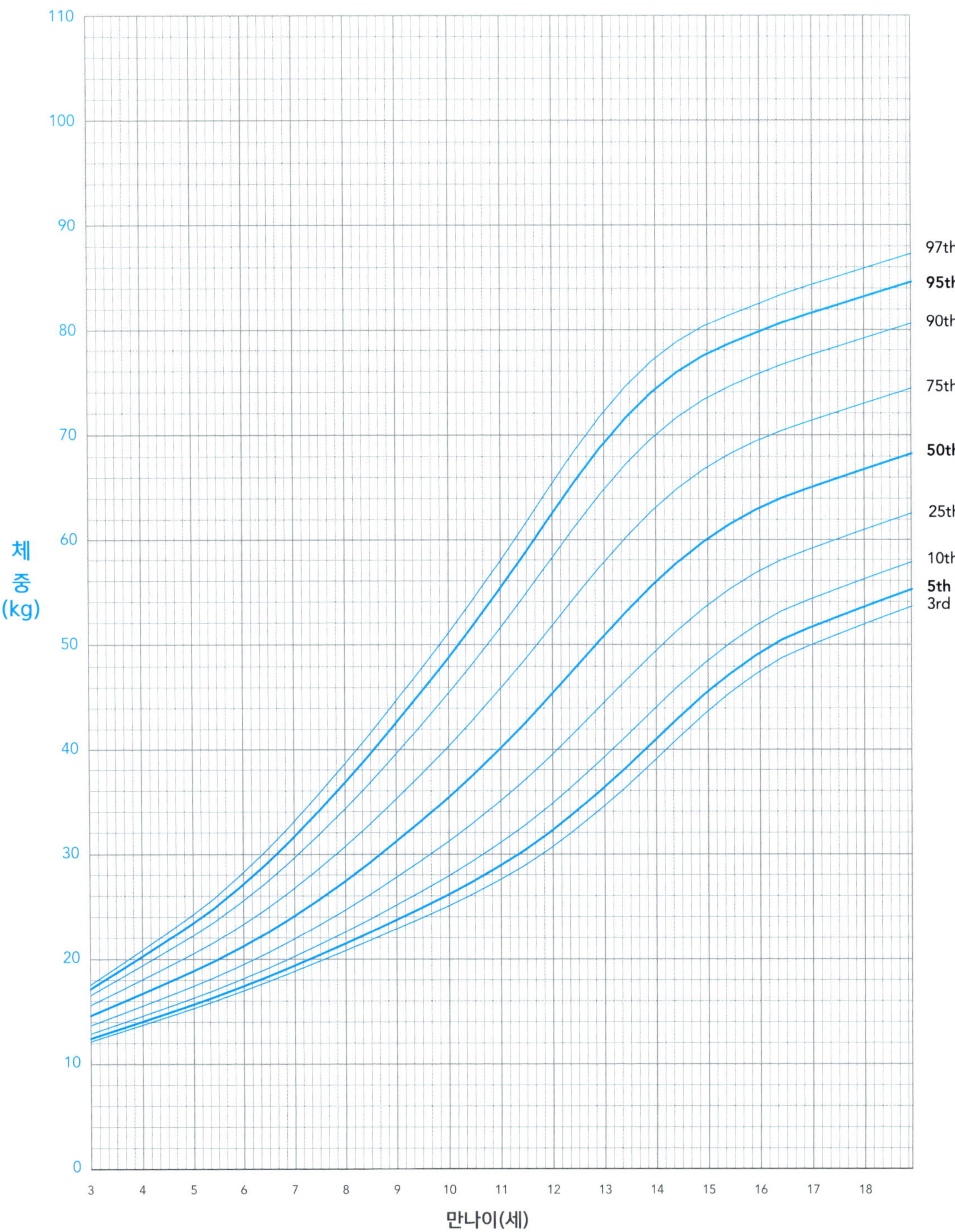

연령별 체중곡선

A-4. 여자 3-18세 체중 백분위수

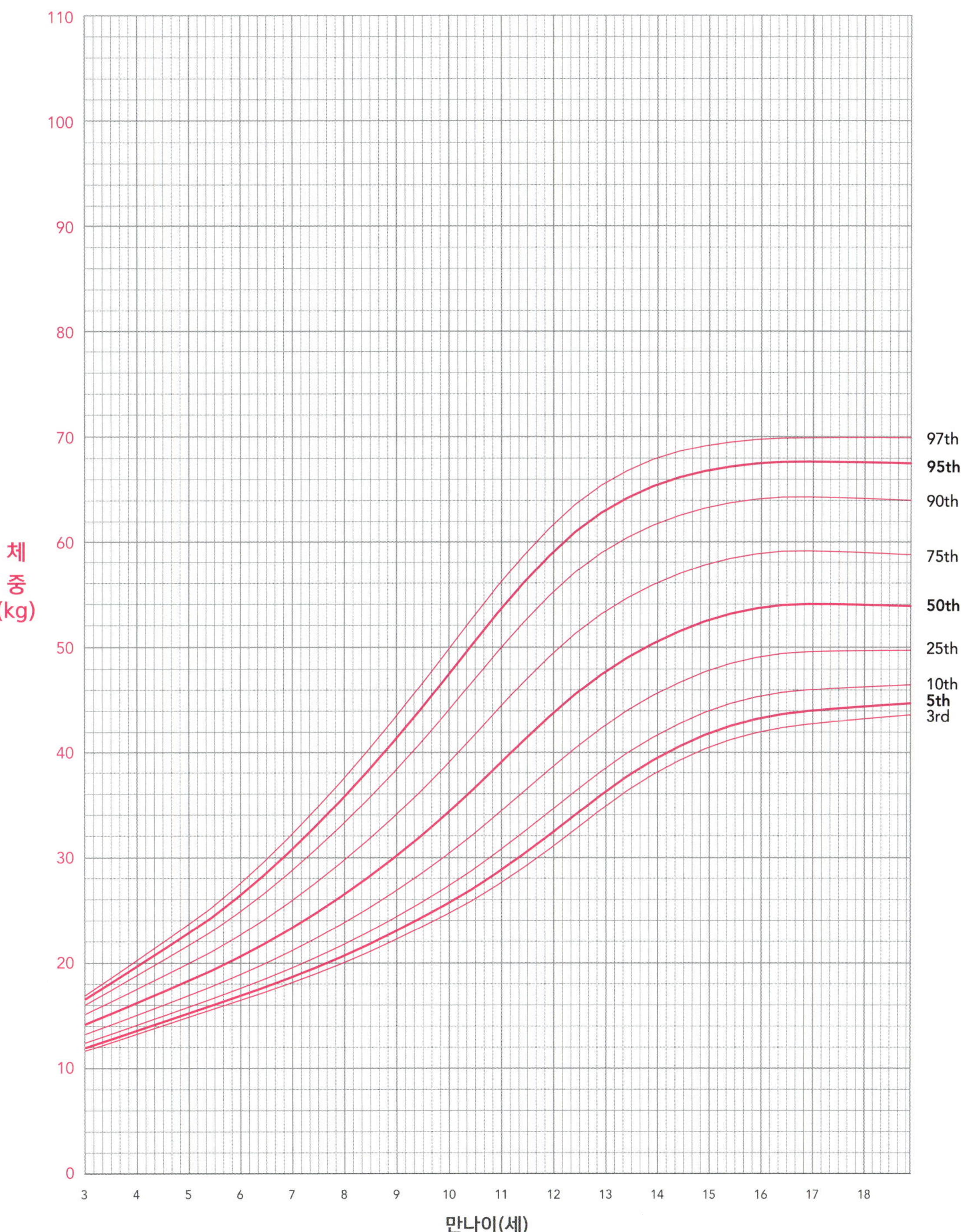

연령별 신장곡선

A-5. 남자 0-35개월 신장 백분위수

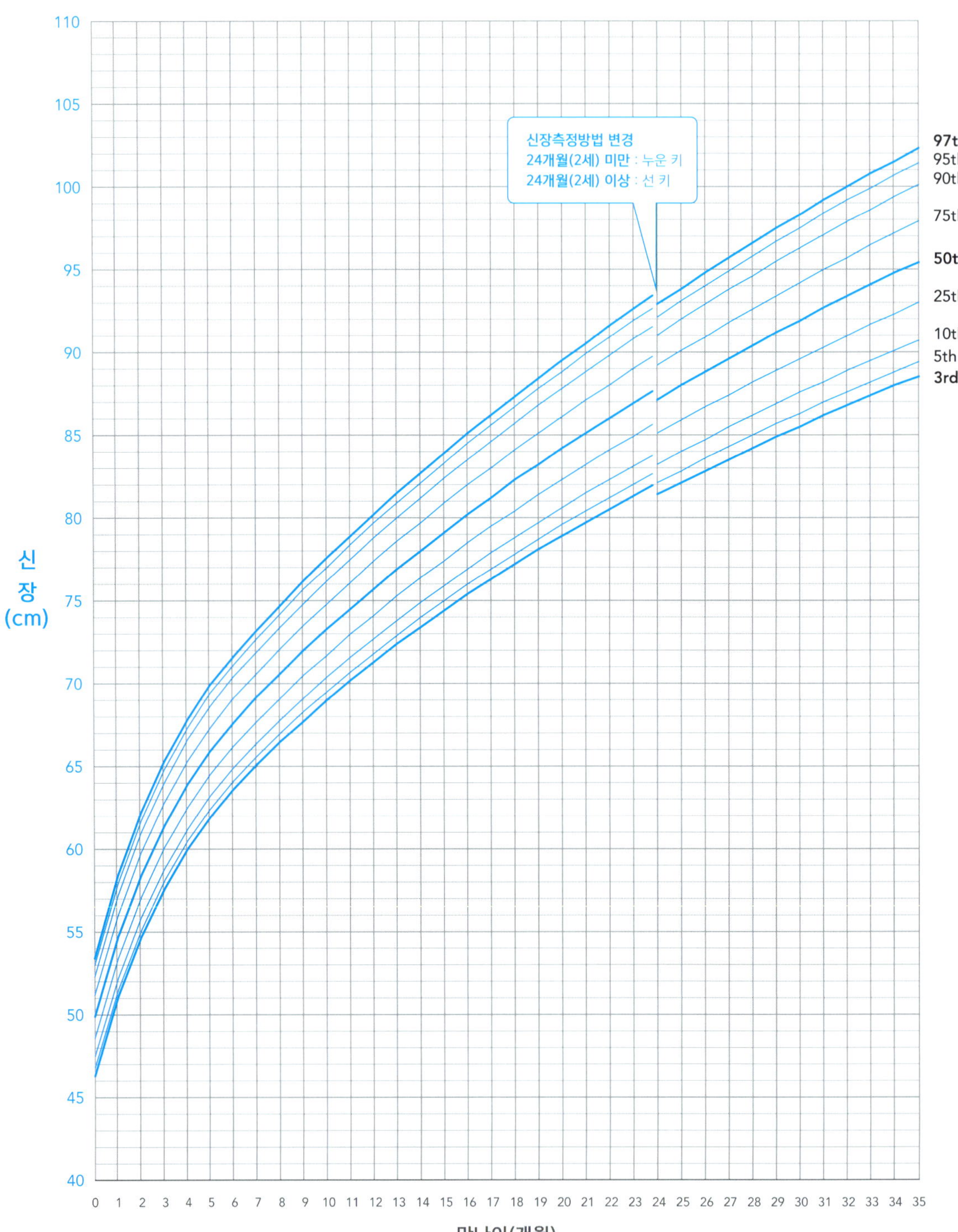

연령별 신장곡선

A-6. 여자 0-35개월 신장 백분위수

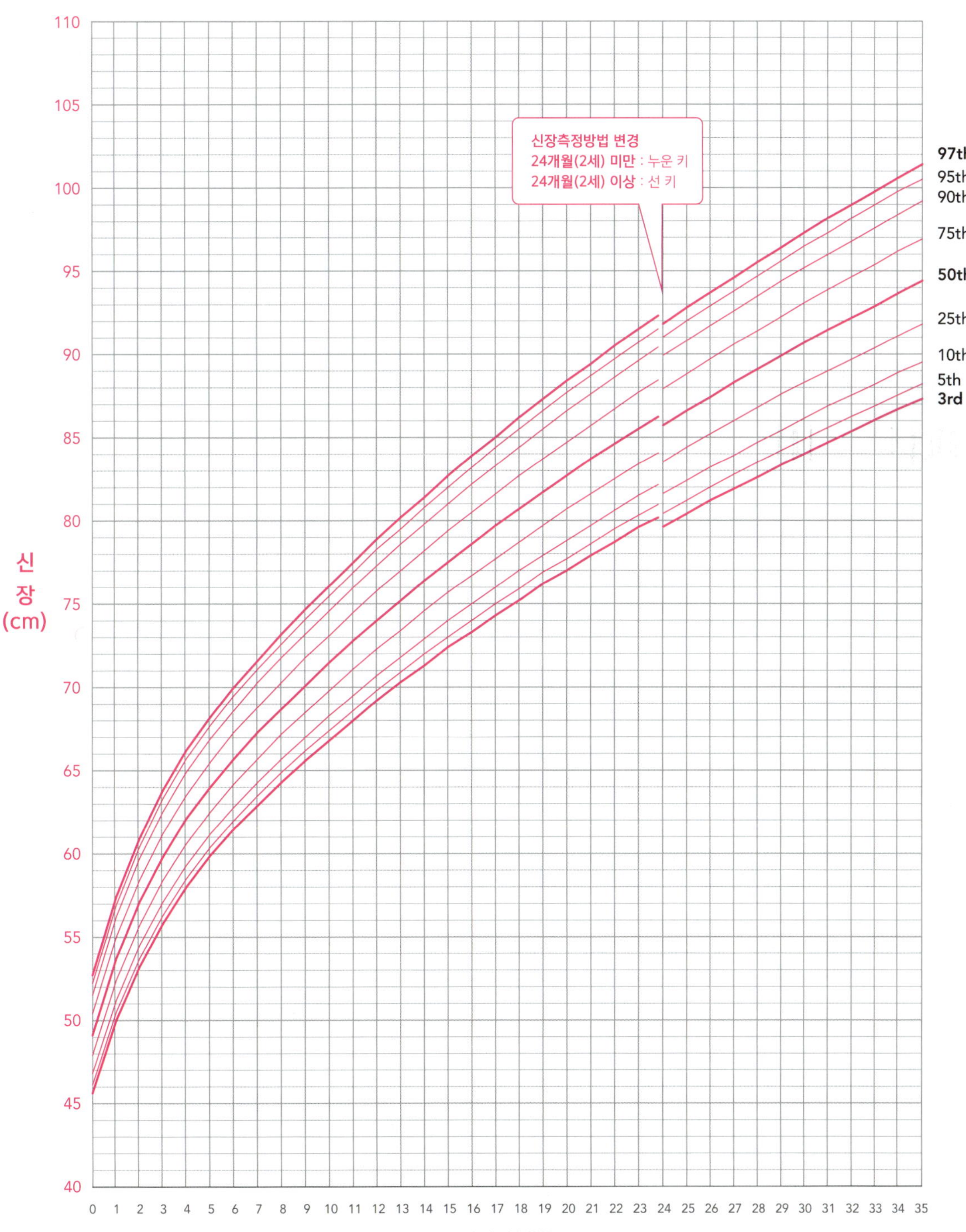

연령별 신장곡선

A-7. 남자 3-18세 신장 백분위수

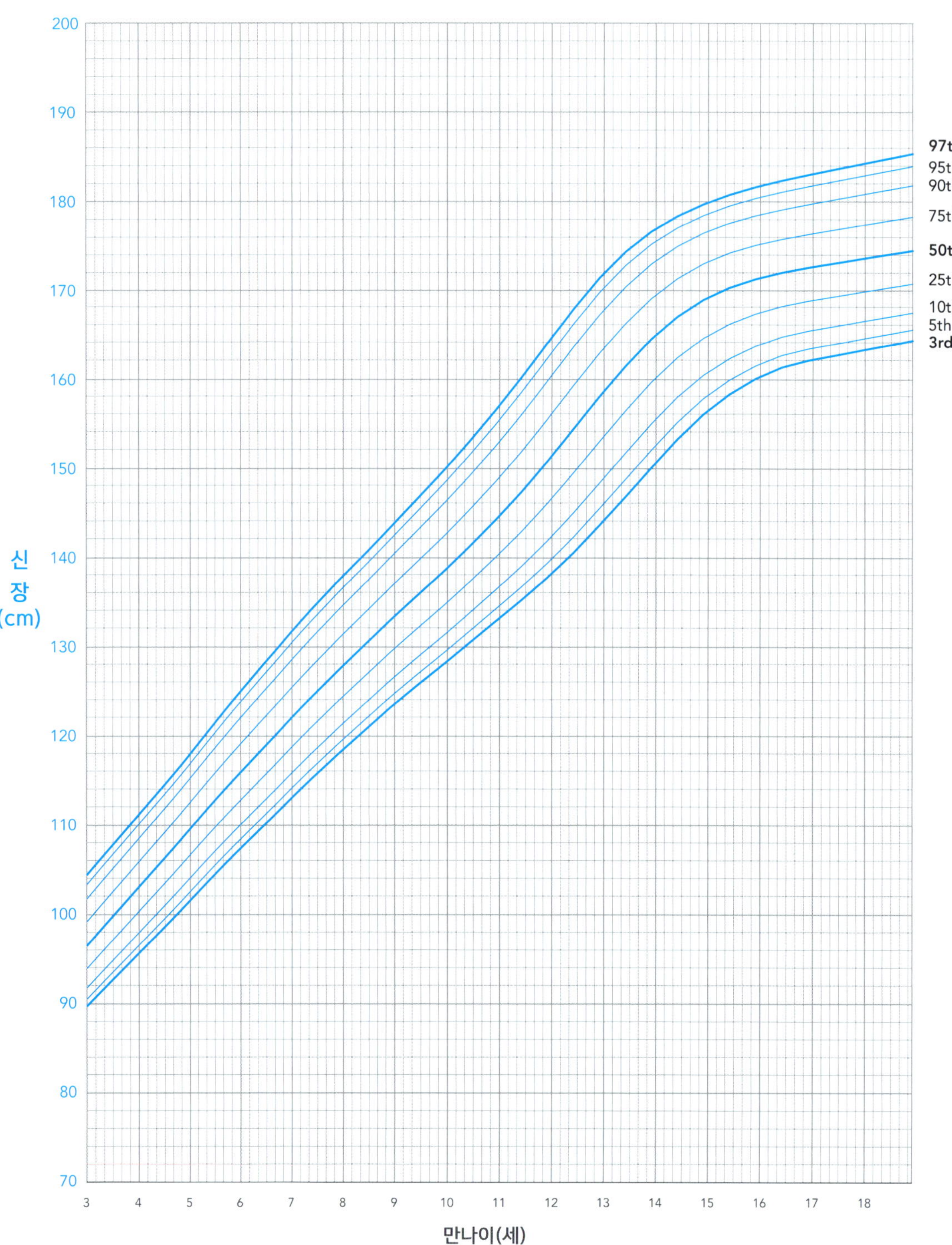

연령별 신장곡선

A-8. 여자 3-18세 신장 백분위수

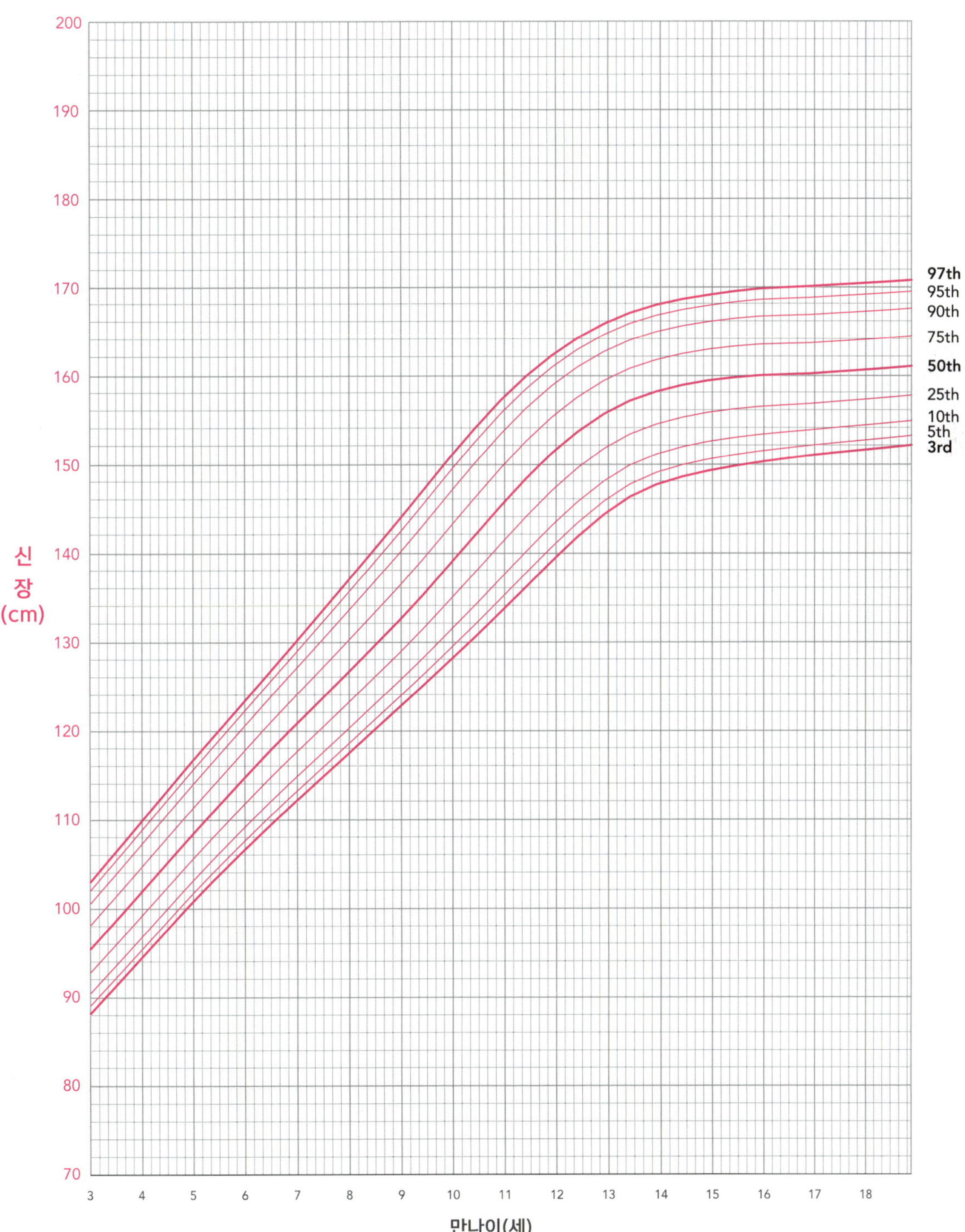

연령별 체질량지수(BMI) 곡선

A-9. 남자 2-18세 체질량지수 백분위수

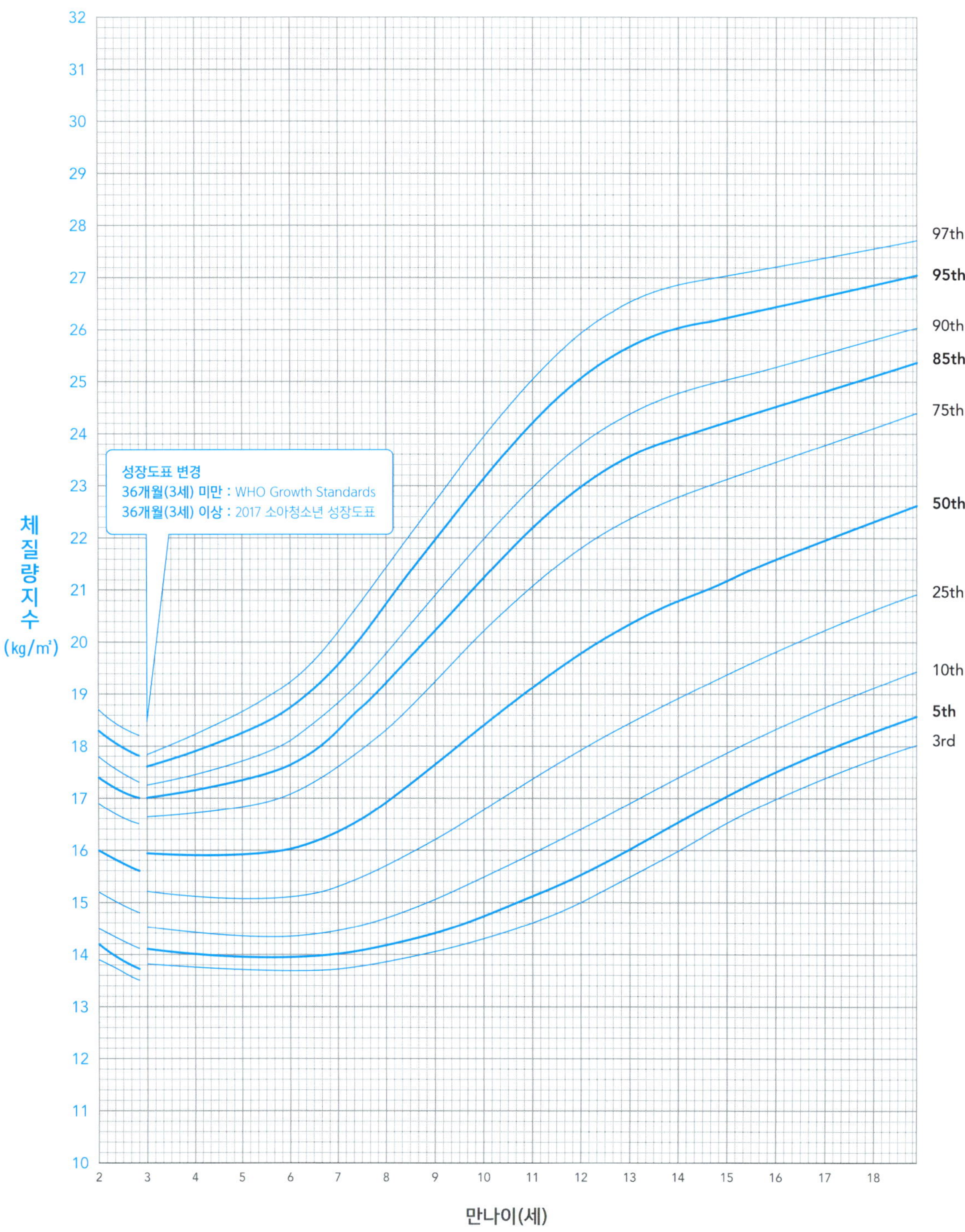

연령별 체질량지수(BMI) 곡선

A-10. 여자 2-18세 체질량지수 백분위수

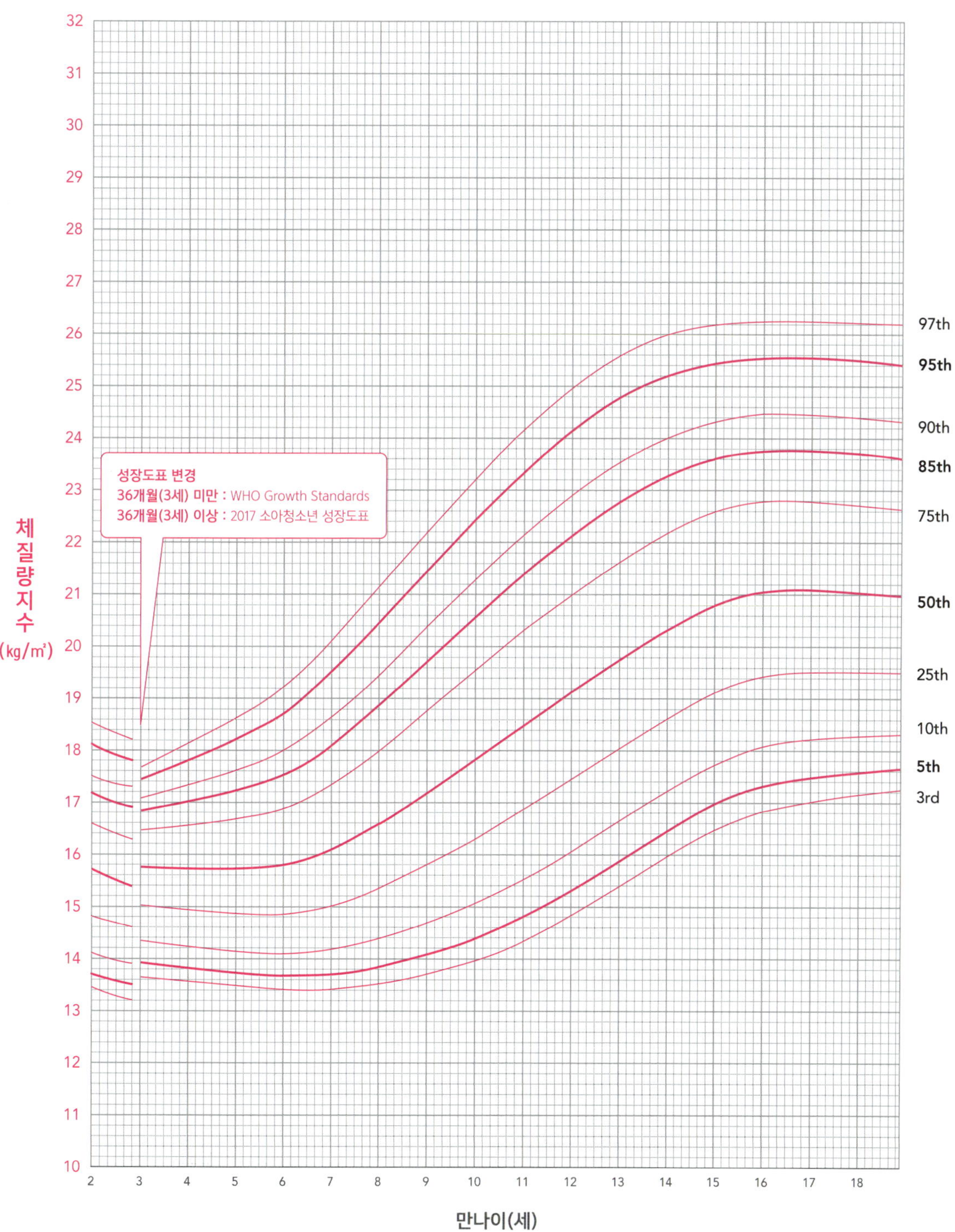

신장별 체중곡선

A-11. 남자 0-35개월 백분위수

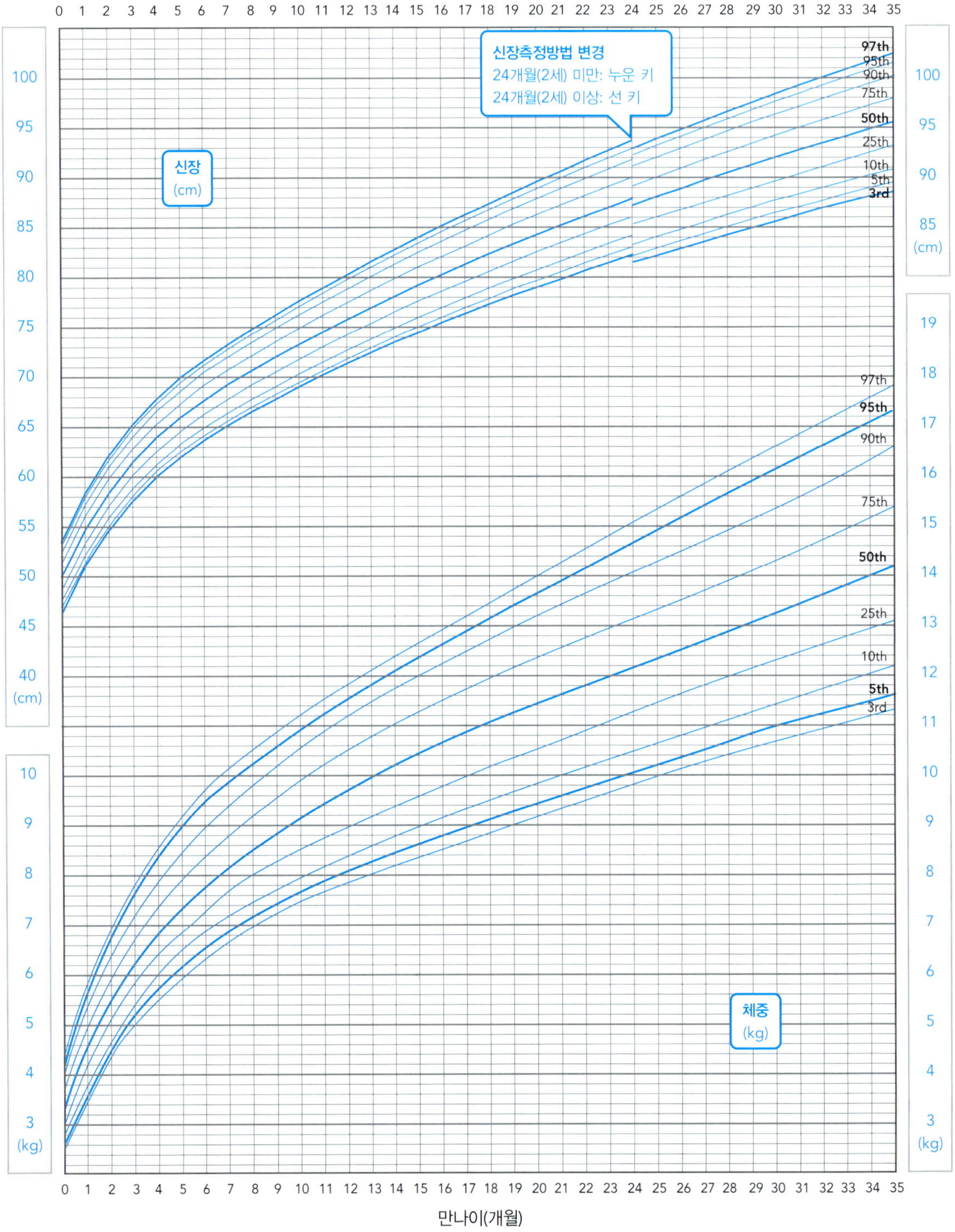

신장측정방법 변경
24개월(2세) 미만: 누운 키
24개월(2세) 이상: 선 키

신장 (cm)

체중 (kg)

97th 95th 90th 75th 50th 25th 10th 5th 3rd

만나이(개월)

신장별 체중곡선

A-12. 여자 0-35개월 백분위수

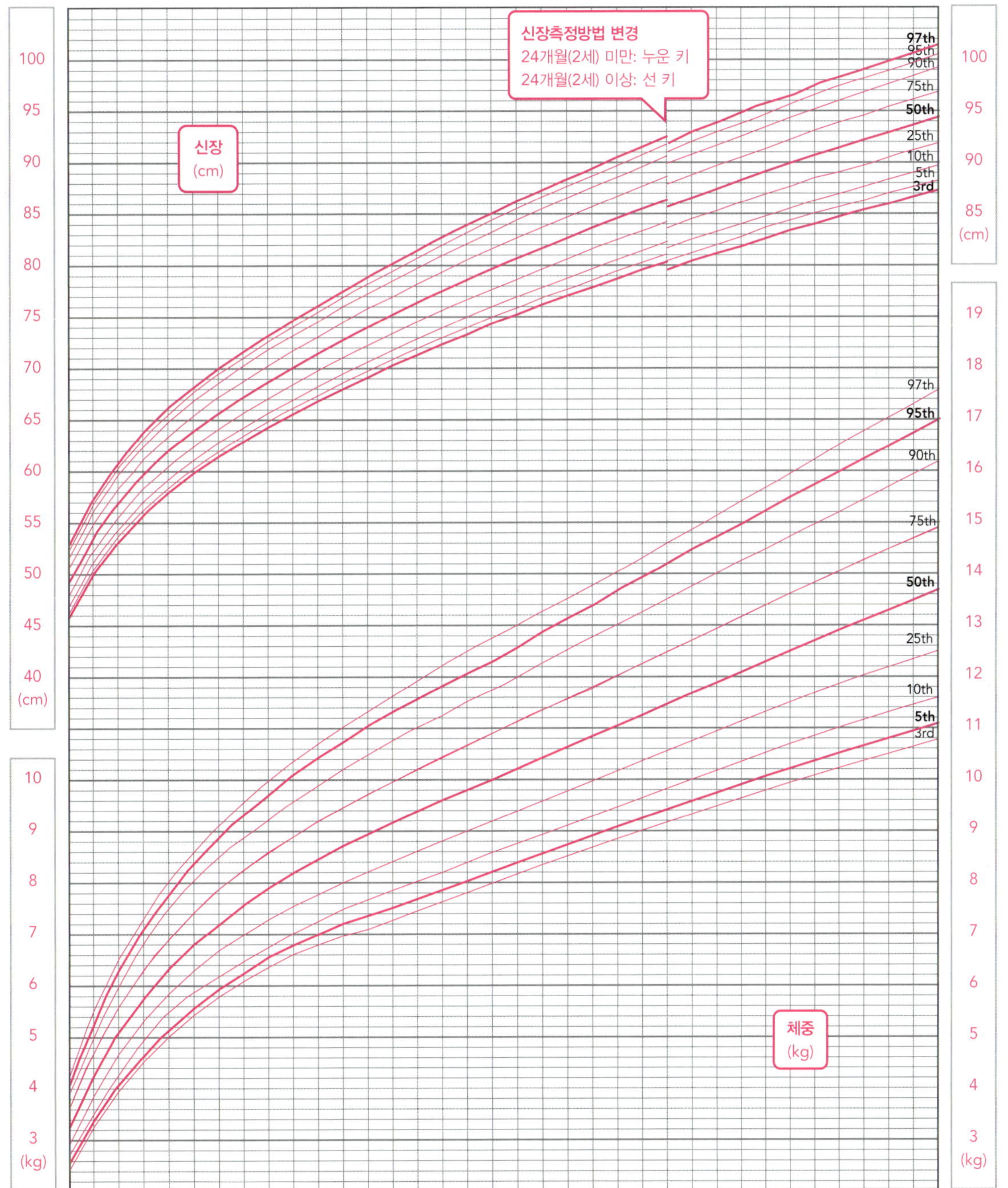

신장별 체중곡선

A-13. 남자 3-18세 백분위수

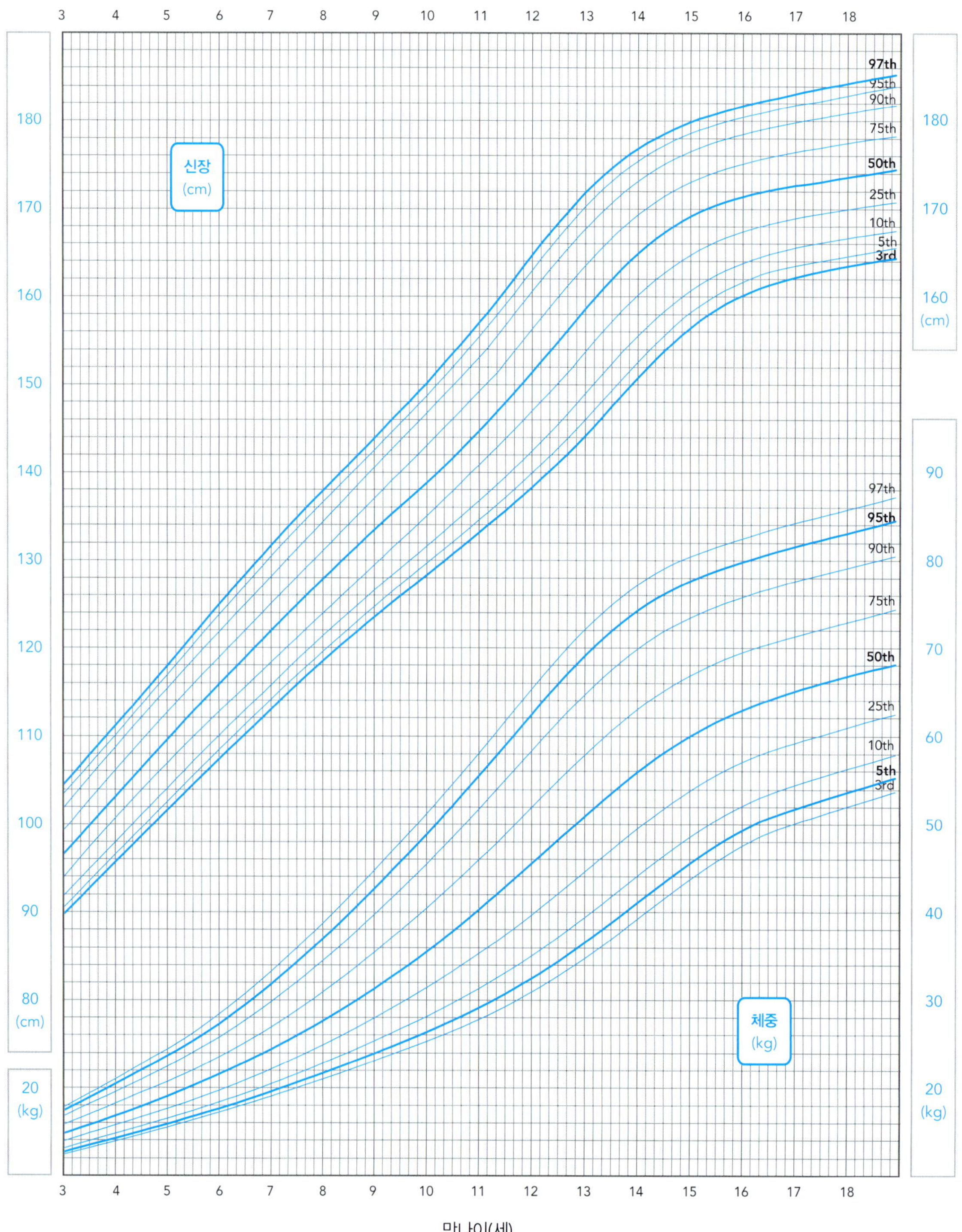

신장별 체중곡선

A-14. 여자 3-18세 백분위수

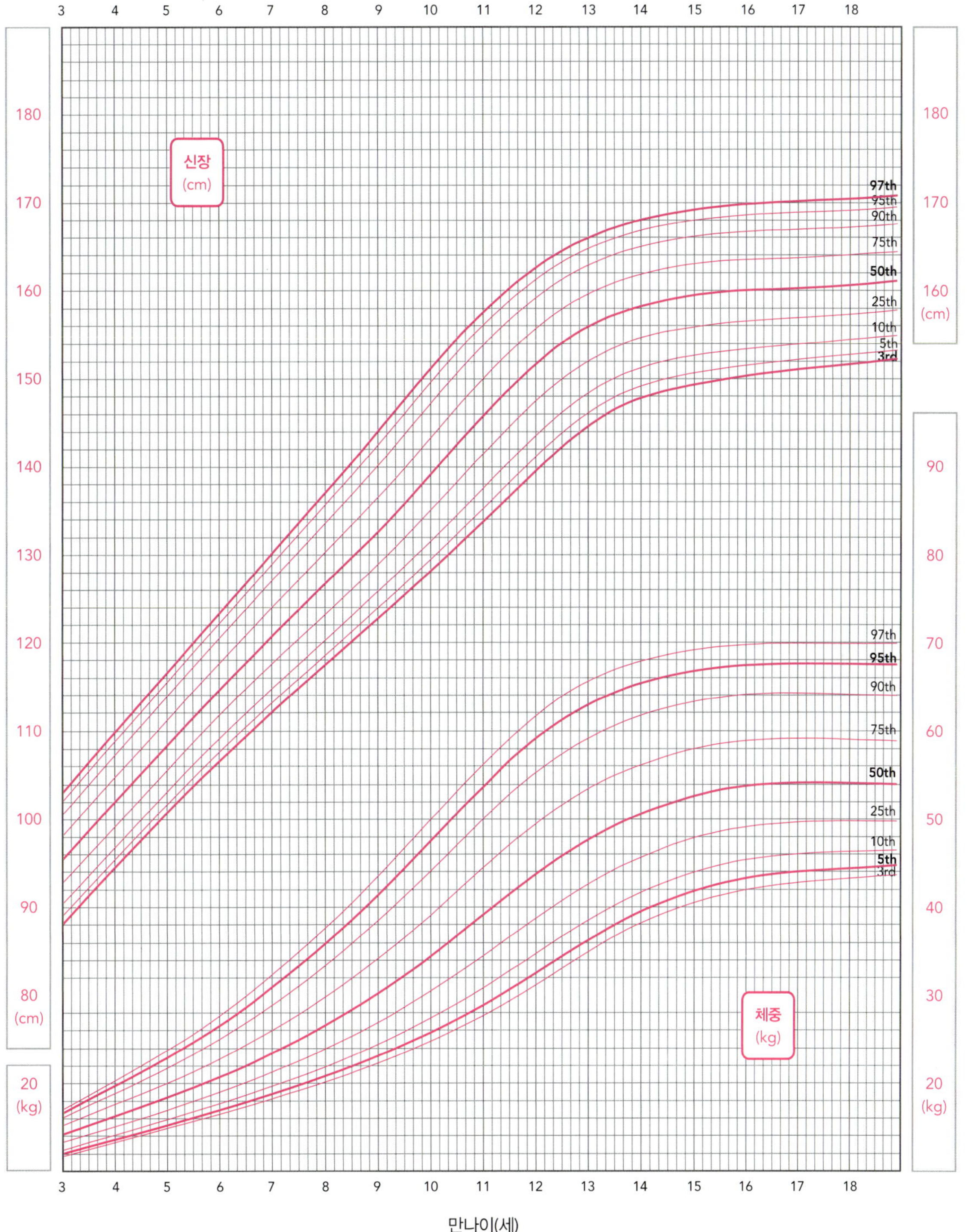

찾아보기

INDEX

한글 찾아보기

[ㅇ]

[ㅈ]

[ㅊ]

영문 찾아보기

[H]

[I]

[J]

[K]

[L]

[M]

[N]

[O]

[P]

[Q]

[R]

[S]

이석현의 **2판**

소아정형외과학

Essentials of **PAEDIATRIC ORTHOPAEDICS**

2판 1쇄 2026년 1월 19일

저 자 : 이석현, 임홍철, 송해룡, 서승우, 오종건, 문준규, 김학준, 배지훈, 조재우, 박영환

발행인 : 유성권

발 행 처 : **범문에듀케이션**
서울시 양천구 목동서로 211 범문빌딩 (우 07995)
전 화 : (02) 2654-5131 팩 스: (02) 2652-1500
웹사이트 : www.medicalplus.co.kr
편 집 장 : 이재선
책임편집 : 신선희
마 케 팅 : 김호철, 최성규, 김진형, 정명한, 김모란, 한태수, 노예련, 임예설, 김지현, 박수경, 윤정아
판 형 : 188 × 257 mm

등 록 : 2011년 1월 3일 제 2011-000001호

ISBN : 979-11-5943-541-6 (93510)
편집 · 디자인 : 우일미디어디지텍

* 잘못된 책은 교환하여 드립니다.